U0308929

XIANDAI CHANGJIAN JIBING HULI SHIJIAN

现代常见疾病护理实践

■ 主编　赵娅如　李阳阳　张冬玲　张　遥
孙玉芳　张双燕　赵　静

黑龙江科学技术出版社
HEILONGJIANG SCIENCE AND TECHNOLOGY PRESS

图书在版编目(CIP)数据

现代常见疾病护理实践 / 赵娅如等主编. -- 哈尔滨：
黑龙江科学技术出版社，2024.2
ISBN 978-7-5719-2293-1

Ⅰ. ①现… Ⅱ. ①赵… Ⅲ. ①护理学 Ⅳ. ①R47

中国国家版本馆CIP数据核字（2024）第046370号

现代常见疾病护理实践
XIANDAI CHANGJIAN JIBING HULI SHIJIAN

主　　编　赵娅如　李阳阳　张冬玲　张　遥　孙玉芳　张双燕　赵　静
责任编辑　包金丹
封面设计　宗　宁
出　　版　黑龙江科学技术出版社
地址：哈尔滨市南岗区公安街70-2号　邮编：150007
电话：（0451）53642106　传真：（0451）53642143
网址：www.lkcbs.cn
发　　行　全国新华书店
印　　刷　山东麦德森文化传媒有限公司
开　　本　787 mm×1092 mm　1/16
印　　张　20.75
字　　数　525千字
版　　次　2024年2月第1版
印　　次　2024年2月第1次印刷
书　　号　ISBN 978-7-5719-2293-1
定　　价　238.00元

编委会

主　编

赵娅如　李阳阳　张冬玲　张　遥
孙玉芳　张双燕　赵　静

副主编

谢晨琳　田真真　崔　真　曹秀芬
郝　秀　徐　英

编　委（按姓氏笔画排序）

田真真（山东中医药大学附属医院）
孙玉芳（枣庄市立医院）
李阳阳（山东省聊城市人民医院）
张　遥（潍坊市人民医院）
张双燕（临清市人民医院）
张冬玲（东营市东营区人民医院）
赵　静（新疆医科大学附属肿瘤医院）
赵娅如（枣庄市中医医院）
郝　秀（滨州医学院附属医院）
徐　英（滨州医学院附属医院）
曹秀芬（菏泽市东明县长兴集乡卫生院）
崔　真（滨州医学院附属医院）
谢晨琳（莘县中心医院）

前言

FOREWORD

护理是为人类健康服务的专业，护理工作是利用护理技术消除不利于健康的社会、家庭、心理等因素，从而创造一个能够帮助患者治疗疾病及恢复健康的环境。护理工作的场所不再限定在医院床边对个体的护理，而是拓宽至社会、家庭，开展卫生教育，进行健康咨询和疾病防治。由此可见，护理工作在我国医疗卫生事业的发展中发挥着重要作用，广大护理工作者在协助临床诊疗、促进康复及增进医患和谐等方面肩负着重大的责任。

随着社会经济的发展、医学技术的进步，以及人民群众对健康和卫生保健需求的日益增长，人们对护理学科的地位有了更新的认识，这对肩负重任的护理工作者提出了更高要求：各专科护理均以基础护理为最基本的护理操作，再根据各专科的特点，实施不同的技术操作。因此，为了满足广大护理人员的学习与工作需要，我们编写了《现代常见疾病护理实践》一书。

本书借鉴了国内外近年的护理技术操作标准，汲取其中精华，首先简要介绍了护理学的基础知识；然后结合疾病的病因、病理、临床表现、辅助检查和诊疗，规范讲解了多种疾病的护理操作步骤，并指出了护理过程中需要注意的关键点。本书章节框架安排合理，内容全面，重点突出，将专科护理常规进行总结、提炼，兼具专业性、实用性和科学性，适合各级医院的护理人员及护理专业学生参考使用。

我们在深入临床实践之余，怀揣着对护理事业的满腔热忱，希望能将自身在临床护理工作中的点滴经验呈献给国内的护理同行。但由于编写时间仓促及编写经验有限，且护理学知识也在不断更新，书中难免存在不足之处，敬请使用本书的读者积极指正，以便日后及时修订。

《现代常见疾病护理实践》编委会

2023 年 12 月

目录
CONTENTS

第一章 护理程序

第一节 概 述

护理程序是一种系统而科学地安排护理活动的工作方法，目的是确认和解决护理对象对现存或潜在健康问题的反应，是指在护理服务活动中，通过一系列有目的、有计划、有步骤的行动，为护理对象提供生理、心理、社会、文化及发展的整体护理。

一、护理程序的特征

护理程序作为护理人员照顾护理对象的独特工作方法，具有以下几个方面的特征。

(一)个体性

根据患者的具体情况和需求设计护理活动，满足不同的需求。

(二)目标性

以识别及解决护理对象的健康问题，以及对健康问题的反应为特定目标，全面计划及组织护理活动。

(三)系统性

以系统论为理论框架，指导护理工作的各个步骤系统而有序地进行，每一项护理活动都是系统中的一个环节，保证了护理活动的连续性。

(四)连续性

不限于某特定时间，而是随着护理对象反应的变化随时进行。

(五)科学性

综合了现代护理学的理论观点和其他学科的相关理论，如控制论、需要论等学说为理论基础。

(六)互动性

在整个过程中，护理人员与护理对象、同事、医师及其他人员密切合作，以全面满足服务对象的需要。

(七)普遍性

护理程序适合在任何场所、为任何护理服务对象安排护理活动。

二、护理程序的理论基础

护理程序在现代护理理论基础上产生,通过一系列目标明确的护理活动为服务对象的健康服务,可作为框架运用到面向个体、家庭和社区的护理工作中。相关的理论基础主要包括系统论、需要层次论、生长发展理论、应激适应理论、沟通理论等,具体见表 1-1。

表 1-1　护理程序的理论基础与应用

理论	应用
一般系统论	理论框架、思维方法、工作方法
需要层次论	指导分析资料、提出护理问题
生长发展理论	制订计划
应激适应理论	确定护理目标、评估实施效果
沟通理论	收集资料、实施计划、解决问题过程

三、护理程序的步骤

护理程序由评估、诊断、计划、实施和评价 5 个步骤组成,这 5 个步骤之间相互联系,互为影响(图 1-1)。

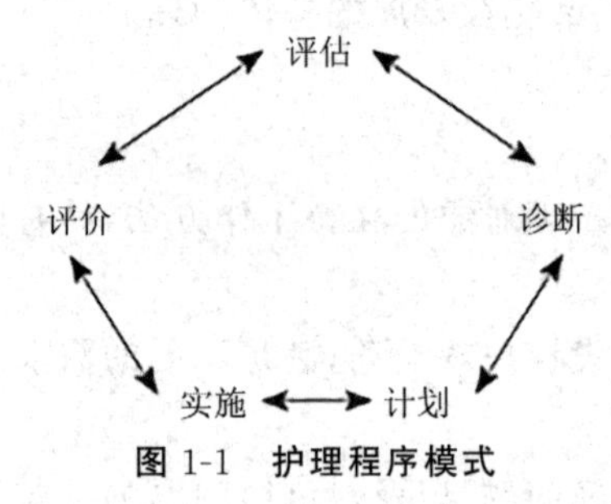

图 1-1　护理程序模式

(一)护理评估

护理评估是护理程序的第一步,收集护理对象生理、心理、社会方面的健康资料并进行整理,以发现和确认服务对象的健康问题。

(二)护理诊断

在评估基础上确定护理诊断,以描述护理对象的健康问题。

(三)护理计划

对如何解决护理诊断涉及的健康问题作出决策,包括排列护理诊断顺序、确定预期目标、制订护理措施和书写护理计划。

(四)护理实施

护理实施即按照护理计划执行护理措施的活动。

(五)护理评价

护理评价即将护理对象对护理的反应与预期目标进行比较,根据预期目标达到与否,评定护理计划实施后的效果。必要时,应重新评估服务对象的健康状况,引入护理程序的下一个循环。

(李阳阳)

第二节 护理评估

护理评估是有目的、有计划、有步骤地收集有关护理对象生理、心理、社会文化和经济等方面的资料，对此进行整理与分析，以判断服务对象的健康问题，为护理活动提供可靠的依据。具体包括收集资料、整理资料和分析资料三部分。

一、收集资料

(一)资料的来源

1.直接来源

护理对象本人，是第一资料来源也是主要来源。

2.间接来源

(1)护理对象的重要关系人，也就是社会支持性群体，包括亲属、关系亲密的朋友、同事等。

(2)医疗活动资料，如既往实验室报告、出院小结等健康记录。

(3)其他医护人员、放射医师、化验师、药剂师、营养师、康复师等。

(4)护理学及其他相关学科的文献等。

(二)资料的内容

在收集资料的过程中，各个医院均有自己设计的收集资料表，无论依据何种框架，基本内容主要包括一般资料、生活状况及自理程度、健康检查及心理社会状况等。

1.一般资料

一般资料包括患者姓名、性别、出生日期、出生地、职业、民族、婚姻、文化程度、住址等。

2.现在的健康状况

现在的健康状包括主诉、现病史、入院方式、医疗诊断及目前用药情况。目前的饮食、睡眠、排泄、活动、健康管理等日常生活型态。

3.既往健康状况

既往健康状况包括既往史、创伤史、手术史、家族史、有无过敏史、有无传染病。既往的日常生活型态、烟酒嗜好、女性还包括月经史和婚育史。

4.护理体检

护理体检包括体温、脉搏、呼吸、血压、身高、体重、生命体征、各系统的生理功能及有无疼痛、眩晕、麻木、瘙痒等，有无感觉(视觉、听觉、嗅觉、味觉、触觉)异常，有无思维活动、记忆能力等障碍等认知感受形态。

5.实验室及其他辅助检查结果

实验室及其他辅助检查结果包括最近进行的辅助检查的客观资料，如实验室检查、X 线、病理检查等。

6.心理方面的资料

心理方面的资料包括对疾病的认知和态度、康复的信心，病后情绪、心理感受、应对能力等变化。

7.社会方面的资料

社会方面的资料包括就业状态、角色问题和社交状况;有无重大生活事件,支持系统状况等;有无宗教信仰;享受的医疗保健待遇等。

(三)资料的分类

1.按照资料的来源划分

按照资料的来源包括主观资料和客观资料。主观资料指患者对自己健康问题的体验和认识。包括患者的知觉、情感、价值、信念、态度、对个人健康状态和生活状况的感知。主观资料的来源可以是患者本人,也可以是患者家属或对患者健康有重要影响的人。客观资料指检查者通过观察、会谈、体格检查和实验等方法得到或被检测出的有关患者健康状态的资料。客观资料获取是否全面和准确主要取决于检查者是否具有敏锐的观察能力及丰富的临床经验。

当护士收集到主观资料和客观资料后,应将两方面的资料加以比较和分析,可互相证实资料的准确性。

2.按照资料的时间划分

按照资料的时间划分包括既往资料和现时资料。既往资料是指与服务对象过去健康状况有关的资料,包括既往病史、治疗史、过敏史等。现时资料是指与服务对象现在发生疾病有关的状况,如现在的体温、脉搏、呼吸、血压、睡眠状况等。

护士在收集资料时,需要将既往资料和现时资料结合起来分析。

(四)收集资料的方法

1.观察

观察是指护理人员运用视、触、叩、听、嗅等感官获得患者、家属及患者所处环境的信息并进行分析判断,是收集有关服务对象护理资料的重要方法之一。观察贯穿在整个评估过程中,可以与交谈同时进行。护士应及时、敏锐、连续的对服务对象进行观察,如果患者出现面容痛苦、呈强迫体位,就提示患者可能有疼痛,由此进一步询问持续时间、部位、性质等。观察作为一种技能,护理人员在实践中需要不断培养和锻炼,以期得到发展和提高。

2.交谈

护患之间的交谈是一种有目的的医疗活动,使护理人员获得有关患者的资料和信息。一般可分为以下两种。

(1)正式交谈:是指事先通知患者,有目的、有计划的交谈,如入院后的采集病史。

(2)非正式交谈:是指护士在日常护理工作中与患者随意自然的交谈,不明确目的,不规定主题、时间,是一种“开放式交流”,以便及时了解到服务对象的真实想法和心理反应。交谈时护士应注意沟通技巧的运用,对一些敏感性话题应注意保护患者的隐私。

3.护理体检

护理人员运用体检技能,为护理对象进行系统的身体评估,获取与护理有关的生命体征、身高、体重等,以便收集与护理诊断、护理计划有关的患者方面的资料,及时了解病情变化和发现护理对象的健康问题。

4.阅读

阅读包括查阅护理对象的医疗病历(门诊和住院)、各种护理记录及实验室和辅助检查结果,以及有关文献等。也可以用心理测量及评定量表对服务对象进行心理社会评估。

二、整理资料

为了避免遗漏和疏忽相关和有价值的资料，得到完整全面的资料，常依据某个护理理论模式设计评估表格，护理人员依据表格全面评估，整理资料。

(一)按戈登的功能性健康形态整理分类

1.健康感知-健康管理形态

健康感知-健康管理形态指服务对象对自己健康状态的认识和维持健康的方法。

2.营养代谢形态

营养代谢形态包括食物的利用和摄入情况。如营养、液体、组织完整性、体温调节以及生长发育等的需求。

3.排泄形态

排泄形态主要指肠道、膀胱的排泄状况。

4.活动-运动形态

活动-运动形态包括运动、活动、休闲与娱乐状况。

5.睡眠-休息形态

睡眠-休息形态指睡眠、休息以及精神放松的状况。

6.认知-感受形态

认知-感受形态包括与认知有关的记忆、思维、解决问题和决策以及与感知有关的视、听、触、嗅等功能。

7.角色-关系形态

家庭关系、社会中角色任务及人际关系的互动情况。

8.自我感受-自我概念形态

自我感受-自我概念形态指服务对象对于自我价值与情绪状态的信念与评价。

9.性-生殖形态

性-生殖形态主要指性发育、生殖器官功能及对性的认识。

10.应对-压力耐受形态

应对-压力耐受形态指服务对象压力程度、应对与调节压力的状况。

11.价值-信念形态

价值-信念形态指服务对象的思考与行为的价值取向和信念。

(二)按马斯洛需要层次进行整理分类

1.生理需要

体温 39 ℃，心率 120 次/分，呼吸 32 次/分，腹痛等。

2.安全的需要

对医院环境不熟悉，夜间睡眠需开灯，手术前精神紧张，走路易摔倒等。

3.爱与归属的需要

患者害怕孤独，希望有亲友来探望等。

4.尊重与被尊重的需要

如患者说："我现在什么事都不能干了""你们应该征求我的意见"等。

5.自我实现的需要

担心住院会影响工作、学习,有病不能实现自己的理想等。

(三)按北美护理诊断协会的人类反应形态分类

1.交换

交换包括营养、排泄、呼吸、循环、体温、组织的完整性等。

2.沟通

沟通主要指与人沟通交往的能力。

3.关系

关系指社交活动、角色作用和性生活形态。

4.价值

价值包括个人的价值观、信念、宗教信仰、人生观及精神状况。

5.选择

选择包括应对能力、判断能力及寻求健康所表现的行为。

6.移动

移动包括活动能力、休息、睡眠、娱乐及休闲状况,日常生活自理能力等。

7.感知

感知包括感知能力等。

8.知识

知识包括自我概念,感知和意念;包括对健康的认知能力、学习状况及思考过程。

9.感觉

感觉包括个人的舒适、情感和情绪状况。

三、分析资料

(一)检查有无遗漏

将资料进行整理分类之后,应仔细检查有无遗漏,并及时补充,以保证资料的完整性及准确性。

(二)与正常值比较

收集资料的目的在于发现护理对象的健康问题。因此护士应掌握常用的正常值,将所收集到的资料与正常值进行比较,并在此基础上进行综合分析,以发现异常情况。

(三)评估危险因素

有些资料虽然目前还在正常范围,但是由于存在危险因素,若不及时采取预防措施,以后很可能会出现异常,损害服务对象的健康。因此,护士应及时收集资料评估这些危险因素。

护理评估通过收集服务对象的健康资料,对资料进行组织、核实和分析,确认服务对象对现存的或潜在的健康问题或生命过程的反应,为作出护理诊断和进一步制订护理计划奠定了基础。

四、资料的记录

(一)原则

书写全面、整洁、简练、流畅,客观资料运用医学术语,避免使用笼统、模糊的词,主观资料尽量引用护理对象的原话。

(二)记录格式

根据资料的分类方法,根据各医院,甚至各病区的特点自行设计,多采用表格式记录。与患者第一次见面收集到的资料记录称入院评估,要求详细、全面,是制订护理计划的依据,一般要求入院后24小时内完成。住院期间根据患者病情天数,每天或每班记录,反映了患者的动态变化,用以指导护理计划的制订、实施、评价和修订。

(李阳阳)

第三节 护理诊断

护理诊断是护理程序的第二个步骤,是在评估的基础上对所收集的健康资料进行分析,从而确定服务对象的健康问题及引起健康问题的原因。护理诊断是一个人生命过程中的生理、心理、社会文化发展及精神方面健康状况或问题的一个简洁、明确的说明,这些问题都是属于护理职责范围之内,能够用护理的方法解决的问题。

一、护理诊断的概念

北美护理诊断协会提出了护理诊断的定义:护理诊断是关于个人、家庭、社区对现存或潜在的健康问题及生命过程反应的一种临床判断,是护士为达到预期的结果选择护理措施的基础,这些预期结果应能通过护理职能达到。

二、护理诊断的组成部分

护理诊断有4个组成部分:名称、定义、诊断依据和相关因素。

(一)名称

名称是对服务对象健康状况的概括性的描述。应尽量使用按北美护理诊断协会认可的护理诊断名称,以有利于护士之间的交流和护理教学的规范。常用改变、受损、缺陷、无效或低效等特定描述语。例如,排便异常:便秘;有皮肤完整性受损的危险。

(二)定义

定义是对名称的一种清晰的、正确的表达,并以此与其他诊断相鉴别。一个诊断的成立必须符合其定义特征。有些护理诊断的名称虽然十分相似,但仍可从定义中发现彼此的差异。例如,"压力性尿失禁"的定义是"个人在腹内压增加时立即无意识地排尿的一种状态""反射性尿失禁"的定义是"个体在没有要排泄或膀胱满胀的感觉下可以预见的不自觉地排尿的一种状态"。虽然二者都是尿失禁,但前者的原因是腹内压增高,后者的原因是无法抑制的膀胱收缩。因此,确定诊断时必须认真区别。

(三)诊断依据

诊断依据是作出护理诊断的临床判断标准。诊断依据常常是患者所具有的一组症状和体征,以及有关病史,也可以是危险因素。对于潜在的护理诊断,其诊断依据则是原因本身(危险因素)。

诊断依据依其在特定诊断中的重要程度分为主要依据和次要依据。

1.主要依据

主要依据是指形成某一特定诊断所应具有的一组症状和体征及有关病史，是诊断成立的必要条件。

2.次要依据

次要依据是指在形成诊断时，多数情况下会出现的症状、体征及病史，对诊断的形成起支持作用，是诊断成立的辅助条件。

例如，便秘的主要依据是"粪便干硬，每周排大便不到3次"，次要依据是"肠鸣音减少，自述肛门部有压力和涨满感，排大便时极度费力并感到疼痛，可触到肠内嵌塞粪块，并感觉不能排空"。

（四）相关因素

相关因素是指造成服务对象健康状况改变或引起问题产生的情况。常见的相关因素包括以下几个方面。

1.病理生理方面的因素

病理生理方面的因素指与病理生理改变有关的因素。例如，"体液过多"的相关因素可能是右心衰竭。

2.心理方面的因素

心理方面的因素指与服务对象的心理状况有关的因素。例如，"活动无耐力"可能是由疾病后服务对象处于较严重的抑郁状态引起。

3.治疗方面的因素

治疗方面的因素指与治疗措施有关的因素（用药、手术创伤等）。例如，"语言沟通障碍"的相关因素可能是使用呼吸机时行气管插管。

4.情景方面的因素

情景方面的因素指环境、情景等方面的因素（陌生环境、压力刺激等）。例如，"睡眠型态紊乱"可能与住院后环境改变有关。

5.年龄因素

年龄因素指在生长发育或成熟过程中与年龄有关的因素。如婴儿、青少年、中年、老年各有不同的生理、心理特征。

三、护理诊断与合作性问题及医疗诊断的区别

（一）合作性问题——潜在并发症

在临床护理实践中，护士常遇到一些无法完全包含在按北美护理诊断协会制订的护理诊断中的问题，而这些问题也确实需要护士提供护理措施，因此，1983年Lynda Juall Carpenito提出了合作性问题的概念。她把护士需要解决的问题分为两类：一类经护士直接采取措施可以解决，属于护理诊断；另一类需要护士与其他健康保健人员尤其是医师共同合作解决，属于合作性问题。

合作性问题需要护士承担监测职责，以及时发现服务对象身体并发症的发生和情况的变化，但并非所有并发症都是合作性问题。有些可通过护理措施预防和处理，属于护理诊断；只有护士不能预防和独立处理的并发症才是合作性问题。合作性问题的陈述方式是"潜在并发症：XXXX"。如"潜在并发症：脑出血"。

（二）护理诊断与合作性问题及医疗诊断的区别

1.护理诊断与合作性问题的区别

护理诊断是护士独立采取措施能够解决的问题；合作性问题需要医师、护士共同干预处理，处理决定来自医护双方。对合作性问题，护理措施的重点是监测。

2.护理诊断与医疗诊断的区别

明确护理诊断和医疗诊断的区别对区分护理和医疗两个专业、确定各自的工作范畴和应负的法律责任非常重要。二者主要区别见表1-2。

表1-2　护理诊断与医疗诊断的区别

项目	护理诊断	医疗诊断
临床判断的对象	对个体、家庭、社会的健康问题/生命过程反应的一种临床判断	对个体病理生理变化的一种临床判断
描述的内容	描述的是个体对健康问题的反应	描述的是一种疾病
决策者	护士	医疗人员
职责范围	在护理职责范围内进行	在医疗职责范围内进行
适应范围	适用于个体、家庭、社会的健康问题	适用于个体的疾病
数量	往往有多个	一般情况下只有一个
是否变化	随病情的变化而改变	一旦确诊则不会改变

四、护理诊断的陈述

戈登主张护理诊断的陈述应包括三部分：健康问题、症状或体征、原因。

（一）健康问题

健康问题包括服务对象现存的和潜在的健康问题。

（二）症状或体征

症状或体征是指与健康问题有关的症状或体征。临床症状或体征往往提示服务对象有健康问题存在，如急性心肌梗死时心前区疼痛是此人健康问题的重要特征。

（三）原因

原因是指影响服务对象健康状况的直接因素、促发因素或危险因素。疾病的原因往往是比较明确的，而健康问题的原因往往因人而异，如失眠，其原因可能有焦虑、饥饿、环境改变、体位不舒适等，而且不同的疾病可能有相同的健康问题。

一个完整的护理诊断通常由三部分构成，即：①健康问题（problem）；②原因（etiology）；③症状或体征（symptoms or signs），又称PES公式，如营养失调：高于机体需要量（P），肥胖（S），与进食过多有关（E）。

但目前临床上趋向于将护理诊断简化为两部分，即P+E或S+E。如皮肤完整性受损（P），与局部组织长期受压有关（E）。便秘（S），与生活方式改变有关（E）。

无论三部分陈述还是两部分陈述，原因的陈述不可或缺，只有明确原因才能为制订护理计划指明方向，而且原因的陈述常用“与……有关”来连接，准确表述健康问题与原因之间的关系，有助于护士确定该诊断是否成立。

五、陈述护理诊断的注意事项

(1)名称清楚:护理诊断所列名称应明确、简单易懂。

(2)护理诊断并非医疗诊断,应是由护理措施能够解决的问题。

(3)勿将医学诊断当作导致问题的相关因素,如“潜在性皮肤受损:与糖尿病有关”。

(4)勿将护理对象的症状或体征当作问题,如“尿少:与水的摄入不足有关”。

(5)勿将护理诊断的问题与相关因素相混淆,如“糖尿病知识不足:与缺乏糖尿病知识有关”。

(6)全面诊断:列出的护理诊断应贯彻整体的观点,做全面的诊断。故一个患者可有多个护理诊断,并随病情发展而变化。

(7)避免作出带有价值判断的护理诊断,如“卫生不良与懒惰有关”“社交障碍与缺乏道德有关”。

(8)避免使用可能引起法律纠纷的语句,如“有受伤的危险与护士未加床档有关”。

护理诊断对服务对象的健康状况进行了准确的描述,界定了护理工作的范畴,指出了护理的方向,为护理计划的制订提供了依据。

(李阳阳)

第四节 护 理 计 划

护理计划是护理程序的第三个步骤,是制订护理对策的过程。护理人员在评估及诊断的基础上,对患者的健康问题、护理目标及护士所要采取的护理措施的一种书面说明,通过护理计划,可以使护理活动有组织、有系统地满足患者的具体需要。

一、护理计划的种类

护理计划从与服务对象刚接触开始,直到因服务对象离开医疗机构终止护患关系而结束。计划的类型可分为入院护理计划、住院护理计划和出院护理计划。

(一)入院护理计划

入院护理计划指护士经入院评估后制订的综合护理计划。评估资料不仅来源于书面数据,而且来源于服务对象的身体语言和直觉信息。由于住院期有逐渐缩短的趋势,因此计划应在入院评估后尽早开始,并根据情况及时修改。

(二)住院护理计划

护士根据获取的新评估资料和服务对象对护理的反应,制订较入院计划更为个体化的住院护理计划。住院护理计划也可在护士接班后制订,主要确定本班为服务对象所提供的护理项目。根据住院评估资料,护士每天制订护理计划,以达到以下目的:①确定服务对象的健康状况是否发生改变。②排列本班护理活动的优先顺序。③决定本班需要解决的核心问题。④协调护理活动,通过一次护理活动解决服务对象多个问题。

(三)出院护理计划

随着平均住院期的缩短,患者出院后仍然需要护理。因此,出院护理计划是总体护理计划的重要组成部分。有效出院护理计划的制定从第一次与服务对象接触开始，护士以全面而及时的满足服务对象需要的信息为基础，根据服务对象住院和出院时的评估资料，推测如何满足服务对象出院后的需要而制定。

二、护理计划的过程

护理计划包括四方面的内容：①排列护理诊断的顺序；②制定预期目标；③制定护理措施；④书写护理计划。

(一)排列护理诊断的顺序

由于护理诊断往往不只是一个，因此，在拟定计划时首先应明确处理护理诊断提出问题的先后次序。一般对护理诊断的排序按首优、中优、次优进行排列，分出轻重缓急，先解决主要问题或以主要问题为重点，再依次解决所有问题，做到有条不紊。

1.首优问题

涉及的问题是直接威胁生命，需要立即采取行动予以解决的问题。如心排血量减少、气体交换受损、清理呼吸道无效、不能维持自主呼吸、严重体液不足、组织灌流量改变等问题。

2.中优问题

涉及的问题不直接威胁生命，但对护理对象的身心造成痛苦并严重影响健康的问题。如急性疼痛、组织或皮肤完整性受损、体温过高、睡眠形态紊乱、有受伤的危险、有感染的危险、焦虑、恐惧等。

3.次优问题

涉及的问题需要护理人员的少量支持就可以解决或可以考虑暂时放后面的问题，虽然不如生理需要和安全需要问题迫切，但并非不重要，同样需要护士给予帮助，使问题得到解决，以便对象达到最佳健康状态。如社交孤立、家庭作用改变、角色冲突、精神困扰等。

首优、中优、次优的顺序在护理的过程中不是固定不变的，随着病情的变化，威胁生命的问题得以解决，生理需要获得一定程度的满足后，中优或次优的问题可以上升为“首优问题”。

(二)排列护理诊断顺序应遵循的原则

1.结合护理理论模式

常用的有马斯洛的人类基本需要层次论。先考虑满足基本生活的需要，再考虑高水平的需要。即将对生理功能平衡状态威胁最大的问题排在最前面。如对氧气的需要优先于对水的需要，对水的需要优先于对食物的需要。

2.紧急情况

危及生命的问题始终摆在护理行动的首位。

3.与治疗计划相一致

要考虑不与医疗措施相抵触。

4.取得护理对象的信任与合作

注重服务对象的个人需求，尊重护理对象的意愿，共同讨论达成一致，即服务对象认为最为迫切的问题，如果与治疗、护理原则无冲突，可考虑优先解决。

5.尊重服务对象的健康价值观和信仰

根据服务对象的健康价值观和信仰排列护理诊断顺序。

6.考虑设备资源及所需的时间

一定要考虑在现有的条件下能否实施，否则计划形同虚设，措施无法实施，问题也就得不到解决。

7.潜在的问题要全面评估

一般认为现存问题应优先解决，但有时潜在的和需协同处理的问题并非首优问题，有时后者比前者更重要。护士应根据理论知识和临床经验对潜在的问题全面评估。例如，大面积烧伤处于休克期时，有体液不足的危险，如果不及时预防，就会危及服务对象生命，应列为首优问题。

（三）制定预期目标

预期目标也称预期结果，是期望的护理结果。指在护理措施实施之后，期望能够达到的健康状态或行为的改变，其目的是为制定的护理措施提供方向及为护理效果评价提供标准。

1.分类

根据实现目标所需的时间分为短期目标和长期目标。

（1）短期目标：是指在较短的时间内（几天、几小时）能够达到的目标，适合于住院时间较短、病情变化快者。例如，“3 天后，服务对象下床行走 50 米”“用药 2 小时后服务对象自述疼痛消失”等都是短期目标。

（2）长期目标：是指需要相对较长时间（数周、数月）才能够达到的目标。可以分为两类：一类是需要护士针对一个长期存在的问题采取连续性行动才能达到的长期目标，例如，一个长期卧床的服务对象需要护士在整个卧床期间给予精心的皮肤护理以预防发生压疮，长期目标可以描述为“卧床期间皮肤完整无破损”；另一类是需要一系列短期目标的实现才能达到的长期目标，例如，“半年内体重减轻 12 kg”，最好通过一系列短期目标来实现，可以定为“每周体重减轻 0.5 kg”。短期目标的实现使人看到进步，增强实现长期目标的信心。

2.陈述

目标的陈述方式：主语＋谓语＋行为标准＋条件状语。

（1）主语：是指服务对象或服务对象的一部分或与服务对象有关的因素。如护理对象的血压、脉搏、体重等。主语为护理对象本人时可以省略。

（2）谓语：是指主语将要完成且能被观察到的行为，用行为动词陈述。如说明、解释、走、喝等。

（3）行为标准：是指主语完成该行为将要达到的程度。如时间、距离、速度、次数、重量、计量单位（个、件等）、容量等。

（4）条件状语：是指服务对象完成该行为所必须具备的条件状况，即在什么样的条件下达到目标，并非所有目标陈述都包括此项。如在护士的帮助下、在学习后、在借助扶手后等。

3.制定预期目标的注意事项

（1）目标应以服务对象为中心：目标陈述的是服务对象的行为，而非护理活动本身。目标应说明服务对象将要做什么、怎么做、什么时候做、做到什么程度，而不是描述护士的行为或护士采取的护理措施。

（2）目标应切实可行：既应在护理对象的能力范围之内，又要能激发服务对象的能动性，且与医疗条件相匹配。

（3）目标应有明确的针对性：一个预期目标只能针对一个护理诊断，一个护理诊断可有多个预期目标。

(4)目标应具体:预期目标应是可观察、可测量的,避免使用含糊不清、不明确的词,如活动适量、饮酒量减少等,不易被观察和测量,难以进行评价。

(5)目标应有时间限制:预期目标应注明具体时间,如 3 天后,2 小时内、出院时等,为确定何时评价提供依据。

(6)目标必须有据可依:护士应根据医学、护理知识、个人临床经验及服务对象的实际情况制定目标,以保证目标的可行性。

(7)关于潜在并发症的目标:潜在并发症是合作性问题,仅通过护理往往无法阻止,护士只能监测并发症的发生与发展。因此,潜在并发症的目标可这样书写:并发症被及时发现并得到及时处理。

(四)制定护理措施

护理措施是有助于实现预期目标的护理活动及其具体实施方法。护理措施的制定必须围绕已明确的护理诊断和拟定的护理目标,针对护理诊断提出的原因,结合服务对象的具体情况,运用护理知识和经验作出决策。

1.护理措施的分类

(1)独立性护理措施:是指护士运用护理知识和技能可独立完成的护理活动,即护嘱。

(2)合作性护理措施:是指护士与其他医护人员共同合作完成的护理活动。例如,与营养师一起制定符合服务对象病情的饮食计划。

(3)依赖性护理措施:是指护士执行医嘱的护理活动,例如,给药。然而护士不是盲目地执行医嘱,应能够判别医嘱的正确与否。

2.制定护理措施的原则

(1)护理措施必须具有一定的理论依据,对护理对象是安全的。

(2)护理措施针对护理诊断提出的原因而制订,其目的是为了达到预期的护理目标。

(3)应用现有资源,护理措施切实可行、因人而异,与个体情况相适应,与护理对象的价值观和信仰不相违背。

(4)与其他医护人员的处理方法不冲突,相辅相成。

(5)护理措施的描述应准确、明了。一项完整的护理措施应包括日期、具体做什么、怎样做、执行时间和签名。

(6)鼓励服务对象参与制订护理措施,保证护理措施的最佳效果。

(五)护理计划的书写

护理计划的书写就是将已明确的护理诊断、目标、措施书写成文,以便指导和评价护理活动。各个医疗机构护理计划的书写格式不尽相同,一般都有护理诊断、预期目标、护理措施和评价 4 个栏目。

书写时注意应用标准医学术语,包括护理活动的合作者,包括出院和家庭护理的内容,制定日期和责任护士要书写完整。

标准护理计划的出现,简化了护理计划的书写工作。标准护理计划是根据临床经验。推测出在一个特定的护理诊断或健康状态下,服务对象所具有的共同的护理需要,根据需要预先印刷好的护理计划表格。护士只需在一系列护理诊断中勾画出与服务对象有关的护理诊断,按标准计划去执行。对于标准护理计划上没有列出,而服务对象却具备的护理诊断,须按护理计划格式填写附加护理计划单,补充服务对象特殊的护理诊断、预期目标、护理措施和评价。

随着计算机在病历管理中的应用,护理计划也逐渐趋向计算机化。标准护理计划被输入存储器后,护士可以随时调阅标准护理计划或符合服务对象实际情况的护理计划。制定某服务对象具体的护理计划,步骤如下:①将护理评估资料输入计算机,计算机将会显示相应的护理诊断。②选定护理诊断后,计算机即可显示与护理诊断相对应的原因、预期目标。③在预期目标后,计算机即提示可行的护理措施。④选择护理措施,制订出一份个体化的护理计划。⑤打印护理计划。

护理计划明确了服务对象健康问题的轻重缓急及护理工作的重点,确定了护理工作的目标,制定了实现预期目标的护理措施,为护士解决服务对象健康问题,实施满足服务对象健康需要的护理活动提供了行动指南。

(李阳阳)

第五节　护理实施

护理实施是护理程序的第四个步骤,是将护理计划付诸实施的过程。通过实施,可以解决护理问题,并可以验证护理措施是否切实可行。其工作内容包括:实施措施、写出记录、继续收集资料。这一步不仅要求护士具备丰富的专业知识,还要具备熟练的操作技能和良好的人际沟通能力,才能保证患者得到高质量的护理。

一、实施的过程

(一)实施前思考

要求护士在护理实施前思考以下问题。

1.做什么(what)

回顾已制订好的护理计划,保证计划内容是合适的、科学的、安全的且符合患者目前情况。然后,组织所要实施的护理措施。这样一次接触患者时可以根据计划有顺序地执行数个护理措施。

2.谁去做(who)

确定哪些护理措施是护士自己做,哪些是由辅助护士执行,哪些是由其他医护人员共同完成,需要多少人。一旦护士为患者制订好了护理计划,计划可由下列几种人员完成。①护士本人:由制订护理计划的护理人员将计划付诸行动。②其他医护人员:包括其他护理人员、医师和营养师。③患者及其家属:有些护理措施需要患者及其家属参与或直接完成。

3.怎么做(how)

实施时将采取哪些技术和技巧,并回顾技术操作、仪器操作的过程。如果需要沟通交流,则应考虑在沟通中可能遇到的问题,可以使用的沟通技巧。

4.何时做(when)

根据患者的具体情况、健康状态,选择执行护理措施的时间。

(二)实施过程

1.落实

将所计划的护理活动加以组织,任务落实。

2.执行

执行医嘱,保持医疗和护理有机结合。

3.解答

解答服务对象及家属的咨询问题。

4.评价

及时评价实施的质量、效果,观察病情,处理突发急症。

5.收集资料

继续收集资料,及时、准确地完成护理记录,不断补充和修正护理计划。

6.协作

与其他医护人员保持良好关系,做好交班工作。

二、实施护理计划的常用方法

(一)提供专业护理

护士运用各种相应的护理技巧来执行护理计划,直接给护理对象提供护理服务。

(二)管理

将护理计划的内容进行安排、排序,并委托其他护士、其他人员执行护理措施,使护理活动能够最大限度地发挥护士的作用,使患者最大限度地受益。

(三)健康教育

对患者及其家属进行疾病的预防、治疗、护理等方面的知识教育。

(四)咨询指导

提供有助于健康的信息,指导患者进行自我护理或指导家属、辅助护士对患者的护理。

(五)记录

记录护理计划的执行情况。

(六)报告

及时向医师报告患者出现的身心反应、病情的进展情况。

三、护理实施的记录

护理记录是护理实施阶段的重要内容,是交流护理活动的重要形式。做好护理记录可以保存重要资料,为下一步治疗护理提供可靠依据。护理记录要求及时、准确、可靠地反映患者的健康问题及其进展状况;描述确切客观、简明扼要、重点突出;体现动态性和连续性。

(一)护理记录的内容

护理记录的主要内容包括实施护理措施后服务对象、家属的反应及护士观察到的效果,服务对象出现的新的健康问题与病情变化,所采取的临时性治疗、护理措施,服务对象的身心需要及其满足情况,各种症状、体征,器官功能的评价,服务对象的心理状态等。

(二)护理记录的方法

护理文件记录与护理程序的实施同样重要。护理管理者提倡在临床实践中使用具体而统一的护理实践及程序表格，护士只需记录护理中所遇到的特殊问题。然而，这种方法有一定的法律争议，认为如果在表格中没有相应的记录，就证明护士没有做相应的工作。因此，医院及其他的健康机构要求护士认真、详细、完整地记录护理过程。

临床护理记录的方式很多，目前在以患者为中心的整体护理实践中，多采用 PIO 护理记录格式，这是一种简明而又能体现护理程序的记录法（表 1-3）。

表 1-3 护理病程记录单

科别	病区	床号	姓名	年龄	住院号	
日期	护理诊断/问题(P)	护理目标(G)	护理措施(I)	签名	护理评价(O)	日期/签名

(1)P(problem，问题)，指护理诊断或护理问题。

(2)I(intervention，措施)，是针对患者的问题进行的护理活动。

(3)O(outcome，结果)，护理措施完成后的结果。

在护理实践中，护士需准确及时记录护理程序的实施过程，我国护理界也根据有关法律规定及护理专业组织的具体要求建立了相应的记录标准。在执行护理措施的过程中，需要随时观察，继续收集资料，评估服务对象的变化，以便根据服务对象的动态变化修改护理计划。

护理实施是落实护理计划的实际行动，计划实施以后服务对象的健康状况是否达到了预期目标，下一步的护理活动应如何进行，还需要护理评价来完成。

（李阳阳）

第六节 护理评价

护理评价是护理程序的最后一个步骤，即确定护理目标是否实现或判断实现的程度。护理评价按预期目标所规定的时间，将护理后服务对象的健康状况与预期目标进行比较并做出评定和修改，了解服务对象对健康问题的反应，验证护理效果，调控护理质量，积累护理经验。

一、列出已制定的护理目标

计划阶段所确定的预期目标可作为护理效果评价的标准。预期目标对评价的作用有以下两个方面。

(1)确定评价阶段所需收集资料的类型。

(2)提供判断服务对象健康资料的标准。

例如，预期目标：①每天液体摄入量不少于 2 500 mL；②尿液排出量与液体摄入量保持平衡；③残余尿量低于 100 mL。根据以上预期目标，任何一名护士都能明确护理评价时所应收集资料的类型。

二、收集与目标有关的资料

为评价预期目标是否达到，护士应收集服务对象的相关主客观资料。有些主客观资料需要证实，如确认主观资料恶心或疼痛时，护士需依据服务对象的主诉，或该主观资料的客观指标（如脉搏、呼吸频率减慢，面部肌肉放松等可作为疼痛缓解的客观指标）。所收集资料应简明、准确地记录，以备与计划中的预期目标进行比较。

三、比较收集到的资料和预期目标

评价预期目标是否实现，即评价通过实施护理措施后，原定计划中的预期目标是否已经达到。评价分两步进行。

（一）服务对象实际行为的变化

列出实施护理措施后服务对象的反应。

（二）将服务对象的反应与预期目标比较，了解目标是否实现

预期目标实现的程度可分为3种：①预期目标完全实现；②预期目标部分实现；③预期目标未实现。为便于护士之间的合作与交流，护士在对预期目标实现与否做出评价后，应记录结论。记录内容为结论及支持资料，然后签名并注明评价的时间。结论即预期目标达到的情况，支持资料是支持评价结论的服务对象的反应。

四、重审护理计划

（一）分析原因

在评价的基础上，对目标部分实现或未实现的原因进行分析，找出问题所在，可询问的问题包括：①所收集的基础资料是否欠准确；②护理诊断是否正确；③预期目标是否合适；④护理措施是否适当，是否得到了有效落实；⑤服务对象的态度是否积极，配合良好；⑥病情是否已经改变或有新的问题发生，原定计划是否失去了有效性。

（二）全面决定

对健康问题重新估计后做出全面决定，一般有以下4种可能。①继续：问题仍然存在，目标与措施恰当，计划继续进行。②停止：问题已经解决，停止采取措施。③确认或排除：对可能的问题，通过进一步收集资料，给予确认或排除。④修订：对诊断、目标、措施中不适当之处加以修改。

护理程序是护士通过科学的解决问题的方法确定服务对象的健康状态，明确健康问题的身心反应，并以此为依据，制定适合护理对象的护理计划，采取适当的护理措施以解决确认的问题的过程。其目的是帮助护理对象满足其各种需要，恢复或达到最佳的健康状态。运用护理程序不仅能提高护理质量，促进服务对象健康得到恢复，而且能培养护士的逻辑思维，增强其发现问题和解决问题的能力，使业务知识和技能水平得以提高，护患关系也会因此得到改善，同时护理程序中完整的护理记录将为护理科研与护理理论的发展奠定基础。

（李阳阳）

第二章

基础护理操作

第一节　血压的测量

一、正常血压及生理性变化

(一)正常血压

血压是指血液在血管内流动时对血管壁的侧压力。一般指动脉血压,如无特别注明均指肱动脉的血压。

当心脏收缩时,主动脉压急剧升高,至收缩中期达最高值,此时的动脉血压称收缩压。当心室舒张时,主动脉压下降,至心舒末期达动脉血压的最低值,此时的动脉血压称舒张压。血压的计量单位,过去多用 mmHg(毫米汞柱),后改用国际统一单位 kPa(千帕)。本书仍用 mmHg(毫米汞柱)。以下为两者换算公式。

$$1\ \text{kPa}=7.5\ \text{mmHg}$$

$$1\ \text{mmHg}=0.133\ \text{kPa}$$

在安静状态下,正常成人的血压范围为(12.0～18.5)/(8.0～11.9) kPa[(90～139)/(60～89) mmHg],脉压为 4.0～5.3 kPa(30～40 mmHg)。

(二)生理性变化

在各种生理情况下,动脉血压可发生各种变化,影响血压的生理因素有以下几点。

1.年龄

随着年龄的增长血压逐渐升高,以收缩压升高较明显。以下为儿童血压的计算公式。

$$\text{收缩压(mmHg)}=80+\text{年龄}\times 2$$

$$\text{舒张压}=\text{收缩压}\times 2/3$$

2.性别

青春期前的男女血压差别不明显。成年男性的血压比女性高 0.7 kPa(5 mmHg);绝经期后的女性血压又逐渐升高,与男性差不多。

3.昼夜和睡眠

血压在上午 8～10 时达全天最高峰,之后逐渐降低;午饭后又逐渐升高,下午 16～18 时出现全天次高值，然后又逐渐降低；至入睡后 2 小时，血压降至全天最低值；早晨醒来又迅速升高。睡眠欠佳时，血压稍升高。

4.环境

寒冷时血管收缩，血压升高；气温高时血管扩张，血压下降。

5.部位

一般右上肢血压常高于左上肢，下肢血压高于上肢。

6.情绪

紧张、恐惧、兴奋及疼痛均可引起血压升高。

7.体重

正常人发生高血压的危险性与体重增加成正比。

8.其他

吸烟、劳累、饮酒、药物等都对血压有一定的影响。

二、异常血压的观察

（一）高血压

目前基本上采用世界卫生组织（WHO）和国际高血压联盟（ISH）高血压治疗指南的高血压定义：在未服抗高血压药的情况下，成人收缩压≥18.7 kPa（140 mmHg）和/或舒张压≥12.0 kPa（90 mmHg）。95％的患者为病因不明的原发性高血压，多见于动脉硬化、肾炎、颅内压增高等，最易受损的部位是心、脑、肾、视网膜。

（二）低血压

一般认为血压低于正常范围且有明显的血容量不足表现如脉搏细速、心悸、头晕等，即可诊断为低血压。常见于休克、大出血等。

（三）脉压异常

脉压增大多见于主动脉瓣关闭不全、主动脉硬化等；脉压减小多见于心包积液、缩窄性心包炎等。

三、血压的测量

（一）血压计的种类和构造

1.水银血压计

分立式和台式两种，其基本结构都包括输气球、调节空气的阀门、袖带、能充水银的玻璃管、水银槽几部分。袖带的长度和宽度应符合标准：宽度比被测肢体的直径宽 20％，长度应能包绕整个肢体。能充水银的玻璃管上标有刻度，范围为 0～40.0 kPa（0～300 mmHg），每小格表示 0.3 kPa（2 mmHg）；玻璃管上端和大气相通，下端和水银槽相通。当输气球送入空气后，水银由玻璃管底部上升，水银柱顶端的中央凸起可指出压力的刻度。水银血压计测得的数值相当准确。

2.弹簧表式血压计

由一袖带与有刻度 2.7～4.0 kPa（20～30 mmHg）的圆盘表相连而成，表上的指针指示压力。此种血压计携带方便，但欠准确。

3.电子血压计

袖带内有一换能器，可将信号经数字处理，在显示屏上直接显示收缩压、舒张压和脉搏的数值。此种血压计操作方便，清晰直观，不需听诊器，使用方便、简单，但欠准确。

(二)测血压的方法

1.目的

通过测量血压，了解循环系统的功能状况，为诊断、治疗提供依据。

2.准备

听诊器、血压计、记录纸、笔。

3.操作步骤

(1)测量前，让患者休息片刻，以消除活动或紧张因素对血压的影响。检查血压计，如袖带的宽窄是否适合患者，玻璃管有无裂缝，橡胶管和输气球是否漏气等。

(2)向患者解释，以取得合作。患者取坐位或仰卧，被测肢体的肘臂伸直、掌心向上，肱动脉与心脏在同一水平。坐位时，肱动脉平第4软骨；卧位时，肱动脉平腋中线。如手臂低于心脏水平，血压会偏高；手臂高于心脏水平，血压会偏低。

(3)放平血压计于上臂旁，打开水银槽开关，将袖带平整地缠于上臂中部，袖带的松紧以能放入一指为宜，袖带下缘距肘窝2～3 cm。如测下肢血压，袖带下缘距腘窝3～5 cm，将听诊器胸件置于腘动脉搏动处，记录时注明下肢血压。

(4)戴上听诊器，关闭输气球气门，触及肱动脉搏动。将听诊器胸件放在肱动脉搏动最明显的地方，但勿塞入袖带内，以一手稍加固定。

(5)挤压输气球，打气至肱动脉搏动音消失，水银柱又升高2.7～4.0 kPa(20～30 mmHg)后，以每秒0.5 kPa(4 mmHg)左右的速度放气，使水银柱缓慢下降，视线与水银柱所指刻度平行。

(6)在听诊器中听到第一声动脉音时，水银柱所指刻度即为收缩压；当搏动音突然变弱或消失时，水银柱所指的刻度即为舒张压。当变音与消失音之间有差异时，或危重者应记录两个读数。

(7)测量后，驱尽袖带内的空气，解开袖带。安置患者于舒适卧位。

(8)血压计右倾45°，关闭气门，气球放在固定的位置，以免压碎玻璃管，关闭血压计盒盖。

(9)用分数式，即收缩压/舒张压记录测得的血压值，如14.7/9.3 kPa(110/70 mmHg)。

4.注意事项

(1)测血压前，要求安静休息20～30分钟，如运动、情绪激动、吸烟、进食等可导致血压偏高。

(2)血压计要定期检查和校正，以保证其准确性，切勿倒置或振动。

(3)打气不可过猛、过高，如水银柱里出现气泡，应调节或检修，不可带着气泡测量。

(4)如所测血压异常或血压搏动音听不清时，需重复测量。先将袖带内气体排尽，使水银柱降至“0”，稍等片刻再行第二次测量。

(5)对偏瘫、一侧肢体外伤或手术后患者，应在健侧手臂上测量。

(6)排除影响血压值的外界因素，如袖带太窄、袖带过松、放气速度太慢测得的血压值偏高，反之则测得的血压值偏低。

(7)长期测血压应做到四定：定部位、定体位、定血压计、定时间。

(张　遥)

第二节　脉搏的测量

一、正常脉搏及生理性变化

(一)正常脉搏

随着心脏节律性收缩和舒张,动脉内的压力也发生周期性的波动,这种周期性的压力变化可引起动脉血管发生扩张与回缩的搏动,这种搏动在浅表的动脉可触摸到,临床简称为脉搏。正常人的脉搏节律均匀、规则,间隔时间相等,每搏强弱相同且有一定的弹性,每分钟搏动的次数为60～100次(即脉率)。脉搏通常与心率一致,是心率的指标。

(二)生理性变化

脉率受许多生理性因素影响而发生一定范围的波动。

1.年龄

一般新生儿、幼儿的脉率较成人快。

2.性别

同龄女性比男性快。

3.情绪

兴奋、恐惧、发怒时脉率增快,忧郁时则慢。

4.活动

一般人运动、进食后脉率会加快;休息、禁食则相反。

5.药物

兴奋剂可使脉率增快,镇静剂、洋地黄类药物可使脉率减慢。

二、异常脉搏的观察

(一)脉率异常

1.速脉

成人脉率在安静状态下>100次/分,称为心动过速。见于高热、甲状腺功能亢进(由于代谢率增加而使脉率增快)、贫血或失血等患者。正常人可有窦性心动过速,为一过性的生理现象。

2.缓脉

成人脉率在安静状态下低于60次/分,称心动过缓。颅内压升高、病态窦房结综合征、二度以上房室传导阻滞,或服用某些药物如地高辛、普尼拉明、利舍平、普萘洛尔等可出现缓脉。正常人可有生理性窦性心动过缓,多见于运动员。

(二)脉律异常

脉搏的搏动不规则,间隔时间时长时短,称为脉律异常。

1.间歇脉

在一系列正常均匀的脉搏中出现一次提前而较弱的脉搏,其后有一较正常延长的间歇(即代偿性间歇),称期前收缩。见于各种心脏病或洋地黄中毒的患者,正常人在过度疲劳、精神兴奋、体位改变时也偶尔出现间歇脉。

2.脉搏短绌

脉搏短绌是指同一单位时间内脉率慢于心率。由于心肌收缩力强弱不等，有些心排血量少的搏动可发出心音，但不能引起周围血管搏动，导致脉率慢于心率。特点是脉律完全不规则，心律快慢不一、心音强弱不等。多见于心房颤动者。

（三）强弱异常

1.洪脉

当心排血量增加，血管充盈度和脉压较大时，脉搏强大有力，称洪脉。见于高热、甲状腺功能亢进、主动脉关闭不全等患者，运动后、情绪激动时也常触到洪脉。

2.细脉

当心排血量减少，动脉充盈度降低时，脉搏细弱无力，扪之如细丝，称细脉或丝脉。见于大出血、主动脉瓣狭窄和休克、全身衰竭的患者，是一种危险的脉象。

3.交替脉

交替脉指节律正常而强弱交替出现的脉搏。交替脉是左心室衰竭的重要体征。常见于高血压性心脏病、急性心肌梗死、主动脉关闭不全等患者。

4.水冲脉

脉搏骤起骤落，有如洪水冲涌，故名水冲脉。主要见于主动脉关闭不全、动脉导管未闭、甲状腺功能亢进、严重贫血患者。检查方法是将患者前臂抬高过头，检查者用手紧握患者手腕掌面，可明显感知。

5.奇脉

在吸气时脉搏明显减弱或消失为奇脉。其产生主要与吸气时左心室的排血量减少有关。常见于心包积液、缩窄性心包炎等患者，是心脏压塞的重要体征之一。

（四）动脉壁异常

由于动脉壁弹性减弱，动脉变得迂曲不光滑，有条索感，如按在琴弦上，多见于动脉硬化的患者。

三、测量脉搏的技术

（一）部位

临床上常在浅在、靠近骨骼的动脉测量脉搏，最常用、最方便的是桡动脉，患者也乐于接受。其次为颞动脉、颈动脉、肱动脉、腘动脉、足背动脉、胫后动脉和股动脉等。如怀疑患者心搏骤停或休克时，应选择大动脉为诊脉点，如颈动脉、股动脉。

（二）测脉搏的方法

1.目的

通过测量脉搏，可间接了解心脏的情况，观察相关疾病发生、发展规律，为诊断、治疗提供依据。

2.准备

治疗盘内备带秒钟的表、笔、记录本及听诊器。

3.操作步骤

(1)洗手，戴口罩，备齐用物，携至床旁。

(2)核对患者,解释目的。

(3)协助患者取坐位或半坐卧位,手臂放在舒适位置,腕部伸展。

(4)以示指、中指、无名指的指端按在桡动脉表面,压力大小以能清楚地触及脉搏为宜,注意脉律、强弱、动脉壁的弹性。

(5)一般情况下测 30 秒,所测得的数值乘以 2,心脏病患者、脉率异常者、危重患者则应以 1 分钟记录。

(6)协助患者取舒适体位。

(7)将脉搏绘制在体温单上。

4.注意事项

(1)诊脉前患者应保持安静,剧烈运动后应休息 20 分钟后再测。

(2)偏瘫患者应选择健侧肢体测量。

(3)脉搏细、弱难以测量时,用听诊器测心率。

(4)脉搏短绌的患者,应由两人同时测量,一人听心率,另一人测脉率,由听心率者发出“开始”和“停止”的口令,计数 1 分钟,以分数式记录:心率/脉率。若心率 120 次,脉率 90 次,即应写成 120/90 次/分。

(张冬玲)

第三节 肌内注射

肌内注射法是将一定量药液注入肌肉组织内的方法。自肌内注射的药物可通过毛细血管壁到达血液内,吸收较完全而生效迅速。

一、目的

(1)不宜或不能做静脉注射,要求比皮下注射更迅速发生疗效时采用。

(2)用于注射刺激性较强或药量较大的药物。

二、准备

(一)操作者准备

穿戴整齐,修剪指甲,洗手,戴口罩。

(二)用物准备

皮肤消毒液、无菌棉签、2 mL 或 5 mL 注射器、按医嘱准备的药物、弯盘、医嘱本、手消毒液等。

(三)患者准备

了解注射的目的、方法及注意事项,能主动配合。

(四)环境准备

清洁、安静、光线适宜或有足够的照明。

三、操作程序

(1)查对,并向患者解释操作的目的和过程。

(2)协助患者取合适的体位,确定注射部位。如选用臀大肌注射,用“十字法”或“连线法”定位。①“十字法”:从臀裂顶点向左或向右画一水平线,再从髂嵴最高点作一垂直线,将一侧臀部分为四个象限,外上象限避开内角为注射部位;②“连线法”:髂前上棘与尾骨连线的外上1/3处为注射部位。

(3)取出无菌棉签,蘸取消毒液。

(4)常规分别消毒安瓿和注射部位皮肤。

(5)用无菌纱布包住安瓿的瓶颈及以上部分,折断安瓿。

(6)检查注射器包装,取出注射器,吸取药液,排尽空气,二次查对。

(7)左手的拇指和示指绷紧皮肤,右手持注射器并固定针栓,针头与皮肤垂直,用手臂带动腕部的力量,快速刺入肌肉(切勿将针头全部刺入),左手放松绷紧的皮肤,抽动活塞观察无回血后,固定针栓并缓慢推注药物。

(8)注射完毕,用无菌棉签轻压进针处,快速拔出针头,按压片刻。

(9)再次核对,观察患者有无不良反应。

(10)整理床单位,协助患者躺卧舒适。

(11)清理用物,洗手,记录。

四、注意事项

(1)严格执行查对制度和无菌操作原则。

(2)两种药物同时注射时,应注意配伍禁忌。

(3)对 2 岁以下婴幼儿不宜选用臀大肌注射,因其臀大肌尚未发育好,注射时有损伤坐骨神经的危险,最好选择臀中肌和臀小肌注射。

(4)对需长期注射者,应交替更换注射部位,并选用细长针头,以避免或减少硬结的发生。

(5)注意职业防护,用后的针头及时放入锐器盒。

(赵　静)

第四节　皮下注射

皮下注射法是将少量药液或生物制剂注入皮下组织的方法。常用的部位有上臂三角肌下缘、前臂外侧、腹部、后背和大腿外侧。

一、目的

(1)注入小剂量药物,用于不宜口服给药而需在一定时间内发生药效时。

(2)局部麻醉用药。

(3)预防接种。

二、准备

(一)操作者准备

穿戴整齐,修剪指甲,洗手,戴口罩。

(二)用物准备

皮肤消毒液、无菌棉签、2 mL 注射器、按医嘱准备药液、医嘱本、弯盘、手消毒液等。

(三)患者准备

了解注射的目的、方法及注意事项,能主动配合。

(四)环境准备

清洁、安静、光线适宜或有足够的照明。

三、操作程序

(1)查对无误后,解释操作的目的和过程,选择注射部位。

(2)将安瓿尖端的药液弹至体部。

(3)按无菌操作法取出棉签,蘸取消毒液,常规消毒安瓿。

(4)常规消毒注射部位皮肤,待干。

(5)用无菌纱布包住安瓿瓶颈及以上部分,折断安瓿。

(6)检查注射器,取出并接好针头。

(7)抽吸药液,排尽空气,二次查对。

(8)左手绷紧注射部位皮肤,右手持注射器,示指固定针栓,使针头与皮肤呈 30°～40°角,迅速将针梗 1/2～2/3 刺入皮下。

(9)固定针栓,左手抽吸活塞,如无回血即可缓慢推药。

(10)注射完毕,用棉签轻压在针刺处,迅速拔针,再次查对。

(11)处理用物,洗手、记录。

四、注意事项

(1)严格执行查对制度和无菌操作原则。

(2)对皮肤有刺激的药物一般不做皮下注射。

(3)对过度消瘦者,可捏起局部组织,适当减小穿刺角度。

(4)进针角度不宜超过 45°,以免刺入肌层。

(5)注意职业防护,用后的针头及时放入锐器盒。

(崔　真)

第五节　皮内注射

皮内注射法是将少量药液注入表皮和真皮之间的方法。

一、目的

(1)药物的皮肤敏感试验。

(2)预防接种。

(3)局部麻醉的起始步骤。

二、准备

(一)操作者准备

穿戴整齐,修剪指甲,洗手,戴口罩。

(二)用物准备

消毒溶液、无菌棉签、1 mL 注射器、弯盘、注射用药液(过敏试验时需备急救药物和注射器)、医嘱本等。

(三)患者准备

了解注射的目的、方法及注意事项。

(四)环境准备

清洁、安静、光线适宜或有足够的照明。

三、操作程序

(1)严格执行查对制度和无菌操作原则,按医嘱抽吸药液。

(2)备齐用物,携至患者床旁,仔细查对患者的姓名、床号、药名、浓度、剂量、方法、时间并解释。如做药物过敏试验,应先询问患者有无过敏史。

(3)选择注射部位,药物过敏试验一般为前臂掌侧下段。

(4)用 75%乙醇常规消毒皮肤,待干。

(5)二次查对,排尽注射器内空气。

(6)针尖斜面向上与皮肤呈 5°角刺入皮内,推注药液 0.1 mL,局部隆起呈皮丘,皮丘变白并显露毛孔,随即拔出针头。再次查对。

(7)若为药物过敏试验,应告知患者勿离开病室(或注射室),若有不适应立即告知医师。在 20 分钟后观察试验结果。

(8)帮助患者取舒适体位,清理用物。

(9)洗手,记录。

四、注意事项

(1)严格执行查对制度和无菌操作原则。

(2)药物过敏试验前,应询问患者的用药史、过敏史及家族史,如患者对需要注射的药物有过敏史,应及时与医师联系,更换其他药物。

(3)药物过敏试验消毒皮肤时忌用碘伏,以免影响对局部反应的观察。

(4)在药物过敏试验前,皮试液应现配现用,剂量准确,同时应备好急救药品,以防发生意外。

(5)进针角度为针尖斜面全部进入皮内为宜,进针角度过大易将药液注入皮下,影响结果的观察和判断。

(6)药物过敏试验结果为阳性,应告知医师、患者和家属,并记录在病历上。

(赵娅如)

第六节　静脉输液

一、准备

(一)仪表

着装整洁,佩戴胸牌,洗手,戴口罩。

(二)用物

注射盘内放干棉球缸、一次性输液器、网套、止血带、橡皮小枕及一次性垫巾、弯盘、0.75%碘伏、棉签、胶布、启盖器、药液瓶外贴输液标签(标签上写患者姓名、床号、输液药品、剂量、用法、日期、时间、输液架)。

二、操作步骤

(1)根据医嘱备齐用物,携至床旁查对床号、姓名、剂量、用法、时间、药液瓶和面貌,并摇动药瓶对光检查。

(2)做好解释工作,询问大小便,备胶布。

(3)开启铝盖中心部分(如备物时加完药可省去)套网套,消毒瓶塞中心及瓶颈,挂于输液架上,检查输液器并打开,插入瓶塞至针头根部。

(4)排气,排液 3～5 mL 至弯盘内。

(5)选择血管、置小枕及垫巾,扎止血带、消毒皮肤,待干。

(6)再次查对床号、姓名、剂量、用法、时间、药液瓶。

(7)再次检查空气是否排尽,夹紧,穿刺时左手绷紧皮肤并用拇指固定静脉,见回血,松止血带及螺旋夹。

(8)胶布固定,干棉球遮盖针眼,调节滴速,开始 15 分钟应慢,无异常可调节至正常速度。

(9)交代注意事项,整理床及用物。

(10)爱护体贴患者,协助卧舒适体位。

(11)洗手、消毒用物。

三、临床应用

(一)静脉输液注意事项

(1)严格执行无菌操作和查对制度。

(2)根据病情需要,有计划地安排轮流顺序,如需加入药物,应合理安排,以尽快达到输液目的,注意配伍禁忌。

(3)需长期输液者,要注意保护和合理使用静脉,一般从远端小静脉开始。

(4)输液前应排尽输液管及针头内空气,药液滴尽前要按需及时更换溶液瓶或拔针,严防造成空气栓塞。

(5)输液过程中应加强巡视,耐心听取患者的主诉,严密观察注射部位皮肤有无肿胀,针头有无脱出,阻塞或移位,针头和输液器衔接是否紧密,输液管有无扭曲受压,输液滴速是否适宜及输液瓶内溶液量等,及时记录在输液卡或护理记录单上。

(6)需 24 小时连续输液者,应每天更换输液器。

(7)颈外静脉穿刺置管,如硅胶管内有回血,须及时用稀释肝素溶液冲注,以免硅胶管被血块堵塞;如遇输液不畅,须注意是否存在硅胶管弯曲或滑出血管外等情况。

(二)常见输液反应及防治

1.发热反应

(1)减慢滴注速度或停止输液,及时与医师联系。

(2)对症处理,寒战时适当增加盖被或用热水袋保暖,高热时给予物理降温。

(3)按医嘱给抗过敏药物或激素治疗。

(4)保留余液和输液器,必要时送检验室做细菌培养。

(5)严格检查药液质量、输液用具的包装及灭菌有效期等,防止致热物质进入体内。

2.循环负荷过重(肺水肿)

(1)立即停止输液,及时与医师联系,积极配合抢救,安慰患者,使患者有安全感和信任感。

(2)为患者安置端坐位,使其两腿下垂,以减少静脉回流,减轻心脏负担。

(3)加压给氧,可使肺泡内压力升高,减少肺泡内毛细血管渗出液的产生,同时给予 20%～30%乙醇湿化吸氧。因乙醇能降低肺泡内泡沫的表面张力,使泡沫破裂消散,从而改善肺部气体交换,迅速缓解缺氧症状。

(4)按医嘱给用镇静剂、扩血管药物和强心剂如洋地黄等。

(5)必要时进行四肢轮流结扎,即用止血带或血压计袖带做适当加压,以阻断静脉血流,但动脉血流仍通畅。每隔 5～10 分钟轮流放松一侧肢体的止血带,可有效地减少静脉回心血量,待症状缓解后,逐步解除止血带。

(6)严格控制输液滴速和输液量,对心、肺疾病患者及老年人、儿童尤应慎重。

3.静脉炎

(1)严格执行无菌操作,对血管壁有刺激性的药物应充分稀释后应用,并防止药物溢出血管外。同时,要有计划地更换注射部位,以保护静脉。

(2)患肢抬高并制动,局部用 95%乙醇或 50%硫酸镁行热湿敷。

(3)理疗。

(4)如合并感染,根据医嘱给予抗生素治疗。

4.空气栓塞

(1)立即停止输液,及时通知医师,积极配合抢救,安慰患者,以减轻恐惧感。

(2)立即为患者置左侧卧位(可使肺的位置低于右心室,气泡侧向上漂移到右心室,避开肺动脉口)和头低足高位(在吸气时可增加胸腔内压力,以减少空气进入静脉。由于心脏搏动将空气混成泡沫,分次小量进入肺动脉内)。

(3)氧气吸入。

(4)输液前排尽输液管内空气,输液过程中密切观察,加压输液或输血时应专人守护,以防止空气栓塞发生。

(赵娅如)

第三章

重症医学科护理

第一节 重症肺炎

肺炎是指终末气道、肺泡和肺间质的炎症,可由病原微生物、理化因素、免疫损伤、过敏及药物所致。细菌性肺炎是最常见的肺炎,也是最常见的感染性疾病之一。

目前肺炎按患病环境分成社区获得性肺炎(community-acquired pneumonia,CAP)和医院获得性肺炎(hospital-acquired pneumonia,HAP),CAP是指在医院外罹患的感染性肺实质炎症,包括具有明确潜伏期的病原体感染而在入院后平均潜伏期内发病的肺炎。HAP亦称医院内肺炎(nosocomial pneumonia,NP),是指患者入院时不存在,也不处于潜伏期,而于入院48小时后在医院(包括老年护理院、康复院等)内发生的肺炎。HAP还包括呼吸机相关性肺炎(ventilator associated pneumonia,VAP)和卫生保健相关性肺炎(healthcare associated pneumonia,HCAP)。CAP和HAP年发病率分别约为12/1 000人口和(5~10)/1 000住院患者,近年发病率有增加的趋势。肺炎病死率门诊肺炎患者<5%,住院患者平均为12%,入住重症监护病房(ICU)者约40%。发病率和病死率高的原因与社会人口老龄化、吸烟、伴有基础疾病和免疫功能低下有关,如慢性阻塞性肺病、心力衰竭、肿瘤、糖尿病、尿毒症、神经疾病、药瘾、嗜酒、艾滋病、久病体衰、大型手术、应用免疫抑制剂和器官移植等。此外,亦与病原体变迁、耐药菌增加、HAP发病率增加、病原学诊断困难、不合理使用抗生素和部分人群贫困化加剧等有关。

重症肺炎至今仍无普遍认同的定义,需入住ICU者可认为是重症肺炎。目前一般认为,如果肺炎患者的病情严重到需要通气支持(急性呼吸衰竭、严重气体交换障碍伴高碳酸血症或持续低氧血症)、循环支持(血流动力学障碍、外周低灌注)及加强监护治疗(肺炎引起的脓毒症或基础疾病所致的其他器官功能障碍)时可称为重症肺炎。

一、病因和发病机制

正常的呼吸道免疫防御机制(支气管内黏液-纤毛运载系统、肺泡巨噬细胞等细胞防御的完整性等)使气管隆凸以下的呼吸道保持无菌。是否发生肺炎决定于两个因素:病原体和宿主因素。如果病原体数量多,毒力强和/或宿主呼吸道局部和全身免疫防御系统损害,即可发生肺炎。病原体可通过下列途径引起社区获得性肺炎:①空气吸入。②血行播散。③邻近感染部位蔓延。

④上呼吸道定植菌的误吸。医院获得性肺炎还可通过误吸胃肠道的定植菌(胃食管反流)和通过人工气道吸入环境中的致病菌引起。病原体直接抵达下呼吸道后,滋生繁殖,引起肺泡毛细血管充血、水肿,肺泡内纤维蛋白渗出及细胞浸润。

二、诊断

(一)临床表现特点

1.社区获得性肺炎

(1)新近出现的咳嗽、咳痰或原有呼吸道疾病症状加重,并出现脓性痰,伴或不伴胸痛。

(2)发热。

(3)肺实变体征和/或闻及湿啰音。

(4)白细胞$>10\times10^9$/L或$<4\times10^9$/L,伴或不伴细胞核左移。

(5)胸部X线检查显示片状、斑片状浸润性阴影或间质性改变,伴或不伴胸腔积液。

以上1~4项中任何1项加第5项,除外非感染性疾病可做出诊断。CAP常见病原体为肺炎链球菌、支原体、衣原体、流感嗜血杆菌和呼吸病毒(甲、乙型流感病毒、腺病毒、呼吸合胞病毒和副流感病毒)等。

2.医院获得性肺炎

住院患者X线检查出现新的或进展的肺部浸润影加上下列3个临床症候中的2个或以上可以诊断为肺炎。①发热超过38℃。②血白细胞增多或减少。③脓性气道分泌物。

HAP的临床表现、实验室和影像学检查特异性低,应注意与肺不张、心力衰竭和肺水肿、基础疾病肺侵犯、药物性肺损伤、肺栓塞和急性呼吸窘迫综合征等相鉴别。无感染高危因素患者的常见病原体依次为肺炎链球菌、流感嗜血杆菌、金黄色葡萄球菌、大肠埃希菌、肺炎克雷伯杆菌等;有感染高危因素患者为金黄色葡萄球菌、铜绿假单胞菌、肠杆菌属、肺炎克雷伯杆菌等。

(二)重症肺炎的诊断标准

不同国家制定的重症肺炎的诊断标准有所不同,各有优缺点,但一般均注重对客观生命体征、肺部病变范围、器官灌注和氧合状态的评估,临床医师可根据具体情况选用。以下列出目前常用的几项诊断标准。

1.中华医学会呼吸病学分会重症肺炎诊断标准

(1)意识障碍。

(2)呼吸频率≥30次/分。

(3)$PaO_2<8.0$ kPa(60 mmHg)、氧合指数(PaO_2/FiO_2)<40.0 kPa(300 mmHg),需行机械通气治疗。

(4)动脉收缩压<12.0 kPa(90 mmHg)。

(5)并发脓毒性休克。

(6)X线胸片显示双侧或多肺叶受累,或入院48小时内病变扩大≥50%。

(7)少尿:尿量<20 mL/h,或<80 mL/4小时,或急性肾衰竭需要透析治疗。

符合1项或以上者可诊断为重症肺炎。

2.美国感染病学会(IDSA)和美国胸科学会(ATS)的诊断标准

具有1项主要标准或3项或以上次要标准可认为是重症肺炎,需要入住ICU。

(1)主要标准:①需要有创通气治疗。②脓毒性休克需要血管收缩剂。

(2)次要标准:①呼吸频率≥30 次/分。②$PaO_2/FiO_2 \leqslant 250$。③多叶肺浸润。④意识障碍/定向障碍。⑤尿毒症(BUN≥7.14 mmol/L)。⑥白细胞减少(白细胞<4×10^9/L)。⑦血小板减少(血小板<10 万$\times 10^9$/L)。⑧低体温(<36 ℃)。⑨低血压需要紧急的液体复苏。

说明:①其他指标也可认为是次要标准,包括低血糖(非糖尿病患者)、急性酒精中毒/酒精戒断、低钠血症、不能解释的代谢性酸中毒或乳酸升高、肝硬化或无脾。②需要无创通气也可等同于次要标准的①和②。③白细胞减少仅系感染引起。

3.英国胸科学会(BTS)2001 年制定的 CURB(confusion,urea,respiratory rate and blood pressure,CURB)标准

(1)标准一:存在以下 4 项核心标准的 2 项或以上即可诊断为重症肺炎。①新出现的意识障碍。②尿素氮(BUN)>7 mmol/L。③呼吸频率≥30 次/分。④收缩压<12.0 kPa(90 mmHg)或舒张压≤8.0 kPa(60 mmHg)。

CURB 标准比较简单、实用,应用起来较为方便。

(2)标准二如下所述。

存在以上 4 项核心标准中的 1 项且存在以下 2 项附加标准时须考虑有重症倾向。附加标准包括:①PaO_2<8.0 kPa(60 mmHg)/SaO_2<92%(任何 FiO_2)。②胸片提示双侧或多叶肺炎。

不存在核心标准但存在 2 项附加标准并同时存在以下 2 项基础情况时也须考虑有重症倾向。基础情况包括:①年龄≥50 岁。②存在慢性基础疾病。

如存在标准二中两种有重症倾向的情况时需结合临床进行进一步评判。在第 1 种情况下需至少12 小时后进行一次再评估。

(3)CURB-65 即改良的 CURB 标准,标准在符合下列 5 项诊断标准中的 3 项或以上时即考虑为重症肺炎,需考虑收入 ICU 治疗:①新出现的意识障碍。②BUN>7 mmol/L。③呼吸频率≥30 次/分。④收缩压<12.0 kPa(90 mmHg)或舒张压≤8.0 kPa(60 mmHg)。⑤年龄≥65 岁。

(三)严重度评价

评价肺炎病情的严重程度对于决定在门诊或入院治疗甚或 ICU 治疗至关重要。肺炎临床的严重性决定于 3 个主要因素:局部炎症程度,肺部炎症的播散和全身炎症反应。除此之外,患者如有下列其他危险因素会增加肺炎的严重度和死亡危险。

1.病史

年龄>65 岁;存在基础疾病或相关因素,如慢性阻塞性肺疾病(COPD)、糖尿病、充血性心力衰竭、慢性肾功能不全、慢性肝病、一年内住过院、疑有误吸、神志异常、脾切除术后状态、长期嗜酒或营养不良。

2.体征

呼吸频率>30 次/分;脉搏≥120 次/分;血压<12.0/8.0 kPa(90/60 mmHg);体温≥40 ℃或≤35 ℃;意识障碍;存在肺外感染病灶如败血症、脑膜炎。

3.实验室和影像学异常

白细胞>20×10^9/L 或<4×10^9/L,或中性粒细胞计数<1×10^9/L;呼吸空气时 PaO_2<8.0 kPa(60 mmHg)、PaO_2/FiO_2<40.0 kPa(300 mmHg),或 $PaCO_2$>6.7 kPa(50 mmHg);血肌酐>106 μmol/L或 BUN>7.1 mmol/L;血红蛋白<90 g/L 或血细胞比容<30%;血浆清蛋白<25 g/L;败血症或弥漫性血管内凝血(DIC)的证据,如血培养阳性、代谢性酸中毒、凝血酶原

时间和部分凝血活酶时间延长、血小板减少；X线胸片病变累及一个肺叶以上、出现空洞、病灶迅速扩散或出现胸腔积液。

为使临床医师更精确地做出入院或门诊治疗的决策，近几年用评分方法作为定量的方法在临床上得到了广泛的应用。PORT（肺炎患者预后研究小组，pneumonia outcomes research team）评分系统（表3-1）是目前常用的评价社区获得性肺炎（community acquired pneumonia，CAP）严重度以及判断是否必须住院的评价方法，其也可用于预测CAP患者的病死率。其预测死亡风险分级如下。①1～2级：≤70分，病死率0.1%～0.6%。②3级：71～90分，病死率0.9%。③4级：91～130分，病死率9.3%。④5级：>130分，病死率27.0%。PORT评分系统因可以避免过度评价肺炎的严重度而被推荐使用，即其可保证一些没必要住院的患者在院外治疗。

表3-1 PORT评分系统

患者特征	分值	患者特征	分值	患者特征	分值
年龄		脑血管疾病	10	实验室和放射学检查	
男性	−10	肾脏疾病	10	pH<7.35	30
女性	+10	体格检查		BUN>11 mmol/L(>30 mg/dL)	20
住护理院		神志改变	20	Na^+<130 mmol/L	20
并存疾病		呼吸频率>30次/分	20	葡萄糖>14 mmol/L(>250 mg/dL)	10
肿瘤性疾病	30	收缩血压<12.0 kPa(90 mmHg)	20	血细胞比容<30%	10
肝脏疾病	20	体温<35 ℃或>40 ℃	15	PaO_2<8.0 kPa(60 mmHg)	10
充血性心力衰竭	10	脉率>12次/分	10	胸腔积液	10

为避免评价CAP肺炎患者的严重度不足，可使用改良的BTS重症肺炎标准：呼吸频率≥30次/分，舒张压≤8.0 kPa(60 mmHg)，BUN>6.8 mmol/L，意识障碍。4个因素中存在两个可确定患者的死亡风险更高。此标准因简单易用，且能较准确地确定CAP的预后而被广泛应用。

临床肺部感染积分（clinical pulmonary infection score，CPIS）（表3-2）则主要用于医院获得性肺炎（hospital acquired pneumonia，HAP）包括呼吸机相关性肺炎（ventilator-associated pneumonia，VAP）的诊断和严重度判断，也可用于监测治疗效果。此积分从0～12分，积分6分时一般认为有肺炎。

表3-2 临床肺部感染积分评分

参数	标准	分值
体温	≥36.5 ℃，≤38.4 ℃	0
	≥38.5～38.9 ℃	1
	≥39 ℃，或≤36 ℃	2

续表

参数	标准	分值
白细胞计数($\times 10^9$)	≥4.0,≤11.0	0
	＜4.0,＞11.0	1
	杆状核白细胞	2
气管分泌物	＜14＋吸引	0
	≥14＋吸引	1
	脓性分泌物	2
氧合指数(PaO_2/FiO_2)	＞240或急性呼吸窘迫综合征	0
	≤240	2
胸部X线	无渗出	0
	弥漫性渗出	1
	局部渗出	2
半定量气管吸出物培养(0,1＋,2＋,3＋)	病原菌≤1＋或无生长	0
	病原菌≥1＋	1
	革兰染色发现与培养相同的病原菌	2

三、治疗

(一)临床监测

1.体征监测

监测重症肺炎的体征是一项简单、易行和有效的方法,患者往往有呼吸频率和心率加快、发绀、肺部病变部位湿啰音等。目前多数指南都把呼吸频率加快(≥30次/分)作为重症肺炎诊断的主要或次要标准。意识状态也是监测的重点,神志模糊、意识不清或昏迷提示重症肺炎可能性。

2.氧合状态和代谢监测

PaO_2、PaO_2/FiO_2、pH、混合静脉血氧分压(PvO_2)、胃张力测定、血乳酸测定等都可对患者的氧合状态进行评估。单次的动脉血气分析一般仅反映患者瞬间的氧合情况;重症患者或有病情明显变化者应进行系列血气分析或持续动脉血气监测。

3.胸部影像学监测

重症肺炎患者应进行系列X线胸片监测,主要目的是及时了解患者的肺部病变是进展还是好转,是否合并有胸腔积液、气胸,是否发展为肺脓肿、急性呼吸窘迫综合征(acute respiratory distress syndrome,ARDS)等。检查的频度应根据患者的病情而定,如要了解病变短期内是否增大,一般每48小时进行一次检查评价;如患者临床情况突然恶化(呼吸窘迫、严重低氧血症等),在不能除外合并气胸或进展至ARDS时,应短期内复查;而当患者病情明显好转及稳定时,一般可10～14天后复查。

4.血流动力学监测

重症肺炎患者常伴有脓毒症,可引起血流动力学的改变,故应密切监测患者的血压和尿量。这2项指标比较简单、易行,且非常可靠,应作为常规监测的指标。中心静脉压的监测可用于指导临床补液量和补液速度。部分重症肺炎患者可并发中毒性心肌炎或ARDS,如临床上难于区分时应考虑行漂浮导管检查。

5.器官功能监测

器官功能监测包括脑功能、心功能、肾功能、胃肠功能、血液系统功能等,进行相应的血液生化和功能检查。一旦发现异常,要积极处理,注意防止多器官功能障碍综合征(multiple organ dysfunction syndrome,MODS)的发生。

6.血液监测

血液监测包括外周血白细胞计数、C反应蛋白、降钙素原、血培养等。

(二)抗生素治疗

经验性联合应用抗生素治疗重症肺炎的理论依据是:联合应用能够覆盖可能的微生物并预防耐药的发生。对于铜绿假单胞菌肺炎,联用β内酰胺类和氨基糖苷类具有潜在的协同作用,优于单药治疗;然而氨基糖苷类抗生素的抗菌谱窄,毒性大,特别是对于老年患者,其肾损害的发生率比较高。临床应用氨基糖苷类时要注意其为浓度依赖性抗生素,一般要用足够剂量、提高峰药浓度以提高疗效,同时也应避免与毒性相关的谷浓度的升高。在监测药物的峰浓度时,庆大霉素和妥布霉素>7 μg/mL,或阿米卡星>28 μg/mL的效果较好。氨基糖苷类的另一个不足是对支气管分泌物的渗透性较差,仅能达到血药浓度的40%。此外,肺炎患者的支气管分泌物pH较低,在这种环境下许多抗生素活性都降低。因此,有时联合应用氨基糖苷类抗生素并不能增加疗效,反而增加了肾毒性。

目前对于重症肺炎,抗生素的单药治疗也已得到临床医师的重视。新的头孢菌素、碳青霉烯类、其他β内酰胺类和氟喹诺酮类抗生素由于抗菌效力强、广谱,并且耐细菌β内酰胺酶,故可用于单药治疗。即使对于重症HAP,只要不是耐多药的病原体,如铜绿假单胞菌、不动杆菌和耐甲氧西林金黄色葡萄球菌(MRSA)等,仍可考虑抗生素的单药治疗。对重症VAP有效的抗生素一般包括亚胺培南、美罗培南、头孢吡肟和哌拉西林/他唑巴坦。对于重症肺炎患者来说,临床上的初始治疗常联用多种抗生素,在获得细菌培养结果后,如果没有高度耐药的病原体就可以考虑转为针对性的单药治疗。

临床上一般认为不适合单药治疗的情况包括:①可能感染革兰阳性、革兰阴性菌和非典型病原体的重症CAP。②怀疑铜绿假单胞菌或肺炎克雷伯杆菌的菌血症。③可能是金黄色葡萄球菌和铜绿假单胞菌感染的HAP。三代头孢菌素不应用于单药治疗,因其在治疗中易诱导肠杆菌属细菌产生β内酰胺酶而导致耐药发生。

对于重症VAP患者,如果为高度耐药病原体所致的感染则联合治疗是必要的。目前有3种联合用药方案,如下。①β内酰胺类联合氨基糖苷类:在抗铜绿假单胞菌上有协同作用,但也应注意前面提到的氨基糖苷类的毒性作用。②2个β内酰胺类联合使用:因这种用法会诱导出对两种药同时耐药的细菌,故虽然有过成功治疗的报道,仍不推荐使用。③β内酰胺类联合氟喹诺酮类:虽然没有抗菌协同作用,但也没有潜在的拮抗作用;氟喹诺酮类对呼吸道分泌物穿透性很好,对其疗效有潜在的正面影响。

对于铜绿假单胞菌所致的重症肺炎,联合治疗往往是必要的。抗假单胞菌的β内酰胺类抗生素包括青霉素类的哌拉西林、阿洛西林、氨苄西林、替卡西林、阿莫西林;第三代头孢菌素类的头孢他啶、头孢哌酮;第四代头孢菌素类的头孢吡肟;碳青霉烯类的亚胺培南、美罗培南;单酰胺类的氨曲南(可用于青霉素类过敏的患者);β内酰胺类/β内酰胺酶抑制剂复合剂的替卡西林/克拉维酸钾、哌拉西林/他唑巴坦。其他的抗假单胞菌抗生素还有氟喹诺酮类和氨基糖苷类。

1.重症 CAP 的抗生素治疗

重症 CAP 患者的初始治疗应针对肺炎链球菌(包括耐药肺炎链球菌)、流感嗜血杆菌、军团菌和其他非典型病原体,在某些有危险因素的患者还有可能为肠道革兰阴性菌属包括铜绿假单胞菌的感染。无铜绿假单胞菌感染危险因素的 CAP 患者可使用 β 内酰胺类联合大环内酯类或氟喹诺酮类(如左氧氟沙星、加替沙星、莫西沙星等)。因目前为止还没有确立单药治疗重症 CAP 的方法,所以很难确定其安全性、有效性(特别是并发脑膜炎的肺炎)或用药剂量。可用于重症 CAP 并经验性覆盖耐药肺炎链球菌的 β 内酰胺类抗生素有头孢曲松、头孢噻肟、亚胺培南、美罗培南、头孢吡肟、氨苄西林/舒巴坦或哌拉西林/他唑巴坦。目前高达 40% 的肺炎链球菌对青霉素或其他抗生素耐药,其机制不是 β 内酰胺酶介导而是青霉素结合蛋白的改变。虽然不少 β 内酰胺类和氟喹诺酮类抗生素对这些病原体有效,但对耐药肺炎链球菌肺炎并发脑膜炎的患者应使用万古霉素治疗。如果患者有假单胞菌感染的危险因素(如支气管扩张、长期使用抗生素、长期使用糖皮质激素)应联合使用抗假单胞菌抗生素并应覆盖非典型病原体,如环丙沙星加抗假单胞菌 β 内酰胺类,或抗假胞菌 β 内酰胺类加氨基糖苷类加大环内酯类或氟喹诺酮类。

临床上选取任何治疗方案都应根据当地抗生素耐药的情况、流行病学和细菌培养及实验室结果进行调整。关于抗生素的治疗疗程目前也很少有资料可供参考,应考虑感染的严重程度,菌血症、多器官功能衰竭、持续性全身炎症反应和损伤等。一般来说,根据疾病的严重程度和宿主免疫抑制的状态,肺炎链球菌肺炎疗程为 7～10 天,军团菌肺炎的疗程需要 14～21 天。ICU 的大多数治疗都是通过静脉途径的,但近期的研究表明只要病情稳定、没有发热,即使在危重患者,3 天静脉给药后亦可转为口服治疗,即序贯或转换治疗。转换为口服治疗的药物可选择氟喹诺酮类,因其生物利用度高,口服治疗也可达到同静脉给药一样的血药浓度。

由于嗜肺军团菌在重症 CAP 的相对重要性,应特别注意其治疗方案。虽然目前有很多体外有抗军团菌活性的药物,但在治疗效果上仍缺少前瞻性、随机对照研究的资料。回顾性的资料和长期临床经验支持使用红霉素 4 g/d 治疗住院的军团菌肺炎患者。在多肺叶病变、器官功能衰竭或严重免疫抑制的患者,在治疗的前 3～5 天应加用利福平。其他大环内酯类(克拉霉素和阿奇霉素)也有效。除上述之外可供选择的药物有氟喹诺酮类(环丙沙星、左氧氟沙星、加替沙星、莫西沙星)或多西环素。氟喹诺酮类在治疗军团菌肺炎的动物模型中特别有效。

2.重症 HAP 的抗生素治疗

HAP 应根据患者的情况和最可能的病原体而采取个体化治疗。对于早发的(住院 4 天内起病者)重症肺炎患者而没有特殊病原体感染危险因素者,应针对“常见病原体”治疗。这些病原体包括肺炎链球菌、流感嗜血杆菌、甲氧西林敏感的金黄色葡萄球菌和非耐药的革兰阴性细菌。抗生素可选择第二代、第三代、第四代头孢菌素、β 内酰胺类/β 内酰胺酶抑制剂复合剂、氟喹诺酮类或联用克林霉素和氨曲南。

对于任何时间起病、有特殊病原体感染危险因素的轻中症肺炎患者,有感染“常见病原体”和其他病原体危险者,应评估危险因素来指导治疗。如果有近期腹部手术或明确的误吸史,应注意厌氧菌,可在主要抗生素基础上加用克林霉素或单用 β 内酰胺类/β 内酰胺酶抑制剂复合剂;如果患者有昏迷或有头部创伤、肾衰竭或糖尿病史,应注意金黄色葡萄球菌感染,需针对性选择有效的抗生素;如果患者起病前使用过大剂量的糖皮质激素、近期有抗生素使用史、长期 ICU 住院史,即使患者的 HAP 并不严重,也应经验性治疗耐药病原体。治疗方法是联用两种抗假单胞菌抗生素,如果气管抽吸物革兰染色见阳性球菌还需加用万古霉素(或可使用利奈唑胺或奎奴普丁/达福普汀)。所有的患者,特别是气管插管的 ICU 患者,经验性用药必须持续到痰培养结果出来之后。如果无铜绿假单胞菌或其他耐药革兰阴性细菌感染,则可根据药敏情况使用单一药物治疗。非耐药病原体的重症 HAP 患者可用任何以下单一药物治疗:亚胺培南、美罗培南、哌拉西林/他唑巴坦或头孢吡肟。

ICU 中 HAP 的治疗也应根据当地抗生素敏感情况,以及当地经验和对某些抗生素的偏爱而调整。每个 ICU 都有它自己的微生物药敏情况,而且这种情况随时间而变化,因而有必要经常更新经验用药的策略。经验用药中另一个需要考虑的是"抗生素轮换"策略,它是指标准经验治疗过程中有意更改抗生素使细菌暴露于不同的抗生素从而减少抗生素耐药的选择性压力,达到减少耐药病原体感染发生率的目的。"抗生素轮换"策略目前仍在研究之中,还有不少问题未能明确,包括每个用药循环应该持续多久?应用什么药物进行循环?这种方法在内科和外科患者的有效性分别有多高?循环药物是否应该针对革兰阳性细菌同时也针对革兰阴性细菌等。

在某些患者中,雾化吸入这种局部治疗可用以弥补全身用药的不足。氨基糖苷类雾化吸入可能有一定的益处,但只用于革兰阴性细菌肺炎全身治疗无效者。多黏菌素雾化吸入也可用于耐药铜绿假单胞菌的感染。

对于初始经验治疗失败的患者,应该考虑其他感染性或非感染性的诊断,包括肺曲霉感染。对持续发热并有持续或进展性肺部浸润的患者可经验性使用两性霉素 B。虽然传统上应使用开放肺活检来确定其最终诊断,但临床上是否活检仍应个体化。临床上还应注意其他的非感染性肺部浸润的可能性。

(三)支持治疗

支持治疗主要包括液体补充、血流动力学、通气和营养支持,起到稳定患者状态的作用,而更直接的治疗仍需要针对患者的基础病因。流行病学证据显示,营养不良影响肺炎的发病和危重患者的预后。同样,临床资料也支持肠内营养可以预防肺炎的发生,特别是对于创伤的患者。对于严重脓毒症和多器官功能衰竭的分解代谢旺盛的重症肺炎患者,在起病 48 小时后应开始经肠内途径进行营养支持,一般把导管插入到空肠进行喂养以避免误吸;如果使用胃内喂养,最好是维持患者半卧体位以减少误吸的风险。

(四)胸部理疗

拍背、体位引流和振动可以促进黏痰排出的效果尚未被证实。胸部理疗广泛应用的局限在于:①其有效性未被证实,特别是不能减少患者的住院时间。②费用高,需要专人使用。③有时引起 PaO_2 的下降。目前的经验是胸部理疗对于脓痰过多(>30 mL/d)或严重呼吸肌疲劳不能有效咳嗽的患者是最为有用的,如对囊性纤维化、COPD 和支气管扩张的患者。

使用自动化病床的侧翻疗法,有时加以振动叩击,是一种有效地预防外科创伤及内科患者肺炎的方法,但其地位仍不确切。

(五)促进痰液排出

雾化和湿化可降低痰的黏度,因而可改善不能有效咳嗽患者的排痰,然而雾化产生的大多水蒸气都沉积在上呼吸道并引起咳嗽,一般并不影响痰的流体特性。目前很少有数据支持湿化能特异性地促进细菌清除或肺炎吸收的观点。乙酰半胱氨酸能破坏痰液的二硫键,有时也用于肺炎患者的治疗,但由于其刺激性,因而在临床应用上受到一定限制。痰中的 DNA 增加了痰液黏度,重组的 DNA 酶能裂解 DNA,已证实在囊性纤维化患者中有助于改善症状和肺功能,但对肺炎患者其价值尚未被证实。支气管舒张药也能促进黏液排出和纤毛运动频率，对COPD合并肺炎的患者有效。

四、急救护理

（一）护理目标

（1）维持生命体征稳定，降低病死率。

（2）维持呼吸道通畅，促进有效咳嗽、排痰。

（3）维持正常体温，减轻高热伴随症状，增加患者舒适感。

（4）供给足够营养和液体。

（5）预防传染和继发感染。

（二）护理措施

1.病情监护

重症肺炎患者病情危重、变化快，特别是高龄及合并严重基础疾病患者，需要严密监护病情变化，包括持续监护心电、血压、呼吸、血氧饱和度，监测意识、尿量、血气分析结果、肾功能、电解质、血糖变化。任何异常变化均应及时报告医师，早期处理。同时床边备好吸引装置、吸氧装置、气管插管和气管切开等抢救用品及抢救药物等。

2.维持呼吸功能的护理

（1）密切观察患者的呼吸情况，监护呼吸频率、节律、呼吸音、血氧饱和度。出现呼吸急促、呼吸困难，口唇、指（趾）末梢发绀，低氧血症（血氧饱和度<80%），双肺呼吸音减弱，必须及时给予鼻导管或面罩有效吸氧，根据病情变化调节氧浓度和流量。面罩呼吸机加压吸氧时，注意保持密闭，对于面颊部极度消瘦的患者，在颊部与面罩之间用脱脂棉垫衬托，避免漏气影响氧疗效果和皮肤压迫。意识清楚的患者嘱其用鼻呼吸，脱面罩间歇时间不宜过长。鼓励患者多饮水，减少张口呼吸和说话。

（2）常规及无创呼吸机加压吸氧不能改善缺氧时，采取气管插管呼吸机辅助通气。机械通气需要患者较好的配合，事先向患者简明讲解呼吸机原理、保持自主呼吸与呼吸机同步的配合方法、注意事项等。指导患者使用简单的身体语言表达需要，如用动腿、眨眼、动手指表示口渴、翻身、不适等或写字表达。机械通气期间严格做好护理，每天更换呼吸管道，浸泡消毒后再用环氧乙烷灭菌；严格按无菌技术操作规程吸痰。护理操作特别是给患者翻身时，注意呼吸机管道水平面保持一定倾斜度，使其低于患者呼吸道，集水瓶应在呼吸环路的最低位，并及时检查倾倒管道内、集水瓶内冷凝水，避免其反流入气道。根据症状、血气分析、血氧饱和度调整吸入氧浓度，力求在最低氧浓度下达到最佳的氧疗效果，争取尽快撤除呼吸机。

（3）保持呼吸道通畅，及时清除呼吸道分泌物。①遵医嘱给予雾化吸入每天2次，有效湿化呼吸道。正确使用雾化吸入，雾化液用生理盐水配制，温度在35 ℃左右。使喷雾器保持竖直向上，并根据患者的姿势调整角度和位置，吸入过程护士必须在场严密观察病情，如出现呼吸困难、口周发绀，应停止吸入，立即吸痰、吸氧，不能缓解时通知医师。症状缓解后继续吸入。每次雾化后，协助患者翻身、拍背。拍背时五指并拢成空心掌，由上而下，由外向内，有节律地轻拍背部。通过振动，使小气道分泌物松动易于进入较大气道，有利于排痰及改善肺通、换气功能。每次治疗结束后，雾化器内余液应全部倾倒，重新更换灭菌蒸馏水；雾化器连接管及面罩用0.5%三氯异氰尿酸（健之素）消毒液浸泡30分钟，用清水冲净后晾干备用。②指导患者定时有效咳嗽，病情允许时使患者取坐位，先深呼吸，轻咳数次将痰液集中后，用力咳出，也可促使肺膨胀。协助患者勤翻身，改变体位，每2小时拍背体疗1次。对呼吸无力、衰竭的患者，用手指压在胸骨切迹上方刺激气管，促使患者咳嗽排痰。③老年人、衰弱的患者，咳嗽反射受抑制者，呼吸防御机制受损，不能有效地将呼吸道分泌物排出时，应按需要吸痰。用一次性吸痰管，检查导管通畅后，在无负压情况下将吸痰管轻轻插入10～15 cm，退出1～2 cm，以便游离导管尖端，然后打开负压，边旋转边退出。有黏液或分泌物处稍停。每次吸痰时间应少于15秒。吸痰时，同一根吸痰管应先吸气道内分泌物，再吸鼻腔内分泌物，不能重复进入气道。

(4)研究表明，患者俯卧位发生吸入性肺炎的概率比左侧卧位和仰卧位患者低，定时帮助患者取该体位。进食时抬高床头30°～45°，减少胃液反流误吸机会。

3.合并感染性休克的护理

发生休克时，患者取去枕平卧位，下肢抬高20°～30°，增加回心血量和脑部血流量。保持静脉通道畅通，积极补充血容量，根据心功能、皮肤弹性、血压、脉搏、尿量及中心静脉压情况调节输液速度，防止肺水肿。加强抗感染，使用血管活性药物时，用药浓度、单位时间用量，严格遵医嘱，动态观察病情，及时反馈，为治疗方案的调整提供依据。体温不升者给予棉被保暖，避免使用热水袋、电热毯等加温措施。

4.合并急性肾衰竭的护理

少尿期准确记录出入量，留置导尿，记录每小时尿量，严密观察肾功能及电解质变化，根据医嘱严格控制补液量及补液速度。高血钾是急性肾衰竭患者常见死亡原因之一，此期避免摄入含钾高的食物；多尿期应注意补充水分，保持水、电解质平衡。尿量＜20 mL/h或＜80 mL/24 h的急性肾衰竭者需要血液透析治疗。

5.发热的护理

高热时帮助降低体温，减轻高热伴随症状，增加患者舒适感。每2小时监测体温1次。密切观察发热规律、特点及伴随症状，及时报告医师对症处理；寒战时注意保暖，高热给予物理降温，冷毛巾敷前额，冰袋置于腋下、腹股沟等处，或温水、酒精擦浴。物理降温效果差时，遵医嘱给予退热剂。降温期间要注意随时更换汗湿的衣被，防止受凉，鼓励患者多饮水，保证机体需要，防止肾血流灌注不足，诱发急性肾功能不全。加强口腔护理。

6.预防传染及继发感染

(1)采取呼吸道隔离措施，切断传播途径。单人单室，避免交叉感染。严格遵守各种消毒、隔离制度及无菌技术操作规程，医护人员操作前后应洗手，特别是接触呼吸道分泌物和护理气管切开、插管患者前后要彻底流水洗手，并采取戴口罩、手套等隔离手段。开窗通风保持病房空气流通，每天定时紫外线空气消毒30～60分钟，加强病房内物品的消毒，所有医疗器械和物品特别是呼吸治疗器械定时严格消毒、灭菌。控制陪护及探视人员流动，实行无陪人管理。对特殊感染、耐药菌株感染及易感人群应严格隔离，及时通报。

(2)加强呼吸道管理。气管切开患者更换内套管前，必须充分吸引气囊周围分泌物，以免含菌的渗出液漏入呼吸道诱发肺炎。患者取半坐位以减少误吸危险。尽可能缩短人工气道留置和机械通气时间。

(3)患者分泌物、痰液存放于黄色医疗垃圾袋中焚烧处理，定期将呼吸机集水瓶内液体倒入装有0.5％健之素消毒液的容器中集中消毒处理。

7.营养支持治疗的护理

营养支持是重要的辅助治疗。重症肺炎患者防御功能减退，体温升高使代谢率增加，机体需要增加免疫球蛋白、补体、内脏蛋白的合成，支持巨噬细胞、淋巴细胞活力及酶活性。提供重症肺炎患者高蛋白、高热量、富含维生素、易消化的流质或半流质饮食，尽量符合患者口味，少食多餐。有时需要鼻饲营养液，必要时胃肠外应用免疫调节剂，如免疫球蛋白、血浆、清蛋白和氨基酸等营养物质以提高抵抗力，增强抗感染效果。

8.舒适护理

为保证患者舒适，重视做好基础护理。重症肺炎急性期患者要卧床休息，安排好治疗、护理时间，尽量减少打扰，保证休息。帮助患者维持舒服的治疗体位。保持病室清洁、安静，空气新鲜。室温保持在22～24 ℃，使用空气湿化器保持空气相对湿度为 60%～70%。保持床铺干燥、平整。保持口腔清洁。

9.采集痰标本的护理干预

痰标本是最常用的下呼吸道病原学标本，其检验结果是选择抗生素治疗的确切依据，正确采集痰标本非常重要。准确的采样是经气管采集法，但患者有一定痛苦，不易被接受。临床一般采用自然咳痰法。采集痰标本应注意必须在抗生素治疗前采集新鲜、深咳后的痰，迅速送检，避免标本受到口咽处正常细菌群的污染，以保证细菌培养结果准确性。具体方法是：嘱患者先将唾液吐出、漱口，并指导或辅助患者深吸气后咳嗽，咳出肺部深处痰液，留取标本。收集痰液后应在30 分钟内送检。经气管插管收集痰标本时，可使用一次性痰液收集器。用无菌镊夹持吸痰管插入气管深部，注意勿污染吸痰管。留痰过程注意无菌操作。

10.心理护理

评估患者的心理状态，采取有针对性的护理。患者病情重，呼吸困难、发热、咳嗽等明显不适，导致患者烦躁和恐惧，加压通气、气管插管、机械通气患者尤其明显，上述情绪加重呼吸困难。护士要鼓励患者倾诉，多与其交流，语言交流困难时，用文字或体态语言主动沟通，尽量消除其紧张恐惧心理。了解患者的经济状况及家庭成员情况，帮助患者寻求更多支持和帮助。及时向患者及家属解释，介绍病情和治疗方案，使其信任和理解治疗、护理的作用，增加安全感，保持情绪稳定。

11.健康教育

出院前指导患者坚持呼吸功能锻炼，做深呼吸运动，增强体质。减少去公共场所的次数，预防感冒。上呼吸道感染急性期外出戴口罩。居室保持良好的通风，保持空气清新。均衡膳食，增加机体抵抗力，戒烟，避免劳累。

（田真真）

第二节　重症哮喘

支气管哮喘（简称哮喘）是常见的慢性呼吸道疾病之一，近年来，其患病率在全球范围内有逐年增加的趋势，参照全球哮喘防治创议（GINA）和我国支气管哮喘防治指南，将定义重新修订为哮喘是由多种细胞包括气道的炎性细胞和结构细胞（如嗜酸性粒细胞、肥大细胞、T 淋巴细胞、中性粒细胞、平滑肌细胞、气道上皮细胞等)和细胞组分参与的气道慢性炎症性疾病。这种慢性炎症导致气道高反应性,通常出现广泛多变的可逆性气流受限,并引起反复发作性的喘息、气急、胸闷或咳嗽等症状,常在夜间和/或清晨发作、加剧,多数患者可自行缓解或经治疗缓解。如果哮喘急性发作,虽经积极吸入糖皮质激素(≤1 000 μg/d)和应用长效 β_2 受体激动剂或茶碱类药物治疗数小时,病情不缓解或继续恶化;或哮喘呈暴发性发作,哮喘发作后短时间内即进入危重状态,则称为重症哮喘。如病情不能得到有效控制,可迅速发展为呼吸衰竭而危及生命,故需住院治疗。

一、病因和发病机制

(一)病因

哮喘的病因还不十分清楚,目前认为同时受遗传因素和环境因素的双重影响。

(二)发病机制

哮喘的发病机制不完全清楚,可能是免疫-炎症反应、神经机制和气道高反应性及其之间的相互作用。重症哮喘目前已经基本明确的发病因素主要有以下几种。

1.诱发因素的持续存在

诱发因素的持续存在使机体持续地产生抗原-抗体反应,发生气道炎症、气道高反应性和支气管痉挛,在此基础上,支气管黏膜充血水肿、大量黏液分泌并形成黏液栓,阻塞气道。

2.呼吸道感染

细菌、病毒及支原体等的感染可引起支气管黏膜充血肿胀及分泌物增加,加重气道阻塞;某些微生物及其代谢产物还可以作为抗原引起免疫-炎症反应,使气道高反应性加重。

3.糖皮质激素使用不当

长期使用糖皮质激素常常伴有下丘脑-垂体-肾上腺皮质轴功能抑制,突然减量或停用,可造成体内糖皮质激素水平的突然降低,造成哮喘的恶化。

4.脱水、痰液黏稠、电解质紊乱

哮喘急性发作时,呼吸道丢失水分增加、多汗造成机体脱水,痰液黏稠不易咳出而阻塞大小气道,加重呼吸困难,同时由于低氧血症可使无氧酵解增加,酸性代谢产物增加,合并代谢性酸中毒,使病情进一步加重。

5.精神心理因素

许多学者提出心理-社会因素通过对中枢神经、内分泌和免疫系统的作用而导致哮喘发作,是使支气管哮喘发病率和死亡率升高的一个重要因素。

二、病理生理

重症哮喘的支气管黏膜充血水肿、分泌物增多甚至形成黏液栓以及气道平滑肌的痉挛导致呼吸道阻力在吸气和呼气时均明显升高,小气道阻塞,肺泡过度充气,肺内残气量增加,加重吸气肌肉的负荷,降低肺的顺应性,内源性呼气末正压(PEEPi)增大,导致吸气功耗增大。小气道阻塞,肺泡过度充气,相应区域毛细血管的灌注减低,引起肺泡通气/血流(V/Q)比例的失调,患者常出现低氧血症,多数患者表现为过度通气,通常 $PaCO_2$ 降低,若 $PaCO_2$ 正常或升高,应警惕呼吸衰竭的可能性或是否已经发生了呼吸衰竭。重症哮喘患者,若气道阻塞不迅速解除,潮气量将进行性下降,最终将会发生呼吸衰竭。哮喘发作持续不缓解,也可能出现血液循环的紊乱。

三、临床表现

(一)症状

重症哮喘患者常出现极度严重的呼气性呼吸困难、被迫采取坐位或端坐呼吸,干咳或咳大量白色泡沫痰,不能讲话、紧张、焦虑、恐惧、大汗淋漓。

(二)体征

患者常出现呼吸浅快,呼吸频率增快(>30次/分),可有三凹征,呼气期两肺满布哮鸣音,也可哮鸣音不出现,即所谓的"寂静胸",心率增快(>120次/分),可有血压下降,部分患者出现奇脉、胸腹反常运动、意识障碍,甚至昏迷。

四、实验室检查和其他检查

(一)痰液检查

哮喘患者痰涂片显微镜下可见到较多嗜酸性粒细胞、脱落的上皮细胞。

(二)呼吸功能检查

哮喘发作时,呼气流速指标均显著下降,第1秒钟用力呼气容积(FEV_1)、第1秒钟用力呼气容积占用力肺活量比值($FEV_1/FVC\%$,即1秒率)以及呼气峰值流速(PEF)均减少。肺容量指标可见用力肺活量减少、残气量增加、功能残气量和肺总量增加,残气占肺总量百分比增高。大多数成人哮喘患者呼气峰值流速<50%预计值则提示重症发作,呼气峰值流速<33%预计值提示危重或致命性发作,需做血气分析检查以监测病情。

(三)血气分析

由于气道阻塞且通气分布不均,通气/血流比例失衡,大多数重症哮喘患者有低氧血症,PaO_2<8.0 kPa(60 mmHg),少数患者PaO_2<6.0 kPa(45 mmHg),过度通气可使$PaCO_2$降低,pH直上升,表现为呼吸性碱中毒;若病情进一步发展,气道阻塞严重,可有缺氧及CO_2潴留,$PaCO_2$上升,血pH下降,出现呼吸性酸中毒;若缺氧明显,可合并代谢性酸中毒。$PaCO_2$正常往往是哮喘恶化的指标,高碳酸血症是哮喘危重的表现,需给予足够的重视。

(四)胸部X线检查

早期哮喘发作时可见两肺透亮度增强,呈过度充气状态,并发呼吸道感染时可见肺纹理增加及炎性浸润阴影。重症哮喘要注意气胸、纵隔气肿及肺不张等并发症的存在。

(五)心电图检查

重症哮喘患者心电图常表现为窦性心动过速、电轴右偏、偶见肺性P波。

五、诊断

(一)哮喘的诊断标准

(1)反复发作喘息、气急、胸闷或咳嗽,多与接触变应原、冷空气、物理、化学性刺激以及病毒性上呼吸道感染、运动等有关。

(2)发作时双肺可闻及散在或弥漫性,以呼气相为主的哮鸣音,呼气相延长。

(3)上述症状和体征可经治疗缓解或自行缓解。

(4)除去其他疾病所引起的喘息、气急、胸闷和咳嗽。

(5)临床表现不典型者(如无明显喘息或体征),应至少具备以下1项试验阳性:①支气管激发试验或运动激发试验阳性。②支气管舒张试验阳性，第1秒用呼气容积增加≥12%，且第1秒用呼气容积增加绝对值≥200 mL。③呼气峰值流速日内（或2周）变异率≥20%。

符合（1）～（4）条或（4）～（5）条者，可以诊断为哮喘。

（二）哮喘的分期及分级

根据临床表现，哮喘可分为急性发作期、慢性持续期和临床缓解期。急性发作是指喘息、气促、咳嗽、胸闷等症状突然发生，或原有症状急剧加重，常有呼吸困难，以呼气流量降低为其特征，常因接触变应原、刺激物或呼吸道感染诱发。哮喘急性发作时病情严重程度可分为轻度、中度、重度、危重四级（表3-3）。

表3-3　哮喘急性发作时病情严重程度的分级

临床特点	轻度	中度	重度	危重
气短	步行、上楼时	稍事活动	休息时	
体位	可平卧	喜坐位	端坐呼吸	
谈话方式	连续成句	常有中断	仅能说出字和词	不能说话
精神状态	可有焦虑或尚安静	时有焦虑或烦躁	常有焦虑、烦躁	嗜睡、意识模糊
出汗	无	有	大汗淋漓	
呼吸频率（次/分）	轻度增加	增加	＞30	
辅助呼吸肌活动及三凹征	常无	可有	常有	胸腹矛盾运动
哮鸣音	散在，呼气末期	响亮、弥漫	响亮、弥漫	减弱、甚至消失
脉率（次/分）	＜100	100～120	＞120	脉率变慢或不规则
奇脉（深吸气时收缩压下降，mmHg）	无，＜10	可有，10～25	常有，＞25	无
使用 β_2 受体激动剂后呼气峰值流速占预计值或个人最佳值%	＞80%	60%～80%	＜60%或＜100 L/min或作用时间＜2小时	
PaO_2（吸空气，mmHg）	正常	≥60	＜60	＜60
$PaCO_2$（mmHg）	＜45	≤45	＞45	＞45
SaO_2（吸空气，%）	＞95	91～95	≤90	≤90
pH				降低

注：1 mmHg=0.133 kPa。

六、鉴别诊断

（一）左侧心力衰竭引起的喘息样呼吸困难

（1）患者多有高血压、冠状动脉粥样硬化性心脏病、风湿性心脏病和二尖瓣狭窄等病史和体征。

（2）阵发性咳嗽，咳大量粉红色泡沫痰，两肺可闻及广泛的湿啰音和哮鸣音，左心界扩大，心率增快，心尖部可闻及奔马律。

（3）胸部X线及心电图检查符合左心病变。

(4)鉴别困难时,可雾化吸入 β_2 受体激动剂或静脉注射氨茶碱缓解症状后,进一步检查,忌用肾上腺素或吗啡,以免造成危险。

(二)慢性阻塞性肺疾病

(1)中老年人多见,起病缓慢、病程较长,多有长期吸烟或接触有害气体的病史。

(2)慢性咳嗽、咳痰,晨间咳嗽明显,气短或呼吸困难逐渐加重。有肺气肿体征,两肺可闻及湿啰音。

(3)慢性阻塞性肺疾病急性加重期和哮喘区分有时十分困难,用支气管扩张药和口服或吸入激素做治疗性试验可能有所帮助。慢性阻塞性肺疾病也可与哮喘合并同时存在。

(三)上气道阻塞

(1)呼吸道异物者有异物吸入史。

(2)中央型支气管肺癌、气管支气管结核、复发性多软骨炎等气道疾病,多有相应的临床病史。

(3)上气道阻塞一般出现吸气性呼吸困难。

(4)胸部 X 线摄片、CT、痰液细胞学或支气管镜检查有助于诊断。

(5)平喘药物治疗效果不佳。

此外,应和变态反应性肺浸润、自发性气胸等相鉴别。

七、急诊处理

哮喘急性发作的治疗取决于发作的严重程度以及对治疗的反应。对于具有哮喘相关死亡高危因素的患者,应给予高度重视。高危患者包括:①曾经有过气管插管和机械通气的濒于致死性哮喘的病史。②在过去 1 年中因为哮喘而住院或看急诊。③正在使用或最近刚刚停用口服糖皮质激素。④目前未使用吸入糖皮质激素。⑤过分依赖速效 β_2 受体激动剂,特别是每月使用沙丁胺醇(或等效药物)超过 1 支的患者。⑥有心理疾病或社会心理问题,包括使用镇静药。⑦有对哮喘治疗不依从的历史。

(一)轻度和部分中度急性发作哮喘患者可在家庭中或社区中治疗

治疗措施主要为重复吸入速效 β_2 受体激动剂,在第 1 小时每次吸入沙丁胺醇 100～200 μg 或特布他林 250～500 μg,必要时每 20 分钟重复 1 次,随后根据治疗反应,轻度调整为 3～4 小时再用 2～4 喷,中度1～2 小时用 6～10 喷。如果对吸入性 β_2 受体激动剂反应良好(呼吸困难显著缓解,呼气峰值流速占预计值>80%或个人最佳值,且疗效维持 3～4 小时),通常不需要使用其他药物。如果治疗反应不完全,尤其是在控制性治疗的基础上发生的急性发作,应尽早口服糖皮质激素(泼尼松龙 0.5～1 mg/kg 或等效剂量的其他激素),必要时到医院就诊。

(二)部分中度和所有重度急性发作均应到急诊室或医院治疗

1.联合雾化吸入 β_2 受体激动剂和抗胆碱能药物

β_2 受体激动剂通过对气道平滑肌和肥大细胞等细胞膜表面的 β_2 受体的作用,舒张气道平滑肌、减少肥大细胞脱颗粒和介质的释放等,缓解哮喘症状。重症哮喘时应重复使用速效 β_2 受体激动剂,推荐初始治疗时连续雾化给药,随后根据需要间断给药(6 次/天)。雾化吸入抗胆碱药物,如溴化异丙托品(常用剂量为 50～125 μg,3～4 次/天)、溴化氧托品等可阻断节后迷走神经传出支,通过降低迷走神经张力而舒张支气管,与 β_2 受体激动剂联合使用具有协同、互补作用,能够取得更好的支气管舒张作用。

2.静脉使用糖皮质激素

糖皮质激素是最有效的控制气道炎症的药物,重度哮喘发作时应尽早静脉使用糖皮质激素,特别是对吸入速效 $β_2$ 受体激动剂初始治疗反应不完全或疗效不能维持者。如静脉及时给予琥珀酸氢化可的松(400~1 000 mg/d)或甲泼尼龙(80~160 mg/d),分次给药,待病情得到控制和缓解后,改为口服给药(如静脉使用激素 2~3 天,继之以口服激素 3~5 天),静脉给药和口服给药的序贯疗法有可能减少激素用量和不良反应。

3.静脉使用茶碱类药物

茶碱具有舒张支气管平滑肌作用,并具有强心、利尿、扩张冠状动脉、兴奋呼吸中枢和呼吸肌等作用。临床上在治疗重症哮喘时静脉使用茶碱作为症状缓解药,静脉注射氨茶碱[首次剂量为 4~6 mg/kg,注射速度不宜超过 0.25 mg/(kg·min),静脉滴注维持剂量为 0.6~0.8 mg/(kg·h)],茶碱可引起心律失常、血压下降,甚至死亡,其有效、安全的血药浓度范围应在 6~15 μg/mL,在有条件的情况下应监测其血药浓度,及时调整浓度和滴速。发热、妊娠、抗结核治疗可以降低茶碱的血药浓度;而肝疾病、充血性心力衰竭以及合用西咪替丁(甲氰咪胍)、喹诺酮类、大环内酯类药物等可影响茶碱代谢而使其排泄减慢,增加茶碱的毒性作用,应引起重视,并酌情调整剂量。

4.静脉使用 $β_2$ 受体激动剂

平喘作用较为迅速,但因全身不良反应的发生率较高,国内较少使用。

5.氧疗

使 SaO_2≥90%,吸氧浓度一般 30%左右,必要时增加至 50%,如有严重的呼吸性酸中毒和肺性脑病,吸氧浓度应控制在 30%以下。

6.气管插管机械通气

重度和危重哮喘急性发作经过氧疗、全身应用糖皮质激素、$β_2$ 受体激动剂等治疗,临床症状和肺功能无改善,甚至继续恶化,应及时给予机械通气治疗,其指征主要包括意识改变、呼吸肌疲劳、$PaCO_2$≥6.0 kPa(45 mmHg)等。可先采用经鼻(面)罩无创机械通气,若无效应及早行气管插管机械通气。哮喘急性发作机械通气需要较高的吸气压,可使用适当水平的呼气末正压治疗。如果需要过高的气道峰压和平台压才能维持正常通气容积,可试用允许性高碳酸血症通气策略以减少呼吸机相关肺损伤。

八、急救护理

(一)护理目标

(1)及早发现哮喘先兆,保障最佳治疗时机,终止发作。

(2)尽快解除呼吸道阻塞,纠正缺氧,挽救患者生命。

(3)减轻患者身体、心理的不适及痛苦。

(4)提高患者的活动能力,提高生活质量。

(5)健康指导,提高自护能力,减少复发,维护肺功能。

(二)护理措施

(1)院前急救时的护理:①首先做好出诊前的评估。接到出诊联系电话时询问患者的基本情况,做出预测评估及相应的准备。除备常规急救药外,需备短效的糖皮质激素及 $β_2$ 受体激动剂(气雾剂)、氨茶碱等。做好机械通气的准备,救护车上的呼吸机调好参数,准备吸氧面罩。②到达现场后,迅速评估病情及周围环境,判断是否有诱发因素。简单询问相关病史,评估病情。立即监测生命体征、意识状态的情况，发生呼吸、心搏骤停时立即配合医师进行心肺复苏，建立人工气道进行机械辅助通气。尽快解除呼吸道阻塞，及时纠正缺氧是抢救患者的关键。给予氧气吸入，面罩或者用高频呼吸机通气吸氧。遵医嘱立即帮助患者吸入糖皮质激素和 β_2 受体激动剂定量气雾剂，氨茶碱缓慢静脉滴注，肾上腺素 0.25～0.50 mg 皮下注射，30 分钟后可重复 1 次。迅速建立静脉通道。固定好吸氧、输液管，保持通畅。重症哮喘病情危急，严重缺氧导致极其恐惧、烦躁，护士要鼓励患者，端坐体位做好固定，扣紧安全带，锁定担架平车与救护车定位把手，并在旁扶持。运送途中，密切监护患者的呼吸频率及节律、血氧饱和度、血压、心率、意识的变化，观察用药反应。

(2)到达医院后，帮助患者取坐位或半卧位，放移动托板，使其身体伏于其上，利于通气和减少疲劳。立即连接吸氧装置，调好氧流量。检查静脉通道是否通畅。备吸痰器、气管插管、呼吸机、抢救药物、除颤器。连接监护仪，监测呼吸、心电、血压等生命体征。观察患者的意识、呼吸频率、哮鸣音高低变化。一般哮喘发作时，两肺布满高调哮鸣音，但重危哮喘患者，因呼吸肌疲劳和小气道广泛痉挛，使肺内气体流速减慢，哮鸣音微弱，出现"沉默胸"，提示病情危重。护士对病情变化要有预见性，发现异常及时报告医师处理。

(3)迅速收集病史、以往药物服用情况，评估哮喘程度。如果哮喘发作经数小时积极治疗后病情仍不能控制，或急剧进展，即为重症哮喘，此时病情不稳定，可危及生命，需要加强监护、治疗。

(4)确保气道通畅维护有效排痰、保持呼吸道通畅是急重症哮喘的护理重点。①哮喘发作时，支气管黏膜充血水肿，腺体分泌亢进，合并感染更重，产生大量痰液。而此时患者因呼吸急促、喘息，呼吸道水分丢失，致使痰液黏稠不易咳出，大量黏痰形成痰栓阻塞气管、支气管，导致严重气道阻塞，加上气道痉挛，气道内压力明显增加，加重喘息及感染。因此必须注意补充水分、湿化气道，积极排痰，保持呼吸道通畅。②按时协助患者翻身、叩背，加强体位引流；雾化吸入，湿化气道，稀释痰液，防止痰栓形成。采用小雾量、短时间、间歇雾化方式，湿化时密切观察患者呼吸状态，发现喘息加重、血氧饱和度下降等异常立即停止雾化。床边备吸痰器，防止痰液松解后大量涌出导致窒息。吸痰时动作轻柔、准确，吸力和深度适当，尽量减少刺激并达到有效吸引。每次吸痰时间≤15 秒，该过程中注意观察患者的面色、呼吸、血氧饱和度、血压及心率的变化。严格无菌操作，避免交叉感染。

(5)吸氧治疗的护理：①给氧方式、浓度和流量根据病情及血气分析结果予以调节。一般给予鼻导管吸氧，氧流量 4～6 L/min；有二氧化碳潴留时，氧流量 2～4 L/min；出现低氧血症时改用面罩吸氧，氧流量 6～10 L/min。经过吸氧和药物治疗病情不缓解，低氧血症和二氧化碳潴留加剧时进行气管插管呼吸机辅助通气。此时应做好呼吸机和气道管理，防止医源性感染，及时有效地吸痰和湿化气道。气管插管患者吸痰前后均应吸入纯氧 3～5 分钟。②吸氧治疗时，观察呼吸窘迫有无缓解，意识状况，末梢皮肤黏膜颜色、湿度等，定时监测血气分析。高浓度吸氧(＞60%)持续 6 小时以上时应注意有无烦躁、情绪激动、呼吸困难加重等中毒症状。

(6)药物治疗的护理：终止哮喘持续发作的药物根据其作用机制可分为：具有抗炎作用和缓解症状作用两大类。给药途径包括吸入、静脉和口服。①吸入给药的护理吸入的药物局部抗炎作用强，直接作用于呼吸道，所需剂量较小，全身性不良反应较少。剂型有气雾剂、干粉和溶液。护士指导患者正确吸入药物。先嘱患者将气呼尽，然后开始深吸气，同时喷出药液，吸气后屏气数秒，再慢慢呼出。吸入给药有口咽部局部的不良反应，包括声音嘶哑、咽部不适和念珠菌感染，吸药后让患者及时用清水含漱口咽部。密切观察与用药效果和不良反应，严格掌握吸入剂量。②静脉给药的护理经静脉用药有糖皮质激素、茶碱类及β受体激动剂。护士要熟练掌握常用静脉注射平喘药物的药理学、药代动力学、药物的不良反应、使用方法及注意事项，严格执行医嘱的用药剂量、浓度和给药速度，合理安排输液顺序。保持静脉通路畅通，药液无外渗，确保药液在规定时间内输入。观察治疗反应，监测呼吸频率、节律、血氧饱和度、心率、心律和哮喘症状的变化等。应用拟肾上腺素和茶碱类药物时应注意观察有无心律失常、心动过速、血压升高、肌肉震颤、抽搐、恶心、呕吐等不良反应，严格控制输入速度，及时反馈病情变化，供医师及时调整医嘱，保持药物剂量适当；应用大剂量糖皮质激素类药物应观察是否有消化道出血或水钠潴留、低钾性碱中毒等表现，发现后及时通知医师处理。③口服给药重度哮喘吸入大剂量激素治疗无效的患者应早期口服糖皮质激素，一般使用半衰期较短的糖皮质激素，如泼尼松、泼尼松龙或甲泼尼龙等。每次服药护士应协助，看患者服下，防止漏服或服用时间不恰当。正确的服用方法是每天或隔天清晨顿服，以减少外源性激素对脑垂体-肾上腺轴的抑制作用。

(7)并发症的观察和护理：重危哮喘患者主要并发症是气胸、皮下气肿、纵隔气肿、心律失常、心功能不全等，发生时间主要在发病48小时内，尤其是前24小时。在入院早期要特别注意观察，尤应注意应用呼吸机治疗者及入院前有肺气肿和/或肺心病的重症哮喘患者。①气胸是发生率最高的并发症。气胸发生的征象是清醒患者突感呼吸困难加重、胸痛、烦躁不安，血氧饱和度降低。由于胸膜腔内压增加，使用呼吸机时机器报警。护士此时要注意观察有无气管移位，血流动力学是否稳定等，并立即报告医师处理。②皮下气肿一般发生在颈胸部，重者可累及到腹部。表现为颈胸部肿胀，触诊有握雪感或捻发感。单纯皮下气肿一般对患者影响较轻，但是皮下气肿多来自气胸或纵隔气肿，如处理不及时可危及生命。③纵隔气肿是最严重的并发症，可直接影响到循环系统，导致血压下降、心律失常，甚至心搏骤停，短时间内导致患者死亡。发现皮下气肿，同时有血压、心律的明显改变，应考虑到纵隔气肿的可能，立即报告医师急救处理。④心律失常患者存在的低氧及高碳酸血症、氨茶碱过量、电解质紊乱、胸部并发症等，均可导致各种期前收缩、快速心房颤动、室上速等心律失常。发现新出现的心律失常或原有心律失常加重，要针对性地观察是否存在上述原因，做出相应的护理并报告医师处理。

(8)出入量管理：急重症哮喘发作时因张口呼吸、大量出汗等原因容易导致脱水、痰液黏稠不易咳出，必须严格出入量管理，为治疗提供准确依据。监测尿量，必要时留置导尿，准确记录24小时出入量及每小时尿量，观察出汗情况、皮肤弹性，若尿量少于30 mL/h，应通知医师处理。神志清醒者，鼓励饮水。对口服不足及神志不清者，经静脉补充水分，一般每天补液2 500～3 000 mL，根据患者的心功能状态调整滴速，避免诱发心力衰竭、急性肺水肿。在补充水分的同时应严密监测血清电解质，及时补充纠正，保持酸碱平衡。

(9)基础护理：哮喘发作时，患者生活不能自理，护士要做好各项基础护理。尽量维护患者的舒适感。①保持病室空气新鲜流通，温度(18～22 ℃)、相对湿度(50%～60%)适宜，避免寒冷、潮湿、异味。注意保暖，避免受凉感冒。室内不摆放花草，整理床铺时防止尘埃飞扬。护理操作尽量集中进行，保障患者休息。②帮助患者取舒适的半卧位和坐位，适当用靠垫等维持，减轻患者体力。每天3次进行常规口腔、鼻腔清洁护理，有利于呼吸道通畅，预防感染并发症。口唇干燥时涂液状石蜡。③保持床铺清洁、干燥、平整。对意识障碍加强皮肤护理，保持皮肤清洁、干燥，及时擦干汗液，更换衣服，每2小时翻身1次，避免局部皮肤长期受压。协助床上排泄，提供安全空间，尊重患者，及时清理污物并清洗会阴。

(10)安全护理:为意识不清、烦躁的患者提供保护性措施,使用床挡,防止坠床摔伤。哮喘发作时,患者常采取强迫坐位,给予舒适的支撑物,如移动餐桌、升降架等。哮喘缓解后,协助患者侧卧位休息。

(11)饮食护理:给予高热量、高维生素、易消化的流质食物,病情好转后改半流质、普通饮食。避免产气、辛辣、刺激性食物及容易引起过敏的食物,如鱼、虾等。

(12)心理护理:严重缺氧时患者异常痛苦,有窒息和濒死感,患者均存在不同程度的焦虑、烦躁或恐惧,后者诱发或加重哮喘,形成恶性循环。护士应主动与患者沟通,提供细致护理,给患者精神安慰及心理支持,说明良好的情绪能促进缓解哮喘,帮助患者控制情绪。

(13)健康教育:为了有效控制哮喘发作、防止病情恶化,必须提高患者的自我护理能力,并且鼓励亲属参与教育计划,使其准确了解患者的需求,能提供更合适的帮助。患者经历自我处理成功的体验后会增加控制哮喘的信心,改善生活质量,提高治疗依从性。具体内容主要有:哮喘相关知识,包括支气管哮喘的诱因、前驱症状、发作时的简单处理、用药等;自我护理技能的培养,包括气雾剂的使用、正确使用峰流速仪监测、合理安排日常生活和定期复查等。

指导环境控制:识别致敏源和刺激物,如宠物、花粉、油漆、皮毛、灰尘、吸烟、刺激性气体等,尽量减少与之接触。居室或工作学习的场所要保持清洁,常通风。

呼吸训练:指导患者正确的腹式呼吸法、轻咳排痰法及缩唇式呼吸等,保证哮喘发作时能有效地呼吸。

病情监护指导:指导患者自我检测病情,每天用袖珍式峰流速仪监测最大呼出气流速,并进行评定和记录。急性发作前的征兆有:使用短效β受体激动剂次数增加、早晨呼气峰流速下降、夜间苏醒次数增加或不能入睡,夜间症状严重等。一旦有上述征象,及时复诊。嘱患者随身携带止喘气雾剂,一出现哮喘先兆时立即吸入,同时保持平静。通过指导患者及照护者掌握哮喘急性发作的先兆和处理常识,把握好急性加重前的治疗时间窗,一旦发生时能采取正确的方式进行自救和就医,避免病情恶化或争取抢救时间。

指导患者严格遵医嘱服药:指导患者应在医师指导下坚持长期、规则、按时服药,向患者及照护者讲明各种药物的不良反应及服用时注意事项,指导其加强病情观察。如疗效不佳或出现严重不良反应时立即与医师联系,不能随意更改药物种类、增减剂量或擅自停药。

指导患者适当锻炼,保持情绪稳定:在缓解期可做医疗体操、呼吸训练、太极拳等,戒烟,减少对气道的刺激。避免情绪激动、精神紧张和过度疲劳,保持愉快情绪。

指导个人卫生和营养:细菌和病毒感染是哮喘发作的常见诱因。哮喘患者应注意与流感者隔离,定期注射流感疫苗,预防呼吸道感染。保持良好的营养状态,增强抗感染的能力。胃肠道反流可诱发哮喘发作,睡前3小时禁饮食、抬高枕头可预防。

(田真真)

第三节　急性呼吸窘迫综合征

急性呼吸窘迫综合征(acute respiratory distress syndrome,ARDS)是指严重感染、创伤、休克等肺内外疾病后出现的以肺泡-毛细血管损伤为主要表现的临床综合征,是急性肺损伤(acute lung injury,ALI)的严重阶段或类型。其临床特征为呼吸频速和窘迫,难以纠正的进行性低氧血症。

一、发病机制

ARDS 发病的共同基础是肺泡-毛细血管的急性损伤。肺损伤可以是直接的,如胃酸或毒气的吸入,胸部创伤等导致内皮或上细胞物理化学性损伤,更多见的则是间接性肺损伤。虽然肺损伤的机制迄今未完全阐明,但已经确认它是全身炎症反应综合征(systemic inflammatory response syndrome,SIRS)的一部分。

(一)全身炎症反应

临床上严重感染、多发创伤是导致急性肺损伤和 ARDS 最主要的病因,其中主要的病理生理过程是 SIRS。在 ARDS 的复杂的病理生理机制中包含着对损伤的炎性反应和抗炎性反应两者之间微妙的平衡与失衡关系。事实上,机体对损伤产生的炎性反应物质会被内源性抗炎性物质所对抗,这种在 SIRS 和代偿性抗炎症反应综合征(compensatory anti-inflammatory response syndrome,CARS)之间的平衡是机体对损害因素适当反应的关键。如果出现过度 SIRS 反应,则可能发展为多脏器功能障碍综合征(MODS),如果发生过度 CARS,则可能导致免疫抑制或感染并发症,因此,在 ARDS 危重患者中,这两种拮抗的反应综合征可能决定了患者的最终命运。

(二)炎症细胞

几乎所有肺内细胞都不同程度地参与 ARDS 的发病,最重要的效应细胞是多形核白细胞(PMN)、单核巨噬细胞等。ARDS 时,PMN 在肺毛细血管内大量聚集,然后移至肺泡腔。PMN 呼吸暴发和释放其产物是肺损伤的重要环节。近年发现肺毛细血管内皮细胞和肺泡上皮细胞等结构细胞不单是靶细胞,也能参与炎症免疫反应,在 ARDS 次级炎症反应中具有特殊意义。

(三)炎症介质

炎症细胞激活和释放介质是同炎症反应伴随存在的,密不可分。众多介质参与 ARDS 的发病,包括:①脂类介质如花生四烯酸代谢产物、血小板活化因子(PAF)。②活性氧如超氧阴离子(O_2^-)、过氧化氢(H_2O_2)等。③肽类物质如 PMNs/AMs 蛋白酶、补体底物、参与凝血与纤溶过程的各种成分等。近年对肽类介质尤其是前炎症细胞因子(如 TNF 等)和黏附分子(ICAM-1 等)更为关注,它们可能是启动和推动 ARDS“炎症瀑布”、细胞趋化、跨膜迁移和聚集、炎症反应和次级介质释放的重要介导物质。

(四)肺泡表面活性物质

研究表明肺泡表面活性物质(pulmonary surfactant,PS)具有降低肺泡表面张力、防止肺水肿、参与肺的防御机制等功能。ARDS 过程中,PS 的主要改变为功能低下、成分改变和代谢改变等。

另外,细胞凋亡与一些细胞信号转导通路与 ARDS 的发病密切相关,如口膜受体、G 蛋白、肾上腺素能受体、糖皮质激素受体等。同时还发现核转录因子(NF 等)、蛋白激酶(MAPK 等)的活化参与 ARDS 发病机制。

二、临床表现

ARDS 临床表现可以有很大差别,取决于潜在疾病和受累器官的数目与类型,而不取决于正在发生的肺损伤所导致的表现。

(1)ARDS多发病迅速，通常在受到发病因素攻击(如严重创伤、休克、败血症、误吸有毒气体或胃内容物)后12～48小时发病，偶有长达5天者。一旦发病后，很难在短时间内缓解，因为修复肺损伤的病理改变通常需要1周以上的时间。

(2)呼吸窘迫是ARDS最常见的症状，主要表现为气急和呼吸次数增快。呼吸次数大多在25～50次/分，其严重程度与基础呼吸频率和肺损伤的严重程度有关。

(3)难以纠正的低氧血症、严重氧合功能障碍。其变化幅度与肺泡渗出和肺不张形成的低通气或无通气肺区与全部肺区的比值有关，比值越大，低氧血症越明显。

(4)无效腔/潮气比值增加，≥0.6时可能与更严重的肺损伤相关(健康人为0.33～0.45)。

(5)重力依赖性影像学改变，在ARDS早期，由于肺毛细血管膜通透性一致增高，可呈非重力依赖性影像学变化。随着病程进展，当渗出突破肺泡上皮防线进入肺泡内后，肺部斑片状阴影主要位于下垂肺区。

三、诊断标准

我国ARDS诊断标准如下。①有原发病的高危因素。②急性起病，呼吸频数和/或呼吸窘迫。③低氧血症时 $PaO_2/FiO_2 \leqslant 40.0$ kPa(300 mmHg)，ARDS时 $PaO_2/FiO_2 \leqslant 26.7$ kPa(200 mmHg)。④胸部X线检查两肺浸润阴影。⑤肺动脉楔压(PCWP)≤2.4 kPa(18 mmHg)或临床上能除外心源性肺水肿。

凡符合以上五项可诊断ALI或ARDS。由于ARDS病程进展快、一旦发生多数病情已相当严重，故早期诊断十分重要，但迄今尚未发现有助于早期诊断的特异指标。

四、治疗

ARDS应积极治疗原发病，防止病情继续发展。更紧迫的是要及时纠正患者严重缺氧。在治疗过程中不应把ARDS孤立对待，而应将其视为多脏器功能障碍综合征的一个组成部分。在呼吸支持治疗中，要防止呼吸机所致肺损伤(VILI)、呼吸道继发感染和氧中毒等并发症的发生。

(一)呼吸支持治疗

1.机械通气

机械通气是ARDS治疗的主要方法，是近年发展较为迅速的领域，机械通气以维持生理功能为目标，选用模式应视具体条件及医师经验，参数设置高度个体化。目前多主张PEEP水平稍高于压力-容积曲线的下拐点作为最佳PEEP选择。近年来基于对ARDS的病理生理和机械通气相关性肺损伤(VILI)的新认识，一些新的通气策略开始应用于ARDS的临床治疗，主要有以下方法。①允许性高碳酸血症策略：为避免气压-容积伤，防止肺泡过度充气，而故意限制气道压或潮气量，允许 $PaCO_2$ 逐渐升高达6.7 kPa(50 mmHg)以上。②肺开放策略：肺开放策略指的是ARDS患者机械通气时需要“打开肺，并让肺保持开放”，实施方法有多种，包括应用压力控制通气(PCV)、反比通气(IRV)及加用高的PEEP等，近年来也有学者主张用高频振荡法来实施肺开放策略。③体位：若一侧肺浸润较明显，则取另一侧卧位，俯卧位更加有效，有效率达64%～78%，其主要作用是改善通气血流比值和减少动-静脉分流和改善膈肌运动。

其他新的通气方式包括：部分液体通气、气管内吹气和比例辅助通气等也在ARDS的治疗中得到应用。

2.膜式氧合器

ARDS经人工气道机械通气、氧疗效果差,呼吸功能在短期内又无法纠正的场合下,有人应用体外膜肺模式,经双侧大隐静脉用扩张管扩张,分别插入导管深达下腔静脉。配合机械通气可以降低机械通气治疗的一些参数,减少机械通气并发症。

(二)改善肺微循环、维持适宜的血容量

(1)最近研究表明短期大剂量皮质激素治疗对早期ARDS或严重脓毒症并没有取得明确的疗效。目前认为对刺激性气体吸入、外伤骨折所致的脂肪栓塞等非感染性引起的ARDS,以及ARDS后期,可以适当应用激素,尤其当ARDS由肺外炎症所致时,可尝试早期大剂量应用皮质激素冲击治疗。ARDS伴有脓毒症或严重呼吸道感染早期不主张应用。

(2)抗凝治疗如肝素的应用,可改善肺微循环,其他如组织因子-因子VIIai(tissue factor-factor VIIai)、可溶性血栓调节素等正在进行临床试验。

在保证血容量、稳定血压前提下,要求出入液量轻度负平衡(−1 000～−500 mL/d)。在内皮细胞通透性增加时,胶体可渗至间质内,加重肺水肿,故在ARDS的早期不宜给胶体液。若有血清蛋白浓度低则当别论。

(三)营养支持

ARDS患者处于高代谢状态,应及时补充热量和高蛋白、高脂肪等营养物质。应尽早给予强有力的营养支持,鼻饲或静脉补给。

(四)其他治疗探索

1.肺表面活性物质替代疗法

目前国内外有自然提取和人工制剂的表面活性物质,治疗婴儿呼吸窘迫综合征有较好效果,但在成人的四个随机对照研究结果表明,对严重ARDS并未取得理想效果。这可能与PS的制备、给药途径和剂量以及时机有关。由于近年来的研究表明PS在肺部防御机制中起重要作用,将来PS的临床应用可能会出现令人兴奋的前景。

2.吸入一氧化氮(NO)

NO在ARDS中的生理学作用和可能的临床应用前景已有广泛研究。近来有报道将吸入NO与静脉应用阿米脱林甲酰酸联合应用,对改善气体交换和降低平均肺动脉压升高有协同作用。NO应用于临床尚待深入研究,并有许多具体操作问题需要解决。

3.氧自由基清除剂、抗氧化剂

过氧化物歧化酶(SOD)、过氧化氢酶(CAT),可防止O_2和H_2O_2氧化作用所引起的急性肺损伤;维生素E具有一定抗氧化剂效能。脂氧化酶和环氧化酶途径抑制剂,如布洛芬等可使血栓素A_2和前列腺素减少,抑制补体与PMN结合,防止PMN在肺内聚集。

4.免疫治疗

免疫治疗是通过中和致病因子,对抗炎性介质和抑制效应细胞来治疗ARDS。目前研究较多的有抗内毒素抗体,抗TNF、IL-1、IL-6、IL-8,以及抗细胞黏附分子的抗体或药物。由于参与ALI的介质十分众多,互相之间的关系和影响因素十分复杂,所以仅针对其中某一介质和因素进行干预,其效应十分有限。

五、护理措施

ARDS是急性呼吸衰竭的一种类型。患者原来心肺功能正常,但由于肺外或肺内的原因引起急性渗透性肺水肿和进行性缺氧性呼吸衰竭。临床表现为突发性、进行性呼吸窘迫，气促、发绀，常伴有烦躁、焦虑表情、出汗等。ARDS的治疗包括改善换气功能及氧疗、纠正缺氧、及时去除病因、控制原发病等。

（一）常见护理问题

例如：①低效型呼吸型态；②气体交换受损；③心排血量减少；④潜在并发症：气压伤；⑤有皮肤完整性受损的危险；⑥有口腔黏膜改变的危险；⑦潜在并发症：水、电解质平衡紊乱；⑧焦虑。

（二）ARDS的护理要点

例如：①加强监护。②强化呼吸道护理，保持呼吸道通畅和洁净、防止呼吸道感染等并发症。③对应用呼吸机的患者，做好气管插管、气管切开的护理。④监测血气分析和肺功能，准确计算和记录液体出入量，肺水肿期应严格限制入水量。⑤心理护理：采用多种方式加强与患者的交流和沟通，解除患者的焦虑和恐惧感。

（三）基础护理

基础护理方法如下。①口腔护理：每天进行两次口腔护理，减少细菌繁殖。②皮肤护理：定时翻身，每天温水擦浴一次，预防发生压疮。③排泄护理：导尿管留置者，保持引流通畅，防受压、逆流，每天更换引流袋；便秘者必要时可给予缓泻剂或灌肠。

（四）呼吸道的护理

保持气道通畅和预防感染。应用呼吸机时，注意湿化气道、定时吸痰，防止呼吸管道脱落、扭曲，保持有效通气。吸痰并非遵循每间隔2小时抽吸一次的原则，还应根据患者的症状和体征而定，如患者有缺氧症状，肺部听诊有痰鸣音或水泡音，应随时吸痰。对于气管切开术后患者，除按常规护理外，注意加强呼吸道湿化和吸痰时无菌操作的护理。

（五）预防和控制呼吸机相关感染

例如：①严格执行洗手制度，减少探视。②严格执行无菌操作，如吸痰及各种侵入性检查、治疗时，均应遵守无菌技术原则。③注意呼吸机管道的更换或使用一次性呼吸机管道。④定时翻身、拍背、转换体位，及时吸痰，减少肺内痰液的潴留。⑤气管插管者，气囊充气合适，以免胃内容物误吸。⑥注意观察患者临床表现，监测体温、心率、白细胞计数等。

（六）特殊治疗措施的护理

1.控制性肺膨胀的护理

可由医师或护士根据医嘱实施肺膨胀。实施肺膨胀过程中严密监测循环功能及SpO_2变化。吸痰后须重新选择最佳参数，施行肺膨胀。

2.俯卧位通气的护理

定时根据医嘱要求进行翻身，固定体位，如使用翻身床时，则根据要求调整翻身床角度。注意严防气管导管牵拉、脱落、扭曲，导致严重气道阻塞。严密监测俯卧位时生命体征的变化及呼吸参数，尤其是气道峰压、潮气量及呼气末正压的变化。

（七）心理护理

在接受机械通气治疗期间，由于病房内环境氛围紧张，机器噪声及自身病情的危重，常产生强烈的紧张恐惧心理，此时应对患者进行安慰、鼓励，解释应用呼吸机治疗的重要性，强调预后良好，树立战胜疾病的信心，同时通过控制环境的温度、光线、噪声，创造一个舒适的环境，保证患者得到充分的休息。

由于人工气道的建立，导致患者语言交流障碍，引起焦虑不安。护士可与家属联系，了解患者日常生活习惯，通过观察其表情、手势、眼神，了解其需要，或者通过提供纸笔、日常生活图片、实物，让其写出或指出他们的需要，增加沟通方式。当其心情烦躁时，可与患者谈心，播放他喜爱的广播、音乐，消除其不良情绪，配合治疗；对极度烦躁不配合者，可使用镇静药静脉推注或持续静脉泵入，使患者处于安静状态。

六、机械通气的护理

在呼吸机应用过程中，报警系统保持开启，定时检查并准确记录呼吸机应用模式及参数，使用参数通常包括潮气量、呼吸频率、氧浓度、呼气末正压、呼吸时间比值、压力支持水平等，同时，应密切观察患者的病情变化，如意识状态、生命体征、皮肤和黏膜色泽等，并协助医师做好血气分析，加强各项呼吸功能的监测，做好认真、准确的记录，为医师及时调整呼吸机应用模式及各项参数，提供客观有效的依据。

（一）妥善固定气管插管

适当约束患者双手，防止意外拔管。因患者自主呼吸频率过快，气管插管后联合使用镇静剂与肌松剂，阻断患者自主呼吸，以保证机械通气效果。因此，气管插管一旦脱出或与呼吸机断开后果严重。密切观察患者的人工呼吸情况，每班交接气管导管插入的深度，严防导管移位或脱出。

（二）严密观察病情

根据病情设置合理的报警范围，准确记录呼吸机参数，如出现报警要及时查找原因并处理。因患者严重低氧血症，呼吸机使用过程中逐步提高呼气末正压（PEEP）。严密监测患者气道压力水平，听诊双肺呼吸音，注意有无压伤的发生。

（三）采取密闭式气管内吸痰，提高吸痰操作的安全性

气管内吸痰在 ARDS 机械通气患者的护理中非常重要，其目的在于清理呼吸道分泌物，保持呼吸道通畅，改善肺泡的通气和换气功能。密闭式气管内吸痰能较好地维护机械通气状态，保证吸痰前后肺内压力相对稳定，同时还能防止带有细菌、病毒的飞沫向空气中播散。因此，根据患者的一般情况、双肺呼吸音、气道压力、氧饱和度、咳嗽等进行观察与判断，采取密闭式气管内吸痰法适时吸痰。吸痰时严格遵守无菌操作，密切观察患者 SpO_2 的降低幅度，避免高负压（>20 kPa）、长时间（>12 秒）吸痰所致的急性肺不张的发生。另外，需注意选择小于人工气道管径的密闭吸痰管，在每次吸痰后以无菌生理盐水冲净吸痰管内的分泌物，每 24 小时更换密闭吸痰装置一次。

（四）观察镇静药物的效果

镇静剂有利于减轻患者焦虑及插管不适，促进人机协调，保证机械通气效果。每 15～30 分钟评估一次镇静程度并进行药物剂量的调整，避免镇静不足或过度。在镇静剂使用过程中，加强患者的病情观察，根据对患者意识、瞳孔、肢体活动及肌张力等方面的评估，区分镇静过度与意识障碍。

（五）通气模式与潮气量

ARDS 时肺顺应性降低、生理无效腔增大，增加了通气量的需要。增大潮气量以增加肺气体容量和功能残气量，促进氧合；但增加潮气量时注意控制气道峰压在 4.0 kPa（40 cmH_2O）以下，以预防气压伤并发症及减少对血液循环系统的负面影响。在增加潮气量而低氧血症无明显改善情况下，可采用反比呼吸（IRV）。

(六)呼气末正压呼吸

PEEP 是 ARDS 施行呼吸治疗的首选方法。适当的 PEEP 可增加肺泡及间质压力，减少肺毛细血管内渗出，促使血管外液吸收，减轻肺泡及间质水肿；可使萎陷的肺泡重新膨胀、肺功能残气量(FRC)增加，肺顺应性增加，通气/血流(V/Q)比值改善，从而改善肺换气功能，提高 PaO_2。一般设置 PEEP 在 5～10 cmH_2O。反比呼吸时，吸气时间的延长可使平均气道压力和肺充气膨胀时间延长，有利于防止和治疗肺泡萎缩，并使得 PEEP 用量减少，从而减轻由于 PEEP 过高对静脉回心血量和心排血量的不利影响。

(七)氧浓度(FiO_2)的调节

早期应尽快纠正缺氧，以保证重要器官(如脑组织)的氧供。早期可用 100%吸氧浓度，1～2 小时后将 FiO_2 降至 40%～70%，以减少高浓度氧对肺泡的损伤。随后根据 PaO_2 或 SpO_2 调节 FiO_2。必要时间段、短时间应用 100%吸氧浓度。

(八)防治呼吸性碱中毒

机械通气治疗中常并发酸碱失衡。由于过度通气往往导致呼吸性碱中毒，及时调节吸氧浓度，并适当加长呼吸机与患者气管套管之间的管道长度增加生理无效腔量，以增加吸入气体中的 CO_2 浓度，从而有效地纠正呼吸性碱中毒。另外，注意定时复查动脉血气分析，根据血气结果调整通气参数，以保证患者充分的氧气供给及二氧化碳的排出。

(田真真)

第四节　呼 吸 衰 竭

呼吸衰竭是指各种原因引起的肺通气和/或换气功能严重障碍，以致在静息状态下不能维持足够的气体交换，导致低氧血症伴(或不伴)高碳酸血症，进而引起一系列病理生理改变和相应临床表现的综合征。因临床表现缺乏特异性，其明确诊断有赖于动脉血气分析：在海平面、静息状态、呼吸空气条件下，$PaO_2 < 8.0$ kPa(60 mmHg)，伴或不伴 $PaCO_2 > 6.7$ kPa(50 mmHg)，并排除心内解剖分流和原发性心排血量降低等因素，可诊断为呼吸衰竭。可按动脉血气分析、发病急缓及病理生理的改变 3 种方式进行分类，其中按照发病急缓可分为急性呼吸衰竭和慢性呼吸衰竭。

一、病因

完整的呼吸过程由相互衔接并同时进行的外呼吸、气体运输和内呼吸 3 个环节来完成。参与外呼吸(即肺通气和肺换气)的任何一个环节发生严重病变都可导致呼吸衰竭。

(一)气道阻塞性病变

气管-支气管的炎症、痉挛、肿瘤、异物、纤维化瘢痕，如 COPD、重症哮喘等引起气道阻塞和肺通气不足，或伴有通气/血流比例失调，导致缺氧和二氧化碳潴留，发生呼吸衰竭。

(二)肺组织病变

各种累及肺泡和/或肺间质的病变，如肺炎、肺气肿、严重肺结核、弥漫性肺纤维化、肺水肿、硅沉着病等，均致肺泡减少、有效弥散面积减少、肺顺应性减低、通气/血流比例失调，导致缺氧或合并二氧化碳潴留。

(三)肺血管疾病

肺栓塞、肺血管炎等可引起通气/血流比例失调,或部分静脉血未经过氧合直接流入肺静脉,导致呼吸衰竭。

(四)胸廓与胸膜病变

胸部外伤造成连枷胸、严重的自发性或外伤性气胸、脊柱畸形、大量胸腔积液或伴有胸膜肥厚与粘连、强直性脊柱炎、类风湿脊柱炎等,均可影响胸廓活动和肺扩张,造成通气减少及吸入气体分布不均,最终导致呼吸衰竭。

(五)神经肌肉疾病

脑血管疾病、颅脑外伤、脑炎及镇静催眠剂中毒,可直接或间接抑制呼吸中枢。脊髓颈段或高位胸段损伤(肿瘤或外伤)、脊髓灰质炎、多发性神经炎、重症肌无力、有机磷中毒、破伤风及严重的钾代谢紊乱,均可累及呼吸肌,造成呼吸肌无力、疲劳、麻痹,导致呼吸动力下降而引起肺通气不足。

二、发病机制

各种病因可通过引起肺泡通气不足、弥散障碍、肺泡通气/血流比例失调、肺内动-静脉解剖分流增加和氧耗量增加 5 个主要机制,使通气和/或换气过程发生障碍,导致呼吸衰竭。临床上,单一机制引起的呼吸衰竭很少见,往往是多种机制并存或随着病情的发展先后参与发挥作用。

三、临床表现

(一)急性呼吸衰竭

急性呼吸衰竭的临床表现主要是低氧血症所致的呼吸困难和多器官功能障碍。

1.呼吸困难

呼吸困难是呼吸衰竭最早出现的症状。多数患者有明显的呼吸困难,可表现为频率、节律和幅度的改变。较早表现为呼吸频率增快,病情加重时出现呼吸困难,辅助呼吸肌活动加强,如三凹征。中枢性疾病或中枢神经抑制性药物所致的呼吸衰竭,表现为呼吸节律改变,如潮式呼吸(陈-施呼吸)、比奥呼吸等。

2.发绀

发绀是缺氧的典型表现。当动脉血氧饱和度低于 90%时,可在口唇、指甲出现发绀;另应注意,因发绀的程度与还原型血红蛋白含量相关,所以红细胞计数增多者发绀更明显,贫血者则不明显或不出现;严重休克等原因引起末梢循环障碍的患者,即使动脉血氧分压尚正常,也可出现发绀,称作外周性发绀。真正由于动脉血氧饱和度降低引起的发绀,称为中央性发绀。发绀还受皮肤色素及心功能的影响。

3.神经症状

急性缺氧可出现精神错乱、躁狂、昏迷、抽搐等症状。如合并急性二氧化碳潴留,可出现嗜睡、淡漠、扑翼样震颤,以至于呼吸骤停。

4.循环系统

多数患者有心动过速;严重低氧血症、酸中毒可引起心肌损害,亦可引起周围循环衰竭、血压下降、心律失常、心搏骤停。

5.消化系统

因胃肠道黏膜屏障功能损伤，导致胃肠道黏膜充血水肿、糜烂渗血或应激性溃疡，引起上消化道出血。

6.泌尿系统

严重呼吸衰竭对肝、肾功能都有影响，部分病例可出现丙氨酸氨基转移酶与血浆尿素氮升高；个别病例可出现蛋白尿、血尿和管型尿。

（二）慢性呼吸衰竭

慢性呼吸衰竭的临床表现与急性呼吸衰竭大致相似，但以下几个方面有所不同。

1.呼吸困难

慢性阻塞性肺疾病所致的呼吸衰竭，病情较轻时表现为呼吸费力伴呼气延长，严重时发展成浅快呼吸。若并发二氧化碳潴留，$PaCO_2$升高过快或显著升高以致发生二氧化碳麻醉时，患者可由呼吸过速转为浅慢呼吸或潮式呼吸。

2.神经症状

慢性呼吸衰竭伴二氧化碳潴留时，随 $PaCO_2$升高可表现为先兴奋后抑制现象。兴奋症状包括失眠、烦躁、躁动、夜间失眠而白天嗜睡（昼夜颠倒现象）。但此时切忌用镇静药或催眠药，以免加重二氧化碳潴留，发生肺性脑病。肺性脑病表现为神志淡漠、肌肉震颤或扑翼样震颤、间歇抽搐、昏睡，甚至昏迷等。亦可出现腱反射减弱或消失，锥体束征阳性等。此时应与合并脑部病变相鉴别。

3.循环系统

二氧化碳潴留使外周体表静脉充盈、皮肤充血、温暖多汗、血压升高、心排血量增多而致脉搏洪大；多数患者有心率加快；因脑血管扩张产生搏动性头痛。

四、辅助检查

（一）动脉血气分析

对于判断呼吸衰竭和酸碱失衡的严重程度及指导治疗具有重要意义。由于血气受年龄、海拔高度、氧疗等多种因素的影响，在具体分析时一定要结合临床情况。

（二）肺功能检测

尽管某些重症患者肺功能检测受到限制，但通过肺功能的检测能判断通气功能障碍的性质（阻塞性、限制性或混合性）及是否合并有换气功能障碍，并对通气和换气功能障碍的严重程度进行判断。呼吸肌功能测试能够提示呼吸肌无力的原因和判断其严重程度。

（三）影像学检查

影像学检查包括普通 X 线胸片检查、胸部 CT 检查和放射性核素肺通气/灌注扫描、肺血管造影检查等。

（四）纤维支气管镜检查

对于明确大气道情况和取得病理学证据具有重要意义。

五、治疗

呼吸衰竭总的治疗原则：加强呼吸支持，包括保持呼吸道通畅、纠正缺氧和改善通气，进行呼吸衰竭病因及诱因因素的治疗，加强一般支持治疗和对其他重要脏器功能的监测与支持。

(一)支气管扩张剂

缓解支气管痉挛,可选用β_2肾上腺素受体激动剂、抗胆碱药、糖皮质激素或茶碱类药物等。慢性呼吸衰竭患者常用雾化吸入法给药,急性呼吸衰竭患者常需静脉给药。

(二)呼吸兴奋剂

(1)主要适用于以中枢抑制为主、通气量不足引起的呼吸衰竭,对肺换气功能障碍导致的呼吸衰竭患者,不宜使用。常用的药物有尼可刹米和洛贝林,用量过大可引起不良反应。近年来,这两种药物在西方国家几乎已被淘汰,取而代之的是多沙普仑。该药对于镇静催眠药过量引起的呼吸抑制和COPD并发急性呼吸衰竭有显著的呼吸兴奋效果。

(2)呼吸兴奋剂的使用原则:必须保持气道通畅,否则会促发呼吸肌疲劳,进而加重二氧化碳潴留;脑缺氧、水肿未纠正而出现频繁抽搐者慎用;患者的呼吸肌功能基本正常;不可突然停药。

六、护理措施

(一)保持呼吸道通畅

(1)清除呼吸道分泌物及异物,如湿化气道、机械吸痰等方法。

(2)昏迷患者用抑头提颏法打开气道。

(3)按医嘱使用支气管扩张剂,缓解、解除支气管痉挛。

(4)建立人工气道:对于病情严重又不能配合、昏迷、呼吸道大量痰潴留伴有窒息危险或$PaCO_2$进行性增高的患者,若常规治疗无效,应及时建立人工气道。一般采用简易人工气道,如口咽通气道、鼻咽通气道和喉罩(是气管内导管的临时替代法);严重者采用气管内导管:行气管插管和气管切开。

(二)氧疗护理

1.氧疗适应证

呼吸衰竭患者PaO_2<8.0 kPa(60 mmHg),是氧疗的绝对适应证,氧疗的目的是使PaO_2>8.0 kPa(60 mmHg)。

2.氧疗的方法

临床常用、简便的方法是应用鼻导管或鼻塞法吸氧,还有面罩、气管内和呼吸机给氧法。缺氧伴二氧化碳潴留者,可用鼻导管或鼻塞法给氧;缺氧严重而无二氧化碳潴留者,可用面罩给氧。吸入氧浓度与氧流量的关系:吸入氧浓度(%)=21+氧流量(L/min)×4。

3.氧疗的原则

(1)Ⅰ型呼吸衰竭:多为急性呼吸衰竭,应给予较高浓度(35%<吸氧浓度<50%)或高浓度(>50%)氧气吸入。急性呼吸衰竭通常使PaO_2接近正常范围。

(2)Ⅱ型呼吸衰竭:给予低流量(1~2 L/min)、低浓度(<35%)持续吸氧。慢性呼吸衰竭通常要求氧疗后PaO_2维持在8.0 kPa(60 mmHg)左右或SpO_2>90%。

4.氧疗疗效的观察

若呼吸困难缓解、发绀减轻、心率减慢、尿量增多、神志清醒及皮肤转暖,提示氧疗有效。若发绀消失、神志清楚、精神好转、PaO_2>8.0 kPa(60 mmHg)、$PaCO_2$<6.7 kPa(50 mmHg),考虑终止氧疗,停止前必须间断吸氧几天,之后方可完全停止氧疗。若意识障碍加深或呼吸过度表浅、缓慢,提示二氧化碳潴留加重,应根据血气分析和患者表现,遵医嘱及时调整吸氧流量和氧浓度。

(三)增加通气量、减少二氧化碳潴留

(1)在呼吸道通畅的前提下，遵医嘱使用呼吸兴奋剂，适当提高吸入氧流量及氧浓度，静脉滴注时速度不宜过快，若出现恶心、呕吐、烦躁、面色潮红及皮肤瘙痒等现象，提示呼吸兴奋剂过量，需减量或停药。若4～12小时未见效，或出现肌肉抽搐等严重不良反应，应立即报告医师。对烦躁不安、夜间失眠患者，禁用麻醉剂，慎用镇静剂，以防止引起呼吸抑制。

(2)机械通气的护理：对于经过氧疗、应用呼吸兴奋剂等方法仍不能有效改善缺氧和二氧化碳潴留者，需考虑行机械通气。

(四)抗感染

遵医嘱选择有效的抗生素控制呼吸道感染，对长期应用抗生素患者注意有无“二重感染”。

(五)病情监测

(1)观察呼吸困难的程度，呼吸频率、节律和深度。

(2)观察有无发绀、球结膜充血、水肿、皮肤温暖多汗及血压升高等缺氧和二氧化碳潴留表现。

(3)监测生命体征及意识状态。

(4)监测并记录出入液量。

(5)监测血气分析和血生化检查。

(6)监测电解质和酸碱平衡状态。

(7)观察呕吐物和粪便性状。

(8)观察有无神志恍惚、烦躁、抽搐等肺性脑病表现，一旦发现，应立即报告医师协助处理。

(六)饮食护理

给予高热量、高蛋白、富含多种维生素、易消化、少刺激性的流质或半流质饮食。对昏迷患者应给予鼻饲或肠外营养。

(七)心理护理

经常巡视、了解和关心患者，特别是对建立人工气道和使用机械通气的患者。采用各项医疗护理措施前，向患者作简要说明，给患者安全感，取得患者信任和合作。指导患者应用放松方式分散注意力。

(田真真)

第四章 神经内科护理

第一节 面神经炎

面神经炎又称 Bel 麻痹，是面神经在茎乳孔以上面神经管内段的急性非化脓性炎症。

一、病因

病因不明，一般认为面部受冷风吹袭、病毒感染、自主神经功能紊乱造成面神经的营养微血管痉挛，引起局部组织缺血、缺氧所致。近年来也有认为可能是一种免疫反应。膝状神经节综合征则系带状疱疹病毒感染，使膝状神经节及面神经发生炎症所致。

二、临床表现

无年龄和性别差异，多为单侧，偶见双侧。发病与季节无关，通常急性起病，数小时至 3 天达到高峰。病前 1～3 天患侧乳突区可有疼痛。同侧额纹消失，眼裂增大，闭眼时，眼睑闭合不全，眼球向外上方转动并露出白色巩膜，称 Bel 现象。病侧鼻唇沟变浅，口角下垂。不能作噘嘴和吹口哨动作，鼓腮时病侧口角漏气，食物常滞留于齿颊之间。

若病变波及鼓索神经，尚可有同侧舌前 2/3 味觉减退或消失。镫骨肌支以上部位受累时，出现同侧听觉过敏。膝状神经节受累时除面瘫、味觉障碍和听觉过敏外，还有同侧唾液、泪腺分泌障碍，耳内及耳后疼痛，外耳道及耳郭部位带状疱疹，称膝状神经节综合征。一般预后良好，通常于起病 1～2 周后开始恢复，2～3 个月内痊愈。发病时伴有乳突疼痛、老年、患有糖尿病和动脉硬化者预后差。可遗有面肌痉挛或面肌抽搐。可根据肌电图检查及面神经传导功能测定判断面神经受损的程度和预后。

三、诊断与鉴别诊断

根据急性起病的周围性面瘫即可诊断，但需与以下疾病鉴别。

(1)吉兰-巴雷综合征：可有周围面瘫，多为双侧性，并伴有对称性肢体瘫痪和脑脊液蛋白-细胞分离。

(2)中耳炎、迷路炎、乳突炎等并发的耳源性面神经麻痹，以及腮腺炎肿瘤下颌化脓性淋巴结炎等所致者多有原发病的特殊症状及病史。

(3)颅后窝肿瘤或脑膜炎引起的周围性面瘫：起病较慢，且有原发病及其他脑神经受损表现。

四、治疗

(一)急性期治疗

以改善局部血液循环，消除面神经的炎症和水肿为主。如系带状疱疹所致的 Hunt 综合征，可口服阿昔洛韦 5 mg/(kg · d)，每天 3 次，连服 7～10 天。

(1)类固醇皮质激素：泼尼松(20～30 mg)每天 1 次，口服，连续 7～10 天。

(2)改善微循环，减轻水肿：706 代血浆(羟乙基淀粉)或右旋糖酐-40 250～500 mL，静脉滴注每天 1 次，连续 7～10 天，亦可加用脱水利尿药。

(3)神经营养代谢药物的应用：维生素 B_1 50～100 mg，维生素 B_{12} 500 μg，胞磷胆碱 250 mg，辅酶 Q_{10} 5～10 mg 等，肌内注射，每天 1 次。

(4)理疗：茎乳孔附近超短波透热疗法，红外线照射。

(二)恢复期治疗

以促进神经功能恢复为主。

(1)口服维生素 B_1、维生素 B_{12} 各 1～2 片，每天 3 次；地巴唑 10～20 mg，每天 3 次。亦可用加兰他敏 2.5～5 mg，肌内注射，每天 1 次。

(2)中药，针灸，理疗。

(3)采用眼罩，滴眼药水，涂眼药膏等方法保护暴露的角膜。

(4)病后 2 年仍不恢复者，可考虑行神经移植治疗。

五、护理

(一)一般护理

(1)病后两周内应注意休息，减少外出。

(2)本病一般预后良好，约 80%患者可在 3～6 周内痊愈，因此应向患者说明病情，使其积极配合治疗，解除心理压力，尤其年轻患者，应保持健康心态。

(3)给予易消化、高热能的半流饮食，保证机体足够营养代谢，增加身体抵抗力。

(二)观察要点

面神经炎是神经科常见病之一，在护理观察中主要注意以下两方面的鉴别。

1.分清面瘫属中枢性还是周围性瘫痪

中枢性面瘫系由对侧皮质延髓束受损引起的，故只产生对侧下部面肌瘫痪，表现为鼻唇沟浅、口角下坠、露齿、鼓腮、吹口哨时出现肌肉瘫痪，而皱额、闭眼仍正常或稍差。哭笑等情感运动时，面肌仍能收缩。周围性面瘫所有表情肌均瘫痪，不论随意或情感活动，肌肉均无收缩。

2.正确判断患病一侧

面肌挛缩时病侧鼻唇沟加深，眼裂缩小，易误认健侧为病侧。如让患者露齿时可见挛缩侧面肌不收缩，而健侧面肌收缩正常。

(三)保护暴露的角膜及防止结膜炎

由于患者不能闭眼，因此必须注意眼的清洁卫生。

(1)外出必须戴眼罩，避免尘沙进入眼内。

(2)每天抗生素眼药水滴眼,入睡前用眼药膏,以防止角膜炎或暴露性角结膜炎。

(3)擦拭眼泪的正确方法是向上,以防止加重外翻。

(4)注意用眼卫生,养成良好习惯,不能用脏手、脏手帕擦泪。

(四)保持口腔清洁防止牙周炎

由于患侧面肌瘫痪,进食时食物残渣常停留于患侧颊齿间,故应注意口腔卫生。

(1)经常漱口,必要时使用消毒漱口液。

(2)正确使用刷牙方法,应采用“短横法或竖转动法”两种方法,以去除菌斑及食物残片。

(3)牙齿的邻面与间隙容易堆积菌斑而发生牙周炎,可用牙线紧贴牙齿颈部,然后在邻面作上下移动,每个牙齿4～6次,直至刮净。

(4)牙龈乳头萎缩和齿间空隙大的情况下可用牙签沿着牙龈的形态线平行插入,不宜垂直插入,以免影响美观和功能。

(五)家庭护理

1.注意面部保暖

夏天避免在窗下睡觉,冬天迎风乘车要戴口罩,在野外作业时注意面部及耳后的保护。耳后及病侧面部给予温热敷。

2.平时加强身体锻炼

增强抗风寒侵袭的能力,积极治疗其他炎性疾病。

3.瘫痪面肌锻炼

因面肌瘫痪后常松弛无力,患者自己可对着镜用手掌贴于瘫痪的面肌上做环形按摩,每天3～4次,每次15分钟,以促进血液循环,并可减轻患者面肌受健侧的过度牵拉。当神经功能开始恢复时,鼓励患者练习病侧的各单个面肌的随意运动,以促进瘫痪肌的早日康复。

(谢晨琳)

第二节 脑梗死

脑梗死又称缺血性脑卒中,是指由于脑供血障碍引起脑缺血、缺氧,使局部脑组织发生不可逆性损害,导致脑组织缺血、缺氧性坏死。临床常按发病机制,将脑梗死分为脑血栓形成、脑栓塞、脑分水岭梗死、脑腔隙性梗死等。下面重点介绍脑血栓形成和脑栓塞。

一、脑血栓形成

脑血栓形成是脑梗死中最常见的类型,是指由于脑动脉粥样硬化等原因导致动脉管腔狭窄、闭塞或血栓形成,引起急性脑血流中断,脑组织缺血、缺氧、软化、坏死;又称为动脉粥样硬化血栓形成性脑梗死。

(一)病因和发病机制

最常见的病因是动脉粥样硬化,其次为高血压、糖尿病、高血脂等。血黏度增高、血液高凝状态也可以是脑血栓形成的原因。

神经细胞在完全缺血、缺氧后十几秒即出现电位变化,随后大脑皮质、小脑、延髓的生物电活动也相继消失。脑动脉血流中断持续5分钟，神经细胞就会发生不可逆性损害，出现脑梗死。急性脑梗死病灶由缺血中心区及其周围的缺血半暗带组成。其中，缺血中心区由于严重缺血、细胞能量衰竭而发生不可逆性损害；缺血半暗带由于局部脑组织还存在大动脉残留血液和/或侧支循环，缺血程度较轻，仅功能缺损，具有可逆性，故在治疗和神经功能恢复上具有重要作用。

（二）临床表现

好发于中老年人。多数患者有脑血管病的危险因素，如冠状动脉粥样硬化性心脏病（冠心病）、高血压、糖尿病、血脂异常等。部分患者有前驱症状，如肢体麻木、头痛、眩晕、TIA反复发作等。多在安静状态下或睡眠中起病，如晨起时发现半身不遂。症状和体征多在数小时至1～2天达高峰。患者一般意识清楚，但当发生基底动脉血栓或大面积脑梗死时，病情严重，可出现意识障碍，甚至有脑疝形成，最终导致死亡。

临床症状复杂多样，取决于病变部位、血栓形成速度及大小、侧支循环状况等，可表现为运动障碍、感觉障碍、语言障碍、视觉障碍等。

1.颈内动脉系统受累

可出现三偏征（对侧偏瘫、偏身感觉障碍、同向性偏盲），优势半球受累可有失语，非优势半球病变可有体像障碍；还可出现中枢性面舌瘫、尿潴留或尿失禁。

2.椎-基底动脉系统受累

常出现眩晕、眼球震颤、复视、交叉性瘫痪、构音障碍、吞咽困难、共济失调等，还可出现延髓背外侧综合征、闭锁综合征等各种临床综合征。如基底动脉主干严重闭塞导致脑桥广泛梗死，可表现为四肢瘫、双侧瞳孔缩小、意识障碍、高热，常迅速死亡。

（三）实验室及其他检查

（1）头颅CT：发病24小时内图像多无改变，24小时后梗死区出现低密度灶。对超早期缺血性病变、脑干、小脑梗死及小灶梗死显示不佳。

（2）头颅MRI：发病数小时后，即可显示T_1低信号、T_2长信号的病变区域。与CT相比，还可以发现脑干、小脑梗死及小灶梗死。功能性MRI[弥散加权成像（DWI）及灌注加权成像（PWI）]可更早发现梗死灶，为超早期溶栓治疗提供了科学依据。目前认为弥散-灌注不匹配区域为半暗带。

（3）脑血管造影（DSA）、磁共振血管成像（MRA）、CT血管成像（CTA）、血管彩超及经颅多普勒超声等检查，有助于发现血管狭窄、闭塞、痉挛的情况。

（4）血液化验、心电图及经食道超声心动图等常规检查，有助于发现病因和危险因素。

（5）脑脊液检查一般正常。大面积脑梗死时，脑脊液压力可升高，细胞数和蛋白可增加；出血性梗死时可见红细胞。目前由于头颅CT等手段的广泛应用，脑脊液已不再作为脑卒中的常规检查。

（四）诊断要点

中老年患者，有动脉粥样硬化等危险因素，病前可有反复的TIA发作；安静状态下起病，出现局灶性神经功能缺损，数小时至1～2天内达高峰；头颅CT在24～48小时内出现低密度灶；一般意识清楚，脑脊液正常。

（五）治疗要点

1.急性期治疗

重视超早期（发病6小时以内）和急性期的处理，溶解血栓和脑保护治疗最为关键。但出血性脑梗死时，禁忌溶栓、抗凝、抗血小板治疗。

(1)一般治疗：①早期卧床休息，保证营养供给，保持呼吸道通畅，维持水、电解质平衡，防治肺炎、尿路感染、压疮、深静脉血栓、上消化道出血等并发症。②调控血压：急性期患者会出现不同程度的血压升高，处理取决于血压升高的程度和患者的整体状况。但血压过低对脑梗死不利，会加重脑缺血。因此，当收缩压低于 24.0 kPa(180 mmHg)或舒张压低于 14.7 kPa(110 mmHg)时，可不需降压治疗。以下情况应当平稳降压：收缩压大于 29.3 kPa(220 mmHg)或舒张压大于 16.0 kPa(120 mmHg)，梗死后出血，合并心肌缺血、心衰、肾衰和高血压脑病等。

(2)超早期溶栓：目的是通过溶栓使闭塞的动脉恢复血液供应，挽救缺血半暗带的脑组织，防止发生不可逆性损伤。治疗的时机是影响疗效的关键，多在发病 6 小时内进行，并应严格掌握禁忌证：①有明显出血倾向者。②近期有脑出血、心肌梗死、大型手术病史者。③血压高于 24.0/14.7 kPa(180/110 mmHg)；④有严重的心、肝、肾功能障碍者。溶栓的并发症可能有梗死后出血、身体其他部位出血、溶栓后再灌注损伤、脑组织水肿、溶栓后再闭塞。美国 FDA 及欧洲国家均已批准缺血性脑卒中发病 3 小时内应用重组组织型纤溶酶原激活剂(rt-PA)静脉溶栓治疗，不仅显著减少患者死亡及严重残疾的危险性，而且还大大改善了生存者的生活质量。我国采用尿激酶(UK)对发病 6 小时内，脑 CT 无明显低密度改变且意识清楚的急性脑卒中患者进行静脉溶栓治疗是比较安全、有效的。现有资料不支持临床采用链激酶溶栓治疗。动脉溶栓较静脉溶栓治疗有较高的血管再通率，但其优点被耽误的时间所抵消。

(3)抗血小板、抗凝治疗：阻止血栓的进展，防止脑卒中复发，改善患者预后。主要应用阿司匹林50～150 mg/d或氯吡格雷(波立维)75 mg/d。

(4)降纤治疗：降解血中纤维蛋白原，增强纤溶系统活性，抑制血栓形成。主要药物有巴曲酶、降纤酶、安克洛酶和蚓激酶。

(5)抗凝治疗：急性期抗凝治疗虽已广泛应用多年，但一直存在争议。常用普通肝素及低分子肝素等。

(6)脑保护剂：胞磷胆碱、钙通道阻滞剂、自由基清除剂、亚低温治疗等。

(7)脱水降颅压：大面积脑梗死时，脑水肿严重，颅内压会明显升高，应进行脱水降颅压治疗。常用药物有甘露醇、呋塞米、甘油果糖，方法参见脑出血治疗。

(8)中医中药：可以降低血小板聚集、抗凝、改善脑血流、降低血黏度、保护神经。常用药物有丹参、三七、川芎、葛根素及银杏叶制剂等，还可以针灸治疗。

(9)介入治疗：包括颅内外血管经皮腔内血管成形术及血管内支架置入术等。

2.恢复期治疗

(1)康复治疗：患者意识清楚、生命体征平稳、病情不再进展 48 小时后，即可进行系统康复治疗。包括运动、语言、认知、心理、职业与社会康复等内容。

(2)二级预防：积极寻找并去除脑血管病的危险因素，适当应用抗血小板聚集药物，降低脑卒中复发的危险性。

(六)护理评估

1.病史

(1)病因和危险因素：了解患者有无颈动脉狭窄、高血压、糖尿病、高脂血症、TIA 病史，有无脑血管疾病的家族史，有无长期高盐、高脂饮食和烟酒嗜好，是否进行体育锻炼等。详细询问 TIA 发作的频率与表现形式，是否进行正规、系统的治疗。是否遵医嘱正确服用降压、降糖、降脂、抗凝及抗血小板聚集药物，治疗效果及目前用药情况等。

(2)起病情况和临床表现：了解患者发病的时间、急缓及发病时所处状态，有无头晕、肢体麻木等前驱症状。是否存在肢体瘫痪、失语、感觉和吞咽障碍等局灶定位症状和体征，有无剧烈头痛、喷射性呕吐、意识障碍等全脑症状和体征及其严重程度。

(3)心理-社会状况：观察患者是否存在因疾病所致焦虑等心理问题；了解患者和家属对疾病发生的相关因素、治疗和护理方法、预后、如何预防复发等知识的认知程度；患者家庭条件与经济状况及家属对患者的关心和支持度。

2.身体评估

(1)生命体征：监测血压、脉搏、呼吸、体温。大脑半球大面积脑梗死患者因脑水肿导致高颅压，可出现血压和体温升高、脉搏和呼吸减慢等生命体征异常。

(2)意识状态：有无意识障碍及其类型和严重程度。脑血栓形成患者多无意识障碍，如发病时或病后很快出现意识障碍，应考虑椎一基底动脉系统梗死或大脑半球大面积梗死。

(3)头颈部检查：双侧瞳孔大小、是否等大及对光反射是否正常；视野有无缺损；有无眼球震颤、运动受限及眼睑闭合障碍；有无面部表情异常、口角歪斜和鼻唇沟变浅；有无听力下降或耳鸣；有无饮水呛咳、吞咽困难或咀嚼无力；有无失语及其类型；颈动脉搏动强度、有无杂音。优势半球病变时常出现不同程度的失语，大脑后动脉血栓形成可致对侧同向偏盲，椎-基底动脉系统血栓形成可致眩晕、眼球震颤、复视、眼肌麻痹、发音不清、吞咽困难等。

(4)四肢脊柱检查：有无肢体运动和感觉障碍；有无步态不稳或不自主运动。四肢肌力、肌张力，有无肌萎缩或关节活动受限；皮肤有无水肿、多汗、脱屑或破损；括约肌功能有无障碍。大脑前动脉血栓形成可引起对侧下肢瘫痪，颈动脉系统血栓形成主要表现为病变对侧肢体瘫痪或感觉障碍。如为大脑中动脉血栓形成，瘫痪和感觉障碍限于面部和上肢；后循环血栓形成可表现为小脑功能障碍。

3.实验室及其他检查

(1)血液检查：血糖、血脂、血液流变学和凝血功能检查是否正常。

(2)影像学检查：头部CT和MRI有无异常及其出现时间和表现形式；DSA和MRA是否显示有血管狭窄、闭塞、动脉瘤和动静脉畸形等。

(3)TCD：有无血管狭窄、闭塞、痉挛或侧支循环建立情况。

(七)常用护理诊断合作性问题

(1)躯体活动障碍：与运动中枢损害致肢体瘫痪有关。

(2)语言沟通障碍：与语言中枢损害有关。

(3)吞咽障碍与意识障碍：或延髓麻痹有关。

(八)护理目标

(1)患者能掌握肢体功能锻炼的方法并主动配合进行肢体功能的康复训练，躯体活动能力逐步增强。

(2)能采取有效的沟通方式表达自己的需求，能掌握语言功能训练的方法并主动配合康复活动，语言表达能力逐步增强。

(3)能掌握恰当的进食方法，并主动配合进行吞咽功能训练，营养需要得到满足，吞咽功能逐渐恢复。

(九)护理措施

1.加强基础护理

保持环境安静、舒适。加强巡视,及时满足日常生活需求。指导和协助患者洗漱、进食、如厕或使用便器、更衣及沐浴等,更衣时注意先穿患侧、先脱健侧。做好皮肤护理,帮助患者每 2 小时翻身一次,瘫痪一侧受压时间间隔应更短,保持床单位整洁,防止压疮和泌尿系统感染。做好口腔护理,防止肺部感染。

2.饮食护理

根据患者具体情况,给予低盐、低脂、糖尿病饮食。吞咽困难、饮水呛咳者,进食前应注意休息。稀薄液体容易导致误吸,故可给予软食、糊状的黏稠食物,放在舌根处喂食。为预防食管返流,进食后应保持坐立位半小时以上。有营养障碍者,必要时可给予鼻饲。

3.药物护理

使用溶栓、抗凝药物时应严格注意药物剂量,监测凝血功能,注意有无出血倾向等不良反应;口服阿司匹林患者应注意有无黑便情况;应用甘露醇时警惕肾脏损害;使用血管扩张药尤其是尼莫地平时,监测血压变化。同时,应积极治疗原发病,如冠心病、高血压、糖尿病等,尤其要重视对TIA 的处理。

4.康复护理

康复应与治疗并进,目标是减轻脑卒中引起的功能缺损,提高患者的生活质量。在急性期,康复主要是抑制异常的原始反射活动,重建正常运动模式,其次才是加强肌肉力量的训练。

(1)指导体位正确摆放:上肢应注意肩外展、肘伸直、腕背伸、手指伸展;下肢应注意用沙袋抵住大腿外侧以免髋外展、外旋,膝关节稍屈曲,足背屈与小腿成直角。可交替采用患侧卧位、健侧卧位、仰卧位。

(2)保持关节处于功能位置,加强关节被动和主动活动,防止关节挛缩变形而影响正常功能。注意先活动大关节,后活动小关节,在无疼痛状况下,应进行关节最大活动范围的运动。

(3)指导患者床上翻身、移动、桥式运动的技巧,训练患者的平衡和协调能力,以及进行自理活动和患肢锻炼的方法,并教会家属如何配合协助患者。

(4)康复过程中要注意因人而异、循序渐进的原则,逐渐增加肢体活动量,并预防废用综合征和误用综合征。

5.安全护理

为患者提供安全的环境,床边要有护栏;走廊、厕所要装扶手;地面要保持平整干燥,防湿、防滑,去除门槛或其他障碍物。呼叫器应放于床头患者随手可及处;穿着防滑的软橡胶底鞋;护理人员行走时不要在其身旁擦过或在其面前穿过,同时避免突然呼唤患者,以免分散其注意力;行走不稳或步态不稳者,可选用三角手杖等合适的辅助工具,并保证有人陪伴,防止受伤。夜间起床时要注意三个半分钟,即“平躺半分钟、床上静坐半分钟、双腿下垂床沿静坐半分钟”,再下床活动。

6.心理护理

脑血栓形成的患者,因偏瘫致生活不能自理、病情恢复较慢、后遗症较多等问题,常易产生自卑、消极、急躁等心理。护理人员应主动关心和了解患者的感受,鼓励患者做力所能及的事情,并组织病友之间进行交流,使之积极配合治疗和康复。

(十)护理评价

(1)患者掌握肢体功能锻炼的方法并在医护人员和家属协助下主动活动,肌力增强,生活自理能力提高,无压疮和坠积性肺炎等并发症。

(2)能通过非语言沟通表达自己的需求,主动进行语言康复训练,语言表达能力增强。

(3)掌握正确的进食或鼻饲方法,吞咽功能逐渐恢复,未发生营养不良、误吸、窒息等并发症。

(十一)健康指导

1.疾病预防指导

对有发病危险因素或病史者,指导进食高蛋白、高维生素、低盐、低脂、低热量清淡饮食,多食新鲜蔬菜、水果、谷类、鱼类和豆类,保持能量供需平衡,戒烟、限酒;应遵医嘱规则用药,控制血压、血糖、血脂和抗血小板聚集;告知改变不良生活方式,坚持每天进行30分钟以上的慢跑、散步等运动,合理休息和娱乐;对有TIA发作史的患者,指导在改变体位时应缓慢,避免突然转动颈部,洗澡时间不宜过长,水温不宜过高,外出时有人陪伴,气候变化时注意保暖,防止感冒。

2.疾病知识指导

告知患者和家属疾病发生的基本病因和主要危险因素、早期症状和及时就诊的指征;指导患者遵医嘱正确服用降压、降糖和降脂药物,定期复查。

3.康复指导

告知患者和家属康复治疗的知识和功能锻炼的方法,帮助分析和消除不利于疾病康复的因素,落实康复计划,并与康复治疗师保持联系,以便根据康复情况及时调整康复训练方案。如吞咽障碍的康复方法包括:唇、舌、颜面肌和颈部屈肌的主动运动和肌力训练;先进食糊状或胶冻状食物,少量多餐,逐步过渡到普通食物;进食时取坐位,颈部稍前屈(易引起咽反射);软腭冰刺激;咽下食物练习呼气或咳嗽(预防误咽);构音器官的运动训练(有助于改善吞咽功能)。

4.鼓励生活自理

鼓励患者从事力所能及的家务劳动,日常生活不过度依赖他人;告知患者和家属功能恢复需经历的过程,使患者和家属克服急于求成的心理,做到坚持锻炼,循序渐进。嘱家属在物质和精神上对患者提供帮助和支持,使患者体会到来自多方面的温暖,树立战胜疾病的信心。同时,也要避免患者产生依赖心理,增强自我照顾能力。

(十二)预后

脑血栓形成的急性期病死率为5%~15%,存活者中致残率约为50%。影响预后的最主要因素是神经功能缺损程度,其他还包括年龄、病因等。

二、脑栓塞

脑栓塞是指血液中的各种栓子,随血液流入脑动脉而阻塞血管,引起相应供血区脑组织缺血坏死,导致局灶性神经功能缺损。

(一)病因和发病机制

脑栓塞按栓子来源分为三类。

1.心源性栓子

心源性栓子为脑栓塞最常见病因,约占95%。引起脑栓塞的心脏疾病有房颤、风湿性心脏病、心肌梗死、心肌病、感染性心内膜炎、先天性心脏病、心脏手术等,其中房颤是引起心源性脑栓塞最常见的原因。

2.非心源性栓子

可见于主动脉弓和颅外动脉的粥样硬化斑块及附壁血栓的脱落，还可见脂肪滴、空气、寄生虫卵、肿瘤细胞等栓子或脓栓。

3.来源不明

（二）临床表现

任何年龄均可发病，风湿性心脏病、先天性心脏病等以中、青年为主，冠心病及大动脉病变以老年为主。一般无明显诱因，也很少有前驱症状。脑栓塞是起病速度最快的脑卒中类型，症状常在数秒或数分钟内达高峰，多为完全性卒中。起病后多数患者有意识障碍，但持续时间常较短。临床症状取决于栓塞部位、大小及侧支循环的建立情况，表现为局灶性神经功能缺损。发生在颈内动脉系统的脑栓塞约占80%。脑栓塞发生出血性梗死的机会较脑血栓形成多见。

（三）辅助检查

（1）头颅CT、MRI：可显示脑栓塞的部位和范围。

（2）常规进行超声心动图、心电图、胸部X线片等检查，以确定栓子来源。

（3）脑血管造影、MRA、CTA、血管彩超、经颅多普勒超声等检查，有助于发现颅内外动脉的狭窄程度和动脉斑块。

（4）脑脊液检查：压力正常或升高，蛋白质常升高。感染性栓塞时白细胞增加；出血性栓塞时可见红细胞。

（四）诊断要点

任何年龄均可发病，以青壮年较多见；病前有房颤、风湿性心脏病、动脉粥样硬化等病史；突发偏瘫、失语等局灶性神经功能缺损症状，数秒或数分钟内症状达高峰；头颅CT、MRI等有助于明确诊断。

（五）治疗要点

1.脑部病变的治疗

与脑血栓形成的治疗大致相同。尤其主张抗凝、抗血小板聚集治疗，防止形成新的血栓，预防复发。但出血性梗死、感染性栓塞时，应禁用溶栓、抗血小板、抗凝治疗。

2.原发病治疗

目的是根除栓子来源，防止复发。如心源性脑栓塞容易再发，急性期应卧床休息数周，避免活动，并积极治疗房颤等原发心脏疾病。感染性栓塞时应积极应用抗生素。脂肪栓塞时可用5%碳酸氢钠等脂溶剂。

（六）护理评估/诊断/目标及措施

参见本节“脑血栓形成”部分。

（七）健康指导

告知患者和家属本病的常见病因和控制原发病的重要性；指导患者遵医嘱长期抗凝治疗，预防复发；在抗凝治疗中定期门诊复诊，监测凝血功能，及时在医护员指导下调整药物剂量。其他详见本节“脑血栓形成”。

（八）预后

脑栓塞急性期病死率为5%～15%，多死于严重脑水肿引起的脑疝、肺部感染和心力衰竭。栓子来源不能消除者容易复发，复发者病死率更高。

（谢晨琳）

第三节 蛛网膜下腔出血

蛛网膜下腔出血是指脑底部或脑表面的血管破裂,血液直接流入蛛网膜下腔,又称自发性蛛网膜下腔出血,以先天性脑动脉瘤为多见。由脑实质内或脑外伤出血破入脑室系统或蛛网膜下腔者,称继发性蛛网膜下腔出血。故本病为多种病因引起的临床综合征。

一、病因及发病机制

(一)病因

蛛网膜下腔出血最常见的病因为先天性动脉瘤,其次为动静脉畸形和脑动脉硬化性动脉瘤,再次为各种感染所引起的脑动脉炎、脑肿瘤、血液病、胶原系统疾病、抗凝治疗并发症等。部分病例病因未明。颅内动脉瘤多为单发,多发者仅占15‰。好发于脑基底动脉环交叉处。脑血管畸形多见于天幕上脑凸面或中深部,脑动脉硬化性动脉瘤则多见于脑底部。动脉瘤破裂处脑实质破坏并继发脑血肿、脑水肿。镜下可见动脉变性、纤维增生和坏死。

(二)发病机制

由于先天性及病理性血管的管壁薄弱,内弹力层和肌层纤维的中断,有的血管发育不全及变性,尤其在血管分叉处往往承受压力大,在血流冲击下血管易自行破裂,或当血压增高时被冲裂而出血。此外由于血液的直接刺激,或血细胞破坏释放大量促血管痉挛物质(去甲肾上腺素等),使脑动脉痉挛,如果出血量大将会引起严重颅内压增高,甚至脑疝。

二、临床表现

在活动状态下急性起病,任何年龄组均可发病,以青壮年居多,其临床特点如下所述。

(一)头痛

患者突感头部剧痛难忍如爆炸样疼痛,先由某一局部开始,继而转向全头剧痛,这往往指向血管破裂部位。

(二)呕吐

呕吐常并发于头痛后,患者反复呕吐,多呈喷射性。

(三)意识障碍

患者可出现烦躁不安,躁动不宁、谵妄及胡言乱语,意识模糊,甚至昏迷或抽搐,大小便失禁。

(四)脑膜刺激征

脑膜刺激征为常见且具有诊断意义的体征。在起病早期或深昏迷状态下可能缺如,应注意密切观察病情变化。

(五)其他

定位体征往往不明显,绝大部分病例无偏瘫,但有的可出现附加症状,低热、腰背痛、腹痛、下肢痛等。如为脑血管畸形引起常因病变部位不同,而表现为不同的局灶性体征。如为脑动脉瘤破裂引起,多位于脑底 Willis 环,其临床表现为:①后交通动脉常伴有第Ⅲ脑神经麻痹。②前交通动脉可伴有额叶功能障碍。③大脑中动脉可伴有偏瘫或失语。④颈内动脉可伴有一过性失明，轻偏瘫或无任何症状。

三、辅助检查

(一)腰椎穿刺

出血后两小时，脑脊液压力增高，外观呈均匀，血性且不凝固，此检查具诊断价值。3～4天内出现胆红质，使脑脊液黄变，一般持续3～4周。

(二)心电图

心电图可有心肌缺血缺氧性损伤，房室传导阻滞，房颤等改变。

(三)脑血管造影或数字减影

脑血管造影或数字减影以显示有无脑动脉瘤或血管畸形，并进一步了解动脉瘤的部位，大小或血管畸形的供血情况，以利手术治疗。

(四)CT扫描

CT平扫时可见出血部位、血肿大小及积血范围(脑基底池、外侧裂池、脑穹隆面、脑室等)。增强扫描可发现动脉瘤或血管畸形。

(五)经颅多普勒超声波检查

此检查对脑血流状况可做出诊断，并对手术适应证能提供客观指标。

四、诊断要点

(一)诊断

1.病史

各年龄组均可发病，以青壮年居多，青少年以先天性动脉瘤为多，中老年以动脉硬化性动脉瘤出血为多。既往可有头痛史及有关原发病病史。

2.诱因

可有用力排便、咳嗽、情绪激动、过劳、兴奋紧张等诱因。

3.临床征象

急性起病，以剧烈头痛、呕吐，脑膜刺激征阳性，绝大部分患者无偏瘫，腰椎穿刺为血性脑脊液即可确诊。但脑动脉瘤和脑血管畸形主要靠脑血管造影或数字减影来判断病变部位、性质及范围大小。

(二)鉴别诊断

本病应与脑出血、出血性脑炎及结核性脑膜炎相鉴别，后者具有明显的脑实质受损的定位体征，以及全身症状突出并有特征性脑脊液性状。CT扫描脑出血显示高密度影，血肿位于脑实质内。

五、治疗要点

总的治疗原则为控制脑水肿，预防再出血及脑血管痉挛、脑室积水的产生，同时积极进行病因治疗。急性期首先以内科治疗为主。

(1)保持安静，头部冷敷，绝对卧床4～6周，烦躁时可选用镇静剂。保持大便通畅，避免用力排便、咳嗽、情绪激动等引起颅内压增高的因素。

(2)减轻脑水肿，降低颅内压，仍是治疗急性出血性脑血管病的关键。发病2～4小时内脑水肿可达高峰，严重者导致脑疝而死亡。

(3)止血剂对蛛网膜下腔出血有一定帮助。①6-氨基己酸(EACA)。18～24 g加入5%～10%葡萄糖液500～1 000 mL内静脉滴注,1～2次/天,连续使用7～14天或口服6～8 g/d,3周为1个疗程。但肾功能障碍应慎用。②抗血纤溶芳酸(PAMBA)。可控制纤维蛋白酶的形成。每次500～1 000 mg溶于5%～10%葡萄糖液500 mL内静脉滴注,1～2次/天,维持2～3周,停药采取渐减。③其他止血剂。酌情适当相应选用如氨甲环酸(AMCHA)、仙鹤草素溶液、卡巴克络(安络血)、酚磺乙胺(止血敏)及云南白药等。

(4)防治继发性脑血管痉挛:在出血后96小时左右开始应用钙通道阻滞剂尼莫地平,首次剂量0.35 mg/kg,以后按0.3 mg/kg,每4小时1次,口服,维持21天,疗效颇佳。还可试用前列环素、纳洛酮、血栓素等。

(5)预防再出血:一般首次出血后2周内为再出血高峰,第3周后渐少。临床上在4周内视为再出血的危险期,故需绝对安静卧床,避免激动,用力咳嗽或打喷嚏,并低盐少渣饮食,保持大便通畅。

(6)手术治疗:一旦明确动脉瘤应争取早期手术根除治疗,可选用瘤壁加固术,瘤颈夹闭术,用微导管血管内瘤体填塞等手术,以防瘤体再次破裂出血。动静脉畸形部位浅表,而不影响神经功能障碍,亦可用电凝治疗或手术切除。如出现脑积水可采用侧脑室分流术。

六、护理评估

(一)病史评估

起病形式,有无诱因;检查及治疗经过;心理-社会状况。

(二)身体评估

意识、瞳孔、生命体征、精神状态、头痛程度、颈项强直、生活自理状况。

(三)实验室及其他

腰穿、CT、MRI、DSA。

七、护理诊断及合作性问题

(一)疼痛

疼痛与颅内压增高、血液刺激脑膜或继发性脑血管痉挛有关。

(二)恐惧

恐惧与剧烈疼痛、担心再次出血有关。

(三)潜在并发症

再出血、脑疝。

八、护理目标

(1)患者的头痛减轻或消失。

(2)患者未发生严重并发症。

(3)患者的基本生活需要得到满足。

九、护理措施

与脑出血护理相似。主要是防止再出血。

(1)一般护理:应绝对卧床休息4～6周,抬高床头15°～30°,避免搬动和过早离床活动,保持环境安静，严格限制探视，避免各种刺激。

(2)饮食护理：多食蔬菜、水果，保持大便通畅，避免过度用力排便；避免辛辣刺激性强的食物，戒烟酒。

(3)保持乐观情绪，避免精神刺激和情绪激动。防止咳嗽和打喷嚏，对剧烈头痛和躁动不安者，可应用止痛剂、镇静剂。

(4)密切观察病情，初次发病第2周最易发生再出血。如患者再次出现剧烈头痛、呕吐、昏迷、脑膜刺激征等情况，及时报告医师并处理。

十、护理评价

患者头痛逐渐得到缓解。患者情绪稳定，未发生严重并发症。

十一、健康指导

(一)预防再出血

告知患者情绪稳定对疾病恢复和减少复发的意义，使患者了解遵医嘱绝对卧床并积极配合治疗和护理。指导家属关心、体贴患者，在精神和物质上对患者给予支持，减轻患者的焦虑、恐惧等不良心理反应。日常生活指导见本节“脑出血”。告知患者和家属再出血的表现，发现异常，及时就诊。女性患者1～2年内避孕。

(二)疾病知识指导

向患者和家属介绍疾病的病因、诱因、临床表现、应进行的相关检查、病程和预后、防治原则和自我护理的方法。SAH患者一般在首次出血后3天内或3～4周后进行DSA检查，以避开脑血管痉挛和再出血的高峰期。应告知脑血管造影的相关知识，使患者和家属了解进行DSA检查以明确和去除病因的重要性，积极配合。

(谢晨琳)

第四节　吉兰-巴雷综合征

一、概述

吉兰-巴雷综合征(GBS)又称急性感染性脱髓鞘性多发性神经病，是可能与感染有关和免疫机制参与的急性特发性多发性神经病。临床上表现为四肢弛缓性瘫痪，末梢型感觉障碍和脑脊液蛋白细胞分离等。本病确切病因不清，可能与空肠弯曲菌感染有关；或是机体免疫发生紊乱，产生针对周围神经的免疫应答，引起周围神经脱髓鞘。本病年发病率为(0.6～1.9)/10万，我国尚无系统的流行病学资料。

二、诊断步骤

(一)病史采集要点

1.起病情况

以儿童或青少年多见，急性或亚急性起病，数天或2周内达高峰。需要耐心分析，争取掌握比较确切的起病时间，了解病情进展情况。

2.主要临床表现

主要临床表现为运动、感觉和自主神经损害。肢体弛缓性瘫痪，从下肢远端向上发展，至上肢并累及脑神经(也可以首发症状为双侧周围性面瘫)。感觉异常如烧灼感、麻木、疼痛等，以远端为主。自主神经紊乱症状明显，如心律失常、皮肤营养障碍等，但尿便障碍绝大多数患者不出现，严重患者可有。

3.既往史

若发现可能致病的原因有较大意义。如起病前1～4周有无胃肠或呼吸道感染症状，有无疫苗接种史，或者外科手术史，有无明显诱因。

(二)体格检查要点

1.一般情况

精神疲乏，若感染严重者，可有不同程度的发热。窦性心动过速，血压不稳定，出汗多，皮肤红肿以及营养障碍。

2.神经系统检查

神志清，高级神经活动正常。脑神经以双侧周围性面瘫、延髓性麻痹为主，四肢呈弛缓性瘫痪，末梢型感觉障碍，大、小便功能障碍多不明显。

(三)门诊资料分析

1.血常规

白细胞轻度升高或正常。

2.生化

血钾正常。

3.病史和检查

可见患者有运动、感觉和自主神经障碍，因此，定位在周围神经病变。起病前有感染等病史，考虑为感染性或自身免疫性疾病，应进一步检查感染和免疫相关指标以确诊。

(四)进一步检查项目

1.腰穿

脑脊液蛋白细胞分离是本病特征性表现，蛋白增高而细胞数正常，出现在起病后2～3周，但在第1周正常。

2.肌电图

发现运动和感觉神经传导速度明显减慢，有失神经或轴索变性的肌电改变。脱髓鞘病变呈节段性和斑点状特点，可能某一神经感觉传导速度正常，另一神经异常，因此，早期要检查多根神经。发病早期可能只有F波或H波反射延迟或消失。

三、诊断对策

(一)诊断要点

根据起病前有感染史，急性或亚急性起病，四肢对称性下运动神经元瘫痪，末梢型感觉减退以及脑神经损害，脑脊液蛋白细胞分离，结合肌电图可以确诊。Asbury等的诊断标准：①多有病前感染或自身免疫反应。②急性或亚急性起病，进展不超过4周。③四肢瘫痪常自下肢开始，近端较明显。④可有呼吸肌麻痹。⑤可有脑神经受损。⑥可有末梢型感觉障碍或疼痛。⑦脑脊液蛋白细胞分离。⑧肌电图早期 F 波或 H 波反射延迟,运动神经传导速度明显减慢。

(二)鉴别诊断要点

1.低血钾型周期性瘫痪

本病一般有甲亢、低血钾病史。起病快(数小时~1 天),恢复也快(2~3 天)。四肢弛缓性瘫痪,无呼吸肌麻痹和脑神经受损,无感觉障碍。脑脊液没有蛋白细胞分离。血钾低,补钾有效。既往有发作史。

2.脊髓灰质炎

本病为脊髓前角病变,没有感觉障碍和脑神经受损。多在发热数天后,体温未恢复正常时出现瘫痪,通常只累及一个肢体。但本病起病后 3 周也可见脑脊液蛋白细胞分离。

3.重症肌无力

本病为神经肌肉接头病变,主要累及骨骼肌,因此,没有感觉障碍和自主神经症状。症状呈波动性,晨轻暮重。疲劳试验和肌电图有助于诊断。

(三)吉兰-巴雷综合征

变异型根据临床、病理及电生理表现可分为以下类型。

1.急性运动轴索型神经病

急性运动轴索型神经病为纯运动型,特点是病情中多有呼吸肌受累,24~48 小时内迅速出现四肢瘫痪,肌萎缩出现早,病残率高,预后差。

2.急性运动感觉轴索型神经病发病

此型与前者相似,但病情更重,预后差。

3.Fisher 综合征

Fisher 综合征表现为眼外肌麻痹、共济失调和腱反射消失三联征。

4.不能分类的吉兰-巴雷综合征

包括“全自主神经功能不全”和极少数复发型吉兰-巴雷综合征。

四、治疗对策

(一)治疗原则

(1)尽早明确诊断,及时治疗。

(2)根据病情的严重情况进行分型,制订合理的治疗方案。

(3)治疗过程中应密切观察病情,注重药物毒副作用。

(4)积极预防和控制感染及消化道出血等。

(5)早期康复训练对功能恢复有重要意义,同时可提高患者自信心,观察效果。

(二)治疗计划

1.基础治疗(对症支持治疗)

(1)辅助呼吸:患者气促,血氧饱和度降低,动脉血氧分压下降至 9.3 kPa(70 mmHg)以下,可进行气管插管,呼吸机辅助呼吸,必要时气管切开。加强护理,保持呼吸道通畅,定时翻身、拍背,雾化吸入,吸痰等。

(2)重症患者持续心电监护,窦性心动过速通常无须处理。血压高时可予小剂量降压药,血压低时可予扩容等。

(3)穿长弹力袜预防深静脉血栓。

(4)保持床单平整,勤翻身,预防压疮。

(5)吞咽困难者可予留置胃管,鼻饲,以免误入气管窒息。

(6)尿潴留可加压按压腹部,无效时可留置尿管。便秘可用大黄苏打片、番泻叶等。出现肠梗阻时应禁食并请外科协助治疗。

(7)出现疼痛,可予非阿片类镇痛药,或试用卡马西平。

(8)早期开始康复治疗,包括肢体被动和主动运动,防止挛缩,用夹板防止足下垂畸形,以及针灸、按压、理疗和步态训练等。

2.特异治疗(病因治疗)

(1)血浆置换:按每千克体重 40 mL 或 1～1.5 倍血浆容量计算每次交换血浆量,可用 5%清蛋白复原血容量,减少使用血浆的并发症。轻、中、重患者每周应分别做 2 次、4 次和 6 次。主要禁忌证是严重感染、心律失常、心功能不全及凝血系统疾病等。

(2)免疫球蛋白静脉滴注(IVIG):成人按 0.4 g/(kg·d)剂量,连用 5 天,尽早使用或在呼吸肌麻痹之前使用。禁忌证是先天性 IgA 缺乏,因为免疫球蛋白制品含少量 IgA,此类患者使用后可导致 IgA 致敏,再次应用可发生变态反应。常见不良反应有发热、面红等,减慢输液速度即可减轻。引起肝功能损害者,停药 1 个月即可恢复。

(3)以上两种方法是治疗吉兰-巴雷综合征的首选方法,可消除外周血免疫活性细胞、细胞因子和抗体等,减轻神经损害。尽管两种治疗费用昂贵,但是严重病例或是进展快速病例,均应早期使用,可能减少辅助通气的费用和改变病程。

(4)激素通常认为对吉兰-巴雷综合征无效,并有不良反应。但是,在无经济能力或无血浆置换和 IVIG 医疗条件时,可试用甲泼尼龙 500 mg/d,静脉滴注,连用 5～7 天。或地塞米松 10 mg/d,静脉滴注,连用 7～10 天为 1 个疗程。

五、病程观察及处理

可以按照以下分型评估患者的临床状况。

轻型:四肢肌力Ⅲ以上,可独立行走。

中型:四肢肌力Ⅲ以下,不能独立行走。

重型:四肢无力或瘫痪,伴Ⅸ、Ⅹ对颅神经和其他神经麻痹,不能吞咽,活动时有轻微呼吸困难,但不需要气管切开人工辅助呼吸。

极重型:数小时或数天内发展为四肢瘫痪,吞咽不能,呼吸肌麻痹,需要气管切开人工辅助呼吸。

六、预后评估

本病为自限性,呈单相病程,多于发病后 4 周时症状和体征停止进展,经数周或数月恢复,恢复中可有短暂波动,极少复发。70%～75%患者完全恢复,25%遗留轻微神经功能缺损,5%死亡,通常死于呼吸衰竭。前期有空肠弯曲菌感染证据者预后较差,病理以轴索变性为主者病程较迁延且恢复不完全。高龄、起病急骤或辅助通气者预后不良。早期有效治疗及支持疗法可降低重症病例的死亡率。

七、护理

(一)主要护理问题

1.呼吸困难

呼吸困难与病变侵犯呼吸肌,引起呼吸肌麻痹有关。

2.有误吸的危险

有误吸的危险与病变侵犯脑神经,使得吞咽肌群无力有关。

3.生活自理能力缺陷

生活自理能力缺陷与运动神经脱髓鞘改变引起的四肢瘫痪有关。

4.有失用综合征的危险

有失用综合征的危险与运动神经脱髓鞘改变引起的四肢瘫痪有关。

5.皮肤完整性受损

皮肤完整性受损与运动神经脱髓鞘改变引起的四肢瘫痪有关。

6.便秘

便秘与自主神经功能障碍及长期卧床有关。

7.恐惧

恐惧与运动障碍引起的快速进展性四肢瘫,或呼吸肌麻痹引起呼吸困难带来的濒死感有关。

(二)护理措施

1.严密观察病情变化

患者因四肢瘫痪,躯干、肋间肌和膈肌麻痹而致呼吸困难,甚至呼吸肌麻痹。因此,应重点观察患者呼吸情况。如果出现呼吸肌群无力,呼吸困难,咳痰无力,烦躁不安及口唇发绀等缺氧症状应及时给予吸氧。必要时进行气管切开,使用人工呼吸机辅助呼吸。

2.保持呼吸道通畅和防止并发症的发生

(1)能否保持患者呼吸道通畅是关系患者生命安危的关键问题。对已气管切开使用人工呼吸机的患者应采取保护性隔离。病室温度保持在22～24 ℃,避免空气干燥,定时通风,保持室内空气新鲜。

(2)吸痰时要严格执行无菌操作,使用一次性吸痰管,操作前后洗手,防止交叉感染。

(3)每2～3小时翻身、叩背1次,气管内滴药,如2%碳酸氢钠,促进痰液排出。预防发生肺不张。

(4)气管切开伤口每天换药,并观察伤口情况。

(5)减少探视。

3.防止压疮的发生

本病发病急骤,瘫痪肢体恢复缓慢,因此,久卧患者要每天擦洗1～2次,保持皮肤清洁干净。患者床褥整齐、干净、平整。每2～3小时翻身更换体位,以免局部受压过久。按压骨突处,促进局部血液循环。

4.加强对瘫痪肢体的护理

GBS患者瘫痪特点为四肢对称性瘫痪,患病早期应保持侧卧、仰卧时的良肢位,恢复期做好患者主动、被动训练、步态训练,以利于肢体功能恢复。

5.生活护理

患者四肢瘫痪，气管切开不能讲话。因此，护理人员必须深入细致地了解患者的各项要求，做好患者口腔、皮肤、会阴部的护理。

6.鼻饲护理

患者应进食营养丰富和易消化的食物。吞咽困难者可行鼻饲，以保证营养。鼻饲时应注意以下几点。

(1)鼻饲前将床头抬高 30°。

(2)每次鼻饲前应回抽胃液，观察有无胃潴留、胃液颜色，并观察胃管有无脱出。

(3)每次鼻饲量不宜过多，在 200～300 mL。

(4)鼻饲物的温度不宜过热，在 38～40 ℃。

(5)速度不宜过快，15～20 分钟，以防止呃逆。

(6)鼻饲之后，注入 20 mL 清水，清洗胃管。

7.肠道护理

患者长期卧床肠蠕动减慢，常有便秘，应多饮水、多吃粗纤维的食物。可做腹部按压，按顺时针方向，必要时服用缓泻药，使患者保持排便通畅。

8.心理护理

要做好患者心理护理，介绍有关疾病的知识，鼓励患者配合医护人员的治疗，树立战胜疾病的信心，早日康复。

9.健康指导

(1)指导患者养成良好的生活习惯，注意休息，保证充足的睡眠。

(2)指导患者坚持每天定时服药，不可随意更改药物剂量，定期复查。

(3)指导患者坚持活动和肢体功能锻炼，克服依赖心理，逐步做一些力所能及的事情。

(谢晨琳)

第五节 帕金森病

帕金森病旧称震颤麻痹，是发生于中年以上的中枢神经系统慢性进行性变性疾病，病因至今不明。多缓慢起病，逐渐加重。病变主要在黑质和纹状体。其他疾病累及锥体外系统也可引起同样的临床表现者，则称为震颤麻痹综合征或帕金森综合征，由 James Parkinson 首先描述。65 岁以上人群患病率为 1 000/10 万，随年龄增高，男性稍多于女性。

一、临床表现

(一)震颤

肢体和头面部不自主抖动，这种抖动在精神紧张时和安静时尤为明显，病情严重时抖动呈持续性，只有在睡眠后消失。

(二)肌肉僵直，肌张力增高

表现为手指伸直，掌指关节屈曲，拇指内收，腕关节伸直，头前倾，躯干俯屈，髋关节和膝关节屈曲等特殊姿势。

(三)运动障碍

运动减少,动作缓慢,写字越写越小,精细动作不能完成,开步困难,慌张步态,走路前冲,呈碎步,面部缺乏表情。

(四)其他症状

多汗、便秘、油脂脸、直立性低血压、精神抑郁症状等,部分患者伴有智力减退。

二、体格检查

(一)震颤

检查可发现静止性、姿势性震颤,手部可有搓丸样动作。

(二)肌强直

患肢肌张力增高,可因均匀的阻力而出现"铅管样强直",如伴有震颤则似齿轮样转动,称为"齿轮样强直"。四肢躯干颈部和面部肌肉受累出现僵直,患者出现特殊姿态。

(三)运动障碍

平衡反射、姿势反射和翻正反射等障碍以及肌强直导致的一系列运动障碍,写字过小症以及慌张步态等。

(四)自主神经系统体征

仅限于震颤一侧的大量出汗和皮脂腺分泌增加等体征,食管、胃及小肠的功能障碍导致吞咽困难和食管反流,以及顽固性便秘等。

三、辅助检查

(一)MRI

唯一的改变为在 T_2 相上呈低信号的红核和黑质网状带间的间隔变窄。

(二)正电子发射计算机断层扫描(PET)

PET 可检出纹状体摄取功能下降,其中又以壳核明显,尾状核相对较轻,即使症状仅见于单侧的患者也可查出双侧纹状体摄取功能降低。尚无明确症状的患者,PET 若检出纹状体的摄取功能轻度下降或处于正常下界,以后均发病。

四、诊断

(一)诊断思维

(1)帕金森病实验室检查及影像学检查多无特殊异常,临床诊断主要依赖发病年龄、典型临床症状及治疗性诊断(即应用左旋多巴有效)。

(2)帕金森病诊断明确后,还须进行 UPDRS 评分及分级,来评判帕金森病的严重程度并指导下步治疗。

(二)鉴别诊断

1.脑炎后帕金森综合征

近年报道病毒性脑炎患者可有帕金森样症状,但本病有明显感染症状,可伴有颅神经麻痹、肢体瘫痪、抽搐、昏迷等神经系统损害的症状,脑脊液可有细胞数轻-中度增高、蛋白增高、糖减低等。病情缓解后其帕金森样症状随之缓解,可与帕金森病鉴别。

2.肝豆状核变性

隐性遗传性疾病约1/3有家族史，青少年发病，可有肢体肌张力增高、震颤、面具样脸、扭转痉挛等锥体外系症状。具有肝脏损害，角膜K-F环及血清铜蓝蛋白降低等特征性表现。可与帕金森病鉴别。

3.特发性震颤

特发性震颤属显性遗传病，表现为头、下颌、肢体不自主震颤，震颤频率可高可低，高频率者甚似甲状腺功能亢进，低频者甚似帕金森震颤。本病无运动减少、肌张力增高及姿势反射障碍，并于饮酒后消失，普萘洛尔治疗有效等，可与原发性帕金森病鉴别。

4.进行性核上性麻痹

本病也多发于中老年，临床症状可有肌强直、震颤等锥体外系症状。但本病有突出的眼球凝视障碍，肌强直以躯干为重、肢体肌肉受累轻而较好的保持了肢体的灵活性，颈部伸肌张力增高致颈项过伸与帕金森病颈项屈曲显然不同，均可与帕金森病鉴别。

5.Shy-Drager综合征

临床常有锥体外系症状，但因有突出的自主神经症状，如晕厥、直立性低血压、性功能及膀胱功能障碍，左旋多巴制剂治疗无效等，可与帕金森病鉴别。

6.药物性帕金森综合征

过量服用利血平、氯丙嗪、氟哌啶醇及其他抗抑郁药物均可引起锥体外系症状，因有明显的服药史，并于停药后减轻可资鉴别。

7.良性震颤

良性震颤指没有脑器质性病变的生理性震颤（肉眼不易觉察）和功能性震颤。功能性震颤包括：①生理性震颤加强（肉眼可见）多呈姿势性震颤，与肾上腺素能的调节反应增强有关；也见于某些内分泌疾病，如嗜铬细胞瘤、低血糖、甲状腺功能亢进。②可卡因和乙醇中毒以及一些药物的不良反应；癔症性震颤，多有心因性诱因，分散注意力可缓解震颤。③其他，如情绪紧张时和做精细动作时出现的震颤。良性震颤临床上无肌强直、运动减少和姿势异常等帕金森病的特征性表现。

五、治疗

（一）一般治疗

因本病的临床表现为震颤、强直、运动障碍、便秘和生活不能自理，故家属及医务人员应鼓励帕金森病早期患者多做主动运动，尽量继续工作，培养业余爱好，多吃蔬菜、水果或蜂蜜，防止摔跤，避免刺激性食物和烟酒。对晚期卧床患者，应勤翻身，多在床上做被动运动，以防发生关节固定、压疮及坠积性肺炎。

（二）药物治疗

帕金森病宜首选内科治疗，多数患者可通过内科药物治疗缓解症状。

各种药物治疗虽能使患者的症状在一定时期内获得一定程度的好转，但皆不能阻止本病的自然发展。药物治疗必须长期坚持，而长期服药则药效减退和不良反应难以避免。虽然有相当一部分患者通过药物治疗可获得症状改善，但即使目前认为效果较好的左旋多巴或复方多巴（美多芭及信尼麦），也有15%左右患者根本无效。用于治疗本病的药物种类繁多，现今最常用者仍为抗胆碱能药和多巴胺替代疗法。

1.抗胆碱能药物

该类药物最早用于Parkinson病的治疗，常用者为苯海索2 mg，每天3次口服，可酌情增加；东莨菪碱0.2 mg，每天3～4次口服；甲磺酸苯扎托品2～4 mg，每天1～3次口服等。因甲磺酸苯扎托品对周围副交感神经的阻滞作用，不良反应多，应用越来越少。

2.多巴胺替代疗法

此类药物主要补充多巴胺的不足，使乙酰胆碱-多巴胺系统重获平衡而改善症状。最早使用的是左旋多巴，但其可刺激外周多巴胺受体，引起多方面的外周不良反应，如恶心、呕吐、厌食等消化道症状和血压降低、心律失常等心血管症状。目前不主张单用左旋多巴治疗，用它与苄丝肼或卡比多巴的复合制剂。常用的药物有美多芭、息宁或帕金宁。

(1)美多芭：是左旋多巴和苄丝肼4∶1配方的混合剂。对病变早期的患者，开始剂量可用62.5 mg，日服3次。如患者开始治疗时症状显著，则开始剂量可为125 mg，每天3次；如效果不满意，可在第2周每天增加125 mg，第3周每天再增加125 mg。如果患者的情况仍不满意，则应每隔1周每天再增加125 mg。如果美多芭的日剂量＞1 000 mg，需再增加剂量只能每月增加1次。该药明显减少了左旋多巴的外周不良反应，但却不能改善其中枢不良反应。

(2)息宁：是左旋多巴和卡比多巴10∶1的复合物，开始剂量可用125 mg，日服2次，以后根据病情逐渐加量。其加药的原则和上述美多芭的加药原则是一致的。帕金宁是左旋多巴和卡比多巴10∶1的复合物的控释片，它可使左旋多巴血浓度更稳定并达4～6小时以上，有利于减少左旋多巴的剂末现象、开始现象和剂量高峰多动现象。但是，控释片也有一些缺陷，如起效慢，并且由于在体内释放缓慢，有可能在体内产生蓄积作用，反而有时出现异动症的现象，改用美多芭后消失。

3.多巴胺受体激动剂

多巴胺受体激动剂能直接激动多巴胺能神经细胞突触受体，刺激多巴胺释放。

(1)溴隐亭：最常用，对震颤疗效好，对运动减少和强直均不及左旋多巴，常用剂量维持量为每天15～40 mg。

(2)协良行：患者使用时应逐步增加剂量，以达到不出现或少出现不良反应的目的。一般来讲，增加到每天0.3 mg是比较理想的剂量，但对于个别早期的患者，可能并不需要增加到这个剂量，那么可以在你认为合适的剂量长期服用而不再增加。如果效果不理想，还可以根据病情的需要及对药物的耐受情况，每隔5天增加0.025 mg或0.05 mg。

(3)泰舒达：使用剂量是每天100～200 mg。可以从小剂量每天50 mg开始，逐渐增加剂量。在帕金森病的早期，可以单独使用泰舒达治疗帕金森病，剂量最大可增加至每天150 mg。如果和左旋多巴合并使用，剂量可以维持在每天50～150 mg左右。一般每使用250 mg左旋多巴，可考虑合并使用泰舒达50 mg左右。

(三)外科手术治疗

1.立体定向手术治疗

立体定向手术包括脑内核团毁损、慢性电刺激和神经组织移植。

(1)脑内核团毁损。①第一次手术适应证：长期服药治疗无效或药物治疗不良反应严重者；疾病进行性缓慢发展已超过3年以上；年龄在70岁以下；工作能力和生活能力受到明显限制(按Hoehn和Yahr分级为Ⅱ～Ⅳ级)；术后短期复发，同侧靶点再手术。②第二次对侧靶点毁损手术适应证：第一次手术效果好，术后震颤僵直基本消失，无任何并发症者；手术近期疗效满意并保持在12个月以上；年龄在70岁以下；两次手术间隔时间要1年；目前无明显自主神经功能紊乱症状或严重精神症状，病情仍维持在Ⅱ～Ⅳ级。

禁忌证：症状很轻，仍在工作者；年老体弱；出现严重关节挛缩或有明显精神障碍；严重的心、肝、肾功能不全，高血压脑动脉硬化者或有其他手术禁忌者。

(2)脑深部慢性电刺激(DBS)：目前DBS最常用的神经核团为丘脑腹中间核(VIM)，丘脑底核(STN)和苍白球腹后部(PVP)。

慢性刺激术控制震颤的效果优于丘脑腹外侧核毁损术，后者发生并发症也常影响手术的成功。通过改变刺激参数可减少不必要的不良反应，远期疗效可靠。该法尚可用于非帕金森性震颤，如多发硬化和创伤后震颤。

丘脑底核(STN)也是刺激术时选用的靶点。有学者(1994年)报道应用此方法观察治疗一例运动不能的帕金森病患者。靶点定位方法为脑室造影，并参照立体定向脑图谱，同时根据慢性电极刺激和电生理记录进行调整。发现神经元活动自发增多的区域位于AC-PC平面下2～4 mm，AC-PC线中点旁10 mm。对该处进行130Hz刺激，可立即缓解运动不能症状(主要在对侧肢体)，但不诱发半身舞蹈症等运动障碍。上述观察表明，对STN进行慢性电刺激可用于治疗运动严重障碍的帕金森病患者。

2.脑细胞移植和基因治疗

帕金森病脑细胞移植术和基因治疗已在动物实验上取得很大成功，但最近临床研究显示，胚胎脑移植只能轻微改善60岁以下患者的症状，并且50%的患者在手术后出现不随意运动的不良反应，因此，目前此手术还不宜普遍采用。基因治疗还停留在实验阶段。

六、护理

(一)护理评估

1.健康史评估

(1)询问患者职业，农民的发病率较高，主要是他们与杀虫剂、除草剂接触有关。

(2)评估患者家族中有无患此病的人，帕金森病与家族遗传有关，患者的家族发病率为7.5%～94.5%。

(3)评估患者居住、生活、工作的环境，农业环境中神经毒物(杀虫剂、除草剂)，工业环境中暴露重金属等是帕金森病的重要危险因素。

2.临床观察评估

帕金森病常为50岁以上的中老年人发病，发病年龄平均为55岁，男性稍多，起病缓慢，进行性发展，首发症状多为动作不灵活与震颤，随着病程的发展，可逐渐出现下列症状和体征。

(1)震颤：常为首发症状，多由一侧上肢远端(手指)开始，逐渐扩展到同侧下肢及对侧肢体，下颌、口唇、舌及头部通常最后受累，典型表现是静止性震颤，拇指与屈曲的食指间呈“搓丸样”动作，安静或休息时出现或明显，随意运动时减轻或停止，紧张时加剧，入睡后消失。

(2)肌强直：肌强直表现为屈肌和伸肌同时受累，被动运动关节时始终保持增高的阻力，类似弯曲软铅管的感觉，故称“铅管样强直”；部分患者因伴有震颤，检查时可感到在均匀掌的阻力中出现断续停顿，如同转动齿轮感，称为“齿轮样强直”，是由于肌强直与静止性震颤叠加所致。

(3)运动迟缓：表现为随意动作减少，包括行动困难和运动迟缓，并因肌张力增高，姿势反射障碍而表现一系列特征性运动症状，如起床、翻身、步行、方向变换等运动迟缓；面部表情肌活动减少，常常双眼凝视，瞬目运动减少，呈现“面具”脸；手指做精细动作如扣纽扣、系鞋带等困难；书写时字越写越小，呈现“写字过小征”。

(4)姿势步态异常：站立时呈屈曲体姿，步态障碍甚为突出，患者自坐位、卧位起立困难，迈步后即以极小的步伐向前冲去，越走越快，不能及时停步或转弯，称慌张步态。

(5)其他症状：反复轻敲眉弓上缘可诱发眨眼不止。口、咽、腭肌运动障碍，讲话缓慢，语音低沉、单调，流涎，严重时可有吞咽困难。还有顽固性便秘、直立性低血压等；睡眠障碍；部分患者疾病晚期可出现认知功能减退、抑郁和视幻觉等，但常不严重。

3.诊断性检查评估

(1)头颅CT：CT可显示脑部不同程度的脑萎缩表现。

(2)生化检测：采用高效液相色谱(HPLC)可检测到脑脊液和尿中HVA含量降低。

(3)基因检测：DNA印迹技术、PCR、DNA序列分析等在少数家族性帕金森病患者可能会发现基因突变。

(4)功能显像检测：采用PET或SPECT与特定的放射性核素检测，可发现帕金森病患者脑内DAT功能显著降低，且疾病早期即可发现，D_2型DA受体(D_2R)活性在疾病早期超敏、后期低敏，以及DA递质合成减少，对帕金森病的早期诊断、鉴别诊断及病情进展监测均有一定的价值。

(二)护理问题

1.运动障碍

帕金森病患者由于其基底核或黑质发生病变，以致负责运动的锥体外束发生功能障碍，患者运动的随意肌失去了协调与控制，产生运动障碍并随之带来一定的意外伤害。

(1)跌倒：震颤、关节僵硬、动作迟缓、协调功能障碍常是患者摔倒的原因。

(2)误吸：舌头、唇、颈部肌肉和眼睑亦有明显的震颤及吞咽困难。

2.营养摄取不足

患者常因手、头不自主的震颤，进食时动作太慢，常常无法独立吃完一顿饭，以致未能摄取日常所需热量，因此，约有70%的患者有体重减轻的现象。

3.便秘

由于药物的不良反应、缺乏运动、胃肠道中缺乏唾液(因吞咽能力丧失，唾液由口角流出)，液体摄入不足及肛门括约肌无力，所以大多数患者有便秘。

4.尿潴留

吞咽功能障碍以致水分摄取不足，贮存在膀胱的尿液不足200～300 mL则不会有排尿的冲动感；排尿括约肌无力引起尿潴留。

5.精神障碍

疾病使患者运动障碍。协调功能不良、顺口角流唾液，而且又无法进行日常生活的活动，因此患者会有心情抑郁、产生敌意、罪恶感或无助感等情绪反应。由于外观的改变，有些患者还会发生因自我形象的改变而造成与社会隔离的问题。

(三)护理目标

(1)患者未发生跌倒或跌倒次数减少。

(2)患者有足够的营养；患者进食水时不发生呛咳。

(3)患者排便能维持正常。

(4)患者能维持部分自我照顾的能力。

(5)患者及家属的焦虑症状减轻。

(四)护理措施

1.安全护理

(1)安全配备,由于患者行动不便,在病房楼梯两旁、楼道、门把附近的墙上,增设沙发或木制的扶手,以增加患者开、关门的安全性;配置牢固且高度适中的座厕、沙发或椅。以利于患者坐下或站起,并在厕所、浴室增设可供扶持之物,使患者排便及穿脱衣服方便;应给患者配置助行器辅助设备;呼叫器置于患者床旁,日常生活用品放在患者伸手可及处。

(2)定时巡视,主动了解患者的需要,既要指导和鼓励患者增强自我照顾能力,做力所能及的事情,又要适当协助患者洗漱、进食、沐浴、如厕等。

(3)防止患者自伤。患者动作笨拙,常有失误,应谨防其进食时烫伤。端碗持筷困难者尽量选择不易打碎的不锈钢餐具,避免使用玻璃和陶瓷制品。

2.饮食护理

(1)增加饮食中的热量、蛋白质的含量及容易咀嚼的食物;吃饭少量多餐。定时监测体重变化;在饮食中增加纤维与液体的摄取,以预防便秘。

(2)进食时,营造愉快的气氛,因患者吞咽困难及无法控制唾液,所以有的患者喜欢单独进食;应将食物事先切成小块或磨研,并给予粗大把手的叉子或汤匙,使患者易于把持;给予患者充分的进食时间,若进食中食物冷却了,应予以温热。

(3)吞咽障碍严重者,吞咽可能极为困难,在进食或饮水时有呛咳的危险,而造成吸入性肺炎,故不要勉强进食,可改为鼻饲喂养。

3.保持排便畅通

给患者摄取足够的营养与水分,并教导患者解便与排尿时吸气后闭气,利用增加腹压的方法解便与排尿。另外,依患者的习惯,在进食后半小时应试着坐于马桶上排便。

4.运动护理

告之患者运动锻炼的目的在于防止和推迟关节僵直和肢体挛缩,与患者和家属共同制定锻炼计划,以克服运动障碍的不良影响。

(1)尽量参与各种形式的活动,如散步、太极拳、床边体操等。注意保持身体和各关节的活动强度与最大活动范围。

(2)对于已出现某些功能障碍或坐起已感到困难的患者,要有目的、有计划地锻炼。告诉患者知难而退或由他人包办只会加速功能衰退。如患者感到坐立位变化有困难,应每天做完一般运动后,反复练习起坐动作。

(3)必须指导患者注意姿势,以预防畸形。应小心观察头与颈部是否有弯曲的倾向。正确姿势有助于头、颈直立。躺于床上时,不应垫枕头,且患者应定期俯卧。

(4)本病常使患者起步困难和步行时突然僵住,因此嘱患者步行时思想要放松。尽量跨大步伐;向前走时脚要抬高,双臂摆动,目视前方而不要注视地面;转弯时,不要碎步移动,否则会失去平衡;护士和家属在协助患者行走时,不要强行拖着患者走;当患者感到脚黏在地上时,可告诉患者先向后退一步,再往前走,这样会比直接向前容易。

(5)过度震颤者让他坐在有扶手的椅子上,手抓着椅臂,可以稍加控制震颤。

(6)晚期患者出现显著的运动障碍时,要帮助患者活动关节,按摩四肢肌肉,注意动作轻柔,勿给患者造成疼痛。

(7)鼓励患者尽量试着独立完成日常生活的活动,自己安排娱乐活动,培养兴趣。

(8)让患者穿轻便宽松的衣服,可减少流汗与活动的束缚。

5.合并抑郁症的护理

帕金森病患者的抑郁与帕金森疾病程度呈正相关,即患者的运动障碍愈重对其神经心理的影响愈严重。在护理患者时要教会患者一些心理调适技巧:重视自己的优点和成就;尽量维持过去的兴趣和爱好,积极参加文体活动,寻找业余爱好;向医师、护士及家人倾诉内心想法,疏泄郁闷,获得安慰和同情。

6.睡眠异常的护理

(1)创造良好的睡眠环境:建议帕金森病患者要有舒适的睡眠环境,如室温和光线适宜;床褥不宜太软,以免翻身困难;为运动过缓和僵直较重的患者提供方便上下床的设施;卧室内放尿壶及便器,有利于患者夜间如厕等。避免在有限的睡眠时间内实施影响患者睡眠的医疗护理操作。必须进行的治疗和护理操作应穿插于患者的自然觉醒时,以减少被动觉醒次数。

(2)睡眠卫生教育:指导患者养成良好的睡眠习惯和方式。建立比较规律的活动和休息时间表。

(3)睡眠行为干预。①刺激控制疗法:只在有睡意时才上床;床及卧室只用于睡眠,不能在床上阅读、看电视或工作;若上床 15～20 分钟不能入睡,则应考虑换别的房间,仅在又有睡意时才上床(目的是重建卧室与睡眠间的关系);无论夜间睡多久,清晨应准时起床;白天不打瞌睡。②睡眠限制疗法:教导患者缩短在床上的时间及实际的睡眠时间,直到允许躺在床上的时间与期望维持的有效睡眠时间一样长。当睡眠效率超过 90%时,允许增加 15～20 分钟卧床时间。睡眠效率低于 80%,应减少 15～20 分钟卧床时间。睡眠效率 80%～90%,则保持卧床时间不变。最终,通过周期性调整卧床时间直至达到适度的睡眠时间。③依据睡眠障碍的不同类型和药物的半衰期遵医嘱有的放矢地选择镇静催眠药物,并主动告知患者及家属使用镇静催眠药的原则,即最小剂量、间断、短期用药,注意停药反弹、规律停药等。

7.治疗指导

药物不良反应的观察如下。

(1)遵医嘱准时给药,预防或减少"开关"现象、剂末现象、异动症的发生。

(2)药物治疗初起可出现胃肠不适,表现为恶心、呕吐等,有些患者可出现幻觉。但这些不良反应可以通过逐步增加剂量或降低剂量的办法得到克服。特别值得指出的是,有一部分患者过分担心药物的不良反应,表现为尽量推迟使用治疗帕金森病的药物,或过分地减少药物的服用量,这不仅对疾病的症状改善没有好处,长期如此将导致患者的心、肺、消化系统等出现严重问题。

(3)精神症状:服用苯海索、金刚烷胺药物后,患者易出现幻觉,当患者表述一些离谱事时,护士应考虑到是服药引起的幻觉,立即报告医师,遵医嘱给予停药或减药,以防其发生意外。

8.功能神经外科手术治疗护理

(1)手术方法:外科治疗方法目前主要有神经核团细胞毁损手术与脑深部电刺激器埋置手术两种方式。原理是为了抑制脑细胞的异常活动,达到改善症状的目的。

(2)手术适应证:诊断明确的原发性帕金森病患者都是手术治疗的适合人群,尤其是对左旋多巴(美多芭或息宁)长期服用以后疗效减退,出现了"开关"波动现象、异动症和"剂末"恶化效应的患者。

(3)手术并发症:因手术靶点的不同,会有不同的并发症。苍白球腹后部(PVP)切开术可能出现偏盲或视野缺损,丘脑腹外侧核(VIM)毁损术可出现感觉异常如嘴唇、指尖麻木等,丘脑底核(STN)毁损术可引起偏瘫。

(4)手术前护理:①术前教育,相关知识教育。②术前准备,术前一天头颅备皮;对术中、术后应用的抗生素遵医嘱做好皮试;嘱患者晚 12∶00 后开始禁食、水、药;嘱患者清洁个人卫生,并在术前晨起为患者换好干净衣服。③术前 30 分钟给予患者术前哌替啶 25 mg 肌内注射;并将一片多巴丝肼备好交至接手术者以便术后备用。④患者离病房后为其备好麻醉床、无菌小巾、一次性吸痰管、心电监护。

(5)手术后护理:①交接患者:术中是否顺利、有无特殊情况发生、术后意识状态、伤口的引流情况等。②安置患者于麻醉床上,头枕于无菌小巾上,取平卧位,嘱患者卧床 2 天,减少活动,以防诱发颅内出血;嘱患者禁食、水、药 6 小时后逐渐改为流食、半流食、普通饮食。③术后治疗效果观察:原有症状改善情况并记录。④术后并发症的观察:术后患者会出现脑功能障碍、脑水肿、颅内感染、颅内出血等。因此,术后严密观察患者神志、瞳孔变化,有无高热、头疼、恶心、呕吐等症状;有无偏盲、视野变窄及感知觉异常;观察患者伤口有无出血及分泌物等。⑤心电监测、颅脑监测 24 小时,低流量吸氧 6 小时。

9.给予患者及家属心理的支持

对于心情抑郁的患者,应鼓励其说出对别人依赖感的感受。对于怀有敌意、罪恶感或无助感的患者,应给予帮助与支持,提供良好的照顾。寻找患者有兴趣的活动,鼓励患者参与。

10.健康教育

(1)指导术后服药(参见本章节治疗中所述),针对手术的患者,要让患者认识到手术虽然改善运动障碍,但体内多巴胺缺乏客观存在,仍需继续服药。

(2)指导日常生活中的运动训练,告知患者运动锻炼的目的在于防止和推迟关节僵直和肢体挛缩,与患者和家属共同制定锻炼计划,以克服运动障碍的不良影响。①关节活动度的训练:脊柱、肩、肘、腕、指、髋、膝、踝及趾等各部位都应进行活动度训练。对于脊柱,主要进行前屈后伸、左右侧屈及旋转运动。②肌力训练:上肢可进行哑铃操或徒手训练;下肢股四头肌的力量和膝关节控制能力密切相关,可进行蹲马步或反复起坐练习;腰背肌可进行仰卧位的桥式运动或俯卧位的燕式运动,腹肌力量较差行仰卧起坐训练。③姿势转换训练:必须指导患者注意姿势,以预防畸形。应小心观察头与颈部是否有弯曲的倾向。正确姿势有助于头、颈直立。躺于床上时,不应垫枕头,且患者应定期俯卧,注意翻身、卧位转为坐位、坐位转为站位训练。④重心转移和平衡训练:训练坐位平衡时可让患者重心在两臀间交替转移,也可训练重心的前后移动。训练站立平衡时双足分开 5~10 cm,让患者从前后方或侧方取物,待稳定后便可突然施加推或拉外力,最好能诱发患者完成迈步反射。⑤步行步态训练:对于下肢起步困难者,最初可用脚踢患者的足跟部向前,用膝盖推挤患者腘窝使之迈出第一步,以后可在患者足前地上放一矮小障碍物,提醒患者迈过时方能起步。抬腿低可进行抬高腿练习,步距短的患者行走时予以提醒;步频快则应给予节律提示。对于上下肢动作不协调的患者,一开始嘱患者做一些站立相的两臂摆动,幅度可较大;还可站于患者身后,两人左、右手分别共握一根体操棒,然后喊口令一起往前走。手的摆动频率由治疗师通过体操棒传给患者。⑥让患者穿轻便宽松的衣服,可减少流汗与活动的束缚。

(谢晨琳)

第六节　重症肌无力

重症肌无力(MG)是由乙酰胆碱受体抗体介导、细胞免疫依赖性、补体参与的自身免疫性疾病,病变主要累及神经、肌肉接头处突触后膜上乙酰胆碱受体。临床特征为受累骨骼肌易于疲劳,并在活动后加重,经休息和服用抗胆碱酯酶药物后症状减轻和缓解。患病率约为人口的每10万人中5例。

一、病因及发病机制

自身免疫性疾病多发生在遗传的基础上,本病发生的原因,多数认为与胸腺的慢性病毒感染有关。遗传为内因,感染可能为主要的外因。正常人体中,乙酰胆碱受体有它自然的形成、脱落和代谢的过程,这个过程亦可能产生一定的抗体,但由于乙酰胆碱受体脱落与新生乙酰胆碱受体替补的平衡,机体并不发生疾病。在病毒感染的情况下,机体对乙酰胆碱受体脱落的自身代偿能力和耐受力发生了改变,使正常的生理过程过分扩大而产生疾病。其次,病毒表面与乙酰胆碱之间存在的共同抗原——抗病毒抗体的产生,导致交叉免疫反应。第三,病毒感染胸腺,使胸腺中的肌样上皮细胞及其他细胞表面的乙酰胆碱受体致敏,产生抗乙酰胆碱受体抗体。然而这三种因素仅导致一部分人发病,可能是与机体的遗传因素有关。

重症肌无力不仅损害横纹肌神经-肌肉接头处,还累及身体的许多部位,是一个广泛的自身免疫性疾病,其证据有:①癫痫发作和脑电图异常。癫痫的发病率在本病患者较正常人明显升高,血中既可测出抗肌肉的AchRab,也可测出抗脑的AchRab。部分患者发现脑电图有发作性弥漫性慢波或尖慢波。②睡眠时相障碍。主要表现在快相眼动期的异常。③记忆力障碍,可随病情的好转而随之改善。④精神病学方面障碍。可伴发精神分裂症、情绪异常、情感和个性改变等。⑤锥体束征阳性,随病情好转病理反射也消失。⑥易合并其他自身免疫性疾病,如甲状腺功能亢进等。

二、病理学

肌纤维改变均无特异性,可有局限性炎性改变,肌纤维间小血管周围可见淋巴细胞集结,称为淋巴漏,同时有散在的失神经性肌萎缩。在神经肌肉接头处终板栅变细、水肿和萎缩。电镜下可见突触间隙增宽、皱褶加深、受体变性。胸腺淋巴小结生发中心增生是常见的,部分患者伴发胸腺瘤。

三、临床表现

女性多于男性,约1.5∶1。各种年龄均可发病,但多在20～40岁。晚年起病者则以男性较多。主要表现为骨骼肌的无力和易疲劳性,每天的症状都是波动性的,休息后减轻,活动后加重,晨轻暮重。整个病程常常也有波动。疾病早期常可自发缓解,晚期的运动障碍比较严重,休息后也不能完全恢复。最常受累的肌群为眼外肌,表现为眼睑下垂、复视、眼球活动障碍。面部表情肌受累出现表情障碍、苦笑面容、闭眼示齿均无力。咀嚼肌及咽喉肌无力时,表现咀嚼和吞咽困难、进食呛咳、言语含糊不清、声音嘶哑或带鼻音。四肢肌群尤其近端肌群受累明显，表现上肢不能持久上抬、梳头困难、走一段路后上楼梯或继续走路有困难。颈肌无力者，头部倾向前坠，经常用手扶托。呼吸肌群受累，早期表现用力活动后气短，严重时静坐或静卧也觉气短、发绀，甚至出现呼吸麻痹。偶有影响心肌，可引起突然死亡。个别患者伴有癫痫发作、精神障碍、锥体束征，认为是 AchRab 作用于中枢神经系统所致。

自主神经症状：重症肌无力患者伴有自主神经症状约占 1%，主要表现：①一侧瞳孔散大；②唾液分泌过盛；③小便潴留或困难；④腹痛、腹泻，均在肌无力症状加重时出现；⑤大便困难；⑥呕吐，可以频繁呕吐为首发症状，继之出现四肢无力。上述症状均应用皮质类固醇治疗后改善、消失。

短暂新生儿重症肌无力为一种特殊类型。女性患者，无论病情轻重，所生的婴儿约 10%有暂时全身软弱、哭声微弱、吸吮无力、上睑下垂、严重者有呼吸困难。经救治后，皆在 1 周后到 3 个月内痊愈，此因患者母体的 AchRab 经胎盘输入婴儿所致。

重症肌无力危象是指急骤发生呼吸肌严重无力，出现呼吸麻痹，不能维持正常换气功能，并可危及患者生命，是该病死亡的常见原因。危象可分为以下三种。①肌无力危象为疾病发展的表现：多因感染、分娩、月经、情绪抑郁、漏服或停服抗胆碱酯酶药物，或应用呼吸抑制剂吗啡、神经-肌肉阻断剂如庆大霉素而诱发。有上述诱因者，静脉注射腾喜龙 2～5 mg，肌无力症状有短暂和明显的好转。②胆碱能危象：为抗胆碱酯酶药物过量，使终板膜电位发生长期去极化，阻断神经-肌肉传导。多在 1 小时内有应用抗胆碱酯酶药物史，除表现肌无力症状外，尚有胆碱能中毒症状，表现为瞳孔缩小、出汗、唾液增多、肌束颤动等胆碱能的 M 样和 N 样不良反应。腾喜龙试验出现症状加重或无改变，而用阿托品 0.5 mg 静脉滴注，症状好转。③反拗危象：主要见于严重全身型患者，多在胸腺手术后、感染、电解质紊乱或其他不明原因所引起，药物剂量未变，但突然失效。检查无胆碱能不良反应征象，腾喜龙试验无变化。重症肌无力患者仅有上述的肌力障碍。体格检查无其他异常，个别患者可有肌肉萎缩或锥体束征。

四、实验室检查

(一)肌电图检查

(1)重复电刺激试验：对四肢肌肉的支配神经应用低频或高频刺激，都能使动作电位幅度很快地降低 10%以上者为阳性。

(2)单纤维肌电图：是用特殊的单纤维针电极通过测定“颤抖(Jitter)”研究神经-肌肉接头的功能。重症肌无力的患者颤抖增宽，严重时出现阻滞，是当前诊断重症肌无力最为敏感的电生理手段。检测的阳性率，全身型为 77%～100%，眼肌型为 20%～67%，不仅可作为重症肌无力的诊断，也有助于疗效的判断。

(3)微小终板电位：此电位下降，平均为正常人的 1/5。

(4)终板电位：终板电位降低。

(二)血液检查

血中 AchRab 阳性但也有少数患者该抗体检查为阴性。白细胞介素Ⅱ受体(IL-2R)水平明显增高，并可作为疾病活动性的标志，尤以Ⅱb、Ⅲ、Ⅳ型为著。T 细胞增殖与疾病程度成正比。活动期患者血清中补体含量减少，且与临床肌无力的严重度相一致。

(三)免疫病理学检查

诊断有困难的患者,还可做神经-肌肉接头处活检,可见突触后膜皱褶减少、变平坦和其上乙酰胆碱受体数目减少。

(四)胸腺的影像学检查

5%～18%有胸腺肿瘤,70%～80%有胸腺增生,应常规做胸部正、侧位照片或加侧位断层提高检出率。纵隔CT阳性率可达90%以上。

五、诊断

根据临床上好发肌群的无力现象,同时有晨轻暮重、休息后减轻、活动后加重的特点,又没有神经系统其他阳性体征,则可考虑这个诊断。对有疑问的病例,可做下列辅助试验。

(一)肌疲劳试验

使可疑病变的肌肉反复地收缩,如连续作举臂、眨眼、闭目动作,则肌无力症状不断加重,而休息后肌力又恢复者为阳性。

(二)药物试验

1.腾喜龙试验

静脉注射依酚氯铵2 mg,如无反应,则再静脉注射8 mg,1分钟内症状好转为阳性。

2.新斯的明试验

肌内或皮下注射新斯的明0.5～1.0 mg,30～60分钟内症状减轻或消失为阳性。

(三)本病应与下列疾病相鉴别

1.脑干或脑神经病变

此类疾病无肌疲劳的特点,新斯的明试验阴性,常有瞳孔改变、舌肌萎缩、感觉障碍和锥体束征。

2.急性感染性多发性神经根神经炎

发病较急,有神经根痛症状,脑脊液蛋白-细胞分离现象,无肌疲劳的特点,新斯的明试验阴性。

3.突眼性眼肌麻痹

本病为甲状腺功能亢进的并发症,有甲状腺肿大、突眼、心率加快等症状,可做同位素和甲状腺功能检查不难鉴别。

4.Lambert-Eaton综合征

本病又称类重症肌无力,为一组自身免疫性疾病。男性患者多于女性,常见于50～70岁,约2/3患者伴有癌肿,尤其是小细胞癌。其肌无力主要表现在肢体近端,较少侵犯眼外肌和延髓所支配的肌肉,肌肉活动后也易疲劳,但如继续用力活动数秒,肌力却可获得暂时的改善。肌电图示单个电刺激的动作电位波幅低于正常,而高频电刺激时,波幅明显增高。用抗胆碱酯酶药物无效,而切除肿瘤后症状可改善。

六、治疗

治疗原则包括:①提高神经-肌肉接头处传导的安全性:主要是应用胆碱酯酶抑制剂,其次是避免用乙酰胆碱产生和/或释放的抑制剂。首选抗生素为青霉素、氯霉素和头孢菌素等。②免疫治疗:胸腺摘除、胸腺放射治疗和抗胸腺淋巴细胞血清等。肾上腺皮质类固醇、细胞毒药物、抗淋巴细胞血清的超胸腺免疫抑制疗法。血浆交换和大剂量免疫球蛋白输入。③危象的处理:要根据不同的危象进行救治,并保持呼吸道通畅,积极控制肺部感染,必要时应及时行气管切开,正压辅助呼吸。

(一)胆碱酯酶抑制剂(CHEI)

能抑制胆碱酯酶对乙酰胆碱的降解,使乙酰胆碱增多,肌力获一过性改善。适用除胆碱能危象以外的所有的重症肌无力患者。长期使用会促进 ACHR 的破坏,特别在抗乙酰胆碱抗体存在的情况下,这种破坏作用更大,故长期用药弊多利少。晚期重症患者由于 ACHR 严重破坏,常可出现耐药性。胆碱酯酶抑制剂有毒蕈碱样(M)和烟碱样(N)两方面不良反应。M-胆碱系作用:轻者出现腹痛、胀气、腹泻、恶心、呕吐、流涎、肌抽动、瞳孔缩小等。重者可因心搏骤停、血压下降而导致死亡。N-胆碱系作用:轻者表现为肌束震颤,重者可因脑内胆碱能神经元持续去极化传导阻滞而表现为不同程度的意识障碍。

1.溴吡啶斯的明

起效温和、平稳、作用时间较长(2~8 小时)和逐渐减效,口服 2 小时达高峰,蓄积作用小。对延髓支配的肌肉无力效果较好。最近有人报告用雾化吸入治疗,对吞咽困难有良好疗效且不良反应少。

糖衣片含 60 mg,口服 60~180 mg,每天 2~4 次,病情严重者可酌情加量。对于婴儿和儿童的剂量是 1 mg/kg,每 4~6 小时一次,实际剂量还可按临床反应来变化。糖浆制剂 60 mg/5 mL,易于婴儿和儿童服用。缓释片剂每片 180 mg,睡前服为佳,而白天服用易影响吸收率。不良反应很缓和,一般无须加用阿托品,因会加强吗啡及其衍生物和巴比妥类的作用,合并应用时须注意。个别患者有腹痛不能耐受,可减量或用小剂量阿托品对抗其 M-胆碱系不良反应。

2.新斯的明

对肢体无力效果好。甲基硫酸新斯的明溶液稳定性好,供注射,一般用0.5 mg。口服后大部分于肠内破坏,只有未被破坏的部分才被吸收,故口服的有效剂量为注射剂量的 30 倍,常用溴化新斯的明 15 mg。

溴化新斯的明口服约 15 分钟起效,30~60 分钟作用达高峰,持续 2~6 小时,其后迅速消失,故日量及每 2 次用药的间期需因人而异。自 135 mg/d 至 180 mg/d,常用 150 mg/d,每天 3 次至2 小时一次,可在进餐前 15~30 分钟口服 15 mg。若静脉注射新斯的明有时可致严重心动过缓,甚至心搏骤停,应尽量避免静脉滴注。

(二)肾上腺皮质激素

免疫抑制作用主要抑制自体免疫反应,对 T 细胞抑制作用强,而 B 细胞抑制作用弱。使 Th 细胞减少,Ta 细胞增多。抑制乙酰胆碱受体抗体合成,使神经-肌肉接头处突触后膜上的乙酰胆碱受体免受或少受自身免疫攻击所造成的破坏。早期使病情加重,其机制可能是对神经-肌肉接头处传递功能的急性抑制,并使血中乙酰胆碱受体抗体增高,如同时配合血浆交换可对抗之。适用于各型重症肌无力,特别是胸腺切除前后,对病情恶化又不宜于或拒绝作胸腺摘除的重症肌无力患者,以及小儿型、眼型的患者更应首选。治疗的有效率达 96%,其中缓解和显效率 89%,对 40 岁以上的患者疗效最好,至少应用 6 个月仍无改善才可认为无效。

1.冲击疗法

适用于住院患者的危重病例、已用气管插管和人工呼吸机者、为争取短期内取得疗效者。实验证明,甲基泼尼松龙在泼尼松结构上引入 1、2 双键,6 位再入甲基,使其作用比泼尼松强 10 倍及半衰期延长。可在冲击治疗后迅速减少剂量而易于撤离，缩短激素治疗时间。

方法：甲基泼尼松龙 1 000 mg/d，静脉滴注，连续 3～5 天。改地塞米松 10～15 mg/d，静脉滴入，连续 5～7 天后，可酌情继续用地塞米松 8 mg/d，5～7 天，若吞咽有力或病情稳定，停用地塞米松，改为泼尼松口服 100 mg/d，每晨顿服。症状基本消失时，每周减 2 次，每次减 10 mg，减至60 mg/d时，每次减 5 mg。减至 40 mg/d 时，开始减隔天量，每周减 5 mg，如 1、3、5、7 服 40 mg，隔天的 2、4、6 服 35 mg，而下一周隔天量减为 30 mg，以此类推，直至隔天量减为 0。以后每隔一天晨顿服40 mg，作为维持量，维持用药一年以上，无病情反复，可以将维持量每月减 5 mg，直到完全停用。若中途有病情反复，则需随时调整剂量。若胸腺摘除术后，则一般需要用维持量（隔天晨顿服，成人 40～60 mg；儿童 2.5 mg/kg）2～4 年。

2.一般疗法

适用于Ⅰ、Ⅱa、Ⅴ型的门诊治疗，或胸腺手术后复发，症状表现如Ⅰ型或Ⅱa 型及Ⅱb 型病情稳定期，胸腺摘除术术前治疗。

（1）方法：成人经确诊后，给予泼尼松 60～80 mg，儿童 5 mg/kg，隔天晨顿服，直至症状基本消失或明显好转开始减量，每 1～2 个月减 5 mg。Ⅰ型患者通常用一年左右可停药；Ⅱa 型用药至少一年以上，如减药时症状反复，还需调整到能控制病情的最小剂量，待症状再次消失或基本消失，每 2 个月减 5 mg 至停药；胸腺瘤术后用维持量同（1）；Ⅱb 型在生活可基本自理时，每 2～3 个月减2～5 mg，至完全停药；胸腺摘除术前治疗，如为胸腺增生，用药 2 个月以上症状改善即可尽快减量，每周减 10～20 mg，停药后手术。胸腺瘤患者，用药 1～2 个月，症状有无改善均须尽快手术。也有人主张，胸腺瘤术前不用激素治疗。

（2）不良反应：约有 66％的患者有不同程度的不良反应，主要有向心性肥胖、高血压、糖尿病、白内障、骨质疏松、股骨头无菌性坏死、精神症状、胃溃疡。可与 H_2 受体拮抗剂，如雷尼替丁等合用。甲基泼尼松龙冲击治疗的不良反应甚少且轻，对症处理易于缓解。氯化钾口服可改善膜电位，预防骨质疏松和股骨头无菌性坏死可给予维生素 D 和钙剂，后者还有促进乙酰胆碱释放的作用。为促进蛋白合成，抑制蛋白分解，可给予苯丙酸诺龙。

（三）免疫抑制剂

1.环磷酰胺

大剂量冲击疗法主要抑制体液免疫，静脉滴注每次 1 000 mg，5 天 1 次，连用10～20次，或 200 mg/次，每周 2～3 次，总量 10～30 g。小剂量长期疗法主要抑制细胞免疫，100 mg/d服用，总量 10 g。总量越大，疗程越长其疗效越好，总量达 10 g 以上，90％有效；达 30 g 以上，100％有效。疗程达 3 年可使 100％患者症状完全消失，达到稳定的缓解。适用于对皮质类固醇疗法无效、疗效缓慢、不能耐受或减量后即复发者，以及胸腺切除术效果不佳者。当血白细胞或血小板明显减少时停用。

2.硫唑嘌呤

抑制 DNA 及 RNA 合成，主要抑制 T 细胞的功能。儿童 1～3 mg/（kg · d），连用一到数年。成人 150～200 mg/d，长期应用。适应证与环磷酰胺相同。不良反应常见：脱发、血小板及白细胞数减少。

3.环孢素

主要影响细胞免疫，抑制 T_H 细胞的功能。口服 6 mg/（kg · d），以后根据药物的血浆浓度（维持在 400～600 μg/L）和肾功能情况（肌酐≤176 μmol/L）调节药物剂量，疗程12 个月，2 周可获改善,获最大改善的时间平均3个月。不良反应有恶心、一过性感觉异常、心悸、肾中毒等。60岁以上,有高血压史,血清肌酐达88.0～149.6 μmol/L者有引起肾中毒的危险,应慎用。

4.VEP疗法

VEP疗法即长春新碱、环磷酰胺、氢化泼尼松联合疗法。主要利用其抗肿瘤作用和免疫抑制作用,可适用于伴胸腺肿瘤而不适于手术治疗的患者。

(四)血液疗法

1.血浆交换疗法

能清除血浆中抗AchR抗体及免疫复合物,起效迅速,但不持久,疗效维持1周～2个月,之后随抗体水平逐渐增高而症状复现。适用于危象和难治型重症肌无力。具体方法:取全血,分离去除血浆,再将血细胞与新鲜的正常血浆或其他交换液一起输回,每2小时交换1 000 mL,每次换血浆量2 000～3 000 mL,隔天一次,3～4次为1个疗程。如与类固醇皮质激素等免疫抑制剂合用,取长补短,可获长期缓解。

2.大剂量静脉注射免疫球蛋白

免疫抑制剂和血浆交换疗法的不良反应为人们提出需要一种更有效和更安全的治疗。单独应用大剂量免疫球蛋白治疗的65%患者在2周起效,5天1个疗程。总剂量为1～2 g/kg或每天400 mg/kg,静脉注射,作为缓解疾病进程起到辅助性治疗的作用。其不良反应轻微,发生率3%～12%,表现为发热、皮疹、偶有头痛,对症处理可减轻。

3.免疫吸附疗法

采用床边血浆交换技术加上特殊的免疫吸附柱(有一次性的,也有重复的),可以有效地祛除患者血浆中的异常免疫物质,常常获得奇效。该疗法最大的好处是不需要输注正常人血浆。

(五)胸腺治疗

1.胸腺手术

一般术后半年内病情波动仍较大,2～4年渐趋稳定,故术后服药不得少于2～4年,5年90%有效。手术能预防重症肌无力女性患者产后发生肌无力危象。病程短,病情轻,尤其胸腺有生发中心的年轻患者的疗效较好。恶性胸腺瘤者疗效较差。

2.胸腺放射治疗

其机制与胸腺摘除相似,但其疗效不肯定,且放射治疗易损伤胸腺邻近组织,不良反应较大。

(六)危象的急救

重症肌无力危象,是指重症肌无力患者本身病情加重或治疗不当引起吞咽和呼吸肌的进行性无力,以至不能排出分泌物和维持足够的换气功能的严重呼吸困难状态,是临床上最紧急的状态,往往需要气管切开,并根据不同的危象采取相应的措施。

(1)肌无力性危象:一旦确诊即给新斯的明1 mg,每隔半小时肌内注射0.5 mg,好转后逐渐改口服适当剂量。肌无力危象多因感染诱发或呼吸困难时气管分泌物潴留合并肺部感染。

(2)胆碱能性危象:静脉注射阿托品2 mg,根据病情可每小时重复一次,直至出现轻度阿托品化现象时,再根据腾喜龙试验的反应,开始给新斯的明,并谨慎地调整剂量。

(3)反拗性危象:应停用有关药物,给予人工呼吸和静脉补液。注意稳定生命体征,保持电解质平衡。2～3天后,重新确立抗胆碱酯酶药物用量。

首选甲基泼尼松龙的冲击疗法。因有辅助呼吸,激素使用早期出现无力加重现象也可继续用。有强调合用环磷酰胺的积极意义。血浆置换法在危象抢救中也有疗效显著、起效快的优点。

有人首先主张早期气管切开，正压式辅助呼吸，同时减用以至停用胆碱酯酶抑制剂 72 小时，称“干涸”疗法，同时加用激素等免疫抑制疗法，效果显著。胆碱能危象时停用所有药物，大约经过 72 小时所有的药物毒性作用可消失。故在控制呼吸的情况下，无须用腾喜龙试验来判断，使得三种危象的鉴别诊断、治疗都变得简单、方便。有利于赢得抢救的时机，提高成功率。同时须精心护理与增强体质，保证患者有足够的营养，防止水电解质和酸碱平衡紊乱。

(七)避用和慎用的药物

对于影响神经肌肉接头传递功能、降低肌细胞膜兴奋性或抑制呼吸的药物，如新霉素、卡那霉素、多黏菌素、奎宁、吗啡、哌替啶等，均应避用。此外，四环素、金霉素、链霉素均应慎用，异丙嗪、苯巴比妥、地西泮等镇静剂也能抑制呼吸，尽可能不用。

(八)重症肌无力诊断和治疗

具体流程图详见图 4-1。

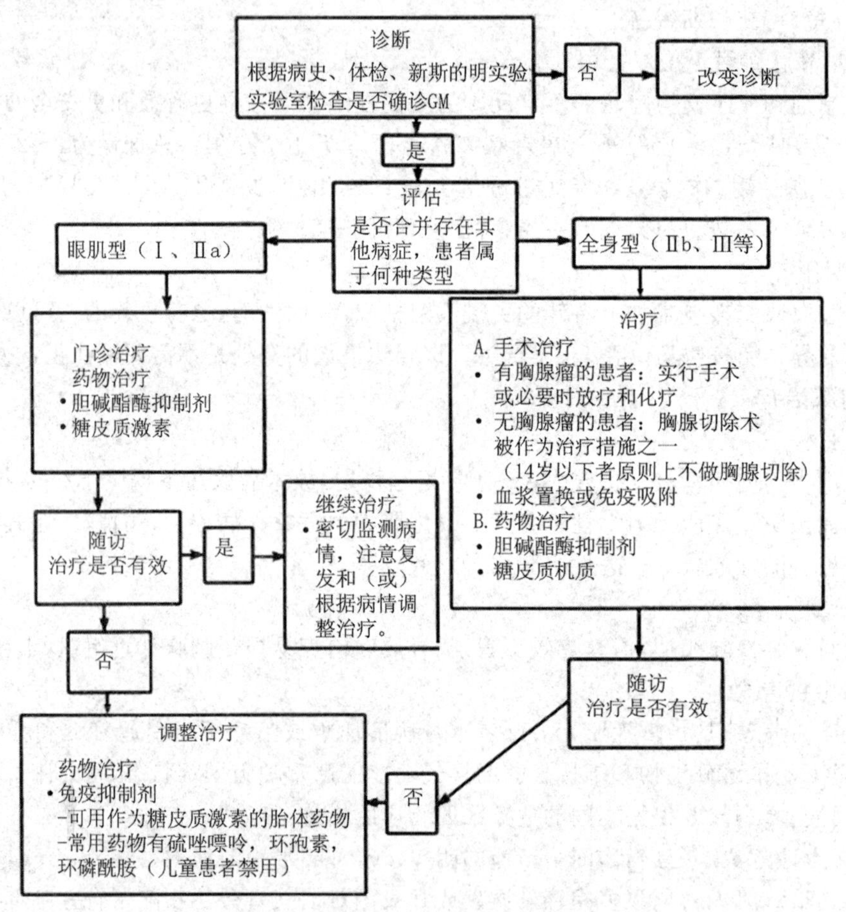

图 4-1　重症肌无力诊断和治疗流程图

七、护理

(一)常规护理

1.心理护理

患者由于长期不能坚持正常工作、学习、生活，应耐心、细微的关心患者，鼓励患者树立长期与疾病斗争的信心，鼓励能讲话的患者慢慢表达自己的感受。对患者要有耐心，帮助患者保持平静的心理，克服自卑心理。

2.饮食

营养丰富，软、易消化的食物，少食多餐，定时定量，保证患者营养摄入，气管切开者可经鼻饲给食。

3.环境

室内温度、湿度适宜，光线柔和，安静，室内经常通风，保持空气新鲜。

(二)病情观察

(1)观察患者的呼吸频率及节律，有无缺氧情况。

(2)观察患者有无肌无力和胆碱能危象。

(3)观察患者的意识和情绪状态。

(4)观察患者的进食情况。

(5)观察用药后的反应。

(三)专科护理

1.呼吸肌麻痹的护理

(1)抬高患者床头，准备好气管插管用物。

(2)呼吸肌麻痹严重者，可行气管切开，并做好气管切开的护理。

(3)吸氧。

(4)鼓励患者采取一些合适的交流方式。例如，写字、眨眼、点头等。

2.肌无力和胆碱能危象的护理

保持呼吸道通畅，自主呼吸不能维持正常通气量时应尽早气管切开，严格依照气管切开护理和鼻饲护理。

(四)康复指导

1.饮食

(1)进食前要充分休息，坐直后进餐，餐后坐位休息30～60分钟。

(2)严格执行餐前30分钟至1小时服用抗胆碱酯酶药。

2.日常活动

(1)指导患者在用药后肌肉有力时，做深呼吸和咳嗽训练或呼吸操。

(2)避免受累、受凉、减少易发生疲劳的不必要活动。

(3)告诉患者肌无力的常见诱因，如用药改变、饮酒、睡眠不足等。

3.医疗护理措施

(1)告诉患者药物的不良反应，如抗胆碱能药物的不良反应有腹泻、尿频、失眠、出汗、唾液增多、恶心等；泼尼松的不良反应有使体重增加、食欲增加、胃肠道不适等。

(2)告诉患者肺部综合征的症状与体征及避免方法，如避免上呼吸道感染，应戒烟。

(谢晨琳)

第五章 心内科护理

第一节　感染性心内膜炎

感染性心内膜炎为心脏内膜表面的微生物感染，伴赘生物形成。赘生物为大小不等、形状不一的血小板和纤维素团块，内含大量微生物和少量炎性细胞。瓣膜为最常受累部位，但感染也可发生在间隔缺损部位、腱索或心壁内膜。根据病程分为急性和亚急性：①急性感染性心内膜炎的特征为中毒症状明显；病程进展迅速，数天至数周引起瓣膜破坏；感染迁移多见；病原体主要为金黄色葡萄球菌；②亚急性感染性心内膜炎的特征为中毒症状轻；病程数周至数月；感染迁移少见；病原体以草绿色链球菌多见，其次为肠球菌。

感染性心内膜炎又可分为自体瓣膜、人工瓣膜和静脉药瘾者的心内膜炎。

一、自体瓣膜心内膜炎

（一）病因及发病机制

1.病因

链球菌和葡萄球菌分别占自体心内膜炎病原微生物的65%和25%。急性自体瓣膜心内膜炎主要由金黄色葡萄球菌引起，少数由肺炎球菌、淋球菌、A族链球菌和流感杆菌等所致。亚急性自体瓣膜心内膜炎最常见的致病菌是草绿色链球菌，其次为D族链球菌，表皮葡萄球菌，其他细菌较少见。

2.发病机制

（1）亚急性病例至少占2/3，发病与下列因素有关。①血流动力学因素：亚急性者主要发生于器质性心脏病，首先为心脏瓣膜病，尤其是二尖瓣和主动脉瓣；其次为先天性心血管病，如室间隔缺损、动脉导管未闭、法洛四联症和主动脉瓣缩窄。赘生物常位于血流从高压腔经病变瓣口或先天缺损至低压腔产生高速射流和湍流的下游，可能与这些部位的压力下降和内膜灌注减少，有利于微生物沉积和生长有关。高速射流冲击心脏或大血管内膜处致局部损伤易于感染。②非细菌性血栓性心内膜炎病变：当心内膜的内皮受损暴露其下结缔组织的胶原纤维时，血小板在该处聚集，形成血小板微血栓和纤维蛋白沉着，成为结节样无菌性赘生物，称非细菌性血栓性心内膜病变，是细菌定居瓣膜表面的重要因素。③短暂性菌血症：各种感染或细菌寄居的皮肤黏膜的创伤常导致暂时性菌血症，循环中的细菌若定居在无菌性赘生物上，即可发生感染性心内膜炎。④细菌感染无菌赘生物：取决于发生菌血症之频度和循环中细菌的数量、细菌黏附于无菌性赘生物的能力。草绿色链球菌从口腔进入血流的机会频繁，黏附力强，因而成为亚急性感染性心内膜炎的最常见致病菌。

细菌定居后，迅速繁殖，促使血小板进一步聚集和纤维蛋白沉积，感染赘生物增大。当赘生物破裂时，细菌又被释放进入血流。

(2)急性自体瓣膜心内膜炎发病机制尚不清楚，主要累及正常心瓣膜，主动脉瓣常受累。病原菌来自皮肤、肌肉、骨骼或肺等部位的活动感染灶。循环中细菌量大，细菌毒力强，具有高度侵袭性和黏附于内膜的能力。

(二)临床表现

1.症状

从暂时的菌血症至出现症状的时间长短不一，多在 2 周以内。

(1)亚急性感染性心内膜炎起病隐匿，可有全身不适、乏力、食欲缺乏、面色苍白、体重减轻等非特异性症状，头痛、背痛和肌肉关节痛常见。发热是最常见的症状，多呈弛张热型，午后和夜间较高，伴寒战和盗汗。

(2)急性感染性心内膜炎以败血症为主要临床表现。起病急骤，进展迅速，患者出现高热、寒战、呼吸急促，伴有头痛、背痛、胸痛和四肢肌肉关节疼痛，突发心力衰竭者较为常见。

2.体征

(1)心脏杂音：80％～85％的患者可闻及心脏杂音，杂音性质的改变为本病特征性表现，急性者要比亚急性者更易出现杂音强度和性质的变化，可由基础心脏病和/或心内膜炎导致瓣膜损害所致，如赘生物的生长与破裂、脱落有关。腱索断裂或瓣叶穿孔是迅速出现新杂音的重要因素。

(2)周围体征：多为非特异性，近年已不多见。①瘀点，可出现于任何部位，以锁骨以上皮肤、口腔黏膜和睑结膜常见；②指和趾甲下线状出血；③Osler 结节，为指和趾垫出现的豌豆大的红或紫色痛性结节，略高出皮肤，亚急性者较常见；④Roth 斑，为视网膜的卵圆性出血斑块，其中心呈白色，亚急性者多见；⑤Janeway 损害，是位于手掌或足底直径 1～4 mm 无压痛出血红斑，急性者常见。

(3)动脉栓塞：多见于病程后期，但约 1/3 的患者是首发症状。赘生物引起动脉栓塞占20％～40％，栓塞可发生在机体的任何部位。脑、心脏、脾、肾、肠系膜、四肢和肺为临床常见的动脉栓塞部位。脑栓塞可出现神志和精神改变、视野缺损、失语、吞咽困难、瞳孔大小不对称、偏瘫、抽搐或昏迷等表现。肾栓塞常出现腰痛、血尿等，严重者可有肾功能不全。脾栓塞时，患者出现左上腹剧痛，呼吸或体位改变时加重。肺栓塞常发生突然胸痛、气急、发绀、咯血。

(4)其他：贫血，较常见，主要由于感染导致骨髓抑制而引起，多为轻、中度，晚期患者可重度贫血。15％～50％病程超过 6 周的患者可有脾大；部分患者可见杵状指(趾)。

(三)并发症

(1)心脏并发症：心力衰竭为最常见并发症，其次为心肌炎。

(2)动脉栓塞和血管损害多见于病程后期，急性较亚急性者多见，部分患者中也可为首发症状。①脑：约 1/3 患者有神经系统受累，表现为脑栓塞、脑细菌性动脉瘤、脑出血(细菌性动脉瘤破裂引起)和弥漫性脑膜炎。患者出现神志和精神改变、失语、视野缺损、轻偏瘫、抽搐或昏迷等表现。②肾：大多数患者有肾脏损害，包括肾动脉栓塞和肾梗死、肾小球肾炎和肾脓肿。迁移性脓肿多见于急性患者。肾栓塞常出现血尿、腰痛等，严重者可有肾功能不全。③脾：发生脾栓塞，患者出现左上腹剧痛，呼吸或体位改变时加重。④肺：肺栓塞常出现突然胸闷、气急、胸痛、发绀、咯血等。⑤动脉：肠系膜动脉损害可出现急腹症症状；肢体动脉损害出现受累肢体变白或发绀、发冷、疼痛、跛行，甚至动脉搏动消失。⑥其他：可有细菌性动脉瘤，引起细菌性动脉瘤占3%～5%。迁移性脓肿多见于急性期患者。

二、人工瓣膜心内膜炎

发生于人工瓣膜置换术后60天以内者为早期人工瓣膜心内膜炎，60天以后发生者为晚期人工瓣膜心内膜炎。早期者常为急性暴发性起病，约1/2的致病菌为葡萄球菌，表皮葡萄球菌多于金黄色葡萄球菌；其次为革兰阴性杆菌和真菌。晚期者以亚急性表现常见，致病菌以链球菌最常见，其次为葡萄球菌。除赘生物形成外，常致人工瓣膜部分破裂、瓣周漏、瓣环周围组织和心肌脓肿，最常累及主动脉瓣。术后发热、出现心杂音、脾大或周围栓塞征，血培养同一种细菌阳性结果至少2次，可诊断本病。预后不良，难以治愈。

三、静脉药瘾者心内膜炎

静脉药瘾者心内膜炎多见于年轻男性。致病菌最常来源于皮肤，药物污染所致者较少见，金黄色葡萄球菌为主要致病菌，其次为链球菌、革兰阴性杆菌和真菌。大多累及正常心瓣膜，三尖瓣受累占50%以上，其次为主动脉瓣和二尖瓣。急性发病者多见，常伴有迁移性感染灶。亚急性表现多见于有感染性心内膜炎史者。年轻伴右心金黄色葡萄球菌感染者病死率在5%以下，而左心革兰阴性杆菌和真菌感染者预后不良。

四、护理

(一)护理目标

患者体温恢复正常，心功能改善，活动耐力增加；营养改善，抵抗力增强；焦虑减轻，未发生并发症或发生后被及时控制。

(二)护理措施

1.一般护理

(1)休息与活动：急性感染性心内膜炎患者应卧床休息，限制活动，保持环境安静，空气新鲜，减少探视。亚急性者，可适当活动，但应避免剧烈运动及情绪激动。

(2)饮食：给予清淡、高热量、高蛋白、高维生素、低胆固醇、易消化的半流质或软食，补充营养和水分。有心力衰竭者，适当限制钠盐的摄入。注意变换饮食口味，鼓励患者多饮水，做好口腔护理，以增进食欲。

2.病情观察

(1)观察体温及皮肤黏膜变化：每4～6小时测量体温1次，准确绘制体温曲线，以反映体温动态变化，判断病情进展及治疗效果。评估患者有无皮肤瘀点、指(趾)甲下线状出血、Osler结节等皮肤黏膜病损。

(2)栓塞的观察：注意观察脑、肾、肺、脾和肢体动脉等栓塞的表现，脑栓塞出现神志和精神改变、失语、偏瘫或抽搐等；肾栓塞出现腰痛、血尿等；肺栓塞发生突然胸痛、呼吸困难、发绀和咯血等；脾栓塞出现左上腹剧痛；肢体动脉栓塞表现为肢体变白或发绀、皮肤温度降低、动脉搏动减弱或消失等。有变化及时报告医师并协助处理。

3.发热护理

高热患者应卧床休息，注意病室的温度和湿度适宜。给予冰袋物理降温或温水擦浴等，准确记录体温变化。出汗较多时可在衣服和皮肤之间垫上柔软毛巾，便于潮湿后及时更换，增强舒适感，并防止因频繁更衣而导致患者受凉。保证被服干燥清洁，以增加舒适感。

4.用药护理

抗微生物药物治疗是最重要的治疗措施。遵医嘱给予抗生素治疗，观察用药效果。坚持大剂量全疗程长时间的抗生素治疗，严格按照时间点用药，以确保维持有效的血药浓度。注意保护静脉，可使用静脉留置针，避免多次穿刺而增加患者的痛苦。注意观察药物的不良反应。

5.正确采集血培养标本

告诉患者暂时停用抗生素和反复多次采血培养的必要性，以取得患者的理解与配合。本病的菌血症为持续性，无须在体温升高时采血。每次采血量 10～20 mL 做需氧和厌氧菌培养，至少应培养 3 周。

(1)未经治疗的亚急性患者，应在第一天每间隔 1 小时采血 1 次，共 3 次。如次日未见细菌生长，重复采血 3 次后，开始抗生素治疗。

(2)用过抗生素者，停药 2～7 天后采血。

(3)急性患者应在入院后立即安排采血，在 3 小时内每隔 1 小时采血 1 次，共取 3 次血标本后，按医嘱开始治疗。

6.心理护理

由于发热、感染不易控制，疗程长，甚至出现并发症，患者常出现情绪低落、恐惧心理，应加强与患者的沟通，耐心解释治疗目的与意义，安慰、鼓励患者，给予心理支持，使其积极配合治疗。

7.健康指导

告诉患者及家属有关本病的知识，坚持足够疗程的抗生素治疗的重要意义。患者在施行口腔手术、泌尿、生殖和消化道的侵入性检查或外科手术治疗前应预防性使用抗生素。嘱患者注意防寒保暖，保持口腔和皮肤清洁，少去公共场所，减少病原体入侵的机会。教会患者自我监测体温变化、有无栓塞表现，定期门诊随访。教育家属应给予患者以生活照顾，精神支持，鼓励患者积极治疗。

（三）护理评价

通过治疗和护理患者体温基本恢复正常，心功能得到改善，提高了活动耐力；营养状况改善，抵抗力增强；焦虑减轻，未发生并发症或发生后得到及时控制。

（郝　秀）

第二节　病毒性心肌炎

病毒性心肌炎是指由嗜心肌性病毒感染所致，以非特异性间质性心肌炎为主要病变的疾病，可呈局限性或弥漫性改变。

一、病因和发病机制

确切的发病机制尚不清楚，可能与病毒感染和自身免疫反应有关。最常见的病毒是柯萨奇B组2～5型和A组9型病毒，其次是埃可病毒、腺病毒、流感病毒等。

二、临床表现

半数以上患者在发病前1～3周有病毒感染的临床表现，如发热、头痛、全身倦怠感等上呼吸道感染症状，或有恶心、呕吐、腹痛、腹泻等消化道症状。然后出现心血管系统症状，如心悸、气短、胸闷、胸痛等。重症患者可出现心力衰竭、休克、晕厥、阿-斯综合征、猝死等。

三、辅助检查

（一）实验室检查

（1）血常规：白细胞计数轻度升高，血沉加快。

（2）血清心肌损伤标志物：急性期肌酸激酶（CK）、肌酸激酶同工酶（CK-MB）、心肌肌钙蛋白T（cTnT），心肌肌钙蛋白I（cTnI），天门冬酸氨基转移酶（AST）等增高。其中cTnT、cTnI的敏感性及特异性最强，并且检测时间窗也最宽（可达2周）。

（3）血清病毒中和抗体及血凝抑制抗体升高，＞4倍或1次＞1∶640即为阳性标准。

（4）从患者咽部、粪便、血液标本中可做病毒分离。

（二）心电图检查

各种类型的心律失常、非特异性的ST-T改变。

（三）X线检查

正常或不同程度心脏扩大、心搏动减弱，心力衰竭时有肺淤血、肺水肿征。

（四）超声心动图检查

心脏扩大，室壁运动减弱，若伴有心包炎，可见心包积液征、心收缩功能降低。

四、治疗要点

病毒性心肌炎无特效治疗，治疗目的在于减轻心脏负荷，控制心律失常和防治心力衰竭。

（一）休息

休息是治疗急性病毒性心肌炎最重要的措施，急性期应卧床休息，尤其是心脏扩大或心力衰竭者，至少应休息3个月，待心界恢复正常或不再缩小，体温正常方可活动。

（二）改善心肌代谢，促进心肌恢复治疗

（1）静脉滴注维生素C 5～10 g＋5％葡萄糖500～1 000 mL，每天1次，2周为1个疗程。

（2）极化液（ATP、辅酶A、维生素C）静脉滴注，加强心肌营养。

（3）辅酶Q_{10}每次10 mg，每天3次，口服；曲美他嗪每次20 mg，每天3次，口服。

（三）抗病毒治疗

干扰素（10～30）×10^5 U，每天1次肌内注射，2周为1个疗程；黄芪注射液可能有抗病毒、调节免疫功能，可口服或静脉滴注。

（四）抗生素应用

治疗初期应常规应用青霉素（40～80）×10^5 U/d或克林霉素1.2 g/d，静脉滴注1周。

(五)并发症治疗

并发心力衰竭、心律失常者按相应常规治疗。但在急性心肌炎时洋地黄制剂用量宜偏小,因此时易引起洋地黄中毒。

(六)激素应用

病程早期不主张应用糖皮质激素,但在重症病例,如伴难治性心力衰竭或三度房室传导阻滞者可少量、短期内试用。

病毒性心肌炎大多数预后良好,重症者死于心力衰竭,严重心律失常;少数患者转为慢性,或发展为扩张型心肌病。

五、护理措施

(一)病情观察

监测患者脉搏、心律的变化情况,及时发现患者是否发生心力衰竭、严重心律失常等危重情况。

(二)充分休息

对病毒性心肌炎患者来说,休息是减轻心脏负荷的最好方法。症状明显、血清心肌酶增高或出现严重心律失常的患者应卧床 3 个月以上,心脏增大者最好卧床半年至 1 年,待症状、体征、心脏大小、心电图恢复正常后,逐渐增加活动量。

(三)饮食

给予高热量、高蛋白、高维生素、丰富矿物质饮食,增加营养,满足机体消耗并促进心肌细胞恢复。

(四)心理支持

病毒性心肌炎患者中青壮年占一定比例,且在疾病急性期心悸等症状明显,影响患者的日常生活和工作,使患者产生焦急、烦躁等情绪。故应向患者讲明本病的演变过程及预后,使患者安心休养。

(徐　英)

第三节　心律失常

一、疾病概述

(一)概念和特点

心律失常是指心脏冲动频率、节律、起源部位、传导速度或激动次序的异常。按其发生原理可分为冲动形成异常和冲动传导异常两大类。按照心律失常发生时心率的快慢,可分为快速性与缓慢性心律失常两大类。

心律失常可发生在没有明确心脏病或其他原因的患者。心律失常的后果取决于其对血流动力学的影响,可从心律失常对心、脑、肾灌注的影响来判断。轻者患者可无症状,一般表现为心悸,但也可出现心绞痛、气短、晕厥等症状。心律失常持续时间不一,有时仅持续数秒、数分,有时可持续数天以上，如慢性心房颤动。

(二)相关病理生理

正常生理状态下，促成心搏的冲动起源于窦房结，并以一定的顺序传导于心房与心室，使心脏在一定频率范围内发生有规律的搏动。如果心脏内冲动的形成异常和/或传导异常，使整个心脏或其一部分的活动变为过快、过慢或不规则，或者各部分活动的程序发生紊乱，即形成心律失常。心律失常有多种不同的发生机制，如折返、自律性改变、触发活动和平行收缩等。然而，由于条件限制，目前能直接对人在体内心脏研究的仅限于折返机制，临床检查尚不能判断大多数心律失常的电生理机制。产生心律失常的电生理机制主要包括冲动发生异常、冲动传导异常及触发活动。

(三)主要病因与诱因

1.器质性心脏病

心律失常可见于各种器质性心脏病，其中以冠心病、心肌病、心肌炎和风湿性心脏病为多见，尤其在发生心力衰竭或急性心肌梗死时。

2.非心源性疾病

几乎其他系统疾病均可引发心律失常，常见的有内分泌失调、麻醉、低温、胸腔或心脏手术、中枢神经系统疾病及自主神经功能失调等。

3.酸碱失衡和电解质紊乱

各种酸碱代谢紊乱、钾代谢紊乱可使传导系统或心肌细胞的兴奋性、传导性异常而引起心律失常。

4.理化因素和中毒

电击可直接引起心律失常甚至死亡，中暑、低温也可导致心律失常。某些药物可引起心律失常，其机制各不相同，洋地黄、奎尼丁、氨茶碱等直接作用于心肌，洋地黄、夹竹桃、蟾蜍等通过兴奋迷走神经，拟肾上腺素药、三环类抗抑郁药等通过兴奋交感神经，可溶性钡盐、棉酚、排钾性利尿剂等引起低钾血症，窒息性毒物则引起缺氧诱发心律失常。

5.其他

发生在健康者的心律失常也不少见，部分病因不明。

(四)临床表现

心律失常的诊断大多数要靠心电图，但相当一部分患者可根据病史和体征作出初步诊断。详细询问发作时的心率快慢，节律是否规整，发作起止与持续时间，发作时是否伴有低血压、昏厥、心绞痛或心力衰竭等表现及既往发作的诱因、频率和治疗经过，有助于心律失常的诊断，同时要对患者全身情况、既往治疗情况等进行全面的了解。

(五)辅助检查

1.心电图检查

心电图检查是诊断心律失常最重要的一项无创性检查技术。应记录12导联心电图，并记录清楚显示P波导联的心电图长条以备分析，通常选择 V_1 导联或Ⅱ导联。必要时采用动态心电图，连续记录患者24小时的心电图。

2.运动试验

患者在运动时出现心悸，可做运动试验协助诊断。运动试验诊断心律失常的敏感性不如动态心电图。

3.食管心电图

解剖上左心房后壁毗邻食管，因此，插入食管电极导管并置于心房水平时，能记录到清晰的心房电位，并能进行心房快速起搏或程序电刺激。

4.心腔内电生理检查

心腔内电生理检查是将几根多电极导管经静脉和/或动脉插入，放置在心腔内的不同部位辅以 8～12 通道以上多导生理仪，同步记录各部位电活动，包括右心房、右心室、希氏束、冠状静脉窦(反映左心房、左心室电活动)。其适应证包括：①窦房结功能测定；②房室与室内传导阻滞；③心动过速；④不明原因晕厥。

5.三维心脏电生理标测及导航系统

三维心脏电生理标测及导航系统(三维标测系统)是近年来出现的新的标测技术，能够减少 X 线曝光时间，提高消融成功率，加深对心律失常机制的理解。

(六)窦性心律失常治疗原则

(1)若患者无心动过缓有关的症状，不必治疗，仅定期随诊观察。对于有症状的病窦综合征患者，应接受起搏器治疗。

(2)心动过缓-心动过速综合征患者发作心动过速，单独应用抗心律失常药物治疗可能加重心动过缓。应用起搏治疗后，患者仍有心动过速发作，可同时应用抗心律失常药物。

(七)房性心律失常治疗原则

1.房性期前收缩

无须治疗。当有明显症状或因房性期前收缩触发室上性心动过速时，应给予治疗。治疗药物包括普罗帕酮、莫雷西嗪或 β 受体拮抗剂。

2.房性心动过速

(1)积极寻找病因，针对病因治疗。

(2)抗凝治疗。

(3)控制心室率。

(4)转复窦性心律。

3.心房扑动

(1)药物治疗：减慢心室率的药物包括 β 受体拮抗剂、钙通道阻滞剂(维拉帕米、地尔硫䓬)或洋地黄制剂(地高辛、毛花苷 C)。转复心房扑动的药物包括ⅠA(如奎尼丁)或ⅠC(如普罗帕酮)类抗心律失常药，如心房扑动患者合并冠心病、充血性心力衰竭等时，不用ⅠA 或ⅠC 类药物，应选用胺碘酮。

(2)非药物治疗：直流电复律是终止心房扑动最有效的方法。其次食管调搏也是转复心房扑动的有效方法。射频消融可根治心房扑动。

(3)抗凝治疗：持续性心房扑动的患者，发生血栓栓塞的风险明显增高，应给予抗凝治疗。

4.心房颤动

应积极寻找心房颤动的原发疾病和诱发因素，进行相应处理。

治疗包括：①抗凝治疗；②转复并维持窦性心律；③控制心室率。

(八)房室交界区性心律失常治疗原则

1.房室交界区性期前收缩

通常无须治疗。

2.房室交界区性逸搏与心律

一般无须治疗，必要时可起搏治疗。

3.非阵发性房室交界区性心动过速

主要针对病因治疗。洋地黄中毒引起者可停用洋地黄，可给予钾盐、利多卡因或β受体拮抗剂治疗。

4.与房室交界区相关的折返性心动过速

急性发作期应根据患者的基础心脏状况，既往发作的情况及对心动过速的耐受程度做出适当处理。

主要药物治疗如下述。

(1)腺苷与钙通道阻滞剂：为首选。起效迅速，不良反应为胸部压迫感、呼吸困难、面部潮红、窦性心动过缓、房室传导阻滞等。

(2)洋地黄与β受体拮抗剂：静脉注射洋地黄可终止发作。对伴有心功能不全患者仍作为首选。β受体拮抗剂也能有效终止心动过速，选用短效β受体拮抗剂较合适如艾司洛尔。

(3)普罗帕酮 1～2 mg/kg 静脉注射。

(4)其他：食管心房调搏术、直流电复率等。

预防复发：是否需要给予患者长期药物预防，取决于发作的频繁程度及发作的严重性。药物的选择可依据临床经验或心内电生理试验结果。

5.预激综合征

对于无心动过速发作或偶有发作但症状轻微的预激综合征患者的治疗，目前仍存有争议。如心动过速发作频繁伴有明显症状，应给予治疗。治疗方法包括药物和导管消融。

(九)室性心律失常治疗原则

1.室性期前收缩

首先应对患者室性期前收缩的类型、症状及其原有心脏病变做全面的了解；然后，根据不同的临床状况决定是否给予治疗，采取何种方法治疗及确定治疗的终点。

2.室性心动过速

一般遵循的原则：有器质性心脏病或有明确诱因应首先给予针对性治疗；无器质性心脏病患者发生非持续性短暂室速，如无症状或无血流动力学影响，处理的原则与室性期前收缩相同；持续性室性发作，无论有无器质性心脏病，应给予治疗。

3.心室扑动与颤动

快速识别心搏骤停、高声呼救、进行心肺复苏，包括：胸外按压、开放气道、人工呼吸、除颤、气管插管、吸氧、药物治疗等。

(十)心脏传导阻滞治疗原则

1.房室传导阻滞

应针对不同病因进行治疗。一度与二度Ⅰ型房室阻滞心室率不太慢者，无须特殊治疗。二度Ⅱ型与三度房室阻滞如心室率显著缓慢，伴有明显症状或血流动力学障碍，甚至 Adams-Strokes 综合征发作者，应给予起搏治疗。

2.室内传导阻滞

慢性单侧束支阻滞的患者如无症状，无须接受治疗。双分支与不完全性三分支阻滞有可能进展为完全性房室传导阻滞，但是否一定发生及何时发生均难以预料，不必常规预防性起搏器治疗。急性前壁心肌梗死发生双分支、三分支阻滞或慢性双分支、三分支阻滞，伴有晕厥或阿斯综合征发作者，则应及早考虑心脏起搏器治疗。

二、护理评估

(一)一般评估

心律失常患者的生命体征，发作间歇期无异常表现。发作期则出现心悸、气短、不敢活动，心电图显示心率过快、过慢、不规则或暂时消失而形成窦性停搏。

(二)身体评估

发作时体格检查应着重于判断心律失常的性质及心律失常对血流动力学状态的影响。听诊心音了解心室搏动率的快、慢和规则与否，结合颈静脉搏动所反映的心房活动情况，有助于做出心律失常的初步鉴别诊断。缓慢(＜60 次/分)而规则的心率为窦性心动过缓，快速(＞100 次/分)而规则的心率常为窦性心动过速。窦性心动过速较少超过 160 次/分，心房扑动伴 2∶1 房室传导时心室率常固定在 150 次/分左右。不规则的心律中以期前收缩为最常见，快而不规则者以心房颤动或心房扑动、房速伴不规则房室传导阻滞为多。心律规则而第一心音强弱不等(大炮音)，尤其是伴颈静脉搏动间断不规则增强(大炮波)，提示房室分离，多见于完全性或室速。

(三)心理-社会评估

心律失常患者常有焦虑、恐惧等负性情绪，护理人员应做好以下几点。

(1)帮助患者认识到自己的情绪反应，承认自己的感觉，指导患者使用放松术。

(2)安慰患者，告诉患者较轻的心律失常通常不会威胁生命。有条件时安排单人房间，避免与其他焦虑患者接触。

(3)经常巡视病房，了解患者的需要，帮助其解决问题，如主动给患者介绍环境，耐心解答有关疾病的问题等。

(四)辅助检查结果的评估

1.心电图(ECG)检查

心律失常发作时的心电图记录是确诊心律失常的重要依据。应记录 12 导联心电图，包括较长的Ⅱ或 V_1 导联记录。注意 P 和 QRS 波形态、P-QRS 关系、P-P、P-R 与 R-R 间期，判断基本心律是窦性还是异位。通过逐个分析提早或延迟心搏的性质和来源，最后判断心律失常的性质。

2.动态心电图

对心律失常的检出率明显高于常规心电图，尤其是对易引起猝死的恶性心律失常的检出尤为有意义。对心律失常的诊断优于普通心电图。

3.运动试验

运动试验可增加心律失常的诊断率和敏感性，是对 ECG 很好的补充，但运动试验有一定的危险性，需严格掌握禁忌证。

4.食管心电图

食管心电图是食管心房调搏最佳起搏点判定的可靠依据，更能在心律失常的诊断与鉴别诊断方面起到特殊而独到的作用。食管心电图与心内电生理检查具有高度的一致性，为导管射频消融术根治阵发性室上性心动过速(PSVT)提供可靠的分型及定位诊断。亦有助于不典型的预激综合征患者确立诊断。

5.心腔内电生理检查

心腔内电生理检查为有创性电生理检查,除能确诊缓慢性和快速性心律失常的性质外,还能在心律失常发作间隙应用程序电刺激方法判断窦房结和房室传导系统功能,诱发室上性和室性快速性心律失常,确定心律失常起源部位,评价药物与非药物治疗效果,以及为手术、起搏或消融治疗提供必要的信息。

(五)常用药物治疗效果的评估

(1)治疗缓慢性心律失常:一般选用增强心肌自律性和/或加速传导的药物,如拟交感神经药、迷走神经抑制药或碱化剂(摩尔乳酸钠或碳酸氢钠)。护理评估:①服药后心悸、乏力、头晕、胸闷等临床症状有无改善;②有无不良反应发生。

(2)治疗快速性心律失常:选用减慢传导和延长不应期的药物,如迷走神经兴奋剂,拟交感神经药间接兴奋迷走神经或抗心律失常药物。护理评估:①用药后的疗效,有无严重不良反应发生;②药物疗效不佳时,考虑电转复或射频消融术治疗,并做好术前准备。

(3)临床上抗心律失常药物繁多,药物的分类主要基于其对心肌的电生理学作用。治疗缓慢性心律失常的药物,主要提高心脏起搏和传导功能,如肾上腺素类药物(肾上腺素、异丙肾上腺素),拟交感神经药如阿托品、山莨菪碱,β受体兴奋剂如多巴胺类、沙丁胺醇等。

(4)及时就诊的指标:①心动过速发作频繁伴有明显症状如低血压、休克、心绞痛、心力衰竭或晕厥等;②出现洋地黄中毒症状。

三、主要护理诊断/问题

(一)活动无耐力

与心律失常导致心悸或心排血量减少有关。

(二)焦虑

与心律失常反复发作,对治疗缺乏信心有关。

(三)有受伤的危险

与心律失常引起的头晕、晕厥有关。

(四)潜在并发症

心力衰竭、脑栓塞、猝死。

四、护理措施

(一)体位与休息

当心律失常发作导致胸闷、心悸、头晕等不适时采取高枕卧位、半卧位或其他舒适体位,尽量避免左侧卧位,以防左侧卧位时感觉到心脏搏动而加重不适。有头晕、晕厥发作或曾有跌倒病史者应卧床休息。保证患者充分的休息与睡眠,必要时遵医嘱给予镇静剂。

(二)给氧

伴呼吸困难、发绀等缺氧表现时,给予氧气吸入,2~4 L/min。

(三)饮食

控制膳食总热量,以维持正常体重为度,40 岁以上者尤应预防发胖。一般以体重指数(BMI)20~24 为正常体重。或以腰围为标准,一般以女性≥80 cm,男性≥85 cm 为超标。超重或肥胖者应减少每天进食的总热量,以低脂(30%/d)、低胆固醇(200 mg/d)膳食,并限制酒及糖类食物的摄入。严禁暴饮暴食。以免诱发心绞痛或心肌梗死。合并高血压或心力衰竭者，应同时限制钠盐。避免摄入刺激性食物如咖啡、浓茶等，保持大便通畅。

（四）病情观察

严密进行心电监测，出现异常心律变化，如3～5次/分的室性期前收缩或阵发性室性心动过速，窦性停搏、二度Ⅱ型或三度房室传导阻滞等，立即通知医师。应将急救药物备好，需争分夺秒地迅速给药。有无心悸、胸闷、胸痛、头晕、晕厥等。检测电解质变化，尤其是血钾。

（五）用药指导

接受各种抗心律失常药物治疗的患者，应在心电监测下用药，以便掌握心律的变化情况和观察药物疗效。密切观察用药反应，严密观察穿刺局部情况，谨防药物外渗。皮下注射给予抗凝溶栓及抗血小板药时，注意更换注射部位，避免按摩，应持续按压2～3分钟。严格按医嘱给药，避免食用影响药物疗效的食物。用药前、中、后注意心率、心律、P-R间期、Q-T间期等的变化，以判断疗效和有无不良反应。

（六）除颤的护理

持续性室性心动过速患者，应用药物效果不明显时，护士应密切配合医师将除颤器电源接好，检查仪器性能是否完好，备好电极板，以便及时顺利除颤。对于缓慢型心律失常患者，应用药物治疗后仍不能增加心率，且病情有所发展或反复发作阿斯综合征时，应随时做好安装人工心脏起搏器的准备。

（七）心理护理

向患者说明心律失常的治疗原则，介绍介入治疗如心导管射频消融术或心脏起搏器安置术的目的及方法，以消除患者的紧张心理，使患者主动配合治疗。

（八）健康教育

1.疾病知识指导

向患者及家属讲解心律失常的病因、诱因及防治知识。

2.生活指导

指导患者劳逸结合，生活规律，保证充足的休息与睡眠。无器质性心脏病者应积极参加体育锻炼。保持情绪稳定，避免精神紧张、激动。改变不良饮食习惯，戒烟、酒、避免浓茶、咖啡、可乐等刺激性食物。保持大便通畅，避免排便用力而加重心律失常。

3.用药指导

嘱患者严格按医嘱按时按量服药，说明所用药物的名称、剂量、用法、作用及不良反应，不可随意增减药物的剂量或种类。

4.制订活动计划

评估患者心律失常的类型及临床表现，与患者及家属共同制订活动计划。对无器质性心脏病的良性心律失常患者，鼓励其正常工作和生活，保持心情舒畅，避免过度劳累。窦性停搏、二度Ⅱ型或三度房室传导阻滞、持续性室速等严重心律失常患者或快速心室率引起血压下降者，应卧床休息，以减少心肌耗氧量。卧床期间加强生活护理。

5.自我监测指导

教会患者及家属测量脉搏的方法，心律失常发作时的应对措施及心肺复苏术，以便于自我检测病情和自救。对安置心脏起搏器的患者，讲解自我监测与家庭护理方法。

6.及时就诊的指标

(1)当出现头晕、气促、胸闷、胸痛等不适症状。

(2)复查心电图发现异常时。

五、护理效果评估

(1)患者及家属掌握自我监测脉搏的方法,能复述疾病发作时的应对措施及心肺复苏术。

(2)患者掌握发生疾病的诱因,能采取相应措施尽可能避免诱因的发生。

(3)患者心理状态稳定,养成正确的生活方式。

(4)患者未发生猝死或发生致命性心律失常时能得到及时发现和处理。

(张双燕)

第四节 心 绞 痛

一、稳定型心绞痛

(一)概念和特点

稳定型心绞痛也称劳力性心绞痛,是在冠状动脉固定性严重狭窄基础上,由于心肌负荷的增加引起心肌急剧的、暂时的缺血缺氧的临床综合征。其特点为阵发性的前胸压榨性疼痛或憋闷感觉,主要位于胸骨后部,可放射至心前区和左上肢尺侧,常发生于劳力负荷增加时,持续数分钟,休息或用硝酸酯制剂后疼痛消失。疼痛发作的程度、频度、性质及诱发因素在数周至数月内无明显变化。

(二)相关病理生理

患者在心绞痛发作之前,常有血压增高、心律增快、肺动脉压和肺毛细血管压增高的变化,反映心脏和肺的顺应性减低。发作时可有左心室收缩力和收缩速度降低、射血速度减慢、左心室收缩压下降、心搏量和心排血量降低、左心室舒张末期压和血容量增加等左心室收缩和舒张功能障碍的病理生理变化。左心室壁可呈收缩不协调或部分心室壁有收缩减弱的现象。

(三)主要病因及诱因

本病的基本病因是冠脉粥样硬化。正常情况下,冠脉循环血流量具有很大的储备力量,其血流量可随身体的生理情况有显著的变化,休息时无症状。当劳累、激动、心力衰竭等使心脏负荷增加,心肌耗氧量增加时,对血液的需求增加,而冠脉的供血已不能相应增加,即可引起心绞痛。

(四)临床表现

1.症状

心绞痛以发作性胸痛为主要临床表现,典型疼痛的特点如下。

(1)部位:主要在胸骨体中、上段之后,可波及心前区,界限不很清楚。常放射至左肩、左臂尺侧达无名指和小指,偶有至颈、咽或下颌部。

(2)性质:胸痛常有压迫、憋闷或紧缩感,也可有烧灼感,偶尔伴有濒死感。

(3)持续时间:疼痛出现后常逐步加重,持续 3～5 分钟,休息或含服硝酸甘油可迅速缓解,很少超过半小时。可数天或数周发作1次，亦可1天内发作数次。

2.体征

心绞痛发作时，患者面色苍白、出冷汗、心率增快、血压升高、表情焦虑。心尖部听诊有时出现“奔马律”，可有暂时性心尖部收缩期杂音，是乳头肌缺血以致功能失调引起二尖瓣关闭不全所致。

3.诱因

发作常由体力劳动、情绪激动、饱餐、寒冷、吸烟、心动过速、休克等所致。

(五)辅助检查

1.心电图

(1)静息时心电图：约有半数患者在正常范围，也可有陈旧性心肌梗死的改变或非特异性ST段和T波异常。有时出现心律失常。

(2)心绞痛发作时心电图：绝大多数患者可出现暂时性心肌缺血引起的ST段压低(≥0.1 mV)，有时出现T波倒置，在平时有T波持续倒置的患者，发作时可变为直立(假性正常化)。

(3)心电图负荷试验：运动负荷试验及24小时动态心电图，可显著提高缺血性心电图的检出率。

2.X线检查

心脏检查可无异常，若已伴发缺血性心肌病可见心影增大、肺充血等。

3.放射性核素

利用放射性铊心肌显像所示灌注缺损，提示心肌供血不足或血供消失，对心肌缺血诊断较有价值。

4.超声心动图

多数稳定型心绞痛患者静息时超声心动图检查无异常，有陈旧性心肌梗死者或严重心肌缺血者二维超声心动图可探测到坏死区或缺血区心室壁的运动异常，运动或药物负荷超声心动图检查可以评价心肌灌注和存活性。

5.冠状动脉造影

选择性冠状动脉造影可使左、右冠状动脉及主要分支得到清楚的显影，具有确诊价值。

(六)治疗原则

治疗原则是改善冠脉血供和降低心肌耗氧量以改善患者症状，提高生活质量，同时治疗冠脉粥样硬化，预防心肌梗死和死亡，以延长生存期。

1.发作时的治疗

(1)休息：发作时立即休息，一般患者停止活动后症状即可消失。

(2)药物治疗：宜选用作用快的硝酸酯制剂，这类药物除可扩张冠脉增加冠脉血流量外，还可扩张外周血管，减轻心脏负荷，从而缓解心绞痛。如硝酸甘油0.3～0.6 mg或硝酸异山梨酯3～10 mg舌下含化。

2.缓解期的治疗

缓解期一般不需卧床休息，应避免各种已知的诱因。

(1)药物治疗：以改善预后的药物和减轻症状、改善缺血的药物为主，如阿司匹林、氯吡格雷、β受体阻滞剂、他汀类药物、血管紧张素转换酶抑制剂、硝酸酯制剂，其他如代谢性药物、中医中药。

(2)非药物治疗:包括运动锻炼疗法、血管重建治疗、增强型体外反搏等。

二、不稳定型心绞痛

(一)概念和特点

目前已趋向将典型的稳定型劳力性心绞痛以外的缺血性胸痛统称为不稳定型心绞痛。不稳定型心绞痛根据临床表现可分为静息型心绞痛、初发型心绞痛、恶化型心绞痛3种类型。

(二)相关病理生理

与稳定型心绞痛的差别主要在于冠脉内不稳定的粥样斑块继发的病理改变,使局部的心肌血流量明显下降,如斑块内出血、斑块纤维帽出现裂隙、表面有血小板聚集和/或刺激冠脉痉挛,导致缺血性心绞痛,虽然也可因劳力负荷诱发,但劳力负荷终止后胸痛并不能缓解。

(三)主要病因及诱因

少部分不稳定型心绞痛患者心绞痛发作有明显的诱因。

1.增加心肌氧耗

感染、甲状腺功能亢进症或心律失常。

2.冠脉血流减少

低血压。

3.血液携氧能力下降

贫血和低氧血症。

(四)临床表现

1.症状

不稳定型心绞痛患者胸部不适的性质与典型的稳定型心绞痛相似,通常程度更重,持续时间更长,可达数十分钟,胸痛在休息时也可发生。

2.体征

体检可发现一过性第三心音或第四心音,以及由于二尖瓣反流引起的一过性收缩期杂音,这些非特异性体征也可出现在稳定型心绞痛和心肌梗死患者,但详细的体格检查可发现潜在的加重心肌缺血的因素,并成为判断预后非常重要的依据。

(五)辅助检查

1.心电图

(1)大多数患者胸痛发作时有一过性ST段(抬高或压低)和T波(低平或倒置)改变,其中ST段的动态改变(≥0.1 mV的抬高或压低)是严重冠脉疾病的表现,可能会发生急性心肌梗死或猝死。

(2)连续心电监护:连续24小时心电监测发现,85%~90%的心肌缺血,可不伴有心绞痛症状。

2.冠脉造影剂其他侵入性检查

在长期稳定型心绞痛基础上出现的不稳定型心绞痛患者,常有多支冠脉病变,而新发作静息心绞痛患者,可能只有单支冠脉病变。在所有的不稳定型心绞痛患者中,3支血管病变占40%,2支血管病变占20%,左冠脉主干病变约占20%,单支血管病变约占10%,没有明显血管狭窄者占10%。

3.心脏标志物检查

心脏肌钙蛋白(cTn)T及心肌蛋白Ⅰ较传统的肌酸激酶(CK)和肌酸激酶同工酶(CK-MB)更为敏感、更可靠。

4.其他

胸部X线、心脏超声和放射性核素检查的结果与稳定型心绞痛患者的结果相似,但阳性发现率会更高。

(六)治疗原则

不稳定型心绞痛是严重、具有潜在危险的疾病,病情发展难以预料,应使患者处于监控之下,疼痛发作频繁或持续不缓解及高危组的患者应立即住院。其治疗包括抗缺血治疗、抗血栓治疗和根据危险度分层进行优创治疗。

1.一般治疗

发作时立即卧床休息,床边24小时心电监护,严密观察血压、脉搏、呼吸、心率、心律变化,有呼吸困难、发绀者应给氧吸入,维持血氧饱和度达到95%以上。如有必要,重测心肌坏死标志物。

2.止痛

烦躁不安、疼痛剧烈者,可考虑应用镇静剂如吗啡5~10 mg皮下注射;硝酸甘油或硝酸异山梨酯持续静脉滴注或微量泵输注,以10 μg/min开始,每3~5分钟增加10 μg/min,直至症状缓解或出现血压下降。

3.抗凝(栓)

抗血小板和抗凝治疗是不稳定型心绞痛治疗至关重要的措施,应尽早应用阿司匹林、氯吡格雷和肝素或低分子肝素,以有效防止血栓形成,阻止病情进展为心肌梗死。

4.其他

对于个别病情极严重患者,保守治疗效果不佳,心绞痛发作时ST段≥0.1 mV,持续时间>20分钟,或血肌钙蛋白升高者,在有条件的医院可行急诊冠脉造影,考虑经皮冠脉成形术。

三、护理评估

(一)一般评估

(1)患者有无面色苍白、出冷汗、心率加快、血压升高。

(2)患者主诉有无心绞痛发作症状。

(二)身体评估

(1)有无表情焦虑、皮肤湿冷、出冷汗。

(2)有无心律增快、血压升高。

(3)心尖区听诊是否闻及收缩期杂音,或听到第三心音或第四心音。

(三)心理-社会评估

患者能否控制情绪,避免激动或愤怒,以减少心悸耗氧量;家属能否做到给予患者安慰及细心的照顾,并督促定期复查。

(四)辅助检查结果的评估

(1)心电图有无ST段及T波异常改变。

(2)24小时连续心电监测有无心肌缺血的改变。

(3)冠脉造影检查结果有无显示单支或多支病变。

(4)心脏标志物肌钙蛋白(cTn)T 的峰值是否超过正常对照值的百分位数。

(五)常用药物治疗效果的评估

1.硝酸酯类药物

心绞痛发作时,能及时舌下含化,迅速缓解疼痛。

2.他汀类药物

长期服用可以维持 LDL-C 的目标值<70 mg/dL,且不出现肝酶和肌酶升高等不良反应。

四、主要护理诊断/问题

(一)胸痛

与心肌缺血、缺氧有关。

(二)活动无耐力

与心肌氧的供需失调有关。

(三)知识缺乏

缺乏控制诱发因素及预防心绞痛发作的知识。

(四)潜在并发症

心肌梗死。

五、护理措施

(一)休息与活动

1.适量运动

应以有氧运动为主,运动的强度和时间因病情和个体差异而不同,必要时在监测下进行。

2.心绞痛发作时

立即停止活动,就地休息。不稳定型心绞痛患者,应卧床休息,并密切观察。

(二)用药的指导

1.心绞痛发作时

立即舌下含化硝酸甘油,用药后注意观察患者胸痛变化情况,如 3～5 分钟后仍不缓解,隔 5 分钟后可重复使用。对于心绞痛发作频繁者,静脉滴注硝酸甘油时,患者及家属不要擅自调整滴速,以防低血压发生。部分患者用药后出现面部潮红、头部胀痛、头晕、心动过速、心悸等不适,应告知患者是药物的扩血管作用所致,不必有顾虑。

2.应用他汀类药物时

应严密监测转氨酶及肌酸激酶等生化指标,及时发现药物可能引起的肝脏损害和肌病。采用强化降脂治疗时,应注意监测药物的安全性。

(三)心理护理

安慰患者,消除紧张、不安情绪,改变急躁易怒性格,保持心理平衡。告知患者及家属过劳、情绪激动、饱餐、用力排便、寒冷刺激等都是心绞痛发作的诱因,应注意避免。

(四)健康教育

1.疾病知识指导

(1)合理膳食:宜摄入低热量、低脂、低胆固醇、低盐饮食,多食蔬菜、水果和粗纤维食物如芹菜、糙米等，避免暴饮暴食，应少食多餐。

(2)戒烟、限酒。

(3)适量运动：应以有氧运动为主，运动的强度和时间因病情和个体差异而不同，必要时在监测下进行。

(4)心理调适：保持心理平衡，可采取放松技术或与他人交流的方式缓解压力，避免心绞痛发作的诱因。

2.用药指导

指导患者出院后遵医嘱用药，不擅自增减药量，自我检测药物的不良反应。外出时随身携带硝酸甘油以备急用。硝酸甘油遇光易分解，应放在棕色瓶内存放于干燥处，以免潮解失效。药瓶开封后每6个月更换1次，以确保疗效。

3.病情检测指导

教会患者及家属心绞痛发作时的缓解方法，胸痛发作时应立即停止活动或舌下含服硝酸甘油。如连续含服3次仍不缓解，或心绞痛发作比以往频繁、程度加重、疼痛时间延长，应及时就医，警惕心肌梗死的发生。不典型心绞痛发作时，可能表现为牙痛、肩周炎、上腹痛等，为防治误诊，应尽快到医院做相关检查。

4.及时就诊的指标

(1)心绞痛发作时，舌下含化硝酸酯类药物无效或重复用药仍未缓解。

(2)心绞痛发作比以往频繁、程度加重、疼痛时间延长。

六、护理效果评估

(1)患者能坚持长期遵医嘱用药物治疗。

(2)心绞痛发作时，能立即停止活动，并舌下含服硝酸甘油。

(3)能预防和控制缺血症状，减低心肌梗死的发生。

(4)能戒烟、控制饮食和糖尿病治疗。

(5)能坚持定期门诊复查。

(张双燕)

第五节　急性心肌梗死

急性心肌梗死(acute myocardial infarction，AMI)是急性心肌缺血性坏死。是在冠状动脉病变的基础上，发生冠状动脉血供急剧减少或中断，使相应的心肌严重而持久地急性缺血所致。原因通常是在冠状动脉粥样硬化病变的基础上继发血栓形成所致。非动脉粥样硬化所导致的心肌梗死可由感染性心内膜炎、血栓脱落、主动脉夹层形成、动脉炎等引起。

一、病因和发病机制

急性心肌梗死绝大多数(90%以上)是由于冠状动脉粥样硬化所致。由于冠状动脉有弥漫而广泛的粥样硬化病变，使管腔有>75%的狭窄，侧支循环尚未充分建立，在此基础上一旦由于管腔内血栓形成、劳力、情绪激动、休克、外科手术或血压剧升等诱因而导致血供进一步急剧减少或中断，使心肌严重而持久急性缺血达1小时以上，即可发生心肌梗死。

冠状动脉闭塞后约半小时，心肌开始坏死，1小时后心肌凝固性坏死，心肌间质充血、水肿、炎性细胞浸润。以后坏死心肌逐渐溶解，形成肌溶灶，随后渐有肉芽组织形成，坏死组织有1～2周后开始吸收，逐渐纤维化，在6～8周形成瘢痕而愈合，即为陈旧性心肌梗死。坏死心肌波及心包可引起心包炎。心肌全层坏死，可产生心室壁破裂，游离壁破裂或室间隔穿孔，也可引起乳头肌断裂。若仅有心内膜下心肌坏死，在心室腔压力的冲击下，外膜下层向外膨出，形成室壁膨胀瘤，造成室壁运动障碍甚至矛盾运动，严重影响左心室射血功能。冠状动脉可有一支或几支闭塞而引起所供血区部位的梗死。

急性心肌梗死时，心脏收缩力减弱，顺应性减低，心肌收缩不协调，心排血量下降，严重时发生泵衰竭、心源性休克及各种心律失常，病死率高。

二、病理生理

主要出现左心室舒张和收缩功能障碍的一些血流动力学变化，其严重度和持续时间取决于梗死的部位、程度和范围。当心脏收缩力减弱、顺应性减低、心肌收缩不协调时，左心室压力曲线最大上升速度(dp/dt)减低，左心室舒张末期压增高、舒张和收缩末期容量增多。射血分数减低，心搏血量和心排血量下降，心率增快或有心律失常，血压下降，静脉血氧含量降低。心室重构出现心壁厚度改变、心脏扩大和心力衰竭(先左心衰竭然后全心衰竭)，可发生心源性休克。右心室梗死在心肌梗死患者中少见，其主要病理生理改变是右心衰竭的血流动力学变化，右心房压力增高，高于左心室舒张末期压，心排血量减低，血压下降。

急性心肌梗死引起的心力衰竭称为泵衰竭，按Killip分级法可分为：Ⅰ级尚无明显心力衰竭；Ⅱ级有左心衰竭，肺部啰音＜50%肺野；Ⅲ级有急性肺水肿，全肺闻及大、小、干、湿、啰音；Ⅳ级有心源性休克等不同程度或阶段的血流动力学变化。心源性休克是泵衰竭的严重阶段。但如兼有肺水肿和心源性休克则情况最严重。

三、临床表现

(一)病史

发病前常有明显诱因，如精神紧张、情绪激动、过度体力活动、饱餐、高脂饮食、糖尿病未控制、感染、手术、大出血、休克等。少数在睡眠中发病。有半数以上的患者过去有高血压及心绞痛史。部分患者则无明确病史及先兆表现，首次发展即是急性心肌梗死。

(二)症状

1.先兆症状

急性心肌梗死多突然发病，少数患者起病症状轻微。1/2～2/3的患者起病前1～2天至1～2周或更长时间有先兆症状，其中最常见的是稳定型心绞痛转变为不稳定型；或既往无心绞痛，突然出现心绞痛，且发作频繁，程度较重，用硝酸甘油难以缓解，持续时间较长。伴恶心、呕吐、血压剧烈波动。心电图显示ST段一时性明显上升或降低，T波倒置或增高。这些先兆症状如诊断及时，治疗得当，约半数以上患者可免于发生心肌梗死；即使发生，症状也较轻，预后较好。

2.胸痛

胸痛为最早出现而突出的症状。其性质和部位多与心绞痛相似，但常发生于安静或睡眠时，程度更为剧烈，呈难以忍受的压榨、窒息，甚至“濒死感”，伴有大汗淋漓及烦躁不安。持续时间可长达 1～2 小时甚至 10 小时以上，或时重时轻达数天之久。用硝酸甘油无效，需用麻醉性镇痛药才能减轻。疼痛部位多在胸骨后，但范围较为广泛，常波及整个心前区，约 10%的病例波及剑突下及上腹部或颈、背部，偶尔到下颌、咽部及牙齿处。约 25%病例无明显的疼痛，多见于老年、糖尿病（由于感觉迟钝）或神志不清患者，或有急性循环衰竭者，疼痛被其他严重症状所掩盖。15%～20%病例在急性期无症状。

3.心律失常

见于 75%～95%的患者，多发生于起病后 1～2 天内，而以 24 小时内最多见。经心电图观察可出现各种心律失常，可伴乏力、头晕、晕厥等症状，且为急性期引起死亡的主要原因之一。其中最严重的心律失常是室性异位心律（包括频发性期前收缩、阵发性心动过速和颤动）。频发（>5 次/分），多源，成对出现，或R 波落在T 波上的室性早搏可能为心室颤动的先兆。房室传导阻滞和束支传导阻滞也较多见，严重者可出现完全性房室传导阻滞。室上性心律失常则较少见，多发生于心力衰竭患者。前壁心肌梗死易发生室性心律失常，下壁（膈面）梗死易发生房室传导阻滞。

4.心力衰竭

主要是急性左心衰竭，发生率为 32%～48%，为心肌梗死后收缩力减弱或不协调所致，可出现呼吸困难、咳嗽、烦躁及发绀等症状。严重时两肺满布湿啰音，形成肺水肿，进一步则导致右心衰竭。右心室心肌梗死者可一开始就出现右心衰竭，并伴血压下降。

5.低血压和休克

仅于疼痛剧烈时血压下降，未必是休克。但如疼痛缓解而收缩压仍低于 10.7 kPa（80 mmHg），伴有烦躁不安、大汗淋漓、脉搏细快、尿量减少（<20 mL/h）、神志恍惚甚至晕厥时，则为休克，主要为心源性，由于心肌广泛坏死、心排血量急剧下降所致。而神经反射引起的血管扩张尚属次要，有些患者还有血容量不足的因素参与。

6.胃肠道症状

疼痛剧烈时，伴有频繁的恶心呕吐、上腹胀痛、肠胀气等，与迷走神经张力增高有关。

7.全身症状

体征包括：主要是发热，一般在发病后 1～3 天出现，体温 38 ℃左右，持续约 1 周。

（三）体征

（1）约半数患者心浊音界轻度至中度增大，有心力衰竭时较显著。

（2）心率多增快，少数可减慢。

（3）心尖区第一心音减弱，有时伴有第三或第四心音奔马律。

（4）10%～20%的患者在病后2～3 天出现心包摩擦音，多数在几天内又消失，是坏死波及心包面引起的反应性纤维蛋白性心包炎所致。

（5）心尖区可出现粗糙的收缩期杂音或收缩中晚期喀喇音，为二尖瓣乳头肌功能失调或断裂所致。

（6）可听到各种心律失常的心音改变。

（7）常见到血压下降到正常以下（病前高血压者血压可降至正常），且可能不再恢复到起病前水平。

（8）还可伴有休克、心力衰竭的相应体征。

(四)并发症

心肌梗死除可并发心力衰竭及心律失常外，还可有下列并发症。

1.动脉栓塞

主要为左心室壁血栓脱落所引起。根据栓塞的部位，可能产生脑部或其他部位的相应症状，常在起病后1～2周发生。

2.心室壁瘤

梗死部位在心脏内压的作用下，显著膨出。心电图常示持久的ST段持续抬高。

3.心肌破裂

少见。常在发病1周内出现，患者常突然心力衰竭甚至休克造成死亡。

4.乳头肌功能不全

乳头肌功能不全的病变可分为坏死性与纤维性二种，在发生心肌梗死后，心尖区突然出现响亮的全收缩期杂音，第一心音减低。

5.心肌梗死后综合征

发生率约10%，于心肌梗死后数周至数月内出现，可反复发生，表现为发热、胸痛、心包炎、胸膜炎或肺炎等症状、体征，可能为机体对坏死物质的变态反应。

四、诊断要点

(一)诊断标准

诊断AMI必须至少具备以下标准中的两条。

(1)缺血性胸痛的临床病史，疼痛常持续30分钟以上。

(2)心电图的特征性改变和动态演变。

(3)心肌坏死的血清心肌标记物浓度升高和动态变化。

(二)诊断步骤

对疑为AMI的患者，应争取在10分钟内完成。

(1)临床检查(问清缺血性胸痛病史，如疼痛性质、部位、持续时间、缓解方式、伴随症状；查明心、肺、血管等的体征)。

(2)描记18导联心电图(常规12导联加V_7～V_9，V_{3R}～V_{5R})，并立即进行分析、判断。

(3)迅速进行简明的临床鉴别诊断后做出初步诊断(老年人突发原因不明的休克、心力衰竭、上腹部疼痛伴胃肠道症状、严重心律失常或较重而持续性胸痛或胸闷，应慎重考虑有无本病的可能)。

(4)对病情做出基本评价并确定即刻处理方案。

(5)继之尽快进行相关的诊断性检查和监测，如血清心肌标记物浓度的检测，结合缺血性胸痛的临床病史、心电图的特征性改变，做出AMI的最终诊断。此外，尚应进行血常规、血脂、血糖、凝血时间、电解质等检测，二维超声心动图检查，床旁心电监护等。

(三)危险性评估

(1)伴下列任一项者，如高龄(>70岁)、既往有心肌梗死史、心房颤动、前壁心肌梗死、心源性休克、急性肺水肿或持续低血压等可确定为高危患者。

(2)病死率随心电图ST段抬高的导联数的增加而增加。

(3)血清心肌标记物浓度与心肌损害范围呈正相关，可助估计梗死面积和患者预后。

五、鉴别诊断

(一)不稳定型心绞痛

疼痛的性质、部位与心肌梗死相似,但发作持续时间短、次数频繁、含服硝酸甘油有效。心电图的改变及酶学检查是与心肌梗死鉴别的主要依据。

(二)急性肺动脉栓塞

大块的栓塞可引起胸痛、呼吸困难、咯血、休克,但多出现右心负荷急剧增加的表现如有心室增大,P_2 亢进、分裂和有心力衰竭体征。无心肌梗死时的典型心电图改变和血清心肌酶的变化。

(三)主动脉夹层

该病也具有剧烈的胸痛,有时出现休克,其疼痛常为撕裂样,一开始即达高峰,多放射至背部、腹部、腰部及下肢。两上肢的血压和脉搏常不一致是本病的重要体征。可出现主动脉瓣关闭不全的体征,心电图和血清心肌酶学检查无 AMI 时的变化。X 线和超声检查可出现主动脉明显增宽。

(四)急腹症

急性胆囊炎、胆石症、急性坏死性胰腺炎、溃疡病穿孔等常出现上腹痛及休克的表现,但应有相应的腹部体征,心电图及影像、酶学检查有助于鉴别。

(五)急性心包炎

尤其是非特异性急性心包炎,也可出现严重胸痛、心电图 ST 段抬高,但该病发病前常有上呼吸道感染,呼吸和咳嗽时疼痛加重,早期即有心包摩擦音。无心电图的演变及酶学异常。

六、处理

(一)治疗原则

改善冠状动脉血液供给,减少心肌耗氧,保护心脏功能,挽救因缺血而濒死的心肌,防止梗死面积扩大,缩小心肌缺血范围,及时发现、处理、防治严重心律失常、泵衰竭和各种并发症,防止猝死。

(二)院前急救

流行病学调查发现,50%的患者发病后 1 小时在院外猝死,死因主要是可救治的心律失常。因此,院前急救的重点是尽可能缩短患者就诊延误的时间和院前检查、处理、转运所用的时间;尽量帮助患者安全、迅速地转送到医院;尽可能及时给予相关急救措施,如嘱患者停止任何主动性活动和运动,舌下含化硝酸甘油,高流量吸氧,镇静止痛(吗啡或哌替啶),必要时静脉注射或滴注利多卡因,或给予除颤治疗和心肺复苏;缓慢性心律失常给予阿托品肌内注射或静脉注射;及时将患者情况通知急救中心或医院,在严密观察、治疗下迅速将患者送至医院。

(三)住院治疗

急诊室医师应力争在 10～20 分钟内完成病史、临床检数记录 18 导联心电图,尽快明确诊断。对ST 段抬高者应在 30 分钟内收住冠心病监护病房(CCU)并开始溶栓,或在 90 分钟内开始行急诊 PTCA 治疗。

1.休息

患者应卧床休息,保持环境安静,减少探视,防止不良刺激。

2.监测

在冠心病监护室进行心电图、血压和呼吸的监测 5～7 天，必要时进行床旁血流动力学监测，以便于观察病情和指导治疗。

3.护理

第一周完全卧床，加强护理，对进食、漱洗、大小便、翻身等，都需要别人帮助。第二周可从床上坐起，第 3～4 周可逐步离床和室内缓步走动。但病重或有并发症者，卧床时间宜适当延长。食物以易消化的流质或半流质为主，病情稳定后逐渐改为软食。便秘 3 天者可服轻泻剂或用甘油栓等，必须防止用力大便造成病情突变。焦虑、不安患者可用地西泮等镇静剂。禁止吸烟。

4.吸氧

在急性心肌梗死早期，即便未合并有左侧心力衰竭或肺疾病，也常有不同程度的动脉低氧血症。其原因可能由于细支气管周围水肿，使小气道狭窄，增加小气道阻力，气流量降低，局部换气量减少，特别是两肺底部最为明显。有些患者虽未测出动脉低氧血症，由于增加肺间质液体，肺顺应性一过性降低，而有气短症状。因此，应给予吸氧，通常在发病早期用鼻塞给氧 24～48 小时，3～5 L/min。有利于氧气运送到心肌，可能减轻气短、疼痛或焦虑症状。在严重左侧心力衰竭、肺水肿和并有机械并发症的患者，多伴有严重低氧血症，需面罩加压给氧或气管插管并机械通气。

5.补充血容量

心肌梗死患者，由于发病后出汗，呕吐或进食少，以及应用利尿药等因素，引起血容量不足和血液浓缩，从而加重缺血和血栓形成，有导致心肌梗死面积扩大的危险。因此，如每天摄入量不足，应适当补液，以保持出入量的平衡。

6.缓解疼痛

AMI 时，剧烈胸痛使患者交感神经过度兴奋，产生心动过速、血压升高和心肌收缩力增强，从而增加心肌耗氧量。并易诱发快速性室性心律失常，应迅速给予有效镇痛药。本病早期疼痛是难以区分坏死心肌疼痛和可逆性心肌缺血疼痛，二者常混杂在一起。先予含服硝酸甘油，随后静脉滴注硝酸甘油，如疼痛不能迅速缓解，应即用强的镇痛药，吗啡和派替啶最为常用。吗啡是解除急性心肌梗死后疼痛最有效的药物。其作用于中枢阿片受体而发挥镇痛作用，并阻滞中枢交感神经冲动的传出，导致外周动、静脉扩张，从而降低心脏前后负荷及心肌耗氧量。通过镇痛，减轻疼痛引起的应激反应，使心率减慢。1 次给药后10～20 分钟发挥镇痛作用，1～2 小时作用最强，持续 4～6 小时。通常静脉注射吗啡 5～10 mg，必要时每1～2 小时重复1 次，总量不宜超过 15 mg。吗啡治疗剂量时即可发生不良反应，随剂量增加，发生率增加。不良反应有恶心、呕吐、低血压和呼吸抑制。其他不良反应有眩晕，嗜睡，表情淡漠，注意力分散等。一旦出现呼吸抑制，可每隔3 分钟静脉注射纳洛酮有拮抗吗啡的作用，剂量为 0.4 mg，总量不超过 1.2 mg。一般用药后呼吸抑制症状可很快消除，必要时采用人工辅助呼吸。哌替啶有消除迷走神经作用和镇痛作用，其血流动力学作用与吗啡相似，75 mg 哌替啶相当于 10 mg 吗啡，不良反应有致心动过速和呕吐作用，但较吗啡轻。可用阿托品 0.5 mg 对抗之。临床上可肌内注射 25～75 mg，必要时 2～3 小时重复，过量出现麻醉作用和呼吸抑制，当引起呼吸抑制时，也可应用纳洛酮治疗。对重度烦躁者可应用冬眠疗法，经肌内注射哌替啶25 mg异丙嗪 12.5 mg，必要时 4～6 小时重复 1 次。

中药可用复方丹参滴丸，麝香保心丸口服，或复方丹参注射液 16 mL 加入 5% 葡萄糖液 250～500 mL中静脉滴注。

(四)再灌注心肌

起病 3～6 小时内,使闭塞的冠状动脉再通,心肌得到再灌注,濒临坏死的心肌可能得以存活或使坏死范围缩小,预后改善,是一种积极的治疗措施。

1.急诊溶栓治疗

溶栓治疗治疗原理是针对急性心肌梗死发病的基础,即大部分穿壁性心肌梗死是由于冠状动脉血栓性闭塞引起的。血栓是由于凝血酶原在异常刺激下被激活,形成凝血酶,使纤维蛋白原转化为纤维蛋白,然后与其他有形成分如红细胞、血小板一起形成的。机体内存在一个纤维蛋白溶解系统,它是由纤维蛋白溶解原和内源性或外源性激活物组成的。在激活物的作用下,纤维蛋白溶酶原被激活,形成纤维蛋白溶酶,它可以溶解稳定的纤维蛋白血栓,还可以降解纤维蛋白原,促使纤维蛋白裂解、使血栓溶解。但是纤维蛋白溶酶的半衰期很短,要想获得持续的溶栓效果,只有依靠连续输入外源性补给激活物的办法。现在临床常用的纤溶激活物有两大类,一类为非选择性纤溶剂,如链激酶、尿激酶。它们除了激活与血栓相关的纤维蛋白溶酶原外,还激活循环中的纤溶酶原,导致全身的纤溶状态,因此可以引起出血合并症。另一类为选择性纤溶剂,有重组组织型纤溶酶原激活剂(αt-Pa),单链尿激酶型纤溶酶原激活剂(SCUPA)及乙酰纤溶酶原-链激酶激活剂复合物(APSAC)。它们选择性的激活与血栓有关的纤溶酶原,而对循环中的纤溶酶原仅有中等度的作用。这样可以避免或减少出血合并症的发生。

(1)溶栓疗法的适应证:①持续性胸痛超过半小时,含服硝酸甘油片后症状不能缓解;②相邻两个或更多导联 ST 段抬高>0.2 mV;③发病 12 小时内,或虽超过 6 小时,患者仍有严重胸痛,并且 ST 段抬高的导联有 R 波者,也可考虑溶栓治疗。

(2)溶栓治疗的禁忌证:①近 10 天内施行过外科手术者,包括活检、胸腔或腹腔穿刺和心脏体外按压术等;②10 天内进行过动脉穿刺术者;③颅内病变,包括出血、梗死或肿瘤等;④有明显出血或潜在的出血性病变,如溃疡性结肠炎、胃十二指肠溃疡或有空洞形成的肺部病变;⑤有出血性或脑栓死倾向的疾病,如各种出血性疾病、肝肾疾病、心房颤动、感染性心内膜炎、收缩压>24.0 kPa(180 mmHg),舒张压>14.7 kPa(110 mmHg)等;⑥妊娠期或分娩后前 10 天;⑦在半年至 1 年内进行过链激酶治疗者;⑧年龄>65 岁,因为高龄患者溶栓疗法引起颅内出血者多,而且冠脉再通率低于中年。

(3)溶栓治疗常用药物:①链激酶(Streptokinase SK)是 C 类乙型链球菌产生的酶,在体内将前活化素转变为活化素,后者将纤溶酶原转变为纤溶酶。有抗原性,用前需做皮肤过敏试验。静脉滴注常用量为$(5\sim15)\times10^5$ U 加入 5%葡萄糖液 100 mL 内,在 60 分钟内滴完,后每小时给予10×10^4 U,滴注 24 小时。治疗前半小时肌内注射异丙嗪 25 mg,加少量(2.5～5 mg)地塞米松同时滴注可减少变态反应的发生。用药前后进行凝血方面的化验检查,用量大时尤应注意出血倾向。冠脉内注射时先做冠脉造影,经导管向闭塞的冠状动脉内注入硝酸甘油 0.2～0.5 mg,后注入 SK 2×10^8 U,继之每分钟$(2\sim4)\times10^3$ U,共 30～90 分钟至再通后继用每分钟2×10^3 U 30～60 分钟。患者胸痛突然消失,ST 段恢复正常,心肌酶峰值提前出现为再通征象,可每分钟注入 1 次造影剂观察是否再通。②尿激酶(Urokinase UK)作用于纤溶酶原使之转变为纤溶酶。本品无抗原性,作用较 SK 弱。$(15\sim20)\times10^5$ U 静脉滴注 30 分钟滴完。冠状动脉内应用时每分钟6×10^3 U 持续 1 小时以上至溶栓后再维持 0.5～1.0 小时。③组织型重组纤维蛋白溶酶原激活剂(rt-PA)对血凝块有选择性,故疗效高于 SK。冠脉内滴注 0.375 mg/kg,持续45 分钟。静脉滴注用量为 0.75 mg/kg,持续 90 分钟。④其他制剂还有单链尿激酶型纤维蛋白溶酶原激活剂(SCUPA),异化纤维蛋白溶酶原链激酶激活剂复合物(APSAC)等。

以上溶栓剂的选择:文献资料显示,用药2～3小时的开通率rt-PA为65%～80%,SK为65%～75%,UK为50%～68%,APSAC为68%～70%。究竟选用哪一种溶栓剂,不能根据以上的数据武断的选择,而应根据患者的病变范围、部位、年龄、起病时间的长短以及经济情况等因素选择。比较而言,如患者年轻(年龄小于45岁)、大面积前壁AMI、到达医院时间较早(2小时内)、无高血压,应首选rt-PA。如果年龄较大(大于70岁)、下壁AMI、有高血压,应选SK或UK。由于APSAC的半衰期最长(70～120分钟),因此它可在患者家中或救护车上一次性快速静脉注射;rt-PA的半衰期最短(3～4分钟),需静脉持续滴注90～180分钟;SK的半衰期为18分钟,给药持续时间为60分钟;UK半衰期为40分钟,给药时间为30分钟。SK与APSAC可引起低血压和变态反应,UK与rt-PA无这些不良反应。rt-PA需要联合使用肝素,SK、UK、APSAC除具有纤溶作用外,还有明显的抗凝作用,不需要积极使用静脉肝素。另外,rt-PA价格较贵,SK、UK较低廉。以上这些因素在临床选用溶栓剂时应予以考虑。

(4)溶栓治疗的并发症。①出血。轻度出血:皮肤、黏膜、肉眼及显微镜下血尿、或小量咯血、呕血等(穿刺或注射部位少量瘀斑不作为并发症)。重度出血:大量咯血或消化道大出血,腹膜后出血等引起失血性休克或低血压,需要输血者。危及生命部位的出血:颅内、蛛网膜下腔、纵隔内或心包出血。②再灌注心律失常:注意其对血流动力学的影响。③一过性低血压及其他的变态反应。

2.经皮腔内冠状动脉成形术(PTCA)

(1)直接PTCA(direct PTCA):急性心肌梗死发病后直接做PTCA。指征:静脉溶栓治疗有禁忌证者;合并心源性休克者(急诊PTCA挽救生命是作为首选治疗);诊断不明患者,如急性心肌梗死病史不典型或左束支传导阻滞(LBBB)者,可从直接冠状动脉造影和PTCA中受益;有条件在发病后数小时内行PTCA者。

(2)补救性PTCA(rescue PTCA):在发病24小时内,静脉溶栓治疗失败,患者胸痛症状不缓解时,行急诊PTCA,以挽救存活的心肌,限制梗死面积进一步扩大。

(3)半择期PTCA(semi-elective PTCA):溶栓成功患者在梗死后7～10天内,有心肌缺血指征或冠脉再闭塞者。

(4)择期PTCA(elective PTCA):在急性心肌梗死后4～6周,用于再发心绞痛或有心肌缺血客观指征,如运动试验、动态心电图、^{201}Tl运动心肌断层显像等证实有心肌缺血。

(5)冠状动脉旁路移植术(CABG):适用于溶栓疗法及PTCA无效,而仍有持续性心肌缺血;急性心肌梗死合并有左心房室瓣关闭不全或室间隔穿孔等机械性障碍需要手术矫正和修补,同时进行CABG;多支冠状动脉狭窄或左冠状动脉主干狭窄。

(五)缩小梗死面积

AMI是心肌氧供/氧需的严重失衡,纠正这种失衡,就能挽救濒死的心肌,限制梗死的扩大,有效地减少并发症和改善患者的预后。控制心律失常,适当补充血容量和治疗心力衰竭,均有利于减少梗死区。目前多主张采用以下几种。

1.扩血管药物

扩血管药物必须应用于梗死初期的发展阶段,即起病后4～6小时之内。一般首选硝酸甘油静脉滴注或异山梨酯舌下含化,也可在皮肤上用硝酸甘油贴片或软膏。使用时应注意:静脉给药时,最好有血流动力学监测,当肺动脉楔嵌压小于2.0～2.4 kPa,动脉压正常或增高时,其疗效较好，反之，则可使病情恶化；应从小剂量开始，在应用过程中保持肺动脉楔嵌压不低于 2 kPa (2.0～2.4 kPa)，且动脉压不低于正常低限，以保证必需的冠状动脉灌注。

2.β受体阻滞剂

大量临床资料表明，在 AMI 发生后的 4～12 小时内，给普萘洛尔或阿普洛尔、阿替洛尔、美托洛尔等药治疗(最好是早期静脉内给药)，常能达到明显降低患者的最高血清酶(CPK，CK-MB 等)水平，提示有限制梗死范围扩大的作用。但因这些药的负性肌力、负性频率作用，临床应用时，当心率低于每分钟 60 次，收缩压≤14.6 kPa，有心力衰竭及下壁心梗者应慎用。

3.右旋糖酐-40 及复方丹参等活血化瘀药物

一般可选用右旋糖酐-40 每天静脉滴注 250～500 mL，7～14 天为 1 个疗程。在右旋糖酐-40 内加入活血化瘀药物，如血栓通 4～6 mL、川芎嗪 80～160 mg 或复方丹参注射液 12～30 mL，疗效更佳。心功能不全者右旋糖酐-40 者慎用。

4.极化液(GIK)

可减少心肌坏死，加速缺血心肌的恢复。但近年因其效果不显著，已趋向不用，仅用于 AMI 伴有低血容量者。其他改善心肌代谢的药物有维生素 C(3～4 g)、辅酶 A(50～100 U)、肌苷(0.2～0.6 g)、维生素 B_6(50～100 mg)，每天 1 次静脉滴注。

5.其他

有人提出用大量激素(氢化可的松 150 mg/kg)或透明质酸酶(每次 500 U/kg，每 6 小时 1 次，每天4 次)，或用钙通道阻滞剂(硝苯地平 20 mg，每 4 小时 1 次)治疗 AMI，但对此分歧较大，尚无统一结论。

(六)严密观察，及时处理并发症

1.左心功能不全

AMI 时左心功能不全因病理生理改变的程度不同，可表现轻度肺淤血、急性左心衰竭(肺水肿)、心源性休克。

(1)急性左心衰竭(肺水肿)的治疗：可选用吗啡、利尿剂(呋塞米等)、硝酸甘油(静脉滴注)，尽早口服 ACEI 制剂(以短效制剂为宜)。肺水肿合并严重高血压时应静脉滴注硝普钠，由小剂量(10 μg/min)开始，据血压调整剂量。伴严重低氧血症者可行人工机械通气治疗。洋地黄制剂在 AMI 发病 24 小时内不主张使用。

(2)心源性休克：在严重低血压时应静脉滴注多巴胺 5～15 μg/(kg・min)，一旦血压升至 12.0 kPa(90 mmHg)以上，则可同时静脉滴注多巴酚丁胺 3～10 μg/(kg・min)，以减少多巴胺用量。如血压不升应使用大剂量多巴胺[≥15 μg/(kg・min)]。大剂量多巴胺无效时，可静脉滴注去甲肾上腺素 2～8 μg/min。轻度低血压时，可用多巴胺或与多巴酚丁胺合用。药物治疗无效者，应使用主动脉内球囊反搏(IABP)。AMI 合并心源性休克提倡 PTCA 再灌注治疗。中药可酌情选用独参汤、参附汤、生脉散等。

2.抗心律失常

急性心肌梗死有 90%以上出现心律失常，绝大多数发生在梗死后 72 小时内，不论是快速性或缓慢性心律失常，对急性心肌梗死患者均可引起严重后果。因此，及早发现心律失常，特别是严重的心律失常前驱症状，并给予积极的治疗。

(1)对出现室性早搏的急性心肌梗死患者，均应严密心电监护及处理。频发的室性早搏或室速，应以利多卡因 50～100 mg 静脉注射，无效时 5～10 分钟可重复，控制后以每分钟 1～3 mg

静脉滴注维持，情况稳定后可改为药物口服；美西律 150～200 mg，普鲁卡因胺 250～500 mg，溴苄胺100～200 mg等，6 小时 1 次维持。

(2)对已发生室颤应立即行心肺复苏术，在进行心脏按压和人工呼吸的同时争取尽快实行电除颤，一般首次即采取较大能量(200～300 J)争取 1 次成功。

(3)对窦性心动过缓如心率小于每分钟 50 次，或心率在每分钟 50～60 次但合并低血压或室性心律失常，可以阿托品每次 0.3～0.5 mg 静脉注射，无效时 5～10 分钟重复，但总量不超过 2 mg。也可以氨茶碱0.25 g或异丙基肾上腺素 1 mg 分别加入 300～500 mL 液体中静脉滴注，但这些药物有可能增加心肌氧耗或诱发室性心律失常，故均应慎用。以上治疗无效症状严重时可采用临时起搏措施。

(4)对房室传导阻滞一度和二度量型者，可应用肾上腺皮质激素、阿托品、异丙肾上腺素治疗，但应注意其不良反应。对三度及二度Ⅱ型者宜行临时心脏起搏。

(5)对室上性快速心律失常可选用β阻滞剂、洋地黄类(24 小时内尽量不用)、维拉帕米、胺碘酮、奎尼丁、普鲁卡因胺等治疗，对阵发性室上性、房颤及房扑药物治疗无效可考虑直流同步电转复或人工心脏起搏器复律。

3.机械性并发症的处理

(1)心室游离壁破裂：可引起急性心包压塞致突然死亡，临床表现为电-机械分离或心脏停搏，常因难以即时救治而死亡。亚急性心脏破裂应积极争取冠状动脉造影后行手术修补及血管重建术。

(2)室间隔穿孔：伴血流动力学失代偿者，提倡在血管扩张剂和利尿剂治疗及 IABP 支持下，早期或急诊手术治疗。如穿孔较小，无充血性心力衰竭，血流动力学稳定，可保守治疗，6 周后择期手术。

(3)急性二尖瓣关闭不全：急性乳头肌断裂时突发左心衰竭和/或低血压，主张用血管扩张剂、利尿剂及 IABP 治疗，在血流动力学稳定的情况下急诊手术。因左心室扩大或乳头肌功能不全者，应积极应用药物治疗心力衰竭，改善心肌缺血并行血管重建术。

(七)恢复期处理

住院 3～4 周后，如病情稳定，体力增进，可考虑出院。近年主张出院前作症状限制性运动负荷心电图、放射性核素和/或超声显像检查，如显示心肌缺血或心功能较差，宜行冠状动脉造影检查考虑进一步处理。心室晚电位检查有助于预测发生严重室性心律失常的可能性。

七、护理

(一)护理评估

1.病史

发病前常有明显诱因，如精神紧张、情绪激动、过度体力活动、饱餐、高脂饮食、糖尿病未控制、感染、手术、大出血、休克等。少数在睡眠中发病。有半数以上的患者过去有高血压及心绞痛史。部分患者则无明确病史及先兆表现，首次发展即是急性心肌梗死。

2.身体状况

(1)先兆：半数以上患者在梗死前数天至数周，有乏力、胸部不适、活动时心悸、气急、心绞痛等，最突出为心绞痛发作频繁，持续时间较长，疼痛较剧烈，甚至伴恶心、呕吐、大汗、心动过缓，硝酸甘油疗效差等，特称为梗前先兆。应警惕近期内发生心肌梗死的可能，要及时住院治疗。

(2)症状:急性心肌梗死的临床表现与梗死的大小、部位、发展速度及原来心脏的功能情况等有关。

疼痛:是最常见的起始症状。典型的疼痛部位和性质与心绞痛相似,但疼痛更剧烈,诱因多不明显,持续时间较长,多在30分钟以上,也可达数小时或数天,休息和含服硝酸甘油多不能缓解。患者常烦躁不安、出汗、恐惧,或有濒死感。老年人、糖尿病患者以及脱水、休克患者常无疼痛。少数患者以休克、急性心力衰竭、突然晕厥为始发症状。部分患者疼痛位于上腹部,或者疼痛放射至下颌、颈部、背部上方,易被误诊,应与相关疾病鉴别。

全身症状:有发热和心动过速等。发热由坏死物质吸收所引起,一般在疼痛后24～48小时出现,体温一般在38℃左右,持续约1周。

胃肠道症状:频繁常伴有早期恶心、呕吐、肠胀气和消化不良,特别是下后壁梗死者。重症者可发生呃逆。

心律失常:见于75%～95%的患者,以发病24小时内最多见,可伴心悸、乏力、头晕、晕厥等症状。其中以室性心律失常居多,可出现室性期前收缩、室性心动过速、心室颤动或加速性心室自主心律。如出现频发的、成对的、多源的和R落在T的室性期前收缩,或室性心动过速,常为心室颤动的先兆。室颤是急性心肌梗死早期主要的死因。室上性心律失常则较少,多发生在心力衰竭者中。缓慢型心律失常中以房室传导阻滞最为常见,束支传导阻滞和窦性心动过缓也较多见。

低血压和休克:见于20%～30%的患者。疼痛期的血压下降未必是休克。如疼痛缓解后收缩压仍低于10.7 kPa(80 mmHg),伴有烦躁不安、面色苍白、皮肤湿冷、大汗淋漓、脉细而快、少尿、精神迟钝、甚或昏迷者,则为休克表现。休克多在起病后数小时至1周内发生,主要是心源性,为心肌收缩力减弱、心排血量急剧下降所致,尚有血容量不足、严重心律失常、周围血管舒缩功能障碍和酸中毒等因素参与。

心力衰竭:主要为急性左心衰竭。可在发病最初的几天内发生,或在疼痛、休克好转阶段出现。是因为心肌梗死后心脏收缩力显著减弱或不协调所致。患者可突然出现呼吸困难、咳泡沫痰、发绀等,严重时可发生急性肺水肿,也可继而出现全心衰竭,并伴血压下降。

(3)体征,包括全身和特殊器官表现体征。

一般情况:患者常呈焦虑不安或恐惧,手抚胸部,面色苍白,皮肤潮湿,呼吸增快;如左心功能不全时呼吸困难,常采半卧位或咯粉红色泡沫痰;发生休克时四肢厥冷,皮肤有蓝色斑纹。多数患者于发病第2天体温升高,一般在38℃左右,不超过39℃,1周内退至正常。

心脏:心脏浊音界可轻至中度增大;心率增快或减慢;可有各种心律失常;心尖部第一心音常减弱,可出现第三或第四音奔马律;一般听不到心脏杂音,二尖瓣乳头肌功能不全或腱索断裂时心尖部可听到明显的收缩期杂音;室间隔穿孔时,胸骨左缘可闻及响亮的全收缩期杂音;发生严重的左心衰竭时,心尖部也可闻及收缩期杂音;1%～20%的患者可在发病1～3天内出现心包摩擦音,持续数天,少数可持续1周以上。

肺部:发病早期肺底可闻及少数湿啰音,常在1～2天内消失,啰音持续存在或增多常提示左心衰竭。

3.实验室及其他检查

(1)心电图:可起到定性、定位、定期的作用。透壁性心肌梗死典型改变是:出现异常、持久宽而深的Q波或QS波。损伤型ST段的抬高,弓背向上与T波融合形成单向曲线,起病数小时之后出现，数天至数周回到基线。T波改变：起病数小时内异常增高，数天至2周变为平坦，继而倒置。但有5%～15%病例心电图表现不典型，其原因：小灶梗死，多处或对应性梗死，再发梗死，心内膜下梗死以及伴室内传导阻滞，心室肥厚或预激综合征等。以上情况可不出现坏死性Q波，只表现为QRS波群高度、ST段、T波的动态改变。另外，右心梗死，真后壁和局限性高侧壁心肌梗死，常规导联中不显示梗死图形，应加做特殊导联以明确诊断。

(2)心向量图：当心电图不能肯定诊断为心肌梗死时，往往可通过心向量图得到证实。

(3)超声心动图：超声心动图并不用来诊断急性心肌梗死，但对探查心肌梗死的各种并发症极有价值，尤其是室间隔穿孔破裂，乳头肌或腱索断裂或功能不全造成的二尖瓣关闭不全、脱垂、室壁瘤和心包积液。

(4)放射性核素检查：放射性核素心肌显影及心室造影^{99m}Tc及^{131}I等形成热点成像或^{201}TI、^{42}K等冷点先是ST段普通压低，继而T波倒置。成像可判断梗死的部位和范围。用门电路控制γ闪烁照相法进行放射性核素血池显像，可观察壁动作及测定心室功能。

(5)心室晚电位(LPs)：心肌梗死时LPs阳性率28%～58%，其出现不似陈旧性心梗稳定，但与室速与室颤有关，阳性者应进行心电监护及予以有效治疗。

(6)磁共振成像(MRI技术)：易获得清晰的空间隔像，故对发现间隔段运动障碍、间隔心肌梗死并发症较其他方法优越。

(7)实验室检查，包括血常规、血清酶学检查等。

血常规：白细胞计数上升，达(10～20)×10^9/L，中性粒细胞增至75%～90%。

红细胞沉降率增快；C反应蛋白(CRP)增高可持续1～3周。

血清酶学检查：心肌细胞内含有大量的酶，受损时这些酶进入血液，测定血中心肌酶谱对诊断及估计心肌损害程度有十分重要的价值。常用的有以下2种。①血清肌酸磷酸激酶(CPK)：发病4～6小时在血中出现，24小时达峰值，后很快下降，2～3天消失；②乳酸脱氢酶(LDH)在起病8～10小时后升高，达到高峰时间在2～3天，持续1～2周恢复正常。其中CPK的同工酶CPK-MB和LDH的同工酶CDH，诊断的特异性最高，其增高程度还能更准确地反映梗死的范围。

肌红蛋白测定：血清肌红蛋白升高出现时间比CPK略早，在2小时左右，多数24小时即恢复正常；尿肌红蛋白在发病后5～40小时开始排泄，持续时间平均达83小时。

(二)护理目标

(1)患者疼痛减轻。

(2)患者能遵医嘱服药，说出治疗的重要性。

(3)患者的活动量增加、心率正常。

(4)生命体征维持在正常范围。

(5)患者看起来放松。

(三)护理措施

1.一般护理

(1)安置患者于冠心病监护病房(CCU)，连续监测心电图、血压、呼吸5～7天，对行漂浮导管检查者做好相应护理，询问患者有无心悸、胸闷、胸痛、气短、乏力、头晕等不适。

(2)病室保持安静、舒适，限制探视，有计划地护理患者，减少对患者的干扰，保证患者充足的休息和睡眠时间，防止任何不良刺激。据病情安置患者于半卧位或平卧位。如无并发症，

24 小时内可在床上活动肢体，无合并症者可在床上坐起，逐渐过渡到坐在床边或椅子上，每次 20 分钟，每天 3～5 次，鼓励患者深呼吸；第 1～2 周后开始在室内走动，逐步过渡到室外行走；第 3～4 周可试着上下楼梯或出院。病情严重或有并发症者应适当延长卧床时间。

(3)介绍本病知识和监护室的环境。关心、尊重、鼓励、安慰患者，以和善的态度回答患者提出的问题，帮助其树立战胜疾病的信心。

(4)给予低钠、低脂、低胆固醇、无刺激、易消化的饮食，少量多餐，避免进食过饱。

(5)心肌梗死患者由于卧床休息、消化功能减退、哌替啶或吗啡等止痛药物的应用，使胃肠功能和膀胱收缩无力抑制，易发生便秘和尿潴留。应予以足够的重视，酌情给予轻泻剂，嘱患者排便时勿屏气，避免增加心脏负担和导致附壁血栓脱落。排便不畅时宜加用开塞露，对 5 天无大便者可保留灌肠或给低压盐水灌肠。对排尿不畅者，可采用物理或诱导法，协助排尿，必要时行导尿。

(6)吸氧：氧治疗可提高改善低氧血症，有利于心肌梗死的康复。急性期给患者高流量吸氧，持续48 小时。氧流量在每分钟 3～5 L，病情变化可延长吸氧时间。待疼痛减轻，休克解除，可减低氧流量。注意鼻导管的通畅，24 小时更换 1 次。如果合并急性左心衰竭，出现重度低氧血症时。死亡率较高，可采用加压吸氧或乙醇除泡沫吸氧。

(7)防止血栓性静脉炎或深部静脉血栓形成：血栓性静脉炎表现为受累静脉局部红、肿、痛，可延伸呈条索状，多因反复静脉穿刺输液和多种药物输注所致。所以行静脉穿刺时应严格无菌操作，患者感觉输液局部皮肤疼痛或红肿，应及时更换穿刺部位，并予以热敷或理疗。下肢静脉血栓形成一般在血栓较大引起阻塞时才出现患肢肤色改变，皮肤温度升高和可凹性水肿。应注意每天协助患者做被动下肢活动2～3 次，注意下肢皮肤温度和颜色的变化避免选用下肢静脉输液。

2.病情观察与护理

急性心肌梗死为危重疾病、应早期发现危及患者生命的先兆表现，如能得到及时处理，可使病情转危为安。故需严密观察以下情况：

(1)血压：始发病时应 0.5～1 小时测量一次血压，随血压恢复情况逐步减少测量次数为每天 4～6次，基本稳定后每天 1～2 次。若收缩压在 12.0 kPa(90 mmHg)以下，脉压减小，且音调低落，要注意患者的神志状态、脉搏、面色、皮肤色泽及尿量等，是否有心源性休克的发生。此时，在通知医师的同时，对休克者采取抗休克措施，如补充血容量，应用升压药、血管扩张剂以及纠正酸中毒，避免脑缺氧，保护肾功能等。有条件者应准备好中心静脉压测定装制或漂浮导管测定肺微血管楔嵌压设备，以正确应用输液量及调节液体滴速。

(2)心率、心律：在冠心病监护病房(CCU)进行连续的心电、呼吸监测，在心电监测示波屏上，应注意观察心率及心律变化。及时检出可能作为恶性心动过速先兆的任何室性期前收缩，以及室颤或完全性房室传导阻滞，严重的窦性心动过缓，房性心律失常等，如发现室性期前收缩为：①每分钟 5 次以上；②呈二、三联律；③多源性期前收缩；④室性早搏的 R 波落在前一次主搏的 T 波之上，均为转变阵发性室性心动过速及心室颤动的先兆，易造成心搏骤停。遇有上述情况，在立即通知医师的同时，需应用相应的抗心律失常药物，并准备好除颤器和人工心脏起搏器，协同医师抢救处理。

(3)胸痛：急性心肌梗死患者常伴有持续剧烈的胸痛，因此，应注意观察患者的胸痛程度，因剧烈胸痛可导致低血压，加重心肌缺氧，扩大梗死面积，引起心力衰竭、休克及心律失常。常用的止痛剂有罂粟碱肌内注射或静脉滴注,硝酸甘油 0.6 mg 含服,疼痛较重者可用哌替啶或吗啡。在护理中应注意可能出现的药物不良反应,同时注意观察血压、尿量、呼吸及一般状态,确保用药的安全。

(4)呼吸急促:注意观察患者的呼吸状态,对有呼吸急促的患者应注意观察血压,皮肤黏膜的血循环情况,肺部体征的变化以及血流动力学和尿量的变化。发现患者有呼吸急促,不能平卧,烦躁不安,咳嗽,咯泡沫样血痰时,立即取半坐位,给予吸氧,准备好快速强心、利尿剂,配合医师按急性心力衰竭处理。

(5)体温:急性心肌梗死患者可有低热,体温在 37.0～38.5 ℃,多持续 3 天左右。如体温持续升高,1 周后仍不下降,应疑有继发肺部或其他部位感染,及时向医师报告。

(6)意识变化:如发现患者意识恍惚,烦躁不安,应注意观察血流动力学及尿量的变化。警惕心源性休克的发生。

(7)器官栓塞:在急性心肌梗死第 1、2 周内,注意观察组织或脏器有无发生栓塞现象。因左心室内附壁血栓可脱落,而引起脑、肾、四肢、肠系膜等动脉栓塞,应及时向医师报告。

(8)心室膨胀瘤:在心肌梗死恢复过程中,心电图表现虽有好转,但患者仍有顽固性心力衰竭或心绞痛发作,应疑有心室膨胀瘤的发生。这是由于在心肌梗死区愈合过程中,心肌被结缔组织所替代,成为无收缩力的薄弱纤维瘢痕区。该区内受心腔内的压力而向外呈囊状膨出,造成心室膨胀瘤。应配合医师进行 X 线检查以确诊。

(9)心肌梗死后综合征:需注意在急性心肌梗死后 2 周、数月甚至 2 年内,可并发心肌梗死后综合征。表现为肺炎、胸膜炎和心包炎征象,同时也有发热、胸痛、血沉和白细胞升高现象,酷似急性心肌梗死的再发。这是由于坏死心肌引起机体自身免疫变态反应所致。如心肌梗死的特征性心电图变化有好转现象又有上述表现时,应做好 X 线检查的准备,配合医师做出鉴别诊断。因本病应用激素治疗效果良好,若因误诊而用抗凝药物,可导致心腔内出血而发生急性心包压塞。故应严密观察病情,在确诊为本病后,应向患者及家属做好解释工作,解除顾虑,必要时给患者应用镇痛及镇静剂;做好休息、饮食等生活护理。

(四)健康教育

(1)注意劳逸结合,根据心功能进行适当的康复锻炼。

(2)避免紧张、劳累、情绪激动、饱餐、便秘等诱发因素。

(3)节制饮食,禁忌烟酒、咖啡、酸辣刺激性食物,多吃蔬菜、蛋白质类食物,少食动物脂肪、胆固醇含量较高的食物。

(4)按医嘱服药,随身常备硝酸甘油等扩张冠状动脉药物,定期复查。

(5)指导患者及家属,病情突变时,采取简易应急措施。

(张双燕)

第六节　心源性休克

心源性休克是指由于严重的心脏泵功能衰竭或心功能不全导致心排血量减少,各重要器官和周围组织灌注不足而发生的一系列代谢和功能障碍综合征。

一、临床表现

多数心源性休克患者，在出现休克之前有相应心脏病史和原发病的各种表现，如急性肌梗死患者可表现严重心肌缺血症状，心电图可能提示急性冠状动脉供血不足，尤其是广泛前壁心肌梗死；急性心肌炎者则可有相应感染史，并有发热、心悸、气短及全身症状，心电图可有严重心律失常；心脏手术后所致的心源性休克，多发生于手术1周内。

心源性休克目前国内外比较一致的诊断标准如下。

(1)收缩压低于12.0 kPa(90 mmHg)或原有基础血压降低4.0 kPa(30 mmHg)，非原发性高血压患者一般收缩压小于10.7 kPa(80 mmHg)。

(2)循环血量减少的征象：①尿量减少，常少于20 mL/h；②神志障碍、意识模糊、嗜睡、昏迷等；③周围血管收缩，伴四肢厥冷、冷汗，皮肤湿凉、脉搏细弱快速、颜面苍白或发绀等末梢循环衰竭征象。

(3)纠正引起低血压和低心排血量的心外因素(低血容量、心律失常、低氧血症、酸中毒等)后，休克依然存在。

二、诊断

(1)有急性心肌梗死、急性心肌炎、原发或继发性心肌病、严重的恶性心律失常、具有心肌毒性的药物中毒、急性心脏压塞以及心脏手术等病史。

(2)早期患者烦躁不安、面色苍白，诉口干、出汗，但神志尚清；后逐渐表情淡漠、意识模糊、神志不清直至昏迷。

(3)体检心率逐渐增快，常>120次。收缩压<10.7 kPa(80 mmHg)，脉压<2.7 kPa(20 mmHg)，后逐渐降低，严重时血压测不出。脉搏细弱，四肢厥冷，肢端发绀，皮肤出现花斑样改变。心音低纯，严重者呈单音律。尿量<17 mL/h，甚至无尿。休克晚期出现广泛性皮肤、黏膜及内脏出血，即弥漫性血管内凝血的表现，以及多器官衰竭。

(4)血流动力学监测提示心脏指数降低、左心室舒张末压升高等相应的血流动力学异常。

三、检查

(1)血气分析。

(2)弥漫性血管内凝血的有关检查。血小板计数及功能检测，出凝血时间，凝血酶原时间，凝血因子Ⅰ，各种凝血因子和纤维蛋白降解产物(FDP)。

(3)必要时做微循环灌注情况检查。

(4)血流动力学监测。

(5)胸部X线检查，心电图，必要时做动态心电图检查，条件允许时行床旁超声心动图检查。

四、治疗

(一)一般治疗

(1)绝对卧床休息，有效止痛，由急性心肌梗死所致者吗啡3～5 mg或哌替啶50 mg，静脉注射或皮下注射，同时予安定、苯巴比妥。

(2)建立有效的静脉通道，必要时行深静脉插管。留置导尿管监测尿量。持续心电、血压、血氧饱和度监测。

(3)氧疗:持续吸氧,氧流量一般为 4～6 L/min,必要时气管插管或气管切开,人工呼吸机辅助呼吸。

(二)补充血容量

首选右旋糖酐-40 250～500 mL 静脉滴注或 0.9%氯化钠液、平衡液 500 mL 静脉滴注,最好在血流动力学监护下补液,前 20 分钟内快速补液 100 mL,如中心静脉压上升不超过0.2 kPa(1.5 mmHg),可继续补液直至休克改善,或输液总量达 500～750 mL。无血流动力学监护条件者可参照以下指标进行判断:诉口渴,外周静脉充盈不良,尿量<30 mL/h,尿比重>1.02,中心静脉压<0.8 kPa(6 mmHg),则表明血容量不足。

(三)血管活性药物的应用

首选多巴胺或与间羟胺(阿拉明)联用,从 2～5 μg/(kg · min)开始渐增剂量,在此基础上根据血流动力学资料选择血管扩张剂。①肺充血而心排血量正常,肺毛细血管嵌顿压>2.4 kPa(18 mmHg)。而心脏指数>2.2 L/(min · m^2)时,宜选用静脉扩张剂,如硝酸甘油 15～30 μg/min静脉滴注或泵入,并可适当利尿;②心排血量低且周围灌注不足,但无肺充血,即心脏指数<2.2 L/(min · m^2),肺毛细血管嵌顿压<2.4 kPa(18 mmHg)而肢端湿冷时,宜选用动脉扩张剂,如酚妥拉明 100～300 μg/min 静脉滴注或泵入,必要时增至1 000～2 000 μg/min;③心排血量低且有肺充血及外周血管痉挛,即心脏指数<2.2 L/(min · m^2),肺毛细血管嵌顿压<2.4 kPa(18 mmHg)而肢端湿冷时,宜选用硝普钠,10 μg/min 开始,每 5 分钟增加 5～10 μg/min,常用量为 40～160 μg/min,也有高达 430 μg/min 才有效。

(四)正性肌力药物的应用

1.洋地黄制剂

一般在急性心肌梗死的 24 小时内,尤其是 6 小时内应尽量避免使用洋地黄制剂,在经上述处理休克无改善时可酌情使用毛花苷 C 0.2～0.4 mg,静脉注射。

2.拟交感胺类药物

对心排血量低,肺毛细血管嵌顿压不高,体循环阻力正常或低下,合并低血压时选用多巴胺,用量同前;而心排血量低,肺毛细血管嵌顿压高,体循环血管阻力和动脉压在正常范围者,宜选用多巴酚丁胺5～10 μg/(kg · min),亦可选用多培沙明 0.25～1.0 μg/(kg · min)。

3.双异吡啶类药物

常用氨力农 0.5～2 mg/kg,稀释后静脉注射或静脉滴注,或米力农 2～8 mg,静脉滴注。

(五)其他治疗

1.纠正酸中毒

常用 5%碳酸氢钠或摩尔乳酸钠,根据血气分析结果计算补碱量。

2.激素应用

早期(休克 4～6 小时内)可尽早使用糖皮质激素,如地塞米松 10～20 mg 或氢化可的松 100～200 mg,必要时每 4～6 小时重复 1 次,共用 1～3 天,病情改善后迅速停药。

3.纳洛酮

首剂 0.4～0.8 mg,静脉注射,必要时在 2～4 小时后重复 0.4 mg,继以 1.2 mg 置于 500 mL 液体内静脉滴注。

4.机械性辅助循环

经上述处理后休克无法纠正者，可考虑主动脉内气囊反搏(IABP)、体外反搏、左心室辅助泵等机械性辅助循环。

5.原发疾病治疗

如急性心肌梗死患者应尽早进行再灌注治疗，溶栓失败或有禁忌证者应在IABP支持下进行急诊冠状动脉成形术；急性心包压塞者应立即心包穿刺减压；乳头肌断裂或室间隔穿孔者应尽早进行外科修补等。

6.心肌保护

1,6-二磷酸果糖5～10 g/d，或磷酸肌酸2～4 g/d，酌情使用血管紧张素转换酶抑制剂等。

(六)防治并发症

1.呼吸衰竭

呼吸衰竭包括持续氧疗，必要时呼气末正压给氧，适当应用呼吸兴奋剂，如尼可刹米0.375 g或洛贝林(山梗菜碱)3～6 mg静脉注射；保持呼吸道通畅，定期吸痰，加强抗感染等。

2.急性肾衰竭

注意纠正水、电解质紊乱及酸碱失衡，及时补充血容量，酌情使用利尿剂如呋塞米20～40 mg静脉注射。必要时可进行血液透析、血液滤过或腹膜透析。

3.保护脑功能

酌情使用脱水剂及糖皮质激素，合理使用兴奋剂及镇静剂，适当补充促进脑细胞代谢药，如脑活素、胞磷胆碱、三磷酸腺苷等。

4.防治弥散性血管内凝血(DIC)

休克早期应积极应用右旋糖酐-40、阿司匹林、双嘧达莫等抗血小板及改善微循环药物，有DIC早期指征时应尽早使用肝素抗凝，首剂$(3\sim6)\times10^3$ U静脉注射，后续以$(0.5\sim1)\times10^3$ U/h静脉滴注，监测凝血时间调整用量，后期适当补充消耗的凝血因子，对有栓塞表现者可酌情使用溶栓药如小剂量尿激酶[$(25\sim30)\times10^4$ U]或链激酶。

五、护理

(一)急救护理

(1)护理人员熟练掌握常用仪器、抢救器材及药品。

(2)各抢救用物定点放置，定人保管，定量供应，定时核对，定期消毒，使其保持完好备用状态。

(3)患者一旦发生晕厥，应立即就地抢救并通知医师。

(4)应及时给予吸氧，建立静脉通道。

(5)按医嘱准、稳、快地使用各类药物。

(6)若患者出现心脏骤停，立即进行心、肺、脑复苏。

(二)护理要点

1.给氧用面罩或鼻导管给氧

面罩要严密，鼻导管吸氧时，导管插入要适宜，调节氧流量4～6 L/min，每天更换鼻导管一次，以保持导管通畅。如发生急性肺水肿时，立即给患者端坐位，两腿下垂，以减少静脉回流，同时加用30%乙醇吸氧，降低肺泡表面张力，特别是患者咯大量粉红色泡沫样痰时，应及时用吸引器吸引，保持呼吸道通畅，以免发生窒息。

2.建立静脉输液通道

迅速建立静脉通道。护士应建立静脉通道一至两条。在输液时，输液速度应控制，应当根据心率、血压等情况，随时调整输液速度，特别是当液体内有血管活性药物时，更应注意输液通畅，避免管道滑脱、输液外渗。

3.尿量观察

单位时间内尿量的观察，对休克病情变化及治疗是十分敏感和有意义的指标。如果患者6小时无尿或每小时少于20～30 mL，说明肾小球滤过量不足，如无肾实质变说明血容量不足。相反，每小时尿量大于30 mL，表示微循环功能良好，肾血灌注好，是休克缓解的可靠指标。如果血压回升，而尿量仍很少，考虑发生急性肾衰竭，应及时处理。

4.血压、脉搏、末梢循环的观察

血压变化直接标志着休克的病情变化及预后，因此，在发病几小时内应严密观察血压，15～30分钟一次，待病情稳定后1～2小时观察一次。若收缩压下降到10.7 kPa(80 mmHg)以下，脉压小于2.7 kPa(20 mmHg)或患者原有高血压，血压的数值较原血压下降2.7～4.0 kPa(20～30 mmHg)，要立即通知医师迅速给予处理。

脉搏的快慢取决于心率，其节律是否整齐，也与心搏节律有关，脉搏强弱与心肌收缩力及排血量有关。所以休克时脉搏在某种程度上反映心功能，同时，临床上脉搏的变化，往往早于血压变化。

心源性休克由于心排血量减少，末梢循环灌注量减少，血流留滞，末梢发生发绀，尤其以口唇、黏膜及甲床最明显，四肢也因血运障碍而冰冷，皮肤潮湿。这时，即使血压不低，也应按休克处理。当休克逐步好转时，末梢循环得到改善，发绀减轻，四肢转温。所以末梢的变化也是休克病情变化的一个标志。

5.心电监护的护理

患者入院后立即建立心电监护，通过心电监护可及时发现致命的室速或室颤。当患者入院后一般监测24～48小时，有条件可直到休克缓解或心律失常纠正。常用标准Ⅱ导进行监测，必要时描记心电记录。在监测过程中，要严密观察心律、心率的变化，对于频发室早(每分钟5个以上)、多源性室早，室早呈二联律、三联律，室性心动过速，R-on-T、R-on-P(室早落在前一个P波或T波上)立即报告医师，积极配合抢救，准备各种抗心律失常药，随时做好除颤和起搏的准备，分秒必争，以挽救患者的生命。

此外，还必须做好患者的保温工作，防止呼吸道并发症和预防压疮等方面的基础护理工作。

(张双燕)

第七节 心力衰竭

心力衰竭是由于心脏收缩机能和/或舒张功能障碍，不能将静脉回心血量充分排出心脏，造成静脉系统淤血及动脉系统血液灌注不足而出现的综合征。

一、病因

(一)基本病因

1.心肌损伤

任何大面积(大于心室面积的40%)的心肌损伤都会导致心脏收缩和/或舒张功能的障碍。

2.心脏负荷过重

压力负荷(后负荷)过重,心脏排血阻力增大,心排血量降低,心室收缩期负荷过度,引起心室肥厚性心力衰竭;容量负荷(前负荷)过重,心脏舒张期容量增大,心排血量减低,引起心室扩张性心力衰竭。

3.机械障碍

腱索或乳头肌断裂,心室间隔穿孔,心脏瓣膜严重狭窄或关闭不全等引起的心脏机械功能衰退,导致心力衰竭。

4.心脏负荷不足

如缩窄性心包炎、大量心包积液、限制性心肌病等,使静脉血液回心受限,因而心室、心房充盈不足,腔静脉及门脉系统淤血,心排血量减低。

5.血液循环容量过多

如静脉过多、过快输液,尤其在无尿少尿时超量输液、急性或慢性肾炎引起高度水、钠潴留、高度水肿等均引起血液循环容量急剧膨胀而致心力衰竭。

(二)诱发因素

1.感染

感染可增加基础代谢,增加机体耗氧,增加心脏排血量而诱发心力衰竭,尤其呼吸道感染较多见。

2.体力过劳

正常心脏在体力活动时,随身体代谢增高心脏排血量也随之增加。而有器质性心脏病患者体力活动时,心率增快,心肌耗氧量增加,心排血量减少,冠状动脉血液灌注不足,导致心肌缺血,心慌气急,诱发心力衰竭。

3.情绪激动

情绪激动促使儿茶酚胺释放,心率增快,心肌耗氧增加,动脉与静脉血管痉挛,增加心脏前后负荷诱发心力衰竭。

4.妊娠与分娩

风湿性心脏病或先天性心脏病患者,心功能低下,在妊娠32～34周,分娩期及产褥期最初3天内心脏负荷最重,易诱发心力衰竭。

5.动脉栓塞

心脏病患者长期卧床,静脉系统长期处于淤血状态,容易形成血栓,一旦血栓脱落导致肺栓塞,加重肺循环阻力诱发心力衰竭。

6.水、钠摄入量过多

心功能减退时,肾脏排水排钠机能减弱,如果水、钠摄入量过多可引起水、钠潴留,血容量膨胀。

7.心律失常

心动过速可使心脏无效收缩次数增加而加重心脏负荷;心脏舒张期缩短使心室充盈受限进而降低心排血量,同时心脏氧渗透期缩短不利于心肌代谢。

8.冠脉痉挛

冠状动脉粥样硬化易发生冠脉痉挛,心肌缺血导致心脏收缩或舒张功能障碍。

9.药物反应

因用药或停药不当导致的心力衰竭或心力衰竭恶化不在少数。慢性心力衰竭不该停用强心剂而停用,服用过量洋地黄、利尿药或抗心律失常药,都可导致心力衰竭恶化。

二、病理生理

(一)心脏的代偿机制

正常心脏有比较充足的储备能力,以适应一般生活需要所增加的心脏负担。当心脏功能减退,心排血量降低不足以供应机体需要时,机体将同时通过神经、体液等机制进行调整,力争恢复心排血量。

(1)反射性交感神经兴奋,迷走神经抑制,代偿性心率加快及心肌收缩力加强,以维持心排血量。由于交感神经兴奋,周围血管收缩,小动脉收缩可使血压维持正常而不随心排血量降低而下降;小静脉收缩可使静脉回心血量增加,从而使心搏血量增加。

(2)心肌肥厚:心室扩张、长期的负荷加重,使心肌肥厚和心室扩张,维持心排血量。然而,扩大和肥厚的心脏虽然完成较多的工作,但它耗氧量也随之增加,可是心肌内毛细血管数量并没有相应的增加,所以,扩大肥厚的心肌细胞相对的供血不足。

(3)心率增快:心率加快在一定范围内使心排血量增加,但如果心率太快则心脏舒张期显著缩短,使心室充盈不足,导致心排血量降低及静脉淤血加重。

(二)心脏的失代偿机制

当心脏储备力耗损至不能适应机体代谢的需要时,心功能便由代偿转为失代偿阶段,即心力衰竭。

心力衰竭时,心排血量相对或绝对的降低,一方面供给各器官的血流不足,引起各器官组织的功能改变,血液重新分配,首先为保证心、脑、肾血液供应,皮肤、内脏、肌肉的供血相应有较大的减少。肾血流量减少时,可使肾小球滤过率降低和肾素分泌增加,进而促使肾上腺皮质的醛固酮分泌增加,引起水、钠潴留,血容量增加,静脉和毛细血管充血和压力增加。另一方面,心脏收缩力减弱,不能完全排出静脉回流的血液,心室收缩末期残留血量增多,心室舒张末期压力升高,遂使静脉回流受阻,引起静脉淤血和静脉压力升高,从而引起外周毛细血管的漏出增加,水分渗入组织间隙引起各脏器淤血水肿;肝脏淤血时对醛固酮的灭活减少;以及抗利尿激素分泌增加,肾排水量进一步减少,水、钠潴留进一步加重,水肿发生和加重。

根据心脏代偿功能发挥的情况及失代偿的程度,可将心力衰竭分为三度,或心功能Ⅳ级。

Ⅰ级:有心脏病的客观证据,而无呼吸困难、心悸、水肿等症状(心功能代偿期)。

Ⅱ级:日常劳动并无异常感觉,但稍重劳动即有心悸、气急等症状(心力衰竭一度)。

Ⅲ级:普通劳动亦有症状,但休息时消失(心力衰竭二度)。

Ⅳ级:休息时也有明显症状,甚至卧床仍有症状(心力衰竭三度)。

三、临床表现

心力衰竭在早期可仅有一侧衰竭，临床上以左心衰竭为多见，但左心衰竭后，右心也相继发生功能损害，最后导致全心衰竭。临床表现的轻重，常依病情发展的快慢和患者的耐受能力而不同。

（一）左心衰竭

1.呼吸困难

轻症患者自觉呼吸困难，重者同时有呼吸困难和短促的征象。早期仅发生于劳动或运动时，休息后很快消失。这是由于劳动促使回心血量增加，肺淤血加重的缘故。随着病情加重，轻度劳动即感到呼吸困难，严重者休息时亦感呼吸困难，以致被迫采取半卧位或坐位，为端坐呼吸。

2.阵发性呼吸困难

多阵发性呼吸困难发生于夜间，故又称为阵发性夜间性呼吸困难。患者常在熟睡中惊醒，出现严重呼吸困难及窒息感，被迫坐起，咳嗽频繁，咯粉红色泡沫样痰液。轻者数分钟，重者经 1～2 小时逐渐停止。阵发性呼吸困难的发生原因，可能为：①睡眠时平卧位，回心血量增加，超过左心负荷的限度，加重了肺淤血；②睡眠时，膈肌上升，肺活量减少；③夜间迷走神经兴奋性增高，使冠状动脉和支气管收缩，影响了心肌的血液供应，发生支气管痉挛，降低心肌收缩性能和肺通气量，肺淤血加重；④熟睡时中枢神经敏感度降低。因此，肺淤血必须达到一定程度后方能使患者因气喘惊醒。

3.急性肺水肿

急性肺水肿是左心衰竭的重症表现，是阵发性呼吸困难的进一步发展。常突然发生，呈端坐呼吸，表情焦虑不安，频频咳嗽，咯大量泡沫状或血性泡沫性痰液，严重时可有大量泡沫样液体由鼻涌出，面色苍白，口唇青紫，皮肤湿冷，两肺布满湿啰音及哮鸣音，血压可下降，甚至休克。

4.咳嗽和咯血

咳嗽和咯血为肺泡和支气管黏膜淤血所致，多与呼吸困难并存，咯白色泡沫样黏痰或血性痰。

5.其他症状

可有疲乏无力、失眠、心悸、发绀等。严重患者脑缺氧缺血时可出现陈-施氏呼吸、嗜睡、眩晕、意识丧失、抽搐等。

6.体征

除原有心脏病体征外，可有舒张期奔马律、交替脉、肺动脉瓣音区第 2 音亢进。轻症肺底部可听到散在湿性啰音，重症则湿啰音满布全肺。有时可伴哮鸣音。

7.X 线及其他检查

X 线检查可见左心扩大及肺淤血，肺纹增粗。急性肺水肿时可见由肺门伸向肺野呈蝶形的云雾状阴影。心电图检查可出现心率快及左心室肥厚图形。臂舌循环时间延长（正常 10～15 秒），臂肺时间正常（4～8 秒）。

（二）右心衰竭

1.水肿

皮下水肿是右心衰竭的典型症状。在水肿出现前，由于体内已有水、钠潴留，体液潴留达 5 kg以上才出现水肿，故多只有体重增加。水肿多先见于下肢，卧床病员则在腰、背及骶部等低重部位明显，呈凹陷性水肿。重症则波及全身。水肿多于傍晚发生或加重，休息一夜后消失或减轻，伴有夜间尿量增加。这是由于夜间休息时，回心血量比白天活动时增多，心脏能将静脉回流血量排出，心室收缩末期残留血量减少，静脉和毛细血管压力有所减轻，因而水肿减轻或消退。

少数患者可出现胸腔积液和腹水。胸腔积液可同时见于左、右两侧胸腔，但以右侧较多，其原因不甚明了。由于壁层胸膜静脉回流体静脉，而脏层胸膜静脉血流入肺静脉，因而胸腔积液多见于左右心力衰竭并存时。腹水多由心源性肝硬化引起。

2.颈静脉怒张和内脏淤血

坐位或半卧位时可见颈静脉怒张，其出现常较皮下水肿或肝肿出现为早，同时可见舌下、手臂等浅表静脉异常充盈。肝大并压痛可先于皮下水肿出现。长期肝淤血、缺氧可引起肝细胞变性、坏死，并发展为心源性肝硬化，肝功能检查不正常或出现黄疸。若有三尖瓣关闭不全并存，肝脏扪诊呈扩张性搏动。胃肠道淤血常引起消化不良、食欲减退、腹胀、恶心和呕吐等症状。肾淤血致尿量减少，尿中可有少量蛋白和细胞。

3.发绀

右心衰竭者多有不同程度发绀，首先见于指端、口唇和耳郭，较单纯左心功能不全者为显著，其原因除血红蛋白在肺部氧合不全外，与血流缓慢，组织自毛细血管中吸取较多的氧而使还原血红蛋白增加有关。严重贫血者则不出现发绀。

4.神经系统症状

可有神经过敏、失眠、嗜睡等症状。重者可发生精神错乱，可能是脑出血、缺氧或电解质紊乱等原因引起。

5.心脏及其他检查

主要为原有心脏病体征，由于右心衰竭常继发于左心衰竭的基础上，因而左、右心均可扩大。右心扩大引起了三尖瓣关闭不全时，在三尖瓣音区可听到收缩期吹风样杂音，静脉压增高。臂肺循环时间延长，因而臂舌循环时间也延长。

(三)全心衰竭

左、右心功能不全的临床表现同时存在，但患者或以左心衰竭的表现为主，或以右心衰竭的表现为主，左心衰竭肺充血的临床表现可因右心衰竭的发生而减轻。

四、护理

(一)护理要点

(1)减轻心脏负担，预防心力衰竭的发生。

(2)合理使用强心、利尿、扩血管药物，改善心功能。

(3)密切观察病情变化，及时救治急性心力衰竭。

(4)健康教育。

(二)减轻心脏负担，预防心力衰竭

休息可减少全身肌肉活动，减少氧的消耗，减少静脉回心血量及减慢心率，从而减轻心脏负担。根据患者病情适当安排其生活和劳动，可以尽量减轻心脏负荷。对于轻度心力衰竭患者，可仅限制其体力活动，并规定充分的午睡时间或较正常人多一些的夜间睡眠时间。较重的心力衰竭患者均应卧床休息，并尽可能使卧床休息患者的体位舒适。当心力衰竭表现有明显改善时，应尽快允许和鼓励患者逐渐恢复体力活动，恢复体力活动的速度和程度视患者心力衰竭的严重程度和发作时间的长短及患者对治疗的反应等而定。如心脏功能已完全恢复正常或接近正常，则每天可做轻度的体力活动。

饮食应少量多餐，给予低热量、多维生素、易消化食物，避免过饱加重心脏负担。目前由于利尿剂应用方便。对钠盐限制不必过于严格，一般轻度心力衰竭患者每天摄入食盐 5 g 左右（正常人每天摄入食盐 10 g 左右），中度心力衰竭患者给予低盐饮食（含钠 2～4 g），重度心力衰竭患者给予无钠饮食。如果经一般限盐、利尿，病情未能很好控制者，则应进一步严格限盐，摄入量不超过 1 g。饮水量一般不加限制，仅在并发稀释性低钠血症者，限制每天入水量 500 mL 左右。

（三）合理使用强心药物并观察毒性反应

洋地黄类强心苷是目前治疗心力衰竭的主要药物，能直接加强心肌收缩力，增加心排血量，从而使心脏收缩末期残余血量减少，舒张末期压力下降，有利于缓解各器官的淤血，增加尿量，减慢心率。常用的给药方法：负荷量加维持量，在短期内，1～3 天给予一定的负荷量，以后每天用维持量，适用于急性心力衰竭、较重的心力衰竭或需尽快控制病情的患者；单用维持量，近年来证实，洋地黄类药物治疗剂量的大小与其增强心肌收缩力作用呈线性关系，故对较轻的心力衰竭和易发生中毒的患者可用较小的剂量，而不采用惯用的洋地黄负荷量法，尤其对慢性心力衰竭更适用。

洋地黄用量的个体差异大，且治疗剂量与中毒剂量较接近，故用药期间需要密切观察洋地黄的毒性反应。洋地黄毒性反应如下。①消化道反应：食欲缺乏、恶心、呕吐、腹泻等；②神经系统反应：头痛、头晕、眩晕、视觉改变（黄视或绿视）；③心脏反应：可发生各种心律失常，常见的心律失常类型为室性期前收缩，尤其是呈二联、三联或呈多源性者。其他有房性心动过速伴有房室传导阻滞，交界性心动过速，各种不同程度的房室传导阻滞，室性心动过速，心房纤维颤动等；④血清洋地黄含量：放射性核素免疫法测定血清地高辛含量<2.0 μg/mL，或洋地黄毒苷<20 μg/mL 为安全剂量。中毒者多数大于以上浓度。

使用洋地黄类药物时注意事项：①服药前要先了解病史，如询问已用洋地黄情况，利尿及电解质浓度如何，如果存在低钾、低镁易诱发洋地黄中毒；②心力衰竭反复发作，严重缺氧，心脏明显扩大的患者对洋地黄药物耐受性差，宜小剂量使用；③询问有无合并使用增加或降低洋地黄敏感性的药物，如普萘洛尔、利血平、利尿剂、抗甲状腺药物、维拉帕米、胺碘酮、肾上腺素等可增加洋地黄敏感性；而考来烯胺、抗酸药物、降胆固醇药及巴比妥类药则可降低洋地黄敏感性；④了解肝脏、肾脏功能，地高辛主要自肾脏排泄，肾功能不全的宜减少用量；洋地黄毒苷经肝脏代谢，胆管排泄，部分转化为地高辛；⑤密切观察洋地黄毒性反应；⑥静脉给药时应用 5%～20% 的 GS 溶液稀释，混匀后缓慢静推，一般不少于 10～15 分钟，用药时注意听诊心率及节律的变化。

（四）观察应用利尿剂后的反应

慢性心力衰竭者首选噻嗪类药，采用间歇用药，即每周固定服药 2～3 天，停用 4～5 天。若无效可加服氨苯蝶啶或螺内酯。如果上两药联用效果仍不理想可以呋塞米代替噻嗪类药物。急性心力衰竭或肺水肿者，首选呋塞米、依他尼酸钠或汞撒利等快速利尿药。在应用利尿剂 1 小时后，静脉缓慢注射氨茶碱 0.25 g，可增加利尿效果。应用利尿剂后要密切观察尿量，每天测体重，准确记录 24 小时液体出入量，大量利尿者应测血压、脉搏和抽血查电解质，观察有无利尿过度引起的脱水、低血容量和电解质紊乱的表现，尤其是应用排钾利尿剂后有无乏力、恶心、呕吐、腹胀等低钾表现。对于利尿反应差者，应找出利尿不佳的原因，如了解肾脏功能情况，是否存在低血压、低血钾、低血镁或稀释性低钠血症，以及用药是否合理等。

(五)合理使用扩血管药物并观察用药反应

血管扩张剂可以扩张周围小动脉，减轻心脏排血时的阻力，而减轻心脏后负荷；又可以扩张周围静脉，减少回心血量，减轻心脏前负荷，进而改善心功能。常用的扩张静脉为主的药物有硝酸甘油、硝酸酯类及吗啡类药物；扩张动脉为主的药物有平胺唑啉、肼苯达嗪、硝苯地平；兼有扩张动脉和静脉的药物有硝普钠、哌唑嗪及卡托普利等。在开始使用血管扩张剂时，要密切观察病情和用药前后血压，心率的变化，慎防血管扩张过度、心脏充盈不足、血压下降、心率加快等不良反应。用血管扩张药应注意从小剂量开始，用药前后对比心率，血压变化情况或床边监测血流动力学。根据具体情况，每 5～10 分钟测量 1 次，若用药后血压较用药前降低 1.33～2.66 kPa应谨慎调整药物浓度或停用。

(六)急性肺水肿的救治及护理

急性肺水肿为急性左心功能不全或急性左心衰竭的主要表现。多因突发严重的左心室排血不足或左心房排血受阻引起肺静脉及肺毛细血管压力急剧升高所致。当肺毛细血管压升高超过血浆胶体渗透压时，液体即从毛细血管漏到肺间质、肺泡甚至气道内，引起肺水肿。典型发作表现为突然严重气急，每分钟呼吸可达 30～40 次，端坐呼吸，阵阵咳嗽，面色苍白，大汗，常咯出泡沫样痰，严重者可从口腔和鼻腔内涌出大量粉红色泡沫液。发作时心率、脉搏增快，血压在起始时可升高，以后降至正常或低于正常。两肺内可闻及广泛的水泡音和哮鸣音。心尖部可听到奔马律。

1.治疗原则

(1)减少肺循环血量和静脉回心血量。

(2)增加心搏量，包括增强心肌收缩力和降低周围血管阻力。

(3)减少血容量。

(4)减少肺泡内液体漏出，保证气体交换。

2.护理措施

(1)使患者取坐位或半卧位，两腿下垂，减少下肢静脉回流，减少回心血量。

(2)立即皮下注射吗啡 10 mg，或哌替啶 50～100 mg 使患者安静及减轻呼吸困难。但对昏迷、严重休克、呼吸道疾病或痰液极多者忌用，年老、体衰、瘦小者应减量。

(3)改善通气-换气功能，轻度肺水肿早期高流量氧气吸入，开始是 2～3 L/min，以后逐渐增至4～6 L/min，氧气湿化瓶内加 75 %乙醇或选用有机硅消泡沫剂，以降低肺泡内泡沫的表面张力，使泡沫破裂，改善通气功能。肺水肿明显出现即应做气管插管进行加压辅助呼吸，改善通气与氧的弥散，减少肺内分流，提高血氧分压。肺水肿基本控制后，可采用呼吸机间歇正压呼吸，如果动脉血氧分压＜9.31 kPa 时，可改为持续正压呼吸。

(4)快速给予毛花苷 C 0.4 mg 或毒毛旋花子甙 K 0.25 mg，加入葡萄糖溶液中缓慢静推。

(5)快速利尿，如呋塞米 20～40 mg 或依他尼酸钠 25 mg 静脉注射。

(6)静脉注射氨茶碱 0.25 g 用 50％葡萄糖液 20～40 mL 稀释后缓慢注入，减轻支气管痉挛，增加心肌收缩力和尿排出。

(7)氢化可的松 100～200 mg 或地塞米松 10 mg 溶于葡萄糖中静脉注射。

(七)健康教育

随着人们生活水平的不断提高，对生活质量的要求越来越高。心力衰竭的转归及治愈程度将直接影响患者的生活质量。预防心力衰竭发生以保证患者的生活质量就显得更为重要，首先要避免诱发因素，如气候转换时要预防感冒，及时添加衣服；以乐观的态度对待生活，情绪平稳不要大起大落过于激动；体力劳动不要过重；适当掌握有关的医学知识以便自我保健等。其次，对已明确心功能Ⅱ级、Ⅲ级的患者要按一般治疗标准，合理正确按医嘱服用强心利尿扩血管药物，注意休息和营养，并定期门诊随访。

（张双燕）

第六章

消化内科护理

第一节　反流性食管炎

反流性食管炎(reflux esophagitis,RE)是指胃、十二指肠内容物反流入食管所引起的食管黏膜炎症、糜烂、溃疡和纤维化等病变,甚至引起咽喉、气道等食管以外的组织损害。其发病男性多于女性,男女比例为(2～3)∶1,发病率为1.92%。随着年龄的增长,食管下段括约肌收缩力的下降,胃、十二指肠内容物自发性反流,而使老年人反流性食管炎的发病率有所增加。

一、病因与发病机制

(一)抗反流屏障削弱

食管下括约肌是指食管末端3～4 cm长的环形肌束。正常人静息时压力为1.3～4.0 kPa(10～30 mmHg),为一高压带,防止胃内容物反流入食管。由于年龄的增长,机体老化导致食管下括约肌的收缩力下降引起食物反流。一过性食管下括约肌松弛也是反流性食管炎的主要发病机制。

(二)食管清除作用减弱

正常情况下,一旦发生食物的反流,大部分反流物通过1～2次食管自发和继发性的蠕动性收缩将食管内容物排入胃内,即容量清除,剩余的部分则由唾液缓慢地中和。老年人食管蠕动缓慢和唾液产生减少,影响了食管的清除作用。

(三)食管黏膜屏障作用下降

反流物进入食管后,可以凭借食管上皮表面黏液、不移动水层和表面HCO_3^-、复层鳞状上皮等构成上皮屏障,以及黏膜下丰富的血液供应构成的后上皮屏障,发挥其抗反流物对食管黏膜损伤的作用。随着机体老化,食管黏膜逐渐萎缩,黏膜屏障作用下降。

二、护理评估

(一)健康史

询问患者的饮食结构及习惯、有无长期服用药物史。

(二)身体评估

1.反流症状

反酸、反食、反胃(指胃内容物在无恶心和不用力的情况下涌入口腔)、嗳气等,多在餐后明显或加重,平卧或躯体前屈时易出现。

2.反流物引起的刺激症状

胸骨后或剑突下烧灼感、胸痛、吞咽困难等。常由胸骨下段向上伸延,常在餐后1小时出现,平卧、弯腰或腹压增高时可加重。反流物刺激食管痉挛导致胸痛,常发生在胸骨后或剑突下。严重时可为剧烈刺痛,可放射到后背、胸部、肩部、颈部、耳后,有的酷似心绞痛的特点。

3.其他症状

咽部不适,有异物感、棉团感或堵塞感,可能与酸反流引起食管上段括约肌压力升高有关。

4.并发症

(1)上消化道出血:因食管黏膜炎症、糜烂及溃疡可以导致上消化道出血。

(2)食管狭窄:食管炎反复发作致使纤维组织增生,最终导致瘢痕性狭窄。

(3)Barrett 食管:在食管黏膜的修复过程中,食管-贲门交界处 2 cm 以上的食管鳞状上皮被特殊的柱状上皮取代,称之为 Barrett 食管。Barrett 食管发生溃疡时,又称 Barrett 溃疡。Barrett食管是食管癌的主要癌前病变,其腺癌的发生率较正常人高 30~50 倍。

(三)辅助检查

1.内镜检查

内镜检查是反流性食管炎最准确、最可靠的诊断方法,能判断其严重程度和有无并发症,结合活检可与其他疾病相鉴别。

2. 24 小时食管 pH 监测

应用便携式 pH 记录仪在生理状态下对患者进行 24 小时食管 pH 连续监测,可提供食管是否存在过度酸反流的客观依据。在进行该项检查前 3 天,应停用抑酸药与促胃肠动力的药物。

3.食管吞钡 X 线检查

对不愿意接受或不能耐受内镜检查者行该检查。严重患者可发现阳性 X 线征。

(四)心理-社会状况

反流性食管炎长期持续存在,病情反复、病程迁延,因此患者会出现食欲缺乏,体重下降,导致患者心情烦躁、焦虑;合并消化道出血时会使患者紧张、恐惧。应注意评估患者的情绪状态及对本病的认知程度。

三、常见护理诊断及问题

(一)疼痛

胸痛与胃食管黏膜炎性病变有关。

(二)营养失调

低于机体需要量与害怕进食、消化吸收不良等有关。

(三)有体液不足的危险

体液不足的危险与合并消化道出血引起活动性体液丢失、呕吐及液体摄入量不足有关。

(四)焦虑

焦虑与病情反复、病程迁延有关。

(五)知识缺乏

缺乏对反流性食管炎病因和预防知识的了解。

四、诊断要点与治疗原则

(一)诊断要点

临床上有明显的反流症状;内镜下有反流性食管炎的表现,食管过度酸反流的客观依据即可做出诊断。

(二)治疗原则

以药物治疗为主,对药物治疗无效或发生并发症者可做手术治疗。

1.药物治疗

目前多主张采用递减法,即开始使用质子泵抑制剂加促胃肠动力药,迅速控制症状,待症状控制后再减量维持。

(1)促胃肠动力药:目前主要常用的药物是西沙必利。常用量为每次 5~15 mg,每天 3~4 次,疗程8~12周。

(2)抑酸药。①H_2 受体拮抗剂(H_2RA):西咪替丁 400 mg、雷尼替丁 150 mg、法莫替丁 20 mg,每天2 次,疗程 8~12 周;②质子泵抑制剂(PPI):奥美拉唑 20 mg、兰索拉唑 30 mg、泮托拉唑 40 mg、雷贝拉唑 10 mg 和埃索美拉唑 20 mg,一天 1 次,疗程 4~8 周;③抗酸药:仅用于症状轻、间歇发作的患者作为临时缓解症状用。反流性食管炎有并发症或停药后很快复发者,需要长期维持治疗。H_2RA、西沙必利、PPI 均可用于维持治疗,其中以 PPI 效果最好。维持治疗的剂量因患者而异,以调整至患者无症状的最低剂量为合适剂量。

2.手术治疗

手术为不同术式的胃底折叠术。手术指征为:①严格内科治疗无效;②虽经内科治疗有效,但患者不能忍受长期服药;③经反复扩张治疗后仍反复发作的食管狭窄;④确证由反流性食管炎引起的严重呼吸道疾病。

3.并发症的治疗

(1)食管狭窄:大部分狭窄可行内镜下食管扩张术治疗。扩张后予以长程 PPI 维持治疗可防止狭窄复发。少数严重瘢痕性狭窄需行手术切除。

(2)Barrett 食管:药物治疗是预防 Barrett 食管发生和发展的重要措施,必须使用 PPI 治疗及长期维持。

五、护理措施

(一)一般护理

为减少平卧时及夜间反流可将床头抬高 15~20 cm。避免睡前 2 小时内进食,白天进餐后亦不宜立即卧床。应避免食用使食管下括约肌压力降低的食物和药物,如高脂肪、巧克力、咖啡、浓茶及硝酸甘油、钙通道阻滞剂等。应戒烟及禁酒。减少一切影响腹压增高的因素,如肥胖、便秘、紧束腰带等。

(二)用药护理

遵医嘱给予药物治疗,注意观察药物的疗效及不良反应。

1.H_2 受体拮抗剂

药物应在餐中或餐后即刻服用，若需同时服用抗酸药，则两药应间隔 1 小时以上。若静脉给药应注意控制速度，过快可引起低血压和心律失常。西咪替丁对雄性激素受体有亲和力，可导致男性乳腺发育、阳痿以及性功能紊乱，应做好解释工作。该药物主要通过肾排泄，用药期间应监测肾功能。

2.质子泵抑制剂

奥美拉唑可引起头晕，应嘱患者用药期间避免开车或做其他必须高度集中注意力的工作。兰索拉唑的不良反应包括荨麻疹、皮疹、瘙痒、头痛、口苦、肝功能异常等，轻度不良反应不影响继续用药，较严重时应及时停药。泮托拉唑的不良反应较少，偶可引起头痛和腹泻。

3.抗酸药

该药在饭后 1 小时和睡前服用。服用片剂时应嚼服，乳剂给药前应充分摇匀。

抗酸剂应避免与奶制品、酸性饮料及食物同时服用。

（三）饮食护理

(1)指导患者有规律地定时进餐，饮食不宜过饱，选择营养丰富、易消化的食物。避免摄入过咸、过甜、过辣的刺激性食物。

(2)制订饮食计划：与患者共同制定饮食计划，指导患者及家属改进烹饪技巧，增加食物的色、香、味，刺激患者食欲。

(3)观察并记录患者每天进餐次数、量、种类，以了解其摄入营养素的情况。

六、健康指导

（一）疾病知识的指导

向患者及家属介绍本病的有关病因，避免诱发因素。保持良好的心理状态，平时生活要有规律，合理安排工作和休息时间，注意劳逸结合，积极配合治疗。

（二）饮食指导

指导患者加强饮食卫生和饮食营养，养成有规律的饮食习惯；避免过冷、过热、辛辣等刺激性食物及浓茶、咖啡等饮料；嗜酒者应戒酒。

（三）用药指导

根据病因及病情进行指导，嘱患者长期维持治疗，介绍药物的不良反应，如有异常及时复诊。

（曹秀芬）

第二节　消化性溃疡

消化性溃疡主要指发生于胃和十二指肠的慢性溃疡，即胃溃疡和十二指肠溃疡，因溃疡的形成与胃酸/胃蛋白酶的消化作用有关而得名。临床以慢性病程、周期性发作和节律性上腹部疼痛为主要特点。消化性溃疡是消化系统的常见病，我国总发病率为10%～12%，秋冬和冬春之交好发。临床上十二指肠溃疡较胃溃疡多见，两者之比约为 3∶1。男性患病较女性多见，男女之比为(3～4)∶1。十二指肠溃疡好发于青壮年，胃溃疡的发病年龄高峰比十二指肠溃疡约晚 10 年。

一、病因及诊断检查

(一)致病因素

1.幽门螺杆菌感染

大量研究表明幽门螺杆菌感染是消化性溃疡的主要病因,尤其是十二指肠溃疡。其机制尚未完全阐明,可能是幽门螺杆菌感染通过直接或间接作用于胃、十二指肠黏膜,使黏膜屏障作用削弱,胃酸分泌增加,引起局部炎症和免疫反应,导致胃、十二指肠黏膜损害和溃疡形成。

2.胃酸和胃蛋白酶

消化性溃疡的最终形成是由于胃酸/胃蛋白酶对黏膜的自身消化所致。胃酸分泌增多不仅破坏胃黏膜屏障,还能激活胃蛋白酶,从而降解蛋白质分子,损伤黏膜,故胃酸在溃疡的形成过程中起关键作用,是溃疡形成的直接原因。

3.非甾体抗炎药

如阿司匹林、吲哚美辛、糖皮质激素等可直接作用于胃、十二指肠黏膜,损害黏膜屏障,还可抑制前列腺素合成,削弱其对黏膜的保护作用。

4.其他因素

(1)遗传:O型血人群的十二指肠溃疡发病率高于其他血型。

(2)吸烟:烟草中的尼古丁成分可引起胃酸分泌增加、幽门括约肌张力降低、胆汁及胰液反流增多,从而削弱胃肠黏膜屏障。

(3)胃十二指肠运动异常:胃排空增快,可使十二指肠壶腹部酸负荷增大;胃排空延缓,可引起十二指肠液反流入胃,增加胃黏膜侵袭因素。

总之,胃酸/胃蛋白酶的损害作用增强和/或胃、十二指肠黏膜防御/修复机制减弱是本病发生的根本环节。但胃和十二指肠溃疡发病机制也有所不同,胃溃疡的发病主要是防御/修复机制减弱,十二指肠溃疡的发病主要是损害作用增强。

(二)身体状况

临床表现轻重不一,部分患者可无症状或症状较轻,或以出血、穿孔等并发症为首发表现。典型的消化性溃疡有如下临床特点。①慢性病程:病史可达数年至数十年;②周期性发作:发作与缓解交替出现,发作常有季节性,多在秋冬和冬春之交好发;③节律性上腹部疼痛:腹痛与进食之间有明显的相关性和节律性。

1.症状

(1)上腹部疼痛:为本病的主要症状,疼痛部位多位于中上腹,可偏右或偏左。疼痛性质可为钝痛、胀痛、灼痛、剧痛或饥饿不适感。多数患者疼痛有典型的节律性,胃溃疡疼痛常在餐后1小时内发生,至下次餐前消失,即进食-疼痛-缓解,故又称饱食痛;十二指肠溃疡疼痛常在两餐之间发生,至下次进餐后缓解,即疼痛-进食-缓解,故又称空腹痛或饥饿痛,部分患者也可出现午夜痛。

(2)其他:可有反酸、嗳气、恶心、呕吐、腹胀、食欲缺乏等消化不良的症状,或有失眠、多汗等自主神经功能失调的表现,病程长者可出现消瘦、体重下降和贫血。

2.体征

溃疡发作期上腹部可有局限性轻压痛,胃溃疡压痛点常位于剑突下稍偏左,十二指肠溃疡压痛点多在剑突下稍偏右。缓解期无明显体征。

3.并发症

(1)出血:是最常见的并发症。出血引起的临床表现取决于出血的量和速度,轻者仅表现为呕血与黑粪,重者可出现休克征象。

(2)穿孔:急性穿孔是最严重的并发症,常见诱因有饮食过饱、饮酒、劳累、服用非甾体抗炎药等。表现为突发的剧烈腹痛,迅速蔓延至全腹,并出现腹肌紧张、弥漫性腹部压痛、反跳痛,肝浊音界缩小或消失,肠鸣音减弱或消失等体征,部分患者出现休克。慢性穿孔的症状不如急性穿孔剧烈,往往表现为腹痛节律的改变,常放射至背部。

(3)幽门梗阻:多由十二指肠溃疡或幽门管溃疡引起。溃疡急性发作时炎症水肿可引起暂时性梗阻,慢性溃疡愈合后形成瘢痕可致永久性梗阻。主要表现为上腹胀痛,餐后明显,频繁大量呕吐,呕吐物含酸性发酵宿食。严重呕吐可致脱水和低氯低钾性碱中毒,常继发营养不良和体重减轻。上腹部空腹振水音、胃蠕动波及插胃管抽液量超过 200 mL 是幽门梗阻的特征性表现。

(4)癌变:少数胃溃疡可发生癌变。对有长期胃溃疡病史、年龄在 45 岁以上、胃溃疡上腹痛的节律性消失、症状顽固且经严格内科治疗无效、粪便隐血试验持续阳性者,应考虑癌变,需进一步检查和定期随访。

(三)心理-社会状况

由于本病病程长、周期性发作和节律性腹痛,会使患者产生紧张、焦虑或抑郁等情绪,当并发出血、穿孔或癌变时,易产生恐惧心理。

(四)实验室及其他检查

1.胃镜及胃黏膜活组织检查

胃镜及胃黏膜活组织检查是确诊消化性溃疡首选的检查方法。胃镜检查可直接观察溃疡部位、病变大小和性质,还可在直视下取活组织做病理学检查及幽门螺杆菌检测。

2.X 线钡剂检查

龛影是溃疡的 X 线检查直接征象,对溃疡有确诊价值;激惹和变形等间接征象,提示可能有溃疡的发生。

3.幽门螺杆菌检测

幽门螺杆菌检测是消化性溃疡诊断的常规检查项目,因为有无幽门螺杆菌感染决定治疗方案的选择。

4.粪便隐血试验

隐血试验阳性提示溃疡活动期,胃溃疡患者如隐血试验持续阳性,提示癌变的可能。

二、护理诊断及医护合作性问题

(1)疼痛:腹痛与胃酸刺激溃疡面、引起化学性炎症或并发穿孔等有关。

(2)营养失调(低于机体需要量):与疼痛所致摄食减少或频繁呕吐有关。

(3)焦虑:与溃疡反复发作、迁延不愈或出现并发症使病情加重有关。

(4)潜在并发症:出血、穿孔、幽门梗阻、癌变。

(5)缺乏溃疡病防治知识。

三、治疗及护理措施

(一)治疗要点

本病的治疗目的是消除病因、控制症状、促进溃疡愈合、防止复发和防治并发症。

1.一般治疗

注意休息,劳逸结合,饮食规律,戒烟、酒,消除紧张、焦虑情绪,停用或慎用非甾体抗炎药等。

2.药物治疗

(1)降低胃酸药物:有碱性抗酸药和抑制胃酸分泌药两大类。

1)碱性抗酸药:如氢氧化铝、铝碳酸镁及其复方制剂等,能中和胃酸,缓解疼痛,因其疗效差,不良反应较多,现很少应用。

2)抑制胃酸分泌的药物:①H_2受体拮抗药是目前临床使用最为广泛的抑制胃酸分泌、治疗消化性溃疡的药物。常用药物有西咪替丁、雷尼替丁和法莫替丁等,4～6周为1个疗程。②质子泵抑制药是目前最强的抑制胃酸分泌药物,其解除溃疡疼痛,促进溃疡愈合的效果优于H_2受体拮抗药,且能抑制幽门螺杆菌的生长。常用药物有奥美拉唑、兰索拉唑和泮托拉唑等,疗程一般为6～8周。

(2)保护胃黏膜药物:常用硫糖铝、枸橼酸铋钾和米索前列醇。

(3)根除幽门螺杆菌药物:对于有幽门螺杆菌感染的消化性溃疡,无论初发或复发、活动或静止、有无并发症,均应予以根除幽门螺杆菌治疗。

3.手术治疗

对于大量出血经内科治疗无效、急性穿孔、瘢痕性幽门梗阻、胃溃疡疑有癌变、正规内科治疗无效的顽固性溃疡者可选择手术治疗。

(二)护理措施

1.病情观察

密切观察患者腹痛的规律和特点,与进食、服药的关系,呕吐物及粪便的颜色和性状;监测生命体征及腹部体征的变化。观察患者有无出血、穿孔、幽门梗阻和癌变征象,一旦发现及时通知医师,并配合做好各项护理工作。

2.生活护理

(1)适当休息:溃疡活动期且症状较重或有并发症者,应适当休息。

(2)饮食护理:基本要求同慢性胃炎。指导患者进餐定时定量、少食多餐、细嚼慢咽。选择营养丰富、易消化,低脂、适量蛋白质的食物,如脱脂牛奶、鸡蛋和鱼等;主食以面食为主,因其柔软、含碱且易消化,不习惯于面食则以软米饭或米粥代替;避免辛辣、油炸、过酸、过咸食物及浓茶、咖啡等刺激食物和饮料,以减少胃酸分泌。

3.药物治疗的护理

严格遵医嘱用药,注意观察药物的疗效及不良反应,并告知患者用药的注意事项。

(1)碱性抗酸药:应在饭后1小时和睡前服用,避免与奶制品、酸性食物及饮料同服。氢氧化铝凝胶能阻碍磷的吸收,引起磷缺乏症,长期大量服用还可引起严重便秘;服用镁制剂可引起腹泻。

(2)H_2受体拮抗药:应在餐中或餐后即刻服用,也可将一天的剂量在睡前顿服,若与抗酸药联用时,两药间隔1小时以上。静脉给药时要注意控制速度,避免低血压和心律失常的发生。长期大量应用西咪替丁可出现男性乳房肿胀、性欲减退、腹泻、眩晕、头痛、肌肉痉挛或肌痛、皮疹、脱发，偶见粒细胞减少、精神错乱等。

(3)质子泵抑制药：奥美拉唑可引起头晕，告知患者服药期间避免从事注意力高度集中的工作；兰索拉唑的主要不良反应有荨麻疹、皮疹、瘙痒、头痛、口干、肝功能异常等，不良反应严重时应及时停药；泮托拉唑的不良反应较少，偶有头痛和腹泻。

(4)保护胃黏膜药物：硫糖铝片应在餐前 1 小时服用，可有便秘、口干、皮疹、眩晕、嗜睡等不良反应；米索前列醇可引起子宫收缩，孕妇禁用。

(5)根除幽门螺杆菌药物：应在餐后服用抗生素，尽量减少对胃黏膜的刺激，服药要定时定量，以达到根除幽门螺杆菌的目的。

4.并发症的护理

(1)穿孔：急性穿孔时，禁食并胃肠减压，做好术前准备工作；慢性穿孔时，密切观察疼痛的性质，指导患者遵医嘱用药。

(2)幽门梗阻：观察患者呕吐物的性状，准确记录出入液量，重者禁食禁水、胃肠减压，及时纠正水、电解质、酸碱平衡紊乱。

(3)出血：出血患者按出血护理常规护理。

5.心理护理

正确评估患者及家属的心理反应，告知患者及家属，经过正规治疗和积极预防，溃疡是可以痊愈的，并说明不良情绪会诱发和加重病情，使患者树立信心，消除紧张、恐惧心理。指导患者心理放松，转移注意力，保持乐观的情绪。

6.健康指导

(1)疾病知识指导：向患者及家属介绍导致溃疡发生及加重的相关因素；指导患者生活规律，保持乐观的心态，保证充足的睡眠和休息，适当锻炼，提高机体抵抗力；建立合理的饮食习惯和结构，戒除烟酒，避免摄入刺激性食物。

(2)用药指导：指导患者严格遵医嘱正确服药，学会观察药物疗效和不良反应，不可自行停药和减量，以避免溃疡复发；忌用或慎用对胃黏膜有损害的药物，如阿司匹林、咖啡因、糖皮质激素等；若用药后腹痛节律改变或出现并发症应及时就医。

(曹秀芬)

第三节　慢性胃炎

慢性胃炎是指由多种原因引起的胃黏膜慢性炎症。其发病率在各种胃病中居首位，男性多于女性，各个年龄段均可发病，且随年龄增长发病率逐渐增高。慢性胃炎的分类方法很多，我国慢性胃炎研讨会共识意见中采纳了国际上新悉尼系统的分类方法，将慢性胃炎分为浅表性(又称非萎缩性)、萎缩性和特殊类型 3 大类。慢性浅表性胃炎是指不伴有胃黏膜萎缩性改变的慢性炎症，幽门螺杆菌感染是其主要病因；慢性萎缩性胃炎是指胃黏膜已经发生了萎缩性改变，常伴有肠上皮化生，又分为多灶萎缩性胃炎和自身免疫性胃炎 2 大类；特殊类型胃炎种类很多，临床上较少见。

一、病因及诊断检查

(一)致病因素

1.幽门螺杆菌感染

幽门螺杆菌感染是慢性浅表性胃炎最主要的病因。幽门螺杆菌具有鞭毛,其分泌的黏液素可直接侵袭胃黏膜,释放的尿素酶可分解尿素产生 NH_3 中和胃酸,使幽门螺杆菌在胃黏膜定居和繁殖,同时可损伤上皮细胞膜;幽门螺杆菌产生的细胞毒素还可引起炎症反应和菌体壁诱导自身免疫反应的发生,导致胃黏膜慢性炎症。

2.饮食因素

高盐饮食,长期饮烈酒、浓茶、咖啡,摄取过热、过冷、过于粗糙的食物等,均易引起慢性胃炎。

3.自身免疫

患者血液中存在自身抗体,如抗壁细胞抗体和抗内因子抗体,可使壁细胞数目减少,胃酸分泌减少或缺失,还可使维生素 B_{12} 吸收障碍导致恶性贫血。

4.其他因素

各种原因引起的十二指肠液反流入胃,削弱或破坏胃黏膜的屏障功能;老年胃黏膜退行性病变;胃黏膜营养因子缺乏,如促胃液素(胃泌素)缺乏;服用非甾体抗炎药等,均可引起慢性胃炎。

(二)身体状况

慢性胃炎起病缓慢,病程迁延,常反复发作,缺乏特异性症状。由幽门螺杆菌感染引起的慢性胃炎患者多数无症状;部分患者有上腹不适、腹部隐痛、腹胀、食欲缺乏、恶心和呕吐等消化不良的表现;少数患者可有少量上消化道出血;自身免疫性胃炎患者可出现明显厌食、体重减轻和贫血。体格检查可有上腹部轻压痛。

(三)心理-社会状况

病情反复、病程迁延不愈可使患者出现烦躁、焦虑等不良情绪。

(四)实验室及其他检查

1.胃镜及活组织检查

胃镜及活组织检查是诊断慢性胃炎最可靠的方法。慢性浅表性胃炎可见红斑(点、片状或条状)、黏膜粗糙不平、出血点或出血斑;慢性萎缩性胃炎可见黏膜呈颗粒状、黏膜血管显露、色泽灰暗、皱襞细小。

2.幽门螺杆菌检测

可通过侵入性(如快速尿素酶试验、组织学检查和幽门螺杆菌培养等)和非侵入性(如 ^{13}C 或 ^{14}C 尿素呼气试验、粪便幽门螺杆菌抗原检测和血清学检查等)方法检测幽门螺杆菌。

3.胃液分析

自身免疫性胃炎时,胃酸缺乏;多灶萎缩性胃炎时,胃酸分泌正常或偏低。

4.血清学检查

自身免疫性胃炎时,血清抗壁细胞抗体和抗内因子抗体可呈阳性,血清胃泌素水平明显升高;多灶萎缩性胃炎时,血清胃泌素水平正常或偏低。

二、护理诊断及医护合作性问题

(一)疼痛

腹痛与胃黏膜炎性病变有关。

(二)营养失调

营养失调与厌食、消化吸收不良等有关。

(三)焦虑

焦虑与病情反复、病程迁延有关。

(四)潜在并发症

癌变。

(五)知识缺乏

缺乏对慢性胃炎病因和预防知识的了解。

三、治疗及护理措施

(一)治疗要点

治疗原则是积极祛除病因,根除幽门螺杆菌感染,对症处理,防治癌前病变。

1.病因治疗

根除幽门螺杆菌感染:目前多采用的治疗方案是以胶体铋剂或质子泵抑制药为基础加上两种抗生素的三联治疗方案。如常用奥美拉唑或枸橼酸铋钾,与阿莫西林及甲硝唑或克拉霉素3种药物联用,2周为1个疗程。治疗失败后再治疗比较困难,可换用两种抗生素,或采用胶体铋剂和质子泵抑制药合用的四联疗法。

其他病因治疗:因非甾体抗炎药引起者,应立即停药并给予制酸药或硫糖铝;因十二指肠液反流引起者,应用硫糖铝或氢氧化铝凝胶吸附胆汁;因胃动力学改变引起者,应给予多潘立酮或莫沙必利等。

2.对症处理

有胃酸缺乏和贫血者,可用胃蛋白酶合剂等以助消化;对于上腹胀满者,可选用胃动力药、理气类中药;有恶性贫血时可肌内注射维生素 B_{12}。

3.胃黏膜异型增生的治疗

异型增生是癌前病变,应定期随访,给予高度重视。对不典型增生者可给予维生素C、维生素E,β-胡萝卜素、叶酸和微量元素硒预防胃癌的发生;对已经明确的重度异型增生可手术治疗,目前多采用内镜下胃黏膜切除术。

(二)护理措施

1.病情观察

主要观察有无上腹不适、腹胀、食欲缺乏等消化不良的表现;观察腹痛的部位、性质,呕吐物与大便的颜色、量及性状;评估实验室及胃镜检查结果。

2.饮食护理

(1)营养状况评估:观察并记录患者每天进餐次数、量和品种,以了解机体的营养摄入状况。定期监测体重,监测血红蛋白浓度、血清蛋白等有关营养指标的变化。

(2)制定饮食计划:①与患者及其家属共同制定饮食计划,以营养丰富、易消化、少刺激为原则；②胃酸低者可适当食用刺激胃酸分泌或酸性的食物，如浓肉汤、鸡汤、山楂、食醋等；胃酸高者应指导患者避免食用酸性和多脂肪食物，可进食牛奶、菜泥、面包等；③鼓励患者养成良好的饮食习惯，进食应规律，少食多餐，细嚼慢咽；④避免摄入过冷、过热、过咸、过甜、辛辣和粗糙的食物，戒除烟酒；⑤提供舒适的进餐环境，改进烹饪技巧，保持口腔清洁卫生，以促进患者的食欲。

3.药物治疗的护理

(1)严格遵医嘱用药，注意观察药物的疗效及不良反应。

(2)枸橼酸铋钾：宜在餐前半小时服用，因其在酸性环境中方起作用；服药时要用吸管直接吸入，防止将牙齿、舌染黑；部分患者服药后出现便秘或黑粪，少数患者有恶心、一过性血清转氨酶升高，停药后可自行消失，极少数患者可能出现急性肾衰竭。

(3)抗菌药物：服用阿莫西林前应详细询问患者有无青霉素过敏史，用药过程中要注意观察有无变态反应的发生；服用甲硝唑可引起恶心、呕吐等胃肠道反应及口腔金属味、舌炎、排尿困难等不良反应，宜在餐后半小时服用。

(4)多潘立酮及西沙必利：应在餐前服用，不宜与阿托品等解痉药合用。

4.心理护理

护理人员应主动安慰、关心患者，向患者说明不良情绪会诱发和加重病情，经过正规的治疗和护理慢性胃炎可以康复。

5.健康指导

向患者及家属介绍本病的有关知识、预防措施等；指导患者避免诱发因素，保持愉快的心情，生活规律，养成良好的饮食习惯，戒除烟酒；向患者介绍服用药物后可能出现的不良反应，指导患者按医嘱坚持用药，定期复查，如有异常及时复诊。

(曹秀芬)

第四节　病毒性肝炎

一、甲型病毒性肝炎

甲型病毒性肝炎旧称流行性黄疸或传染性肝炎，早在 8 世纪就有记载。目前全世界有 40 亿人口受到该病的威胁。后经对其病原学和诊断技术等方面的研究进展较大，并已成功研制出甲型肝炎病毒减毒活疫苗和灭活疫苗，已有效控制甲型肝炎的流行。

(一)病因

甲型肝炎传染源是患者和亚临床感染者。潜伏期后期及黄疸出现前数天传染性最强，黄疸出现后2 周粪便仍可能排出病毒，但传染性已明显减弱。本病无慢性甲肝病毒(HAV)携带者。

(二)诊断要点

甲型病毒性肝炎主要依据流行病学资料、临床特点、常规实验室检查和特异性血清学诊断。流行病学资料应参考当地甲型肝炎流行疫情，病前有无肝炎患者密切接触史及个人、集体饮食卫生状况。急性黄疸型病例黄疸期诊断不难。在黄疸前期获得诊断称为早期诊断，此期表现似“感冒”或“急性胃肠炎”，如尿色变为深黄色应疑及本病。急性无黄疸型及亚临床型病例不易早期发现，诊断主要依赖肝功能检查。根据特异性血清学检查可做出病因学诊断。凡慢性肝炎和重型肝炎，一般不考虑甲型肝炎的诊断。

1.分型

甲型肝炎潜伏期为2～6周，平均为4周，临床分为急性黄疸型(AIH)、急性无黄疸型和亚临床型。

(1)急性黄疸型。①黄疸前期：急性起病，多有畏寒发热，体温38℃左右，全身乏力，食欲缺乏，厌油、恶心、呕吐，上腹部饱胀不适或腹泻。少数病例以上呼吸道感染症状为主要表现，偶见荨麻疹，继之尿色加深。本期一般持续5～7天。②黄疸期：热退后出现黄疸，可见皮肤巩膜不同程度黄染。肝区隐痛，肝大，触之有充实感，伴有叩痛和压痛，尿色进一步加深。黄疸出现后全身及消化道症状减轻，否则可能发生重症化，但重症化者罕见。本期持续2～6周。③恢复期：黄疸逐渐消退，症状逐渐消失，肝脏逐渐回缩至正常，肝功能逐渐恢复。本期持续2～4周。

(2)急性无黄疸型：起病较缓慢，除无黄疸外，其他临床表现与黄疸型相似，症状一般较轻。多在3个月内恢复。

(3)亚临床型：部分患者无明显临床症状，但肝功能有轻度异常。

(4)急性淤胆型：本型实为黄疸型肝炎的一种特殊形式，特点是肝内胆汁淤积性黄疸持续较久，消化道症状轻，肝实质损害不明显。而黄疸很深，多有皮肤瘙痒及粪色变浅，预后良好。

2.实验室检查

(1)常规检查：外周血白细胞总数正常或偏低，淋巴细胞相对增多，偶见异型淋巴细胞，一般不超过10%，这可能是淋巴细胞受病毒抗原刺激后发生的母细胞转化现象。黄疸前期末尿胆原及尿胆红素开始呈阳性反应，是早期诊断的重要依据。血清丙氨酸氨基转移酶(ALT)于黄疸前期早期开始升高，血清胆红素在黄疸前期末开始升高。血清ALT高峰在血清胆红素高峰之前，一般在黄疸消退后一至数周恢复正常。急性黄疸型血浆球蛋白常见轻度升高，但随病情恢复而逐渐恢复。急性无黄疸型和亚临床型病例肝功能改变以单项ALT轻中度升高为特点。急性淤胆型病例血清胆红素显著升高而ALT仅轻度升高，两者形成明显反差，同时伴有血清ALP及GGT明显升高。

(2)特异性血清学检查：特异性血清学检查是确诊甲型肝炎的主要指标。血清IgM型甲型肝炎病毒抗体(抗-HAV-IgM)于发病数天即可检出，黄疸期达到高峰，一般持续2～4个月，以后逐渐下降乃至消失。目前临床上主要用酶联免疫吸附法(ELISA)检查血清抗-HAV-IgM，以作为早期诊断甲型肝炎的特异性指标。血清抗-HAV-IgM出现于病程恢复期，较持久，甚至终生阳性，是获得免疫力的标志，一般用于流行病学调查。新近报道应用线性多抗原肽包被进行ELISA检测HAV感染，其敏感性和特异性分别高于90%和95%。

(三)鉴别要点

本病需与药物性肝炎、传染性单核细胞增多症、钩端螺旋体病、急性结石性胆管炎、原发性胆汁性肝硬化、妊娠期肝内胆汁淤积症、胆总管梗阻、妊娠急性脂肪肝等鉴别。其他如血吸虫病、肝吸虫病、肝结核、脂肪肝、肝淤血及原发性肝癌等均可有肝大或ALT升高，鉴别诊断时应加以考虑。与乙型、丙型、丁型及戊型病毒型肝炎急性期鉴别除参考流行病学特点及输血史等资料外，主要依据血清抗-HAV-IgM的检测。

(四)规范化治疗

急性期应强调卧床休息，给予清淡而营养丰富的饮食，外加充足的B族维生素及维生素C。

进食过少及呕吐者，应每天静脉滴注10%的葡萄糖液1 000～1 500 mL，酌情加入能量合剂及10%氯化钾。热重者可服用茵陈蒿汤、栀子柏皮汤加减；湿重者可服用茵陈胃苓汤加减；湿热并重者宜用茵陈蒿汤和胃苓汤合方加减；肝气郁结者可用逍遥散；脾虚湿困者可用平胃散。

二、乙型病毒性肝炎

慢性乙型病毒性肝炎是由乙型肝炎病毒感染致肝脏发生炎症及肝细胞坏死，持续6个月以上而病毒仍未被清除的疾病。我国是慢性乙型病毒性肝炎的高发区，人群中约有9.09%为乙型肝炎病毒携带者。该疾病呈慢性进行性发展，间有反复急性发作，可演变为肝硬化、肝癌或肝功能衰竭等，严重危害人民健康，故对该疾病的早发现、早诊断、早治疗很重要。

（一）病因

1.传染源

传染源主要是有HBV DNA复制的急、慢性患者和无症状慢性HBV携带者。

2.传播途径

主要通过血清及日常密切接触而传播。血液传播途径除输血及血制品外，可通过注射，刺伤，共用牙刷、剃刀及外科器械等方式传播，经微量血液也可传播。由于患者唾液、精液、初乳、汗液、血性分泌物均可检出HBsAg，故密切的生活接触可能是重要传播途径。所谓“密切生活接触”可能是由于微小创伤所致的一种特殊经血传播形式，而非消化道或呼吸道传播。另一种重要的传播方式是母-婴传播（垂直传播）。生于HBsAg/HBeAg阳性母亲的婴儿，HBV感染率高达95%，大部分在分娩过程中感染，低于20%可能为宫内感染。因此，医源性或非医源性经血液传播，是本病的传播途径。

3.易感人群

感染后患者对同一HBsAg亚型HBV可获得持久免疫力。但对其他亚型免疫力不完全，偶可再感染其他亚型，故极少数患者血清抗-HBs（某一亚型感染后）和HBsAg（另一亚型再感染）可同时阳性。

（二）诊断要点

急性肝炎病程超过半年，或原有乙型病毒性肝炎或HBsAg携带史，本次又因同一病原再次出现肝炎症状、体征及肝功能异常者可以诊断为慢性乙型病毒性肝炎。发病日期不明或虽无肝炎病史，但肝组织病理学检查符合慢性乙型病毒性肝炎，或根据症状、体征、化验及B超检查综合分析，亦可做出相应诊断。

1.分型

据HBeAg可分为2型。

（1）HBeAg阳性慢性乙型病毒性肝炎：血清HBsAg、HBVDNA和HBeAg阳性，抗-HBe阴性，血清ALT持续或反复升高，或肝组织学检查有肝炎病变。

（2）HBeAg阴性慢性乙型病毒性肝炎：血清HBsAg和HBVDNA阳性，HBeAg持续阴性，抗-HBe阳性或阴性，血清ALT持续或反复异常，或肝组织学检查有肝炎病变。

2.分度

根据生化学试验及其他临床和辅助检查结果，可进一步分3度。

（1）轻度：临床症状、体征轻微或缺如，肝功能指标仅1或2项轻度异常。

（2）中度：症状、体征、实验室检查居于轻度和重度之间。

(3)重度:有明显或持续的肝炎症状,如乏力、食欲缺乏、尿黄、便溏等,伴有肝病面容、肝掌、蜘蛛痣、脾大,并排除其他原因,且无门静脉高压症者。实验室检查血清 ALT 和/或 AST 反复或持续升高,清蛋白降低或A/G比值异常,球蛋白明显升高。除前述条件外,凡清蛋白不超过32 g/L,胆红素大于5倍正常值上限,凝血酶原活动度为40%~60%,胆碱酯酶低于2 500 U/L,4项检测中有1项达上述程度者即可诊断为重度慢性肝炎。

3.B超检查结果可供慢性乙型病毒性肝炎诊断参考

(1)轻度:B超检查肝脾无明显异常改变。

(2)中度:B超检查可见肝内回声增粗,肝脏和/或脾脏轻度肿大,肝内管道(主要指肝静脉)走行多清晰,门静脉和脾静脉内径无增宽。

(3)重度:B超检查可见肝内回声明显增粗,分布不均匀;肝表面欠光滑,边缘变钝;肝内管道走行欠清晰或轻度狭窄、扭曲;门静脉和脾静脉内径增宽;脾大;胆囊有时可见"双层征"。

4.组织病理学诊断

包括病因(根据血清或肝组织的肝炎病毒学检测结果确定病因)、病变程度及分级分期结果。

(三)鉴别要点

本病应与慢性丙型病毒性肝炎、嗜肝病毒感染所致肝损害、酒精性及非酒精性肝炎、药物性肝炎、自身免疫性肝炎、肝硬化、肝癌等鉴别。

(四)规范化治疗

1.治疗目标

最大限度地长期抑制或消除乙肝病毒,减轻肝细胞炎症坏死及肝纤维化,延缓和阻止疾病进展,减少和防止肝脏失代偿、肝硬化、肝癌及其并发症的发生,从而改善生活质量和延长存活时间。主要包括抗病毒、免疫调节、抗炎保肝、抗纤维化和对症治疗,其中抗病毒治疗是关键,只要有适应证,且条件允许。就应进行规范的抗病毒治疗。

2.适应证

如下:① HBV DNA≥2×10^4 U/mL(HBeAg阴性者为不低于2×10^3 U/mL);② ALT≥2×ULN;如用干扰素治疗,ALT应不高于10×ULN,血总胆红素水平应低于2×ULN;③如ALT<2×ULN,但肝组织学显示Knodell HAI≥4,或≥G_2。

具有①并有②或③的患者应进行抗病毒治疗;对达不到上述治疗标准者,应监测病情变化,如持续HBV DNA阳性,且ALT异常,也应考虑抗病毒治疗。ULN为正常参考值上限。

3.HBeAg阳性慢性乙型肝炎患者

对于HBV DNA定量不低于2×10^4 U/mL,ALT水平不低于2×ULN者,或ALT<2×ULN,但肝组织学显示Knodell HAI≥4,或≥G_2炎症坏死者,应进行抗病毒治疗。可根据具体情况和患者的意愿,选用IFN-α,ALT水平应低于10 ×ULN,或核苷(酸)类似物治疗。对HBV DNA阳性但低于2×10^4 U/mL者,经监测病情3个月,HBV DNA仍未转阴,且ALT异常,则应抗病毒治疗。

(1)普通IFN-α:5 MU(可根据患者的耐受情况适当调整剂量),每周3次或隔天1次,皮下或肌内注射,一般疗程为6个月。如有应答,为提高疗效亦可延长疗程至1年或更长。应注意剂量及疗程的个体化。如治疗6个月无应答者,可改用其他抗病毒药物。

(2)聚乙二醇干扰素α-2a:180 μg,每周1次,皮下注射,疗程1年。剂量应根据患者耐受性等因素决定。

(3)拉米夫定：100 mg，每天1次，口服。治疗1年时，如HBV DNA检测不到(PCR法)或低于检测下限、ALT复常、HBeAg转阴但未出现抗-HBe者，建议继续用药直至HBeAg血清学转归，经监测2次(每次至少间隔6个月)仍保持不变者可以停药，但停药后需密切监测肝脏生化学和病毒学指标。

(4)阿德福韦酯：10 mg，每天1次，口服。疗程可参照拉米夫定。

(5)恩替卡韦：0.5 mg(对拉米夫定耐药患者1 mg)，每天1次，口服。疗程可参照拉米夫定。

4.HBeAg阴性慢性乙型肝炎患者

HBV DNA定量不低于2×10^3 U/mL，ALT水平不低于2×ULN者，或ALT<2 ULN，但肝组织学检查显示Knodell HAI≥4，或G2炎症坏死者，应进行抗病毒治疗。由于难以确定治疗终点，因此，应治疗至检测不出HBVDNA(PCR法)，ALT复常。此类患者复发率高，疗程宜长，至少为1年。

因需要较长期治疗，最好选用IFN-α(ALT水平应低于10×ULN)或阿德福韦酯或恩替卡韦等耐药发生率低的核苷(酸)类似物治疗。对达不到上述推荐治疗标准者，则应监测病情变化，如持续HBV DNA阳性，且ALT异常，也应考虑抗病毒治疗。

(1)普通IFN-α：5 MU，每周3次或隔天1次，皮下或肌内注射，疗程至少1年。

(2)聚乙二醇干扰素α-2a：180 μg，每周1次，皮下注射，疗程至少1年。

(3)阿德福韦酯：10 mg，每天1次，口服，疗程至少1年。当监测3次(每次至少间隔6个月)HBV DNA检测不到(PCR法)或低于检测下限和ALT正常时可以停药。

(4)拉米夫定：100 mg，每天1次，口服，疗程至少1年。治疗终点同阿德福韦酯。

(5)恩替卡韦：0.5 mg(对拉米夫定耐药患者1 mg)，每天1次，口服。疗程可参照阿德福韦酯。

5.应用化疗和免疫抑制剂治疗的患者

对于因其他疾病而接受化疗、免疫抑制剂(特别是肾上腺糖皮质激素)治疗的HBsAg阳性者，即使HBV DNA阴性和ALT正常，也应在治疗前1周开始服用拉米夫定，每天100 mg，化疗和免疫抑制剂治疗停止后，应根据患者病情决定拉米夫定停药时间。对拉米夫定耐药者，可改用其他已批准的能治疗耐药变异的核苷(酸)类似物。核苷(酸)类似物停用后可出现复发，甚至病情恶化，应十分注意。

6.其他特殊情况的处理

(1)经过规范的普通IFN-α治疗无应答患者，再次应用普通IFN-α治疗的疗效很低。可试用聚乙二醇干扰素α-2a或核苷(酸)类似物治疗。

(2)强化治疗指在治疗初始阶段每天应用普通IFN-α，连续2～3周后改为隔天1次或每周3次的治疗。目前对此疗法意见不一，因此不予推荐。

(3)应用核苷(酸)类似物发生耐药突变后的治疗，拉米夫定治疗期间可发生耐药突变，出现“反弹”，建议加用其他已批准的能治疗耐药变异的核苷(酸)类似物，并重叠1～3个月或根据HBV DNA检测阴性后撤换拉米夫定，也可使用IFN-α(建议重叠用药1～3个月)。

(4)停用核苷(酸)类似物后复发者的治疗，如停药前无拉米夫定耐药，可再用拉米夫定治疗，或其他核苷(酸)类似物治疗。如无禁忌证，亦可用IFN-α治疗。

7.儿童患者间隔

12岁以上慢性乙型病毒性肝炎患儿，其普通IFN-α治疗的适应证、疗效及安全性与成人相似，剂量为 3～6 $\mu U/m^2$，最大剂量不超过 10 $\mu U/m^2$。在知情同意的基础上，也可按成人的剂量和疗程用拉米夫定治疗。

三、丙型病毒性肝炎

慢性丙型病毒性肝炎是一种主要经血液传播的疾病，是由丙型肝炎病毒（HCV）感染导致的慢性传染病。慢性 HCV 感染可导致肝脏慢性炎症坏死，部分患者可发展为肝硬化甚至肝细胞癌（HCC），严重危害人民健康，已成为严重的社会和公共卫生问题。

（一）病因

1.传染源

主要为急、慢性患者和慢性 HCV 携带者。

2.传播途径

与乙型肝炎相同，主要有以下 3 种。

（1）通过输血或血制品传播：由于 HCV 感染者病毒血症水平低，所以输血和血制品（输 HCV 数量较多）是最主要的传播途径。经初步调查，输血后非甲非乙型肝炎患者血清丙型肝炎抗体（抗-HCV）阳性率高达 80%以上，已成为大多数（80%～90%）输血后肝炎的原因。但供血员血清抗-HCV 阳性率较低，欧美各国为 0.35%～1.4%，故目前公认，反复输入多个供血员血液或血制品者更易发生丙型肝炎，输血3 次以上者感染 HCV 的危险性增高 2～6 倍。国内曾因单采血浆回输血细胞时污染，造成丙型肝炎暴发流行，经 2 年以上随访，血清抗-HCV 阳性率达到 100%。1989 年国外综合资料表明，抗-HCV 阳性率在输血后非甲非乙型肝炎患者为 85%，血源性凝血因子治疗的血友病患者为 60%～70%，静脉药瘾患者为 50%～70%。

（2）通过非输血途径传播：丙型肝炎亦多见于非输血人群，主要通过反复注射、针刺、含 HCV 血液反复污染皮肤黏膜隐性伤口及性接触等其他密切接触方式而传播。这是世界各国广泛存在的散发性丙型肝炎的传播途径。

（3）母婴传播：要准确评估 HCV 垂直传播很困难，因为在新生儿中所检测到的抗-HCV 实际可能来源于母体（被动传递）。检测 HCV RNA 提示，HGV 有可能由母体传播给新生儿。

3.易感人群

对 HCV 无免疫力者普遍易感。在西方国家，除反复输血者外，静脉药瘾者、同性恋等混乱性接触者及血液透析患者丙型肝炎发病率较高。本病可发生于任何年龄，一般儿童和青少年 HCV 感染率较低，中青年次之。男性 HCV 感染率大于女性。HCV 多见于 16 岁以上人群。HCV 感染恢复后血清抗体水平低，免疫保护能力弱，有再次感染 HCV 的可能性。

（二）诊断要点

1.诊断依据

HCV 感染超过 6 个月，或发病日期不明、无肝炎史，但肝脏组织病理学检查符合慢性肝炎，或根据症状、体征、实验室及影像学检查结果综合分析，做出诊断。

2.病变程度判定

慢性肝炎按炎症活动度（G）可分为轻、中、重 3 度，并应标明分期（S）。

（1）轻度慢性肝炎（包括原慢性迁延性肝炎及轻型慢性活动性肝炎）：$G_{1\sim2}$，$S_{0\sim2}$。①肝细胞变性，点、灶状坏死或凋亡小体；②汇管区有（无）炎症细胞浸润、扩大，有或无局限性碎屑坏死（界面肝炎）；③小叶结构完整。

(2)中度慢性肝炎(相当于原中型慢性活动性肝炎):G_3,$S_{1\sim3}$。①汇管区炎症明显,伴中度碎屑坏死;②小叶内炎症严重,融合坏死或伴少数桥接坏死;③纤维间隔形成,小叶结构大部分保存。

(3)重度慢性肝炎(相当于原重型慢性活动性肝炎):G_4,$S_{2\sim4}$。①汇管区炎症严重或伴重度碎屑坏死;②桥接坏死累及多数小叶;③大量纤维间隔,小叶结构紊乱,或形成早期肝硬化。

3.组织病理学诊断

组织病理学诊断包括病因(根据血清或肝组织的肝炎病毒学检测结果确定病因)、病变程度及分级分期结果,如病毒性肝炎,丙型,慢性,中度,G_3/S_4。

(三)鉴别要点

本病应与慢性乙型病毒性肝炎、药物性肝炎、酒精性肝炎、非酒精性肝炎、自身免疫性肝炎、病毒感染所致肝损害、肝硬化、肝癌等鉴别。

(四)规范化治疗

1.抗病毒治疗的目的

清除或持续抑制体内的 HCV,以改善或减轻肝损害,阻止进展为肝硬化、肝衰竭或 HCC,并提高患者的生活质量。治疗前应进行 HCV RNA 基因分型(1 型和非 1 型)和血中 HCV RNA 定量,以决定抗病毒治疗的疗程和利巴韦林的剂量。

2.HCV RNA 基因为 1 型和/或 HCV RNA 定量不低于 4×10^5 U/mL 者

可选用下列方案之一。

(1)聚乙二醇干扰素 α 联合利巴韦林治疗方案:聚乙二醇干扰素 α-2a 180 μg,每周 1 次,皮下注射,联合口服利巴韦林 1 000 mg/d,至 12 周时检测 HCV RNA。①如 HCV RNA 下降幅度少于 2 个对数级,则考虑停药。②如 HCV RNA 定性检测为阴转,或低于定量法的最低检测限。继续治疗至 48 周。③如 HCV RNA 未转阴,但下降超过 2 个对数级,则继续治疗到 24 周。如 24 周时 HCV RNA 转阴,可继续治疗到 48 周;如果 24 周时仍未转阴,则停药观察。

(2)普通 IFN-α 联合利巴韦林治疗方案:IFN-α 3～5 MU,隔天 1 次,肌内或皮下注射,联合口服利巴韦林 1 000 mg/d,建议治疗 48 周。

(3)不能耐受利巴韦林不良反应者的治疗方案:可单用普通 IFN-α 复合 IFN 或 PEG-IFN,方法同上。

3.HCV RNA 基因为非 1 型和/或 HCV RNA 定量小于 4×10^5 U/mL 者

可采用以下治疗方案之一。

(1)聚乙二醇干扰素 α 联合利巴韦林治疗方案:聚乙二醇干扰素 α-2a 180 μg,每周 1 次,皮下注射,联合应用利巴韦林 800 mg/d,治疗 24 周。

(2)普通 IFN-α 联合利巴韦林治疗方案:IFN-α3 mU,每周 3 次,肌内或皮下注射,联合应用利巴韦林 800～1 000 mg/d,治疗 24～48 周。

(3)不能耐受利巴韦林不良反应者的治疗方案:可单用普通 IFN-α 或聚乙二醇干扰素 α。

四、丁型病毒性肝炎

丁型病毒性肝炎是由于丁型肝炎病毒(HDV)与 HBV 共同感染引起的以肝细胞损害为主的传染病,呈世界性分布,易使肝炎慢性化和重型化。

(一)病因

HDV 感染呈全球性分布。意大利是 HDV 感染的发现地。地中海沿岸、中东地区、非洲和南美洲亚马孙河流域是 HDV 感染的高流行区。HDV 感染在地方性高发区的持久流行,是由 HDV 在 HBsAg 携带者之间不断传播所致。除南欧为地方性高流行区之外,其他发达国家 HDV 感染率一般只占 HBsAg 携带者的 5%以下。发展中国家 HBsAg 携带者较高,有引起 HDV 感染传播的基础。我国各地 HBsAg 阳性者中 HDV 感染率为 0～32%,北方偏低,南方较高。活动性乙型慢性肝炎和重型肝炎患者 HDV 感染率明显高于无症状慢性 HBsAg 携带者。

1.传染源

主要是急、慢性丁型肝炎患者和 HDV 携带者。

2.传播途径

输血或血制品是传播 HDV 的最重要途径之一。其他包括经注射和针刺传播,日常生活密切接触传播,以及围产期传播等。我国 HDV 传播方式以生活密切接触为主。

3.易感人群

HDV 感染分两种类型:①HDV/HBV 同时感染,感染对象是正常人群或未接受 HBV 感染的人群。②HDV/HBV 重叠感染,感染对象是已受 HBV 感染的人群,包括无症状慢性 HBsAg 携带者和乙型肝炎患者,他们体内含有 HBV 及 HBsAg,一旦感染 HDV,极有利于 HDV 的复制,所以这一类人群对HDV 的易感性更强。

(二)诊断要点

我国是 HBV 感染高发区,应随时警惕 HDV 感染。HDV 与 HBV 同时感染所致急性丁型肝炎,仅凭临床资料不能确定病因。凡无症状慢性 HBsAg 携带者突然出现急性肝炎样症状、重型肝炎样表现或迅速向慢性肝炎发展者,以及慢性乙型肝炎病情突然恶化而陷入肝衰竭者,均应想到 HDV 重叠感染,及时进行特异性检查,以明确病因。

1.临床表现

HDV 感染一般只与 HBV 感染同时发生或继发于 HBV 感染者中,故其临床表现部分取决于HBV 感染状态。

(1)HDV 与 HBV 同时感染(急性丁型肝炎):潜伏期为 6～12 周,其临床表现与急性自限性乙型肝炎类似,多数为急性黄疸型肝炎。在病程中可先后发生两次肝功能损害,即血清胆红素和转氨酶出现两个高峰。整个病程较短,HDV 感染常随 HBV 感染终止而终止,预后良好,很少向重型肝炎、慢性肝炎或无症状慢性 HDV 携带者发展。

(2)HDV 与 HBV 重叠感染:潜伏期为 3～4 周。其临床表现轻重悬殊,复杂多样。①急性肝炎样丁型肝炎:在无症状慢性 HBsAg 携带者基础上重叠感染 HDV 后,最常见的临床表现形式是急性肝炎样发作,有时病情较重,血清转氨酶持续升高达数月之久,或血清胆红素及转氨酶升高呈双峰曲线。在 HDV 感染期间,血清 HBsAg 水平常下降,甚至转阴,有时可使 HBsAg 携带状态结束。②慢性丁型肝炎:无症状慢性 HBsAg 携带者重叠感染 HDV 后,更容易发展成慢性肝炎。慢性化后发展为肝硬化的进程较快。早期认为丁型肝炎不易转化为肝癌,近年来在病理诊断为原发性肝癌的患者中,HDV 标志阳性者可达 11%～22%,故丁型肝炎与原发性肝癌的关系不容忽视。

(3)重型丁型肝炎:在无症状慢性 HBsAg 携带者基础上重叠感染 HDV 时,颇易发展成急性或亚急性重型肝炎。在“暴发性肝炎”中,HDV 感染标志阳性率高达 21%～60%,认为 HDV 感染是促成大块肝坏死的一个重要因素。按国内诊断标准,这些"暴发性肝炎"应包括急性和亚急性重型肝炎。HDV 重叠感染易使原有慢性乙型肝炎病情加重。如有些慢性乙型肝炎患者,病情本来相对稳定或进展缓慢,血清 HDV 标志转阳,临床状况可突然恶化,继而发生肝衰竭,甚至死亡,颇似慢性重型肝炎,这种情况国内相当多见。

2.实验室检查

近年丁型肝炎的特异诊断方法日臻完善,从受检者血清中检测到 HDAg 或 HDV RNA,或从血清中检测抗-HDV,均为确诊依据。

(三)鉴别要点

应注意与慢性重型乙型病毒型肝炎相鉴别。

(四)规范化治疗

丁型病毒性肝炎以护肝对症治疗为主。近年研究表明,IFN-α 可能抑制 HDV RNA 复制,经治疗后,可使部分病例血清 DHV RNA 转阴,所用剂量宜大,疗程宜长。目前 IFN-α 是唯一可供选择的治疗慢性丁型肝炎的药物,但其疗效有限。IFN-α 9×10^6 U。每周 3 次,或者每天 5×10^6 U,疗程 1 年,能使40%～70%的患者血清中 HDV RNA 消失,但是抑制 HDV 复制的作用很短暂,停止治疗后 60%～97%的患者复发。

五、戊型病毒性肝炎

戊型病毒型肝炎原称肠道传播的非甲非乙型肝炎或流行性非甲非乙型肝炎,其流行病学特点及临床表现颇像甲型肝炎,但两者的病因完全不同。

(一)病因

戊型肝炎流行最早发现于印度,开始疑为甲型肝炎,但回顾性血清学分析,证明既非甲型肝炎,也非乙型肝炎。本病流行地域广泛,在发展中国家以流行为主,发达国家以散发为主。其流行特点与甲型肝炎相似,传染源是戊型肝炎患者和阴性感染患者,经粪-口传播。潜伏期末和急性期初传染性最强。流行规律大体分两种:一种为长期流行,常持续数月,可长达 20 个月,多由水源不断污染所致;另一种为短期流行,约 1 周即止,多为水源一次性污染引起。与甲型肝炎相比,本病发病年龄偏大,16～35 岁者占 75%,平均 27 岁。孕妇易感性较高。

(二)诊断要点

流行病学资料、临床特点和常规实验室检查仅作临床诊断参考,特异血清病原学检查是确诊依据,同时排除 HAV、HBV、HCV 感染。

1.临床表现

本病潜伏期 15～75 天,平均为 6 周。绝大多数为急性病例,包括急性黄疸型和急性无黄疸型肝炎,两者比例约为 1∶13。临床表现与甲型肝炎相似,但其黄疸前期较长,症状较重。除淤胆型病例外,黄疸常于一周内消退。戊型肝炎胆汁淤积症状(如灰浅色大便、全身瘙痒等)较甲型肝炎为重,大约 20%的急性戊型肝炎患者会发展成淤胆型肝炎。部分患者有关节疼痛。

2.实验室检查

用戊型肝炎患者急性期血清 IgM 型抗体建立 ELISA 法,可用于检测拟诊患者粪便内的 HEAg,此抗原在黄疸出现第 14～18 天的粪便中较易检出,但阳性率不高。用荧光素标记戊型肝炎恢复期血清 IgG,以实验动物 HEAg 阳性肝组织作抗原片,进行荧光抗体阻断实验,可用于检测血清戊型肝炎抗体(抗-HEV),阳性率 50%～100%。但本法不适用于临床常规检查。

用重组抗原或合成肽原建立 ELISA 法检测血清抗-HEV，已在国内普遍开展，敏感性和特异性均较满意。用本法检测血清抗-HEV-IgM，对诊断现症戊型肝炎更有价值。

(三)鉴别要点

应注意与 HAV、HBV、HCV 相鉴别。

(四)规范化治疗

急性期应强调卧床休息，给予清淡而营养丰富的饮食，外加充足的 B 族维生素及维生素 C。

HEV ORF2 结构蛋白可用于研制有效疫苗，并能对 HEV 株提供交叉保护。HEV ORF2 蛋白具有较好的免疫原性，用其免疫猕猴能避免动物发生戊型肝炎和 HEV 感染。该疫苗正在研制，安全性和有效性正在评估。

六、护理措施

(1)甲、戊型肝炎进行消化道隔离；急性乙型肝炎进行血液(体液)隔离至 HBsAg 转阴；慢性乙型和丙型肝炎患者应分别按病毒携带者管理。

(2)向患者及家属说明休息是肝炎治疗的重要措施。重型肝炎、急性肝炎、慢性活动期应卧床休息；慢性肝炎病情好转后，体力活动以不感疲劳为度。

(3)急性期患者宜进食清淡、易消化的饮食，蛋白质以营养价值高的动物蛋白为主 1.0～1.5 g/(kg・d)；慢性肝炎患者宜高蛋白、高热量、高维生素易消化饮食，蛋白质 1.5～2.0 g/(kg・d)；重症肝炎患者宜低脂、低盐、易消化饮食，有肝性脑病先兆者应限制蛋白质摄入，蛋白质摄入小于0.5 g/(kg・d)；合并腹水、少尿者，钠摄 入限制在 0.5 g/d。

(4)各型肝炎患者均应戒烟和禁饮酒。

(5)皮肤瘙痒者及时修剪指甲，避免搔抓，防止皮肤破损。

(6)应向患者解释注射干扰素后可出现发热、头痛、全身酸痛等“流感样综合征”，体温常随药物剂量增大而增高，不良反应随治疗次数增加而逐渐减轻。发热时多饮水、休息，必要时按医嘱对症处理。

(7)密切观察有无皮肤瘀点瘀斑、牙龈出血、便血等出血倾向；观察有无性格改变、计算力减退、嗜睡、烦躁等肝性脑病的早期表现。如有异常及时报告医师。

(8)让患者家属了解肝病患者易生气、易急躁的特点，对患者要多加宽容理解；护理人员多与患者热情、友好交谈沟通，缓解患者焦虑、悲观、抑郁等心理问题；向患者说明保持豁达、乐观的心情对于肝脏疾病的重要性。

七、应急措施

(一)消化道出血

(1)立即取平卧位，头偏向一侧，保持呼吸道通畅，防止窒息。

(2)通知医师，建立静脉液路。

(3)合血、吸氧、备好急救药品及器械，准确记录出血量。

(4)监测生命体征的变化，观察有无四肢湿冷、面色苍白等休克体征的出现，如有异常，及时报告医师并配合抢救。

(二)肝性脑病

(1)如有烦躁，做好保护性措施，必要时给予约束，防止患者自伤或伤及他人。

(2)昏迷者,平卧位,头偏向一侧,保持呼吸道通畅。

(3)吸氧,密切观察神志和生命体征的变化,定时翻身。

(4)遵医嘱给予准确及时的治疗。

八、健康教育

(1)宣传各类型病毒性肝炎的发病及传播知识,重视预防接种的重要性。

(2)对于急性肝炎患者要强调彻底治疗的重要性及早期隔离的必要性。

(3)慢性患者、病毒携带者及家属采取适当的家庭隔离措施,对家中密切接触者鼓励尽早进行预防接种。

(4)应用抗病毒药物者必须在医师的指导、监督下进行,不得擅自加量或停药,并定期检查肝功能和血常规。

(5)慢性肝炎患者出院后避免过度劳累、酗酒、不合理用药等,避免反复发作,并定期监测肝功能。

(6)对于乙肝病毒携带者禁止献血和从事饮食、水管、托幼等工作。

(李阳阳)

第五节 肝 硬 化

一、疾病概述

(一)概念和特点

肝硬化是各种慢性肝病发展的晚期阶段。病理上以肝脏弥漫性纤维化、再生结节和假小叶形成为特征。临床上,起病隐匿,病程发展缓慢,晚期以肝功能减退和门静脉高压为主要表现,常出现多种并发症。

肝硬化是临床常见病,世界范围内的年发病率为 100(25～400)/10 万,发病高峰年龄在 35～50 岁,男性多见,出现并发症时死亡率高。

(二)相关病理生理

肝硬化的病理改变主要是正常肝小叶结构被假小叶所替代后,在大体形态上:肝脏早期肿大、晚期明显缩小,质地变硬。

肝硬化的病理生理改变主要是肝功能减退(失代偿)和门静脉高压,临床上表现为由此而引起的多系统、多器官受累所产生的症状和体征,进一步发展可产生一系列并发症。

(三)肝硬化的病因

引起肝硬化的病因很多,在我国以病毒性肝炎为主,欧美国家以慢性酒精中毒多见。

(1)病毒性肝炎:主要为乙型、丙型和丁型肝炎病毒的重叠感染,通常经过慢性肝炎阶段演变而来,急性或亚急性肝炎如有大量肝细胞坏死和肝纤维化可以直接演变为肝硬化,乙型和丙型或丁型肝炎病毒的重叠感染可加速发展至肝硬化。

(2)慢性酒精中毒:长期大量饮酒(一般为每天摄入乙醇 80 g 达 10 年以上),乙醇及其代谢产物（乙醛）的毒性作用，引起酒精性肝炎，继而可发展为肝硬化。

(3)非酒精性脂肪性肝炎：非酒精性脂肪性肝炎可发展成肝硬化。

(4)胆汁淤积：持续肝内胆汁淤积或肝外胆管阻塞时，高浓度胆酸和胆红素对肝细胞有损害作用，引起原发性胆汁性肝硬化或继发性胆汁性肝硬化。

(5)肝静脉回流受阻：慢性充血性心力衰竭、缩窄性心包炎、肝静脉阻塞综合征、肝小静脉闭塞等引起肝脏长期淤血缺氧，引起肝细胞坏死和纤维化。

(6)遗传代谢性疾病：先天性酶缺陷疾病，致使某些物质不能被正常代谢而沉积在肝脏，如肝豆状核变性（铜沉积）、血色病（铁沉积）、α_1-抗胰蛋白酶缺乏症等。

(7)工业毒物或药物：长期接触四氯化碳、磷、砷等或服用双醋酚汀、甲基多巴、异烟肼等可引起中毒性或药物性肝炎而演变为肝硬化；长期服用甲氨蝶呤可引起肝纤维化而发展为肝硬化。

(8)自身免疫性肝炎可演变为肝硬化。

(9)血吸虫病：虫卵沉积于汇管区，引起肝纤维化组织增生，导致窦前性门静脉高压，亦称为血吸虫病性肝硬化。

(10)隐源性肝硬化：部分原因不明的肝硬化。

(四)临床表现

1.代偿期肝硬化

症状轻且无特异性。可有乏力、食欲缺乏、腹胀不适等。患者营养状况一般，可触及肿大的肝脏、质偏硬，脾可肿大。肝功能检查正常或仅有轻度酶学异常。常在体检或手术中被偶然发现。

2.失代偿期肝硬化

临床表现明显，可发生多种并发症。

(1)症状：①全身症状。乏力为早期症状，其程度可自轻度疲倦至严重乏力。体重下降往往随病情进展而逐渐明显。少数患者有不规则低热，与肝细胞坏死有关，但注意与合并感染、肝癌鉴别。②消化道症状。食欲缺乏为常见症状，可有恶心、偶伴呕吐。腹胀亦常见，与胃肠积气、腹水和肝脾肿大等有关，腹水量大时，腹胀成为患者最难忍受的症状。腹泻往往表现为对脂肪和蛋白质耐受差，稍进油腻肉食即易发生腹泻。部分患者有腹痛，多为肝区隐痛，当出现明显腹痛时要注意合并肝癌、原发性腹膜炎、胆管感染、消化性溃疡等情况。③出血倾向。可有牙龈、鼻腔出血、皮肤紫癜，女性月经过多等。④与内分泌紊乱有关的症状。男性可有性功能减退、男性乳房发育，女性可发生闭经、不孕。部分患者有低血糖的表现。⑤门脉高压症状。如食管胃底静脉曲张破裂而致上消化道出血时，表现为呕血及黑粪；脾功能亢进可致血细胞减少，贫血而出现皮肤黏膜苍白。

(2)体征：呈肝病容，面色黝黑而无光泽。晚期患者消瘦、肌肉萎缩。皮肤可见蜘蛛痣、肝掌、男性乳房发育。腹壁静脉以脐为中心显露至曲张，严重者脐周静脉突起呈水母状并可听见静脉杂音。黄疸提示肝功能储备已明显减退，黄疸呈持续性或进行性加深提示预后不良。腹水伴或不伴下肢水肿是失代偿期肝硬化最常见表现，部分患者可伴肝性胸腔积液，以右侧多见。

肝脏早期肿大可触及，质硬而边缘钝；后期缩小，肋下常触不到。半数患者可触及肿大的脾脏，常为中度，少数重度。

各型肝硬化起病方式与临床表现并不完全相同。如大结节性肝硬化起病较急进展较快，门静脉高压症相对较轻，但肝功能损害则较严重；血吸虫病性肝纤维化的临床表现则以门静脉高压症为主，巨脾多见，黄疸、蜘蛛痣、肝掌少见，肝功能损害较轻，肝功能试验多基本正常。

（五）辅助检查

1.实验室检查

血、尿、粪常规，血清免疫学、内镜、腹腔镜、腹水和门静脉压力生化检查（以了解其病因、诱因及潜在的护理问题）。

2.肝功能检查

代偿期大多正常或仅有轻度的酶学异常，失代偿期普遍异常，且异常程度往往与肝脏的储备功能减退程度相关。具体表现为转氨酶升高，血清蛋白下降、球蛋白升高，A/G 倒置，凝血酶原时间延长，结合胆红素升高等。

3.影像学检查

（1）X 线检查：食管静脉曲张时行食管吞钡 X 线检查显示虫蚀样或蚯蚓状充盈缺损，纵行黏膜皱襞增宽，胃底静脉曲张时胃肠钡餐可见菊花瓣样充盈缺损。

（2）腹部超声检查：B 超检查显示肝脏表面不光滑、肝叶比例失调、肝实质回声不均匀等，以及脾大、门静脉扩张和腹水等超声图像。

（3）CT 和 MRI 对肝硬化的诊断价值与 B 超相似。

（六）治疗原则

本病目前无特效治疗，关键在于早期诊断，针对病因给予相应处理，阻止肝硬化进一步发展，后期积极防治并发症，终末期则只能有赖于肝移植。

二、护理评估

（一）一般评估

1.生命体征

伴感染时可有发热、有心脏功能不全时可有呼吸、脉搏和血压的改变，余无明显特殊变化。

2.患病及治疗经过

询问本病的有关病因。例如有无肝炎或输血史、心力衰竭、胆管疾病；有无长期接触化学毒物、使用损肝药物或嗜酒，其用量和持续时间。有无慢性肠道感染、消化不良、消瘦、黄疸、出血史。有关的检查、用药和其他治疗情况。

3.患者主诉及一般情况

饮食及消化情况。例如食欲、进食量及食物种类、饮食习惯及爱好。有无食欲缺乏甚至畏食，有无恶心、呕吐、腹胀、腹痛，呕吐物和粪便的性质及颜色。日常休息及活动量、活动耐力、尿量及颜色等。

4.相关记录

体重、饮食、皮肤、肝脏大小、出入量、出血情况、意识等记录结果。

（二）身体评估

1.头颈部

（1）面部颜色有无异常，有无肝病面容，脱发。

（2）患者的精神状态，对人物、时间、地点的定向力（表情淡漠、性格改变或行为异常多为肝脏病的前驱表现）。

2.胸部

呼吸的频率和节律，有无呼吸浅速、呼吸困难和发绀，有无因呼吸困难、心悸而不能平卧，有无胸腔积液形成。

3.腹部

(1)测量腹围有无腹壁紧张度增加、脐疝、腹式呼吸减弱等腹水征象。

(2)腹部有无移动性浊音，大量腹水可有液波震颤。

(3)有无腹壁静脉显露，腹壁静脉曲张时在剑突下，脐周腹壁静脉曲张处可听见静脉连续性潺潺声(结合病例综合考虑)。

(4)肝脾大小、质地、表面情况及有无压痛(结合B超检查结果综合考虑)。

4.其他

是否消瘦，皮下脂肪消失、肌肉萎缩；皮肤是否干燥、有无黄染、出血点、蜘蛛痣、肝掌等。

(三)心理-社会评估

评估时应注意患者的心理状态，有无个性、行为的改变，有无焦虑、抑郁、易怒、悲观等情绪。并发肝性脑病时，患者可出现嗜睡、兴奋、昼夜颠倒等神经精神症状，应注意鉴别。评估患者及家属对疾病的认识及态度、家庭经济情况和社会支持等。

(四)辅助检查结果评估

1.血常规检查

有无红细胞减少或全血细胞减少。

2.血生化检查

肝功能有无异常，有无电解质和酸碱平衡紊乱，血氨是否增高，有无氮质血症。

3.腹水检查

腹水的性质是漏出液或渗出液，有无找到病原菌或恶性肿瘤细胞。

4.其他检查

钡餐造影检查有无食管胃底静脉曲张，B超检查有无静脉高压征象等。

(五)常用药物治疗效果的评估

1.准确记录患者出入量(尤其是24小时尿量)

大量利尿可引起血容量过度降低，心排血量下降，血尿素氮增高。患者皮肤弹性减低，出现直立性低血压和少尿。

2.血生化检查的结果

长期使用噻嗪类利尿剂有可能导致水、电解质紊乱，产生低钠、低氯和低钾血症。

三、主要护理诊断/问题

(一)营养失调

低于机体需要量与肝功能减退、门静脉高压引起食欲缺乏、消化和吸收障碍有关。

(二)体液过多

与肝功能减退、门静脉高压引起水、钠潴留有关。

(三)潜在并发症

1.上消化道出血

上消化道出血与食管胃底静脉曲张破裂有关。

2.肝性脑病

肝性脑病与肝功能障碍、代谢紊乱致神经系统功能失调有关。

四、护理措施

(一)休息与活动

睡眠应充足,生活起居有规律。代偿期患者无明显的精神、体力减退,可适当参加工作,避免过度疲劳;失代偿期患者以卧床休息为主,并视病情适量活动,活动量以不加重疲劳感和其他症状为度。腹水患者宜平卧位,可抬高下肢,以减轻水肿。阴囊水肿者可用拖带托起阴囊,大量腹水者卧床时可取半卧位,以减轻呼吸困难和心悸。

(二)合理饮食

既保证饮食营养又遵守必要的饮食限制是改善肝功能、延缓病情进展的基本措施。与患者共同制订符合治疗需要而又为其接受的饮食计划。饮食治疗原则:高热量、高蛋白质、高维生素、限制水钠、易消化饮食,并根据病情变化及时调整。

(三)用药护理

应严格按医嘱用药,并注意观察常用药的毒副作用,发现问题及时处理。如使用利尿药注意维持水电解质和酸碱平衡,利尿速度不宜过快,以每天体重减轻不超过 0.5 kg 为宜。

(四)心理护理

多关心体贴患者,使患者保持愉快心情,帮助患者树立治病的信心。

(五)健康教育

1.饮食指导

切实遵循饮食治疗原则和计划,禁酒。

2.用药原则

遵医嘱按时、正确服用相关药物,加用药物需征得医师同意,以免加重肝脏负担和肝功能损害。让患者了解常用药物不良反应及自我观察要点。

3.预防感染的措施

注意保暖和个人卫生保健。

4.适当活动计划

睡眠应充足,生活起居有规律。制订个体化的活动计划,避免过度疲劳。

5.皮肤的保护

沐浴时应注意避免水温过高,或使用有刺激性的皂类和沐浴液,沐浴后使用性质柔和的润肤品;皮肤瘙痒者给予止痒处理,嘱患者勿用手抓搔,以免皮肤破损。

6.及时就诊的指标

(1)患者出现性格、行为改变等可能为肝性脑病的前驱症状时。

(2)出现消化道出血等其他并发症时。

五、护理效果评估

(1)患者自觉症状好转,食欲增加。

(2)患者尿量增加、体重减轻、水肿减轻及其他身体不适有所减轻。

(3)患者能正确记录出入量,测量腹围和体重。

(李阳阳)

第六节 肝性脑病

肝性脑病又称肝昏迷，是由严重肝病引起的、以代谢紊乱为基础的中枢神经系统功能失调的综合征，其主要表现是意识障碍、行为异常和昏迷。无明显临床表现和生化异常、仅能用精细的智力试验和/或电生理检测才可做出诊断的肝性脑病，称为亚临床或隐性肝性脑病。

一、病因和诱因

大部分肝性脑病是由各型肝硬化引起的，其中肝炎后肝硬化最多见；还可因其他严重肝损害引起，如原发性肝癌、急性重症肝炎、妊娠急性脂肪肝、严重中毒性肝炎等；也可见于门体分流手术后。

由肝硬化引起的肝性脑病的发生多有明显诱因，常见的有上消化道出血、摄入过高的蛋白质饮食、大量排钾利尿和放腹水、感染、镇静催眠和麻醉药、便秘、低血糖。

二、发病机制

肝性脑病的发病机制尚未完全明了，目前关于其发病机制的学说主要如下。

(一)氨中毒学说

这是目前公认的并有较确实的依据的学说。

1.氨的形成和代谢

氨主要在肠道内产生。大部分是由血循环弥散至肠道的尿素经肠菌的尿素酶分解产生，小部分是食物中的蛋白质被肠菌的氨基酸氧化酶分解产生。游离的 NH_3 有毒性，且能透过血-脑屏障；NH_4^+ 呈盐类形式存在，相对无毒，不能透过血-脑屏障。

机体清除血氨的主要途径为：肝脏合成尿素；脑、肝、肾等组织利用和消耗氨，以合成谷氨酸和谷氨酰胺(α-酮戊二酸＋NH_3→谷氨酸，谷氨酸＋NH_3→谷氨酰胺)；肾脏排出大量尿素和 NH_4^+；从肺部呼出少量。

2.血氨增高的原因

血氨的增高主要是由于生成过多和/或代谢清除减少。①产生多：肠道产氨增多，如摄入过多的含氮食物(高蛋白饮食)或药物、上消化道出血、便秘；低钾性碱中毒时，游离的 NH_3 增多，通过血-脑屏障进入脑细胞产生毒性。②清除少：肝衰竭时，合成为尿素的能力减退；低血容量如上消化道出血、大量利尿和放腹水、休克等，可致肾前性氮质血症，使排出减少。

3.氨干扰脑的能量代谢

氨使大脑细胞的能量供应不足，消耗大脑兴奋性神经递质谷氨酸，使大脑兴奋性下降。

(二)氨、硫醇及短链脂肪酸的协同毒性作用学说

甲基硫醇是蛋氨酸在胃肠道内被细菌代谢的产物、甲基硫醇及其衍变的二甲基亚砜和氨这3种物质对中枢神经系统产生协同毒性作用。

(三)GABA/BZ 复合受体学说

γ-氨基丁酸(GABA)是哺乳动物大脑的主要抑制性神经递质，由肠道细菌产生。肝衰竭时，

GABA 血浓度增高，大脑突触后神经元的 GABA 受体显著增多，这种受体不仅能与 GABA 结合，也能与巴比妥类和弱安定类（benzodiazepines，BZs）药物结合，故称为 GABA/BZ 复合受体，产生抑制作用。

（四）假性神经介质学说

肝衰竭时，食物中的芳香族氨基酸分解减少，经肠道内细菌作用可转变为与正常神经递质去甲肾上腺素相似的神经递质，但却不具有神经递质的生理功能，因此被称为假性神经介质。当假性神经介质被脑细胞摄取并取代了突触中的正常递质时，则出现神经冲动传导障碍，兴奋冲动不能正常地传入大脑而产生抑制，出现意识障碍及昏迷。

（五）氨基酸代谢失衡学说

肝衰竭时，芳香族氨基酸分解减少，血浆中芳香族氨基酸（如苯丙氨酸、酪氨酸、色氨酸）增多，而支链氨基酸（如亮氨酸、异亮氨酸）减少。当进入脑中的芳香族氨基酸增多时，它们或可进一步形成假性神经介质，导致意识障碍和昏迷。

三、临床表现

急性而严重的肝性脑病的发病常可无明显诱因，患者在起病数周内即在无任何前驱症状的情况下进入昏迷状态直至死亡。慢性肝脏疾病如肝硬化患者发生的肝性脑病常有明显的诱因，起病时多有前驱症状，其发作可根据患者的神经系统表现、意识障碍和脑电图改变分为四期。

（一）Ⅰ期（前驱期）

Ⅰ期有轻度的性格改变和行为异常。表现为欣快激动或淡漠寡言、衣冠不整、随地便溺；对答尚准确，但吐词不清且较缓慢；患者可有扑翼（击）样震颤。此期病理反射多阴性，脑电图多正常。

（二）Ⅱ期（昏迷前期）

原有Ⅰ期症状加重，睡眠障碍、意识错乱、行为失常是突出表现。定向力和理解力减退，对人、地、时的概念混乱，不能完成简单的计算和构图。言语不清，书写障碍，举止反常。多有睡眠时间倒错，昼睡夜醒。部分患者可能出现幻觉、狂躁等较严重的精神症状。患者有扑翼样震颤，同时伴有明显的肌张力增高，腱反射亢进，巴宾斯基征阳性。脑电图有特异性改变。

（三）Ⅲ期（昏睡期）

以昏睡和精神错乱为主，患者大部分时间呈昏睡状，但可被唤醒，醒时尚能对答，神志不清，常有幻觉。扑翼样震颤仍可引出，肌张力增加，腱反射亢进，锥体束征呈阳性。脑电图有异常波形。

（四）Ⅳ期（昏迷期）

神志完全丧失，不能唤醒。浅昏迷时对疼痛刺激尚有反应，患者扑翼样震颤无法引出；深昏迷时，各种反射消失，肌张力降低，瞳孔常散大，可有抽搐和换气过度。部分患者有肝臭。脑电图明显异常。

四、实验室和其他检查

（一）血氨

慢性肝性脑病尤其是门体分流性脑病血氨多增高，急性肝性脑病血氨多正常。

(二)脑电图

典型改变为脑电波节律变慢，出现每秒 4～7 次的 θ 波和每秒 1～3 次的 δ 波，昏迷期双侧同时出现对称的高波幅的 δ 波。

(三)心理智能测验

对诊断早期肝性脑病包括亚临床脑病最简便而有效。最常用的有数字连接试验，其他如搭积木、构词、书写、画图等。

五、诊断要点

肝性脑病的主要诊断依据：严重肝病和/或广泛门体侧支循环，精神错乱、昏睡或昏迷，有肝性脑病的诱因，明显肝功能损害或血氨增高。扑翼样震颤和典型脑电图改变有重要参考价值。对肝硬化患者进行常规的简易智力测试(如数字连接试验)，可发现轻微肝性脑病。

六、治疗要点

目前尚无特效治疗，多采取综合措施。

(1)消除诱因，避免诱发和加重肝性脑病。

(2)减少肠内毒物的生成和吸收：包括禁食蛋白食物，每天保证足够的以葡萄糖为主的热量摄入；灌肠或导泻，清洁肠道；抑制肠道细菌的生长。

1)饮食：开始数天内禁食蛋白质，以碳水化合物为主和补充足量维生素，热量 5.0～6.7 kJ/d。神志清楚后，可逐渐增加蛋白质。

2)灌肠和导泻：清除肠内积食、积血或其他含氮物。①灌肠：使用生理盐水或弱酸性溶液(如稀醋酸液)，弱酸溶液可使肠内 pH 保持在 5.0～6.0，有利于 NH_3 在肠内与 H^+ 合成 NH_4^+ 随粪便排出，禁用肥皂水灌肠。对急性门体分流性脑病昏迷患者，应首选 66.7%乳果糖 500 mL 灌肠。②导泻：口服或鼻饲 25%硫酸镁 30～60 mL 导泻。也可口服乳果糖 30～60 g/d，分 3 次服，从小剂量开始，以调整到每天排便 2～3 次，粪便 pH 5～6 为宜。乳梨醇疗效与乳果糖相同，30～45 g/d，分 3 次服用。

3)抑制肠道细菌生长：口服新霉素或甲硝唑。

(3)促进体内有毒物质的代谢清除，纠正氨基酸失衡。①应用降氨药物，常用的有谷氨酸钠、谷氨酸钾、精氨酸，可促进尿素合成，降低血氨；②纠正氨基酸代谢紊乱：口服或静脉输注以支链氨基酸为主的氨基酸混合液；③服用 GABA/BZ 复合受体拮抗药，如氟马西尼；④人工肝：用活性炭、树脂等进行血液灌注可清除血氨。

(4)对症治疗：纠正水、电解质和酸碱平衡失调，对肝硬化腹水患者的入液量应加以控制，一般为尿量加 1 000 mL，防止稀释性低钠，及时纠正缺钾和碱中毒；保护脑细胞功能；保持呼吸道通畅；防治脑水肿、出血与休克；进行腹膜透析或血液透析等。

(5)肝移植是各种终末期肝病的有效治疗手段。

七、常用护理诊断/问题

(一)急性意识障碍

急性意识障碍与未经肝脏解毒的有毒代谢产物引起大脑功能紊乱有关。

(二)营养失调:低于机体需要量

低于机体需要量与代谢紊乱、进食少等有关。

(三)潜在并发症

脑水肿。

八、护理措施

(一)一般护理

1.合理饮食

以碳水化合物为主要食物,每天保证充足的热量和维生素。对昏迷患者,可采用经鼻导管鼻饲或静脉滴注葡萄糖供给热量,以减少蛋白质的分解;对需长期静脉内补充者,可做锁骨下静脉和颈静脉穿刺插管供给营养。食物配制中应含有丰富的维生素,尤其是维生素 C、维生素 B、维生素 K、维生素 E等,但不宜用维生素 B_6,因其可使多巴在周围神经处转为多巴胺,影响多巴进入脑组织,减少中枢神经的正常传导递质。昏迷患者应暂禁蛋白质,以减少氨的生成。保证足够热量,以碳水化合物为主,对不能进食者鼻饲或静脉补充葡萄糖,以减少蛋白质的分解。清醒后可逐渐恢复,从小量开始,每天 20 g,每隔2 天增加 10 g,逐渐达到 50 g 左右,但需密切观察患者对蛋白质的耐受力,反复尝试,掌握较适当的蛋白质量。如有复发现象,则再度禁用蛋白质。患者恢复蛋白质饮食,主要以植物蛋白为好,因为植物蛋白含蛋氨酸、芳香氨基酸较少,含非吸收性纤维素较多,有利于氨的排除,也可少量选用酸牛奶等含必需氨基酸的蛋白质。

注意事项:脂肪可延缓胃的排空,尽量少用。显著腹水者钠量应限制在 250 mg/d,入水量一般为前日尿量加 1 000 mL/L。

2.加强护理,提供感情支持

(1)训练患者定向力:安排专人护理,利用媒体提供环境刺激。

(2)注意患者安全:对烦躁患者注意保护,可加床栏,必要时使用约束带,以免患者坠床。

(3)尊重患者:切忌嘲笑患者的异常行为,安慰患者,尊重患者的人格。

(二)病情观察

注意早期征象,如欣快或冷漠、行为异常、有无扑翼样震颤等。加强对患者血压、脉搏、呼吸、体温、瞳孔等生命体征的监测并做记录。定期抽血复查肝、肾功能和电解质的变化。对出现意识障碍者应加强巡视,注意其安全;对昏迷患者按昏迷患者护理。

(三)消除和避免诱因

1.保持大便通畅

发生便秘时,应给予灌肠或导泻,对导泻患者应注意观察血压、脉搏,记录尿量、排便量和粪便颜色,加强肛周皮肤护理。对血容量不足、血压不稳定者不能导泻,以免因大量脱水而影响循环血量。

2.慎用药物

避免使用含氮药物及对肝脏有毒的药物,如有烦躁不安或抽搐,可注射地西泮5～10 mg。忌用水合氯醛、吗啡、硫苯妥钠等药物。

3.注意保持水和电解质的平衡

对有肝性脑病倾向的患者,应避免使用快速、大量排钾利尿剂和大量放腹水。

4.预防感染

机体感染一方面加重肝脏吞噬、免疫和解毒的负荷，另一方面使组织的分解代谢加速而增加产氨和机体的耗氧量。所以，感染时应按医嘱及时应用有效的抗生素。

5.积极控制上消化道出血

及时清除肠道内积存血液、食物或其他含氮物质。因肝性脑病易并发于上消化道出血后，故应及时灌肠和导泻。

6.避免发生低血糖

禁食和限食者应避免发生低血糖。因葡萄糖是大脑的重要供能物质，低血糖时，脑内去氨活动停滞，氨的毒性增加。

(四)维持体液平衡

正确记录出入液量，肝性脑病多有水、钠潴留倾向，水不宜摄入过多，一般为尿量加1 000 mL/d，对疑有脑水肿的患者尤应限制；显著腹水者钠盐应限制在250 mg/d。除肾功能有障碍者，钾应补足。按需要测定血钠、钾、氯化物、血氨、尿素等。有肝性脑病倾向的患者应避免快速和大量利尿及放腹水。

(五)用药护理

(1)降氨药物：常用的有谷氨酸钠、谷氨酸钾、精氨酸。①谷氨酸钠：严重水肿、腹水、心力衰竭、脑水肿时慎用谷氨酸钠。使用这些药物时，滴速不宜过快，否则可出现流涎、呕吐、面色潮红等反应。②谷氨酸钾：一般根据患者血钠、血钾情况混合使用。患者有肝肾综合征、尿少、尿闭时慎用谷氨酸钾，以防血钾过高。③精氨酸：常用于血pH偏高患者的降氨治疗，精氨酸系酸性溶液，含氯离子，不宜与碱性溶液配伍。

(2)乳果糖：降低肠腔pH，减少氨的形成和吸收。①适应证：对有肾功能损害或耳聋、忌用新霉素的患者，或需长期治疗者，乳果糖常为首选药物；②不良反应：乳果糖有轻泻作用，多从小剂量开始服用，需观察服药后的排便次数，以每天排便2～3次、粪pH5.0～6.0为宜。该药在肠内产气较多，易出现腹胀、腹痛、恶心、呕吐，也可引起电解质紊乱。

(3)必需氨基酸：静脉注射支链氨基酸可以补充能量，降低血氨。静脉注射精氨酸时速度不宜过快，以免引起流涎、面色潮红与呕吐等。

(4)新霉素：少数可出现听力和肾脏损害，故服用新霉素不宜超过6个月，做好听力和肾功能监测。

(5)大量输注葡萄糖的过程中，必须警惕低血钾、心力衰竭和脑水肿。

九、健康指导

本病的发生有明显诱因且易去除，肝功能恢复较好，门体分流性肝性脑病者预后较好；腹水、黄疸明显，有出血倾向者预后较差。

(1)告诫患者及家属保持合理的饮食，保持大便通畅，不滥用损伤肝脏的药物，积极防治各种感染，戒烟戒酒等，是减少和防止肝性脑病发生的重要措施。

(2)既要使患者认识本病的严重性，以引起患者重视，又要让患者对通过自我保健可使疾病不致恶化树立起信心，自觉地进行自我保健。

(3)要求患者必须严格遵医嘱用药，不可擅自停用和改换其他药物，也不能随意增减药物用量；患者应定期门诊复查。

(李阳阳)

第七节　慢性胰腺炎

慢性胰腺炎是一种伴有胰实质进行性毁损的慢性炎症，我国以胆石症为常见原因，国外则以慢性酒精中毒为主要病因。慢性胰腺炎可伴急性发作，称为慢性复发性胰腺炎。由于本病临床表现缺乏特异性，可为腹痛、腹泻、消瘦、黄疸、腹部肿块、糖尿病等，易被误诊为消化性溃疡、慢性胃炎、胆管疾病、肠炎、消化不良、胃肠神经官能症等。本病虽发病率不高，但近年来有逐步增高的趋势。

一、病因

慢性胰腺炎的发病因素与急性胰腺炎相似，主要有胆管系统疾病、乙醇、腹部外伤、代谢和内分泌障碍、营养不良、高钙血症、高脂血症、血管病变、血色病、先天性遗传性疾病、肝脏疾病及免疫功能异常等。

二、临床表现

慢性胰腺炎的症状繁多且无特异性。典型病例可出现五联症，即上腹疼痛、胰腺钙化、胰腺假性囊肿、糖尿病及脂肪泻。但是同时具备上述五联症的患者较少，临床上常以某一或某些症状为主要特征。

（一）腹痛

腹痛为最常见症状，见于60%～100%的病例，疼痛常剧烈，并持续较长时间。一般呈钻痛或钝痛，绞痛少见。多局限于上腹部，放射至季肋下，半数以上病例放射至背部。疼痛发作的频度和持续时间不一，一般随着病变的进展，疼痛期逐渐延长，间歇期逐渐变短，最后整天腹痛。在无痛期，常有轻度上腹部持续隐痛或不适。

痛时患者取坐位，膝屈曲，压迫腹部可使疼痛部分缓解，躺下或进食则加重（这种体位称为胰体位）。

（二）体重减轻

体重减轻是慢性胰腺炎常见的表现，见于3/4以上病例。主要由于患者担心进食后疼痛而减少进食所致。少数患者因胰功能不全、消化吸收不良或糖尿病而有严重消瘦，经过补充营养及助消化剂后，体重减轻往往可暂时好转。

（三）食欲减退

常有食欲欠佳，特别是厌油类或肉食。有时食后腹胀、恶心和呕吐。

（四）吸收不良

吸收不良表现疾病后期，胰脏丧失90%以上的分泌能力，可引起脂肪泻。患者有腹泻，大便量多、带油滴、恶臭。由于脂肪吸收不良，临床上也可出现脂溶性维生素缺乏症状。碳水化合物的消化吸收一般不受影响。

（五）黄疸

少数病例可出现明显黄疸（血清胆红素高达20 mg/dL），由胰腺纤维化压迫胆总管所致，但更常见假性囊肿或肿瘤的压迫所致。

(六)糖尿病症状

约 2/3 的慢性胰腺炎病例有葡萄糖耐量减低，半数有显性糖尿病，常出现于反复发作腹痛持续几年以后。当糖尿病出现时，一般均有某种程度的吸收不良存在。糖尿病症状一般较轻，易用胰岛素控制。偶可发生低血糖、糖尿病酸中毒、微血管病变和肾病变。

(七)其他

少数病例腹部可扪及包块，易误诊为胰腺肿瘤。个别患者呈抑郁状态或有幻觉、定向力障碍等。

三、并发症

慢性胰腺炎的并发症甚多，一些与胰腺炎有直接关系，另一些则可能是病因(如乙醇)作用的后果。

(一)假性囊肿

见于 9%～48%的慢性胰腺炎患者。多数为单个囊肿。囊肿大小不一，表现多样。假性囊肿内胰液泄漏至腹腔，可引起胰性无痛性腹水，呈隐匿起病，腹水量甚大，内含高活性淀粉酶。

巨大假性囊肿，压迫胃肠道，可引起幽门或十二指肠近端狭窄，甚至压迫十二指肠空肠交接处和横结肠，引起不全性或完全性梗阻。假性囊肿破入邻近脏器可引起内瘘。囊肿内胰酶腐蚀囊肿壁内小血管可引起囊肿内出血，如腐蚀邻近大血管，可引起消化道出血或腹腔内出血。

(二)胆管梗阻

8%～55%的慢性胰腺炎患者发生胆总管的胰内段梗阻，临床上有无黄疸不定。有黄疸者中罕有需手术治疗者。

(三)其他

酒精性慢性胰腺炎可合并存在酒精性肝硬化。慢性胰腺炎患者好发口腔、咽、肺、胃和结肠癌肿。

四、实验室检查

(一)血清和尿淀粉酶测定

慢性胰腺炎急性发作时血尿淀粉酶浓度和 Cam/Ccr 比值可一过性地增高。随着病变的进展和较多的胰实质毁损，在急性炎症发作时可不合并淀粉酶升高。测定血清胰型淀粉酶同工酶(Pam)可作为反映慢性胰腺炎时胰功能不全的试验。

(二)葡萄糖耐量试验

可出现糖尿病曲线。有报告慢性胰腺炎患者中 78.7%试验阳性。

(三)胰腺外分泌功能试验

在慢性胰腺炎时有 80%～90%病例胰外分泌功能异常。

(四)吸收功能试验

最简便的是做粪便脂肪和肌纤维检查。

(五)血清转铁蛋白放射免疫测定

慢性胰腺炎血清转铁蛋白明显增高，特别对酒精性钙化性胰腺炎有特异价值。

五、护理

(一)体位

协助患者卧床休息,选择舒适的卧位。有腹膜炎者宜取半卧位,利于引流和使炎症局限。

(二)饮食

脂肪对胰腺分泌具有强烈的刺激作用并可使腹痛加剧。因此,一般以适量的优质蛋白、丰富的维生素、低脂无刺激性半流质或软饭为宜,如米粥、藕粉、脱脂奶粉、新鲜蔬菜及水果等。每天脂肪供给量应控制在20～30 g,避免粗糙、干硬、胀气及刺激性食物或调味品。少食多餐、禁止饮酒。对伴糖尿病患者,应按糖尿病饮食进餐。

(三)疼痛护理

绝对禁酒、避免进食大量肉类饮食、服用大剂量胰酶制剂等均可使胰液与胰酶的分泌减少,缓解疼痛。护理中应注意观察疼痛的性质、部位、程度及持续时间,有无腹膜刺激征。协助取舒适卧位以减轻疼痛。适当应用非麻醉性镇痛剂,如阿司匹林、吲哚美辛、布洛芬、对乙酰氨基酚等非甾体抗炎药。对腹痛严重,确实影响生活质量者,可酌情使用麻醉性镇痛剂,但应避免长期使用,以免导致患者对药物产生依赖性。给药20～30 分钟后须评估并记录镇痛药物的效果及不良反应。

(四)维持营养需要量

蛋白-热量营养不良在慢性胰腺炎患者是非常普遍的。进餐前 30 分钟为患者镇痛,以防止餐后腹痛加剧,使患者惧怕进食。进餐时胰酶制剂同食物一起服用,可以保证酶和食物适当混合,取得满意效果。同时,根据医嘱及时给予静脉补液,保证热量供给,维持水、电解质、酸碱平衡。严重的慢性胰腺炎患者和中至重度营养不良者,在准备手术阶段应考虑提供肠外或肠内营养支持。护理上需加强肠内、外营养液的输注护理,防止并发症。

(五)心理护理

因病程迁延,反复疼痛、腹泻等症状,患者常有消极悲观的情绪反应,对手术及预后的担心常引起焦虑和恐惧。护理上应关心患者,采用同情、安慰、鼓励法与患者沟通,稳定患者情绪,讲解疾病知识,帮助患者树立战胜疾病的信心。

(曹秀芬)

第八节　肠易激综合征

肠易激综合征(IBS)是一种以腹痛或腹部不适伴排便习惯改变为特征的功能性肠病,经检查排除可引起这些症状的器质性疾病。本病是最常见的一种功能性肠道疾病,患者以中青年居多,50 岁以后首次发病少见。男女比例约 1∶2。

一、常见病因

本病病因尚不清楚,与多种因素有关。目前认为,IBS 的病理生理学基础主要是胃肠动力学异常和内脏感觉异常,而造成这些变化的机制则尚未阐明。肠道感染后和精神心理障碍是 IBS

发病的重要因素。

二、临床表现

起病隐匿,症状反复发作或慢性迁延,病程可长达数年至数十年,但全身健康状况却不受影响。精神、饮食等因素常诱使症状复发或加重。最主要的临床表现是腹痛与排便习惯和粪便性状的改变。

(一)症状

1.腹痛

以下腹和左下腹多见,多于排便或排气后缓解,睡眠中痛醒者极少。

2.腹泻

一般每天3～5次,少数严重发作期可达十数次。大便多呈稀糊状,也可为成形软便或稀水样,多带有黏液;部分患者粪质少而黏液量很多,但绝无脓血。排便不干扰睡眠。部分患者腹泻与便秘交替发生。

3.便秘

排便困难,粪便干结、量少,呈羊粪状或细杆状,表面可附黏液。

4.其他消化道症状

多伴腹胀感,可有排便不净感、排便窘迫感。部分患者同时有消化不良症状。

5.全身症状

相当部分患者可有失眠、焦虑、抑郁、头晕、头痛等精神症状。

(二)体征

无明显体征,可在相应部位有轻压痛,部分患者可触及腊肠样肠管,直肠指检可感到肛门痉挛、张力较高,可有触痛。

三、治疗原则

主要是积极寻找并去除促发因素和对症治疗,强调综合治疗和个体化的治疗原则。

(一)一般治疗

详细询问病史以求发现促发因素,并设法予以去除。告知患者IBS的诊断并详细解释疾病的性质,以解除患者顾虑和提高对治疗的信心,是治疗最重要的一步。教育患者建立良好的生活习惯。饮食上避免诱发症状的食物,一般而言宜避免产气的食物如乳制品、大豆等。高纤维食物有助改善便秘。对失眠、焦虑者可适当给予镇静药。

(二)针对主要症状的药物治疗

(1)胃肠解痉药:抗胆碱药物可作为缓解腹痛的短期对症治疗使用。

(2)止泻药:洛哌丁胺或地芬诺酯止泻效果好,适用于腹泻症状较重者,但不宜长期使用。

(3)对便秘型患者酌情使用泻药:宜使用作用温和的轻泻剂以减少不良反应和药物依赖性。

(4)抗抑郁药:对腹痛症状重、上述治疗无效且精神症状明显者可适用。

(5)其他肠道菌群调节药:如双歧杆菌、乳酸杆菌、酪酸菌等制剂,可纠正肠道菌群失调,据报道对腹泻、腹胀有一定疗效,但确切临床疗效尚待证实。

(三)心理和行为疗法

症状严重而顽固,经一般治疗和药物治疗无效者应考虑予以心理行为治疗,包括心理治疗、认知疗法、催眠疗法和生物反馈疗法等。

四、护理

(一)评估

1.一般情况

患者的年龄、性别、职业、婚姻状况、健康史、心理、既往史,饮食习惯等。

2.身体状况

主要是评估腹部不适的部位、性状、时间等;了解腹泻的次数、性状、量、色、诱因及便秘的情况。

(二)护理要点及措施

1.饮食的护理

IBS 不论哪种类型都或多或少与饮食有关,腹泻为主型 IBS 患者 80%的症状发作与饮食有密切的相关性。因此,应避免食用诱发症状的食物,因个人而异,通常应避免产气的食物,如牛奶、大豆等。早期应尽量低纤维素饮食,但便秘型患者可进高纤维素饮食,以改善便秘症状。

2.排便及肛周皮肤护理

可以通过人为干预,尽量改变排便习惯。对于腹泻型患者,观察粪便的量、性状、排便次数并记录。多卧床休息,少活动。避免受凉,注意腹部及下肢保暖。做好肛门及周围皮肤护理,便后及时用温水清洗,勤换内裤,保持局部清洁、干燥。如肛周皮肤有淹红、糜烂,可使用抗生素软膏涂擦,或行紫外线理疗。对于便秘型患者可遵医嘱给予开塞露等通便药物。

3.心理护理

IBS 多发生于中青年,尤以女性居多。多数患者由于工作、家庭、生活等引起长期而过度的精神紧张,因此应该给予患者更多的关怀,自入院始尽可能给予他们方便,使他们对新的环境产生信任感和归属感。在明确诊断后更要耐心细致的给他们讲解病情,使他们对所患疾病有深刻的认识,避免对疾病产生恐惧,消除紧张情绪。耐心细致的讲解,也会使患者产生信任感和依赖感,有利于病情缓解。

(三)健康教育

(1)指导患者应保持良好的精神状态,注意休息,适当运动(如散步、慢跑等),以增强体质,保持心情舒畅。

(2)纠正不良的饮食及生活习惯,戒除烟酒,作息规律,保证足够的睡眠时间,睡前温水泡足,不饮咖啡、茶等兴奋性的饮料。

(3)如再次复发时应首先通过心理、饮食调整。效果不佳者应到医院就诊治疗。

(曹秀芬)

第九节 炎症性肠病

炎症性肠病是一种病因不明的肠道慢性非特异性炎症性疾病,包括溃疡性结肠炎(ulcerative colitis,UC)和克罗恩病(Crohn's disease,CD)。一般认为,UC 和 CD 是同一疾病的不同亚类，组织损伤的基本病理过程相似，但可能由于致病因素不同，发病的具体环节不同，最终导致组织损害的表现不同。

一、溃疡性结肠炎

UC是一种病因不明的直肠和结肠慢性非特异性炎症性疾病。病变主要位于大肠的黏膜与黏膜下层。主要症状有腹泻、黏液脓血便和腹痛，病程漫长，病情轻重不一，常反复发作。本病多见于20～40岁，男女发病率无明显差别。

（一）病理

病变主要位于直肠和乙状结肠，可延伸到降结肠，甚至整个结肠。病变一般仅限于黏膜和黏膜下层，少数重症者可累及肌层。活动期黏膜呈弥漫性炎症反应，可见水肿、充血与灶性出血，黏膜脆弱，触之易出血。由于黏膜与黏膜下层有炎性细胞浸润，大量中性粒胞在肠腺隐窝底部聚集，形成小的隐窝脓肿。当隐窝脓肿融合破溃，黏膜即出现广泛的浅小溃疡，并可逐渐融合成不规则的大片溃疡。结肠炎症在反复发作的慢性过程中，大量新生肉芽组织增生，常出现炎性息肉。黏膜因不断破坏和修复，丧失其正常结构，并且由于溃疡愈合形成瘢痕，黏膜肌层与肌层增厚，使结肠变形缩短，结肠袋消失，甚至出现肠腔狭窄。少数患者有结肠癌变，以恶性程度较高的未分化型多见。

（二）临床分型

临床上根据本病的病程、程度、范围和病期进行综合分型。

1.根据病程经过分型

（1）初发型：无既往史的首次发作。

（2）慢性复发型：最多见，发作期与缓解期交替。

（3）慢性持续型：病变范围广，症状持续半年以上。

（4）急性暴发型：少见，病情严重，全身毒血症状明显，易发生大出血和其他并发症。

上述后3型可相互转化。

2.根据病情程度分型

（1）轻型：多见，腹泻每天4次以下，便血轻或无，无发热、脉速，贫血轻或无，血沉正常。

（2）重型：腹泻频繁并有明显黏液脓血便，有发热、脉速等全身症状，血沉加快、血红蛋白下降。

（3）中型：介于轻型和重型之间。

3.根据病变范围分型

可分为直肠炎、直肠乙状结肠炎、左半结肠炎、全结肠炎以及区域性结肠炎。

4.根据病期分型

可分为活动期和缓解期。

（三）临床表现

起病多数缓慢，少数急性起病，偶见急性暴发起病。病程长，呈慢性经过，常有发作期与缓解期交替，少数症状持续并逐渐加重。

1.症状

（1）消化系统表现：主要表现为腹泻与腹痛。①腹泻为最主要的症状，黏液脓血便是本病活动期的重要表现。腹泻主要与炎症导致大肠黏膜对水钠吸收障碍以及结肠运动功能失常有关。

粪便中的黏液或黏液脓血，为炎症渗出和黏膜糜烂及溃疡所致。排便次数和便血程度可反映病情程度，轻者每天排便2～4次，粪便呈糊状，可混有黏液、脓血，便血轻或无，重者腹泻每天可达10次以上，大量脓血，甚至呈血水样粪便。病变限于直肠和乙状结肠的患者，偶有腹泻与便秘交替的现象，此与病变直肠排空功能障碍有关。②腹痛，轻者或缓解期患者多无腹痛或仅有腹部不适，活动期有轻或中度腹痛，为左下腹的阵痛，亦可涉及全腹。有疼痛-便意-便后缓解的规律，大多伴有里急后重，为直肠炎症刺激所致。若并发中毒性巨结肠或腹膜炎，则腹痛持续且剧烈。③其他症状可有腹胀、食欲缺乏、恶心、呕吐等。

(2)全身表现：中、重型患者活动期有低热或中等度发热，高热多提示有并发症或急性暴发型。重症患者可出现衰弱、消瘦、贫血、低清蛋白血症、水和电解质平衡紊乱等表现。

(3)肠外表现：本病可伴有一系列肠外表现，包括口腔黏膜溃疡、结节性红斑、外周关节炎、坏疽性脓皮病、虹膜睫状体炎等。

2.体征

患者呈慢性病容，精神状态差，重者呈消瘦贫血貌。轻者仅有左下腹轻压痛，有时可触及痉挛的降结肠和乙状结肠。重症者常有明显腹部压痛和鼓肠。若有反跳痛、腹肌紧张、肠鸣音减弱等应注意中毒性巨结肠和肠穿孔等并发症。

(四)护理

1.护理目标

患者大便次数减少，粪质正常；腹痛缓解，营养改善，体重恢复，未发生并发症，焦虑减轻。

2.护理措施

(1)一般护理。①休息与活动：在急性发作期或病情严重时均应卧床休息，缓解期适当休息，注意劳逸结合。②合理饮食：指导患者食用质软、易消化、少纤维素又富含营养、有足够热量的食物，以利于吸收、减轻对肠黏膜的刺激并供给足够的热量，以维持机体代谢的需要。避免食用冷饮、水果、多纤维的蔬菜及其他刺激性食物，忌食牛乳和乳制品。急性发作期患者，应进流质或半流质饮食，病情严重者应禁食，按医嘱给予静脉高营养，以改善全身状况。应注意给患者提供良好的进餐环境，避免不良刺激，以增进患者食欲。

(2)病情观察：观察患者腹泻的次数、性质，腹泻伴随症状，如发热、腹痛等，监测粪便检查结果。严密观察腹痛的性质、部位以及生命体征的变化，以了解病情的进展情况，如腹痛性质突然改变，应注意是否发生大出血、肠梗阻、中毒性巨结肠、肠穿孔等并发症。观察患者进食情况，定期测量患者的体重，监测血红蛋白、血清电解质和清蛋白的变化，了解营养状况的变化。

(3)用药护理：遵医嘱给予柳氮磺吡啶(SASP)、糖皮质激素、免疫抑制剂等治疗，以控制病情，使腹痛缓解。注意药物的疗效及不良反应，如应用SASP时，患者可出现恶心、呕吐、皮疹、粒细胞减少及再生障碍性贫血等。应嘱患者餐后服药，服药期间定期复查血象，应用糖皮质激素者，要注意激素不良反应，不可随意停药，防止反跳现象，应用硫唑嘌呤或巯嘌呤时患者可出现骨髓抑制的表现，应注意监测白细胞计数。

(4)心理护理：安慰鼓励患者，向患者解释病情，使患者以平和的心态应对疾病，自觉地配合治疗。

(5)健康指导。①心理指导：由于病情反复发作，迁延不愈，常给患者带来痛苦，尤其是排便次数的增加，给患者的精神和日常生活带来很多困扰，易产生自卑、忧虑，甚至恐惧心理。应鼓励患者以平和的心态应对疾病，积极配合治疗。②指导患者合理饮食及活动：指导患者食用质软、

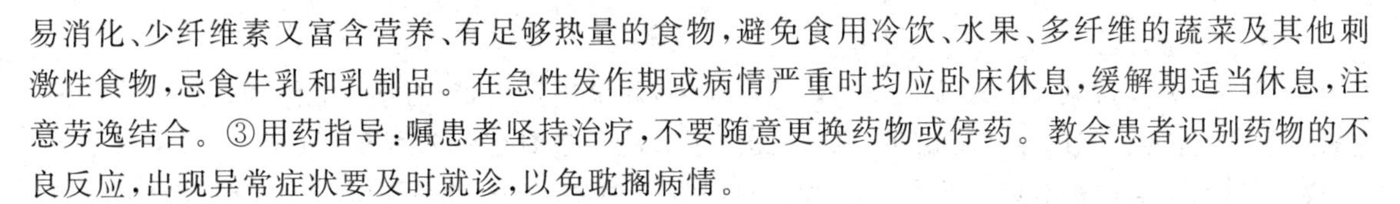

易消化、少纤维素又富含营养、有足够热量的食物，避免食用冷饮、水果、多纤维的蔬菜及其他刺激性食物，忌食牛乳和乳制品。在急性发作期或病情严重时均应卧床休息，缓解期适当休息，注意劳逸结合。③用药指导：嘱患者坚持治疗，不要随意更换药物或停药。教会患者识别药物的不良反应，出现异常症状要及时就诊，以免耽搁病情。

3.护理评价

患者腹泻、腹痛缓解，营养改善，体重恢复。

二、克罗恩病

CD是一种病因尚不十分清楚的胃肠道慢性炎性肉芽肿性疾病。病变多见于末段回肠和邻近结肠，但从口腔至肛门各段消化道均可受累，呈节段性或跳跃式分布。临床上以腹痛、腹泻、体重下降、腹块、瘘管形成和肠梗阻为特点，可伴有发热等全身表现以及关节、皮肤、眼、口腔黏膜等肠外损害。本病有终生复发倾向，重症患者迁延不愈，预后不良。

（一）病理

病变表现为同时累及回肠末段与邻近右侧结肠者，只涉及小肠者，局限在结肠者。病变可涉及口腔、食管、胃、十二指肠，但少见。

大体形态上，克罗恩病特点：①病变呈节段性或跳跃性，而不呈连续性。②黏膜溃疡早期呈鹅口疮样溃疡，随后溃疡增大、融合，形成纵行溃疡和裂隙溃疡，将黏膜分割呈鹅卵石样外观。③病变累及肠壁全层，肠壁增厚变硬，肠腔狭窄。

组织学上，克罗恩病的特点：①非干酪性肉芽肿，由类上皮细胞和多核巨细胞构成，可发生在肠壁各层和局部淋巴结。②裂隙溃疡，呈缝隙状，可深达黏膜下层甚至肌层。③肠壁各层炎症，伴固有膜底部和黏膜下层淋巴细胞聚集、黏膜下层增宽、淋巴管扩张及神经节炎等。肠壁全层病变致肠腔狭窄，可发生肠梗阻。溃疡穿孔引起局部脓肿，或穿透至其他肠段、器官、腹壁，形成内瘘或外瘘。肠壁浆膜纤维素渗出、慢性穿孔均可引起肠粘连。

（二）临床分型

区别本病不同临床情况，有助全面估计病情和预后，制订治疗方案。

1.临床类型

依疾病行为分型，可分为狭窄型（以肠腔狭窄所致的临床表现为主）、穿通型（有瘘管形成）和非狭窄非穿通型（炎症型）。各型可有交叉或互相转化。

2.病变部位

参考影像和内镜结果确定，可分为小肠型、结肠型、回结肠型。如消化道其他部分受累亦应注明。

3.严重程度

根据主要临床表现的程度及并发症计算CD活动指数（CDAI），用于疾病活动期与缓解期区分、病情严重程度估计（轻、中、重度）和疗效评定。

（三）临床表现

起病大多隐匿、缓渐，从发病早期症状出现至确诊往往需数月至数年。病程呈慢性，长短不等的活动期与缓解期交替，有终生复发倾向。少数急性起病，可表现为急腹症，酷似急性阑尾炎或急性肠梗阻。腹痛、腹泻和体重下降三大症状是本病的主要临床表现。但本病的临床表现复杂多变，这与临床类型、病变部位、病期及并发症有关。

1.消化系统表现

(1)腹痛:为最常见症状。多位于右下腹或脐周,间歇性发作,常为痉挛性阵痛伴腹鸣。常于进餐后加重,排便或肛门排气后缓解。腹痛的发生可能与进餐引起胃肠反射或肠内容物通过炎症、狭窄肠段,引起局部肠痉挛有关。体检常有腹部压痛,部位多在右下腹。腹痛亦可由部分或完全性肠梗阻引起,此时伴有肠梗阻症状。出现持续性腹痛和明显压痛,提示炎症波及腹膜或腹腔内脓肿形成。全腹剧痛和腹肌紧张,提示病变肠段急性穿孔。

(2)腹泻:亦为本病常见症状,主要由病变肠段炎症渗出、蠕动增加及继发性吸收不良引起。腹泻先是间歇发作,病程后期可转为持续性。粪便多为糊状,一般无脓血和黏液。病变涉及下段结肠或肛门直肠者,可有黏液血便及里急后重。

(3)腹部包块:见于10%～20%患者,由于肠粘连、肠壁增厚、肠系膜淋巴结肿大、内瘘或局部脓肿形成所致。多位于右下腹与脐周。固定的腹块提示有粘连,多已有内瘘形成。

(4)瘘管形成:是克罗恩病的特征性临床表现,因透壁性炎性病变穿透肠壁全层至肠外组织或器官而成。瘘分内瘘和外瘘,前者可通向其他肠段、肠系膜、膀胱、输尿管、阴道、腹膜后等处,后者通向腹壁或肛周皮肤。肠段之间内瘘形成可致腹泻加重及营养不良。肠瘘通向的组织与器官因粪便污染可致继发性感染。外瘘或通向膀胱、阴道的内瘘均可见粪便与气体排出。

(5)肛门周围病变:包括肛门周围瘘管、脓肿形成及肛裂等病变,见于部分患者,有结肠受累者较多见。有时这些病变可为本病的首发或突出的临床表现。

2.全身表现

(1)发热:为常见的全身表现之一,与肠道炎症活动及继发感染有关。间歇性低热或中度热常见,少数呈弛张高热伴毒血症。少数患者以发热为主要症状,甚至较长时间不明原因发热之后才出现消化道症状。

(2)营养障碍:由慢性腹泻、食欲减退及慢性消耗等因素所致。主要表现为体重下降,可有贫血、低蛋白血症和维生素缺乏等表现。青春期前患者常有生长发育迟滞。

3.肠外表现

本病肠外表现与溃疡性结肠炎的肠外表现相似,但发生率较高,据我国统计报道以口腔黏膜溃疡、皮肤结节性红斑、关节炎及眼病为常见。

(四)护理

1.护理目标

患者腹泻、腹痛缓解,营养改善,体重恢复,无并发症。

2.护理措施

(1)一般护理。①休息与活动:在急性发作期或病情严重时均应卧床休息,缓解期适当休息,注意劳逸结合。必须戒烟。②合理饮食:一般给高营养低渣饮食,适当给予叶酸、维生素 B_{12} 等多种维生素。重症患者酌用要素饮食或全胃肠外营养,除营养支持外还有助诱导缓解。

(2)病情观察:观察患者腹泻的次数、性质,腹泻伴随症状,如发热、腹痛等,监测粪便检查结果。严密观察腹痛的性质、部位以及生命体征的变化,测量患者的体重,监测血红蛋白、血清电解质和清蛋白的变化,了解营养状况的变化。

(3)用药护理:遵医嘱腹痛、腹泻可使用抗胆碱能药物或止泻药,合并感染者静脉途径给予广谱抗生素。给予柳氮磺吡啶(SASP)、糖皮质激素、免疫抑制剂等治疗,以控制病情,使腹痛缓解。注意避免药物的不良反应,如应嘱患者餐后服药,服药期间定期复查血象,不可随意停药,防止反跳现象等。

(4)心理护理:向患者解释病情,使患者树立战胜疾病信心,自觉地配合治疗。

(5)健康指导。①疾病知识指导:指导患者合理休息与活动,戒烟,食用质软、易消化、少纤维素又富含营养、有足够热量的食物,避免食用冷饮、水果、多纤维的蔬菜及其他刺激性食物,忌食牛乳和乳制品。②安慰鼓励患者:使患者树立信心,积极地配合治疗。③用药指导:嘱患者坚持服药并了解药物的不良反应,病情有异常变化要及时就诊。

3.护理评价

患者腹泻、腹痛缓解,无发热、营养不良,体重增加。

(曹秀芬)

第十节　假膜性肠炎

假膜性肠炎是一种主要发生于结肠,也可累及小肠的急性黏膜坏死、纤维素渗出性炎症,黏膜表面覆有黄白或黄绿色假膜,其多系在应用抗生素后导致正常肠道菌群失调,难辨梭状芽孢杆菌大量繁殖,产生毒素致病,因此,有人称其为梭状芽孢杆菌相关性腹泻。Henoun 报道梭状芽孢杆菌相关性腹泻占医院感染性腹泻患者的 25%。该病多发生于老年人、重症患者、免疫功能低下和外科手术后等患者。年龄多在 50～59 岁,女性稍多于男性。

一、护理评估

(一)评估患者的健康史及家族史

询问患者既往身体状况,尤其是近期是否发生过比较严重的感染,以及近期使用抗生素的情况。

(二)临床症状评估与观察

1.评估患者腹泻的症状

临床表现可轻如一般腹泻,重至严重血便。患者表现为水泻(90%～95%),可达 10 次/天,较重病例水样便中可见漂浮的假膜,5%～10%的患者可有血便。顽固腹泻可长达 2～4 周。

2.评估患者腹痛的情况

80%～90%的患者会出现腹痛。

3.评估患者有无发热症状

近 80%的患者有发热。

4.评估患者营养状况

因患者腹泻、发热可致不同程度的营养不良。

5.评估患者精神状态

有些患者可表现为精神萎靡、乏力和神志模糊,严重者可进入昏迷状态。

(三)辅助检查评估

1.血液检查

白细胞增多,多在 $20\times10^9/L$ 以上,甚至高达 $40\times10^9/L$ 或更高,以中性粒细胞增多为主。

有低清蛋白血症、电解质失常或酸碱平衡失调。

2.粪便检查

大便涂片如发现大量革兰阳性球菌，提示葡萄球菌性肠炎。难辨梭状芽孢杆菌培养及毒素测定对诊断假膜性肠炎具有非常重要的意义。

3.内镜检查是诊断假膜性肠炎快速而可靠的方法

轻者内镜下可无典型表现，肠黏膜可正常或仅有轻度充血水肿。严重者可见黏膜表面覆以黄白或黄绿色假膜。早期假膜呈斑点状跳跃分布；进一步发展，病灶扩大，隆起，周围有红晕，红晕周边黏膜正常或水肿。假膜相互融合成各种形态，重者可形成假膜管型。假膜附着较紧，强行剥脱后可见其下黏膜凹陷、充血、出血。皱襞顶部最易受累，可因水肿而增粗增厚。

4.X线检查

腹平片可见结肠扩张、结肠袋肥大、肠腔积液和指压痕。气钡灌肠双重造影显示结肠黏膜紊乱，边缘呈毛刷状，黏膜表面见许多圆形或不规则结节状阴影、指压痕及溃疡征。

5.B超检查

可见肠腔扩张、积液。

6.CT检查

提示肠壁增厚，皱襞增粗。

(四)心理-社会因素评估

(1)评估患者对假膜性肠炎的认识程度。

(2)评估患者心理承受能力、性格类型。

(3)评估患者是否缺少亲人及朋友的关爱。

(4)评估患者是否存在焦虑及恐惧心理。

(5)评估患者是否有经济负担。

(6)评估患者的生活方式及饮食习惯。

(五)腹部体征的评估

其中10%～20%的患者在查体时腹部会出现反跳痛。

二、护理问题

(一)腹泻

由于肠毒素与细胞毒素在致病过程中的协同作用，肠毒素通过黏膜上皮细胞的CAMP系统使水、盐分泌增加所致。

(二)腹痛

由于肠内容物通过充血、水肿的肠管而引起的刺激痛。

(三)体温过高

由于肠道炎症活动及继发感染所致。

(四)部分生活自理能力缺陷

部分生活自理能力缺陷与静脉输液有关。

(五)营养失调：低于机体需要量

由于腹泻、肠道吸收障碍所致。

(六)有体液不足的危险

体液不足与肠道炎症所致腹泻有关。

(七)有肛周皮肤完整性受损的危险

有肛周皮肤完整性受损的危险与腹泻有关。

(八)潜在的并发症

肠穿孔、中毒性巨结肠

三、护理目标

(1)患者主诉大便次数减少或恢复正常排便。

(2)患者主诉腹痛症状减轻或缓解。

(3)患者体温恢复正常。

(4)患者住院期间生活需要得到满足。

(5)患者住院期间体重增加,贫血症状得到改善。

(6)保持体液平衡,患者不感到口渴,皮肤弹性良好,血压和心率在正常范围。

(7)患者住院期间肛周皮肤完整无破损。

(8)患者住院期间,通过护士的密切观察,能够及早发现并发症,得到及时治疗。

(9)患者住院期间不出现水、电解质紊乱,或通过护士的密切观察,能够及早发现,得到及时纠正血清总蛋白、清蛋白达到正常水平。

(10)患者住院期间保持良好的心理状态。

四、护理措施

(一)一般护理

(1)为患者提供舒适安静的环境,嘱患者卧床休息,避免劳累。

(2)室内定时通风,保持空气清新,调节合适的温度湿度。

(3)患者大便次数多,指导患者保护肛周皮肤,每次便后用柔软的卫生纸擦拭,并用温水清洗、软毛巾蘸干,避免用力搓擦,保持局部清洁干燥,如有发红,可局部涂抹鞣酸软膏或润肤油。

(4)将日常用品放置于患者随手可及的地方,定时巡视病房,满足患者各项生理需要。

(二)心理护理

(1)患者入院时主动接待,热情服务,向患者及家属介绍病房环境及规章制度,取得患者及家属的配合,消除恐惧心理。

(2)患者腹痛、腹泻时,应耐心倾听患者主诉,安慰患者,稳定患者情绪,帮助患者建立战胜疾病的信心。

(3)向患者讲解各项检查的目的、方法,术前准备及术后注意事项,消除患者的恐惧心理。

(三)治疗配合

(1)观察患者大便的次数、性状、量以及有无黏液脓血,及时通知医师给予药物治疗。

(2)观察患者腹痛的部位、性质、持续时间、缓解方式及腹部体征的变化,及时发现。避免肠穿孔及中毒性巨结肠的发生。

(3)观察患者生命体征变化,尤其是体温变化,注意观察热型,遵医嘱应用物理降温及药物降温。

(4)评估患者营养状况,监测血常规、电解质及人血清蛋白、总蛋白的变化,观察患者有无皮肤黏膜干燥、弹性差、尿少等脱水表现。

(5)指导患者合理选择饮食,一般给予高营养低渣饮食,适量补充维生素及微量元素。

(6)指导患者合理用药,观察药物效果及不良反应。

(四)用药护理

(1)抗生素治疗:万古霉素、去甲万古霉素使用注意事项如下。①输入速度不可过快:否则可产生红斑样或荨麻疹样反应;②浓度不可过高:可致血栓性静脉炎,应适当控制药液浓度和滴注速度;③不可肌内注射。不良反应包括可引起口麻、刺痛感、皮肤瘙痒、嗜酸粒细胞增多、药物热、感冒样反应以及血压剧降、过敏性休克反应等,与许多药物可产生沉淀反应。含本品的输液中不得添加其他药物。

(2)保证患者每天液体入量,根据药物的性质和患者自身情况合理调节滴注速度。

(五)健康教育

(1)向患者及家属介绍假膜性肠炎的病因、疾病过程以及预防方法。

(2)指导患者合理选择饮食,避免粗纤维和刺激性食物。

(3)讲解用药的注意事项、不良反应及服用方法,教会患者自我观察。

(4)嘱患者注意腹部保暖,避免受凉,如有不适随时就医。

(曹秀芬)

第七章

普外科护理

第一节　胃十二指肠损伤

一、概述

由于胃有肋弓保护且活动度较大，柔韧性较好，壁厚，钝挫伤时很少受累，只有胃膨胀时偶有发生胃损伤。上腹或下胸部的穿透伤则常导致胃损伤，多伴有肝、脾、横膈及胰等损伤。胃镜检查及吞入锐利异物或吞入酸、碱等腐蚀性毒物也可引起穿孔，但很少见。十二指肠损伤是由于上、中腹部受到间接暴力或锐器的直接刺伤而引起的，缺乏典型的腹膜炎症状和体征，术前诊断困难，漏诊率高，多伴有腹部脏器合并伤，病死率高，术后并发症多，肠瘘发生率高。

二、护理评估

(一)健康史

详细询问患者、现场目击者或陪同人员，以了解受伤的时间地点、环境，受伤的原因，外力的特点、大小和作用方向；了解受伤前后饮食及排便情况，受伤时的体位，有无防御，伤后意识状态、症状、急救措施、运送方式，既往疾病及手术史。

(二)临床表现

胃损伤若未波及胃壁全层，可无明显症状。若全层破裂，由于胃酸有很强的化学刺激性，可立即出现剧痛及腹膜刺激征。当破裂口接近贲门或食管时，可因空气进入纵隔而呈胸壁下气肿。当发生较大的穿透性胃损伤时，可自腹壁流出食物残渣、胆汁和气体。

十二指肠破裂后，因有胃液、胆汁及胰液进入腹腔，早期即可发生急性弥漫性腹膜炎，有剧烈的刀割样持续性腹痛伴恶心、呕吐，腹部检查可见板状腹、腹膜刺激征症状。

(三)辅助检查

(1)疑有胃损伤者，应置胃管，若自胃内吸出血性液或血性物可确诊。

(2)腹腔穿刺术和腹腔灌洗术。腹腔穿刺抽出不凝血液、胆汁，灌洗吸出 10 mL 以上肉眼可辨的血性液体，即为阳性结果。

(3)X 线检查：腹部 X 线检查显示腹膜后组织积气、肾脏轮廓清晰、腰大肌阴影模糊不清等有助于腹膜后十二指肠损伤的诊断。

(4)CT 检查:可显示少量的腹膜后积气和渗至肠外的造影剂。

(四)治疗原则

抗休克和及时、正确的手术处理是治疗的两大关键。

(五)心理-社会因素

胃十二指肠外伤性损伤多数在意外情况下发生,患者出现突发外伤后,易出现紧张、痛苦、悲哀、恐惧等心理,会担心手术能否成功及疾病预后。

三、护理问题

(一)疼痛

疼痛与胃肠破裂、腹腔内积液、腹膜刺激征有关。

(二)组织灌注量不足

这与大量失血、失液,严重创伤,有效循环血量减少有关。

(三)焦虑或恐惧

这种情绪与经历意外及担心预后有关。

(四)潜在并发症

出血、感染、肠瘘及低血容量性休克。

四、护理目标

(1)患者疼痛减轻。

(2)患者血容量得以维持,各器官血供正常、功能完整。

(3)患者的焦虑或恐惧减轻或消失。

(4)护士密切观察病情变化,如发现异常,及时报告医师,并配合处理。

五、护理措施

(一)一般护理

1.预防低血容量性休克

吸氧、保暖、建立静脉通道,遵医嘱输入温热生理盐水或乳酸盐林格液,抽血查全血细胞计数、血型和交叉配血。

2.密切观察病情变化

每 15～30 分钟评估 1 次患者情况。评估内容包括意识状态、生命体征、肠鸣音、尿量、氧饱和度、有无呕吐、肌紧张和反跳痛等。观察胃管内引流物颜色、性质及量,若引流出血性液体,提示有胃、十二指肠破裂的可能。

3.术前准备

胃十二指肠破裂大多需要手术处理,故患者入院后,在抢救休克的同时,应尽快完成术前准备工作,如备皮、备血、插胃管及留置尿管、做好抗生素皮试等,一旦需要,可立即实施手术。

(二)心理护理

评估患者对损伤的情绪反应,鼓励他们说出自己内心的感受,帮助建立积极有效的应对措施。向患者介绍有关病情、损伤程度、手术方式及疾病预后,鼓励患者,告诉患者良好的心态与积极的配合有利于疾病早日康复。

(三)术后护理

1.体位

患者意识清楚、病情平稳,给予半坐卧位,有利于引流及呼吸。

2.禁食、胃肠减压

观察胃管内引流液颜色、性质及量,引流出血性液体,提示有胃、十二指肠再出血的可能。十二指肠创口缝合后,将胃肠减压管置于十二指肠腔内,使胃液、肠液、胰液得到充分引流,一定要妥善固定,避免脱出。一旦脱出,要在医师的指导下重新置管。

3.严密监测生命体征

术后每15～30分钟监测1次生命体征,直至患者病情平稳。注意肾功能的改变,胃十二指肠损伤后,特别有出血性休克时,肾脏会受到一定的损害,尤其是严重腹部外伤伴有重度休克者,有发生急性肾功能障碍的危险,所以,术后应密切注意尿量,争取保持每小时尿量在50 mL以上。

4.补液和营养支持

根据医嘱,合理补充水、电解质和维生素,必要时输新鲜血、血浆,维持水、电解质及酸碱平衡。给予肠内、外营养支持,促进合成代谢,提高机体防御能力。继续应用有效抗生素,控制腹腔内感染。

5.术后并发症的观察和护理

(1)出血:如胃管内24小时内引流出的新鲜血液大于300 mL,提示吻合口出血,要立即配合医师给予胃管内注入凝血酶粉、冰盐水洗胃等止血措施。

(2)肠瘘:患者术后持续低热或高热不退,腹腔引流管中引流出黄绿色或褐色渣样物,有恶臭或引流出大量气体,提示肠瘘发生,要配合医师进行腹腔双套管冲洗,并做好相应护理。

(四)健康教育

(1)讲解术后饮食注意事项,当患者胃肠功能恢复后,一般3～5天后开始恢复饮食,由流质逐步恢复至半流质、普食,进食高蛋白、高能量、易消化饮食,增强抵抗力,促进愈合。

(2)行全胃切除或胃大部分切除术的患者,因胃肠吸收功能下降,要及时补充微量元素和维生素等营养素,预防贫血、腹泻等并发症。

(3)避免工作过于劳累,注意劳逸结合。讲明饮酒、抽烟对胃、十二指肠疾病的危害性。

(4)避免长期大量服用非甾体抗炎药,如布洛芬等,以免引起胃肠道黏膜损伤。

(张　遥)

第二节　胃　　癌

胃癌是我国最常见的恶性肿瘤之一,好发年龄在50岁以上,男性发病率明显高于女性,男女比例约为2∶1。

一、病因

胃癌的病因尚未完全清楚,目前认为与下列因素有关。

(一)地域环境与饮食生活因素

胃癌发病有明显的地域差别,我国西北与东部一些沿海地区的胃癌发病率明显高于南方地区。长期食用腌制、熏、烤食品者胃癌发病率高,可能与这些食品中亚硝酸盐、真菌毒素、多环芳烃化合物等致癌物的含量高有关。

(二)癌前病变和癌前疾病

胃癌的癌前病变是指容易发生癌变的病理组织学变化,而其本身尚不具备恶性改变,如胃黏膜上皮细胞的不典型增生,可分为轻、中和重度,75%～80%重度患者可能发展成胃癌。胃癌的癌前疾病是指一些使胃癌发病危险性增加的良性胃疾病,如慢性萎缩性胃炎、胃息肉、胃溃疡及残胃炎等。

(三)幽门螺杆菌

幽门螺杆菌感染是胃癌发生的主要因素之一。胃癌高发区人群中幽门螺杆菌感染率高。幽门螺杆菌感染可引起胃黏膜慢性炎症并通过黏膜上皮细胞过度增殖而导致畸变致癌;幽门螺杆菌能促使硝酸盐转化为亚硝酸盐和亚硝胺而致癌;HP的毒性产物可能具有促癌作用。

(四)遗传因素

胃癌有明显的家族聚集倾向,研究发现有胃癌家族史者的发病率高于普通人群4倍。

二、病理生理与分型

大约50%胃癌发生在胃窦部,其次为贲门部,发生在胃体者较少。

(一)大体分型

胃癌的大体形态随病情发展而不同,分早期胃癌和进展期胃癌。

1.早期胃癌

早期胃癌是指病变仅局限于黏膜和黏膜下层,不论病灶大小或有无淋巴结转移。病灶局限于黏膜内,称为原位癌;癌灶直径小于5 mm,称为微小胃癌;癌灶直径在6～10 mm,称为小胃癌;癌灶更小仅在胃镜黏膜活检时诊断为胃癌,但切除后的胃标本虽经全黏膜取材未见癌组织,称为"一点癌"。早期胃癌按形态可分为3型。

(1)Ⅰ型(隆起型):癌灶突向胃腔。

(2)Ⅱ型(浅表型):癌灶比较平坦,无明显隆起或低陷5 mm以内,又分3个亚型。Ⅱa(浅表隆起型),Ⅱb(浅表平坦型),Ⅱc(浅表凹陷型)。

(3)Ⅲ型(凹陷型):低陷深度超过5 mm。

2.进展期胃癌

病变超过黏膜下层侵入胃壁肌层为中期胃癌;病变达浆膜下层或超出浆膜向外浸润至邻近脏器或有转移者为晚期胃癌。按照Borrmann分型法可分为4型。

(1)Ⅰ型(息肉型):为边界清楚突入胃腔的块状癌灶。

(2)Ⅱ型(无浸润溃疡型):为边界清楚、略隆起的溃疡状癌灶。

(3)Ⅲ型(浸润溃疡型):为边界不清的溃疡状癌灶,癌组织向周围浸润。

(4)Ⅳ型(弥漫浸润型):癌组织沿胃壁各层向四周弥漫浸润生长,可累及部分胃或全胃,致胃壁变厚、僵硬,胃腔缩小,呈革袋状,故又称皮革胃。恶性程度最高,转移较早,预后最差。

(二)组织学分型

世界卫生组织将胃癌分为:①腺癌(肠型和弥漫型);②乳头状腺癌;③管状腺癌;④黏液腺

癌；⑤印戒细胞癌；⑥腺鳞癌；⑦鳞状细胞癌；⑧小细胞癌；⑨未分化癌；⑩其他。

(四)胃癌临床病理分期

国际抗癌联盟(UICC)和美国癌症联合会(AJCC)共同公布的胃癌 TNM 分期法，分期的病理依据主要是肿瘤浸润深度、淋巴结以及远处转移情况。

1.T 代表原发肿瘤浸润胃壁的深度

T_1：肿瘤侵犯固有层、黏膜肌层或黏膜下层。

T_2：肿瘤浸润至固有肌层。

T_3：肿瘤穿透浆膜下结缔组织而未侵犯脏腹膜或邻近结构。

T_{4a}：肿瘤侵犯浆膜。

T_{4b}：肿瘤侵犯邻近组织或脏器。

2.N 表示局部淋巴结的转移情况

N_0：无淋巴结转移(受检淋巴结个数≥15)。

N_1：1～2 个区域淋巴结转移。

N_2：3～6 个区域淋巴结转移。

N_3：7 个以上区域淋巴结转移。

3.M 则代表肿瘤远处转移的情况

M_0：无远处转移。

M_1：有远处转移。

根据 TNM 的不同组合可将胃癌分为Ⅰ～Ⅳ个临床病理分期。

(三)转移扩散途径

1.直接浸润

直接浸润是胃癌的主要扩散方式之一。胃癌可由原发部位向纵深浸润生长，穿破浆膜后，扩散到大网膜、肝脏、结肠、胰腺、脾脏、横膈等邻近器官。

2.淋巴转移

淋巴转移是胃癌的主要转移途径，早期胃癌可有淋巴转移，进展期胃癌的淋巴转移率高达70％左右。胃癌的淋巴结转移率与肿瘤浸润深度呈正相关。

3.血行转移

最常见于晚期胃癌，癌细胞经门静脉或体循环转移至肝、肺、脑、肾、骨骼，以肝转移为多见。

4.腹腔种植转移

当癌肿浸润穿透浆膜层，癌细胞可脱落种植于腹膜、大网膜或其他脏器表面形成转移结节。癌细胞广泛播散时，可形成大量癌性腹水。

三、临床表现

(一)症状

早期胃癌多数无明显症状，部分患者可有上腹不适，伴嗳气、反酸、食欲缺乏等消化道症状。随着病情发展，症状日益加重，常有上腹部疼痛、食欲缺乏、呕吐、乏力、消瘦等症状。不同部位的胃癌表现不同：①贲门胃底癌可有胸骨后疼痛和进行性哽噎感；②幽门部胃癌可有呕吐宿食的表现；③癌肿溃破血管后，可有呕血和黑粪。

(二)体征

早期没有明显体征,可仅有上腹部深压不适或疼痛;晚期,可扪及上腹部肿块,多呈结节状、质硬,略有压痛。发生远处转移时,可有肝大、腹水、锁骨上淋巴结肿大等。

四、辅助检查

(一)纤维胃镜检查

纤维胃镜检查是诊断早期胃癌的有效方法。可直接观察病变部位和范围,也可直接取病变组织进行病理学检查。

(二)影像学检查

1.X 线钡餐检查

X 线气钡双重造影能发现较小而表浅的病变。肿块型胃癌表现为突向腔内的充盈缺损;溃疡型胃癌表现为胃壁内龛影,黏膜集中、中断、紊乱和局部蠕动波难以通过;浸润型胃癌表现为胃壁僵硬、蠕动波消失,呈狭窄的“革袋状胃”。

2.腹部超声

腹部超声常用于观察胃邻近脏器受浸润和淋巴结转移情况。

3.螺旋 CT

螺旋 CT 检查有助于胃癌的诊断和术前临床分期。

(三)实验室检查

粪便潜血试验常呈持续阳性。胃液游离酸测定常显示游离酸缺乏或减少。

五、治疗要点

早期发现、早期诊断和早期治疗是提高胃癌疗效的关键。外科手术仍是治疗的首选方法。对于中、晚期胃癌,应辅以化疗、放疗及免疫治疗等综合治疗以提高疗效。

(一)手术治疗

1.根治性手术

切除原则:癌肿整块切除包括癌肿和可能受浸润胃壁在内的全部或大部,以及大、小网膜和局域淋巴结,并进行消化道重建。切除范围:胃壁切线应距癌肿边缘 5cm 以上,食管或十二指肠侧切缘应距离贲门或幽门 3～4cm。

早期胃癌因病变局限且较少淋巴结转移,可行内镜下胃黏膜切除术、腹腔镜或开腹胃部分切除术。

扩大胃癌根治术适用于胃癌侵及邻近组织或脏器,是指包括胰体、尾及脾的根治性胃大部切除术或全胃切除术;有肝、结肠等邻近脏器浸润可行联合脏器切除术。

2.姑息性切除术

对于癌肿广泛浸润并转移,不能完全切除者,应以切除肿瘤、解除症状、延长生存期为主,包括姑息性胃切除术、胃空肠吻合术、空肠造口术等。

(二)化学治疗

化学治疗是最主要的辅助治疗方法,目的在于杀灭残留的亚临床癌灶或术中脱落的癌细胞,以提高综合治疗效果。常用的化疗给药途径有口服、静脉、腹膜腔、动脉插管区域灌注给药等。

(三)其他治疗

包括放射治疗、热疗、生物免疫治疗、中医中药治疗等。目前尚在探索阶段的还有基因治疗。

六、护理措施

(一)术前护理

1.改善营养状况

应根据患者的饮食和生活习惯,制订合理食谱,少量多餐,以高蛋白、高热量、富含维生素、低脂肪、易消化、少渣、无刺激的食物为宜。对不能进食或营养状态差的患者,应遵医嘱予以静脉输液,补充足够的热量,必要时输血浆或全血,以改善患者的营养状况,提高手术的耐受性。

2.胃肠道准备

对有幽门梗阻的患者,应禁食水,术前3天起每晚用温生理盐水洗胃,以减轻胃黏膜的水肿;术前3天给患者口服肠道不吸收的抗菌药物,必要时清洁肠道。

3.心理护理

耐心解释患者的各种疑问,根据患者及家属对胃癌诊断和治疗的了解程度,进行针对性的指导,使其明确手术的必要性;鼓励患者学会自我放松的方法,积极表达自身感受,还要鼓励患者家属多给予关心和支持,使患者能够积极配合治疗和护理工作,树立战胜疾病的信心。

(二)术后护理

1.病情观察

术后应严密观察患者的生命体征、意识状态、尿量、切口敷料、引流液等情况。

2.体位

全麻清醒前取去枕平卧位,头偏向一侧。麻醉清醒且生命体征平稳后取低半卧位,以减少腹部切口张力,减轻疼痛,有利于呼吸和引流。

3.有效控制疼痛

让患者掌握自我放松的方法;遵医嘱适当应用镇痛药物;对于应用自控镇痛泵者,护士应掌握给药剂量,预防尿潴留、恶心、呕吐等并发症的发生。

4.维持有效胃肠减压

术后早期禁食水、胃肠减压,以减少胃内积气、积液,有利于吻合口的愈合。

(1)妥善固定胃管及胃肠减压装置,保持呈持续负压状态,防止松动和脱出。告知患者及家属胃管及有效胃肠减压的重要性,勿脱出或拔出,若胃管不慎脱出,应及时报告医师,不能自行插回。

(2)观察胃液的颜色、性质及量:一般术后24小时内,胃管引流出少量血液或咖啡样液体100～300 mL,以后胃液逐渐转清。如果短时间内从胃管引流出大量鲜红色血液,持续不止,应警惕出血,及时报告医师处理。

5.保持腹腔引流通畅

(1)妥善固定引流管,保持通畅,避免受压、扭曲和折叠。

(2)观察并记录引流液的颜色、性状及量。若术后持续引流出大量新鲜血性液体,可能有腹腔内出血,应及时报告医师。若术后数天引流液变混浊,带有异味,同时出现腹痛和体温下降后又上升,可能有腹腔内感染。

(3)严格无菌操作,定期更换引流袋,防止感染。

6.早期活动

早期活动可促进肠蠕动恢复,预防术后肠粘连和下肢深静脉血栓形成等并发症的发生。除年老体弱或病情较重者,应鼓励并协助患者术后第1天坐起轻微活动,第2天于床边活动,第3天可在室内活动,患者活动量应根据个体差异而定。还应鼓励患者定时做深呼吸、有效咳嗽和咳痰。

7.营养支持

(1)肠外营养支持:因术后禁食水,且胃肠减压期间引流出大量含有各种电解质的胃肠液,容易造成水、电解质和酸碱失衡与营养缺乏。因此,术后需及时输液补充患者所需的水、电解质和营养素,必要时输血浆清蛋白或全血,以改善患者的营养状况。护士应详细记录24小时出入液量,为合理输液提供依据。

(2)肠内营养支持:术中放置空肠营养管的胃癌根治术患者,可在术后早期经喂养管输注肠内营养液。需根据患者的个体状况,合理制订营养支持方案。护理时应注意:①喂养管的护理:妥善固定喂养管,防止滑脱、移动、扭曲和受压;保持喂养管通畅,每次输注营养液前后用生理盐水或温开水20~30 mL冲管,输注营养液的过程中每4小时冲管1次,以防止营养液沉积堵塞导管;②控制输入营养液的温度、浓度和速度;③观察有无恶心、呕吐、腹痛、腹胀、腹泻,以及水、电解质紊乱等并发症的发生。

(3)饮食护理:肠蠕动恢复后可拔除胃管,逐渐恢复饮食。注意少食牛奶、豆类等产气食物,忌生、冷、硬和刺激性食物。应少食多餐,开始时每天5~6餐,以后逐渐减少每天餐次并增加每餐量,逐步恢复至正常饮食。全胃切除术后,肠管代胃容量较小,开始全流质饮食时宜少量、清淡;每次饮食后需观察患者有无腹部不适。

8.并发症的观察和护理

(1)术后胃出血:术后短期内从胃管不断引流出大量新鲜血液,24小时后仍未停止,甚至出现呕血和黑粪,提示术后出血。术后24小时内的出血,多属术中止血不确切;术后4~6天发生的出血,常为吻合口黏膜坏死脱落所致;术后10~20天发生的出血,与吻合口缝线处感染或黏膜下脓肿腐蚀血管有关。非手术治疗方法包括禁食水、应用止血药物、补液、输新鲜血等,或用冰生理盐水洗胃。如果经非手术治疗不能有效止血或出血量大于500 mL/h时,应行手术止血。

(2)十二指肠残端破裂:为毕Ⅱ式胃大部切除术后近期的严重并发症。常因十二指肠残端处理不当或空肠输入袢梗阻致十二指肠内张力过高所致。多发生于术后24~48小时,表现为上腹部突发剧痛、腹膜刺激征伴发热,腹腔穿刺可抽出胆汁样液体。一旦发现,应立即行手术治疗。术后积极纠正水、电解质紊乱和酸碱失衡,经静脉或空肠造瘘管提供营养支持,全身应用广谱抗生素,涂氧化锌软膏保护引流管周围皮肤。

(3)胃肠吻合口破裂或吻合口瘘:是胃大部切除术后的早期严重并发症之一。与缝合不当、吻合口张力过大、组织供血不足有关。多发生在术后1周内,临床表现为高热、脉速等全身中毒症状,腹膜炎以及腹腔引流管引出含肠内容物的浑浊液体。如较晚发生,多形成局部脓肿或外瘘。出现弥漫性腹膜炎者需立即手术,做好急诊手术准备。形成局部脓肿或外瘘而无弥漫性腹膜炎的患者,处理包括:①禁食水、胃肠减压;②进行局部引流,注意及时清洁瘘口周围皮肤并保持干燥,局部涂以氧化锌软膏、皮肤保护粉或皮肤保护膜加以保护,以免皮肤破损继发感染;③合理应用抗生素;④给予肠外营养支持,纠正水、电解质紊乱和维持酸碱平衡;⑤经上述处理后多数患者吻合口瘘可在4~6周自愈,若经久不愈,需再次手术。

(4)胃排空障碍：发病原因如下。①含胆汁的十二指肠液进入胃，干扰残胃功能；②输出段空肠麻痹而致功能紊乱；③变态反应。多发生在术后4～10天，表现为进食后突然出现上腹胀满、钝痛、继而呕吐含胆汁的胃内容物。处理包括：禁食水、胃肠减压；肠外营养支持，纠正低蛋白，维持水、电解质和酸碱平衡；应用促进胃动力药物，也可用3%温盐水洗胃。

(5)术后梗阻：根据梗阻部位分为输入袢梗阻、输出袢梗阻和吻合口梗阻，前两者常见于毕Ⅱ式胃大部切除术后。

1)输入袢梗阻：可分为急、慢性两类。①急性完全性输入袢梗阻常见原因为输出袢系膜悬吊过紧压迫输入袢，或输入袢过长穿入输出袢与横结肠系膜的间隙孔形成内疝所致，易发生肠绞窄。临床表现为突发上腹部剧痛、频繁呕吐，呕吐量少、不含胆汁，呕吐后症状不缓解，且上腹有压痛性肿块。病情进展快，不久即出现烦躁、脉速、血压下降等休克症状。一旦发生应紧急手术治疗。②慢性不完全性输入袢梗阻常见原因为输入袢过长扭曲或输入袢过短在吻合口处形成锐角，使输入袢内胆汁、胰液和十二指肠液排空不畅而滞留。因消化液滞留在输入袢内，进食后消化液分泌明显增加，输入袢内压力升高，刺激肠管发生强烈的收缩，引起喷射状呕吐，也称"输入袢综合征"。表现为进食后出现上腹胀痛或绞痛，随即喷射状呕吐出大量含胆汁液体，呕吐后症状缓解。处理措施包括禁食水、胃肠减压、营养支持等，若症状在数周或数月内不能缓解，应手术治疗。

2)输出袢梗阻：常因胃肠吻合口下方输出袢粘连、大网膜水肿、炎性肿块压迫等所致。临床表现为上腹饱胀，呕吐食物和胆汁。如果保守治疗无效，应手术解除梗阻。

3)吻合口梗阻：常因吻合口过小或吻合口的胃肠壁内翻过多所致，也可为术后吻合口炎症水肿所致的暂时性梗阻。临床表现为进食后上腹饱胀和溢出性呕吐，呕吐物为食物，含或不含胆汁，X线钡餐检查显示造影剂完全停留在胃内。若经非手术治疗仍无改善，应行手术解除梗阻。

(6)倾倒综合征：由于胃大部切除术后，失去对胃排空的控制，导致胃排空过快所产生的一系列综合征。根据进食后症状出现的时间可分为早期和晚期两种。

早期倾倒综合征：多发生于餐后半小时内，与胃排空过快有关。因胃容积减少和幽门缺失，食物和液体快速进入十二指肠或空肠，导致胃肠功能和血管舒张功能紊乱而致。临床上以胃肠道症状和循环系统症状为主要表现。胃肠道症状为上腹饱胀不适，恶心和呕吐、肠鸣音频繁，可有绞痛，继而腹泻；循环系统症状为全身无力、头晕、晕厥、面色潮红或苍白、大汗淋漓、心悸、心动过速等。护理措施：指导患者少食多餐；以低碳水化合物、高蛋白饮食为宜；避免进食过甜、过咸、过浓的流质食物；进餐时限制饮水、喝汤；进餐后平卧20分钟。多数患者经调整饮食后，症状可减轻或消失，术后半年到1年内能逐渐自愈。极少数症状严重而持久患者需手术治疗。

晚期倾倒综合征又称低血糖综合征：主要因进食后胃排空过快，含糖食物迅速进入空肠后被快速吸收而致血糖迅速升高，高血糖促使胰岛素大量释放，继而发生反应性低血糖。表现为餐后2～4小时，出现心慌、无力、眩晕、出汗、手颤、嗜睡，甚至虚脱。出现上述症状后稍进饮食，即可缓解。饮食中减少碳水化合物含量，增加蛋白质比例，少量多餐即可防止发生。

9.健康指导

(1)饮食指导：术后1年内胃容量受限，宜少量多餐、定时定量，少食腌、熏食物，忌食生、冷、硬、油炸、辛辣等刺激性食物。

(2)心理指导：教会患者自我调节情绪的方法，保持乐观的心态，注意劳逸结合。

(3)定期复查：定期门诊随访，检查血常规、肝功能等，术后3年内每3～6个月复查1次；3～

5 年每半年复查 1 次；5 年后每年复查 1 次。内镜检查每年 1 次。如果出现腹部不适、腹胀、腹痛、肝区肿胀、锁骨上淋巴结肿大等症状，应及时就诊。

（张　遥）

第三节　肝　囊　肿

肝囊肿总体可分非寄生虫性和寄生虫性囊肿，非寄生虫性肝囊肿是常见的良性肿瘤，又可分为先天性、创伤性、炎症性和肿瘤性囊肿，临床以潴留性囊肿和先天肿瘤性多囊肝为多见（图 7-1）。单发性肝囊肿可发生于任何年龄，女性多见，常位于肝右叶。多发性肝囊肿比单发性多见，可侵犯左、右肝叶。多发性肝囊肿约 50％可合并多囊肾。此病一般没有明显的症状，体检时发现。肝囊肿一般是良性单发或多发，与胆管相通或不通。肝实质单发的大囊肿非常少见。大部分囊肿以胆管上皮，有的是实质细胞，或其他细胞内衬。右叶多发，囊肿因基膜的改变，逐步形成憩室，或小上皮细胞代谢失常、脱落、异常增殖，或局部缺血、炎症反应、间质纤维化，最终小管梗阻形成囊肿。

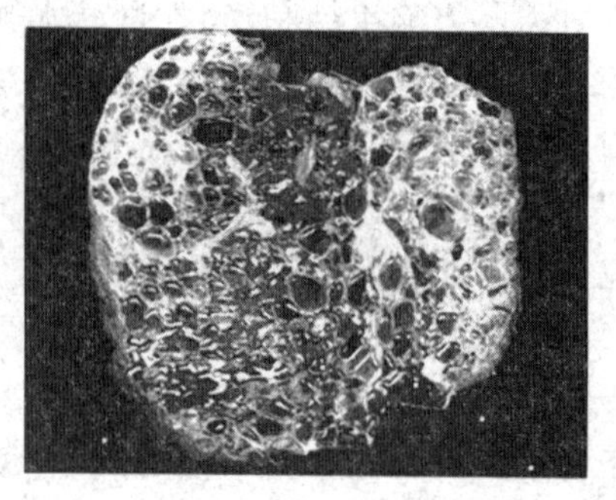

图 7-1　多囊肝

一、病因

肝囊肿有遗传性，特别是多囊肝有家族化倾向。肝囊肿是在胚胎时期胆管发育异常造成的。囊肿壁是由胆管上皮伴炎性增生及胆管阻塞致管腔内容滞留而逐渐形成。

非寄生虫性肝囊肿是指肝脏局部组织呈囊性肿大而出现肝囊肿，最常见有两种情况。①潴留性肝囊肿：为肝内某个胆小管由于炎症、水肿、瘢痕或结石阻塞引起分泌增多，或胆汁潴留引起，多为单个；也可因肝钝性挫伤致中心破裂而引起。病变囊内充满血液或胆汁，包膜为纤维组织，为单发性假性囊肿。②先天性肝囊肿：由于肝内胆管和淋巴管胚胎时发育障碍，或胎儿期患胆管炎，肝内小胆管闭塞，近端呈囊性扩大及肝内胆管变性，局部增生阻塞而成，多为多发。

二、病理

孤立性肝囊肿发生于右叶较左叶多 1 倍。囊肿大小不一，小者直径仅数毫米，大者直径达 20 cm 以上，囊液量由数毫升至数千毫升。囊肿呈圆形或椭圆形，囊壁光滑，多数为单房性，亦可为多房性。囊肿有完整的包膜，表面呈乳白色或灰蓝色，囊壁较薄，厚度为 0.5～5.0 mm，较厚的囊壁中有较大的胆管、血管及神经。囊液多数清亮、透明，有时含有胆汁，其比重为 1.010～1.022，呈中性或碱性，含有少量胆固醇、胆红素、葡萄糖、酪氨酸、胆汁、酶、清蛋白、IgG 和黏蛋白，显示囊壁上皮有分泌蛋白的能力。

多囊肝的囊肿大多散布及全肝，以右叶为多见。肝脏增大变形，表面可见大小不一的灰白色囊肿，小如针尖，大如儿头。肝切面呈蜂窝状。囊壁多菲薄，内层衬以立方上皮或扁平胆管上皮，外层为胶原组织。囊液多数为无色透明或微黄色。囊肿间一般为正常肝组织，晚期可出现纤维化和胆管增生，引起肝功能损害、肝硬化和门静脉高压。

创伤性肝囊肿多发生于肝右叶，囊壁无上皮细胞内衬，系假囊肿。囊内含有血液、胆汁等混合物，合并感染时可形成脓肿。

三、护理评估

(一)临床表现

先天性肝囊肿生长缓慢，小的囊肿可无任何症状，常偶发上腹无痛性肿块、腹围增加，临床上多数是在体检 B 超发现，当囊肿增大到一定程度时，可因压迫邻近脏器而出现症状。

(1)肝区胀痛伴消化道症状：如食欲缺失、嗳气、恶心、呕吐、消瘦等。

(2)若囊肿增大压迫胆总管，则有黄疸。

(3)囊肿破裂可有囊内出血而出现急腹症。

(4)带蒂囊肿扭转可出现突然右上腹绞痛，肝大但无压痛，约半数患者有肾、脾、卵巢、肺等多囊性病变。

(5)囊内发生感染，则患者往往有畏寒、发热、白细胞计数升高等。

(6)体检时右上腹可触及肿块和肝大，肿块随呼吸上下移动，表面光滑，有囊性感，无明显压痛。

(二)辅助检查

(1)B 超检查是首选的检查方法，是诊断肝囊肿经济、可靠而非侵入性的一种简单方法。超声波显示肝大且无回声区，二维超声可直接显示囊肿大小和部位。

(2)CT 检查：可发现直径 1～2 cm 的肝囊肿，可帮助临床医师准确定位病变，尤其是多发性囊肿的分布状态定位，从而有利于治疗。

(3)放射性核素肝扫描：显示肝区占位性病变，边界清楚，对囊肿定位诊断有价值。

(三)治疗原则

非寄生虫性肝囊肿治疗方法包括囊肿穿刺抽液术、囊肿开窗术、囊肿引流术或囊肿切除术等。

四、护理措施

(一)术前护理

(1)术前访视：①根据患者不同情况做心理评估，通过面对面交流，采用图表、健康教育宣传册、同疾病患者现身说法等形式，向患者宣传肝囊肿的相关知识，简要介绍穿刺过程及治疗效果。②术前应详细了解患者病史，准确测量生命体征，并做好记录。③术前完善血常规、凝血功能、肝肾功能和心电图等常规检查。④向患者和家属耐心细致地做好解释工作，介绍术前准备内容、目的及必要性；术中注意事项：手术大概需要的时间；手术体位、部位，消除焦虑紧张的情绪。

(2)呼吸训练:指导患者进行有效的屏气训练,告知屏气是术中顺利进针的关键,尽量保持呼吸幅度不宜过大,以小幅度腹式呼吸为主,尽量减少膈肌的运动幅度,增加穿刺的准确性。

(3)患者术前 2 小时禁食水,防止术中不适引起呕吐;嘱患者术前排空膀胱。

(4)询问有无过敏史,特别是乙醇过敏史并详细记录。

(二)术中护理

(1)术前准备:术前常规超声检查肝胆脾胰肾、心电图,完善血常规、凝血酶原时间、肝功能等实验室检查;有出血倾向、严重心肝肺肾等脏器功能障碍及对酒精过敏者列为穿刺禁忌患者。患者及家属对手术知情同意并签署手术知情同意书。

(2)穿刺前测量血压,嘱患者双手抱头充分暴露穿刺区域,常规消毒皮肤。治疗前先行超声定位检查,明确囊肿部位、大小、与周围脏器和血管的关系。根据定位情况,患者取仰卧位或左侧卧位,明确皮肤穿刺点、进针角度、路径和深度,注意穿刺针经过部分正常肝组织后,再进入囊肿内部,尽量吸尽囊液,并留样做进一步生化和细胞学检查,常规送脱落细胞检查,以除外癌变。

(3)手术采用局部麻醉,患者意识清醒,护理人员要加强与患者的沟通,分散其注意力,告知如有任何不适要及时告诉医护人员。

(4)超声引导下乙醇硬化治疗肝囊肿的方法分保留法和冲洗法两种。目前,国外多采用保留法。但保留法对较大囊肿效果不佳,其原因是保留乙醇量的限制,无法达到囊壁上皮细胞硬化的乙醇浓度。通过研究发现,乙醇反复冲洗置换囊液法(冲洗法)对 10 cm 以上的较大肝囊肿仍有较好的疗效,治愈率高达 95%,观察 3 年无复发病例。目前,单纯性囊肿酒精硬化治疗已成为一线治疗方法。

(5)计算并准备好硬化剂:依据囊腔大小注入 99.5%乙醇,一般用量 20~30 mL,注入速度以 0.2~0.6 mL/s 为宜,压力不可过大,防止胀痛不适以及由于压力过大导致硬化剂外溢引起肝实质及周围组织坏死、腹膜炎等并发症。操作过程中,密切观察患者生命体征,面色及表情变化,一旦出现剧烈腹痛,应立即停止操作并作相应处理。

(6)术后按压穿刺部位,注意观察患者的呼吸、脉搏、血压以及有无加剧性的疼痛等异常表现,超声观察有无内部出血。消毒穿刺部位皮肤,无菌纱布覆盖,腹带加压包扎,局部沙袋压迫。

(三)术后护理

1.常规护理

(1)回病房后,继续监测患者神志、血压、脉搏、呼吸、面色等情况,每 30 分钟测量血压、脉搏 1 次,连续 4 次生命体征平稳后停测。若患者出现面色苍白、恶心、四肢湿冷、脉搏细速等出血征兆,应及时通知医师,协助医师行必要的检查和处理,观察患者有无腹痛、恶心、面色潮红、呼吸困难等并发症的发生。

(2)指导患者卧床休息,12 小时内避免剧烈活动和增加腹压的动作,可以更换体位(特别提醒患者禁忌自己用力),让硬化剂与囊壁充分接触。告知患者出现轻微上腹痛感,卧床休息 30 分钟后可自行缓解。

(3)保持穿刺点及敷料周围皮肤清洁干燥,观察穿刺部位有无出血、渗液、红肿及感染,及时更换敷料。

(4)遵医嘱止血,抗感染治疗。

2.并发症的观察与护理

(1)出血:穿刺后肝脏出血是最危险的并发症,一般在术后 4~6 小时发生,主要表现为出汗、烦躁不安、面色苍白、血压下降、脉搏细速等，应立即通知医师，进行止血、抗休克、输血、输液处理。

（2）腹痛：位于肝包膜附近的囊肿，由于穿刺路径较短，穿刺无法经过脏器实质，注入的硬化剂沿穿刺针道反流以及无水乙醇烧灼造成剧烈疼痛。一般疼痛持续3～5天，可自行消退，疼痛多为隐痛，均能耐受，经临床观察后未做特殊处理。告知患者出现轻微上腹痛感，卧床休息30分钟后可自行缓解。如腹痛较明显，复查超声排除出血的情况下，遵医嘱给予止痛药物。

（3）酒精中毒：患者术后如有局部发热感，面部潮红等症状，嘱患者不必紧张，系注入酒精作用。术前询问有无乙醇过敏史，术后嘱患者多饮水，加速酒精排出，一般无须特殊处理。

五、健康教育

（1）指导患者注意休息，避免劳累，适当进行体能锻炼。

（2）饮食应高热量、高维生素、优质蛋白、低脂、易消化，忌饱餐。

（3）保持引流管处切口敷料干燥、清洁。若突然发生腹痛、高热，应及时与医师联系。

（4）随访及复查：最后一次穿刺术后，1个月及6个月行腹部超声检查。

（李阳阳）

第四节 肝 脓 肿

一、细菌性肝脓肿

当全身性细菌感染，特别是腹腔内感染时，细菌侵入肝脏，如果患者抵抗力弱，可发生细菌性肝脓肿。细菌可以从下列途径进入肝脏。①胆道：细菌沿着胆管上行，是引起细菌性肝脓肿的主要原因。包括胆石、胆囊炎、胆道蛔虫、其他原因所致胆管狭窄与阻塞等。②肝动脉：体内任何部位的化脓性病变，细菌可经肝动脉进入肝脏。如败血症、化脓性骨髓炎、痈、疖等。③门静脉：已较少见，如坏疽性阑尾炎、细菌性痢疾等，细菌可经门静脉入肝。④肝开放性损伤：细菌可直接经伤口进入肝，引起感染而形成脓肿。细菌性肝脓肿的致病菌多为大肠埃希菌、金黄色葡萄球菌、厌氧链球菌等。肝脓肿可以是单个脓肿，也可以是多个小脓肿，数个小脓肿可以融合成为一个大脓肿。

（一）护理评估

1.健康史

注意询问有无胆道感染和胆道疾病、全身其他部位的化脓性感染特别是肠道的化脓性感染、肝脏外伤病史。是否有肝脓肿病史，是否进行过系统治疗。

2.身体状况

通常继发于某种感染性先驱疾病，起病急，主要症状为骤起寒战、高热、肝区疼痛和肝大。体温可高达39 ℃，多表现为弛张热，伴有大汗、恶心、呕吐、食欲缺乏。肝区疼痛多为持续性钝痛或胀痛，有时可伴有右肩牵涉痛，右下胸及肝区叩击痛，增大的肝有压痛。肝前下缘比较表浅的脓肿，可有右上腹肌紧张和局部明显触痛。巨大的肝脓肿可使右季肋区呈饱满状态，甚至可见局限性隆起，局部皮肤可出现凹陷性水肿。严重时或并发胆道梗阻者，可出现黄疸。

3.心理-社会状况

细菌性肝脓肿起病急剧，症状重，如果治疗不彻底容易反复发作转为慢性，并且细菌性肝脓肿极易引起严重的全身性感染，导致感染性休克，患者产生焦虑。

4.辅助检查

(1)血液检查：化验检查白细胞计数及中性粒细胞增多，有时出现贫血。肝功能检查可出现不同程度的损害和低蛋白血症。

(2)X线胸腹部检查：右叶脓肿可见右膈肌升高，运动受限；肝影增大或局限性隆起；有时伴有反应性胸膜炎或胸腔积液。

(3)B超：在肝内可显示液平段，可明确其部位和大小，阳性诊断率在96%以上，为首选的检查方法。必要时可作CT检查。

(4)诊断性穿刺：抽出脓液即可证实本病。

(5)细菌培养：脓液细菌培养有助于明确致病菌，选择敏感的抗生素，并与阿米巴性肝脓肿相鉴别。

5.治疗要点

(1)全身支持疗法：给予充分营养，纠正水和电解质及酸碱平衡失调，必要时少量多次输血和血浆以纠正低蛋白血症，增强机体抵抗力。

(2)抗生素治疗：应使用大剂量抗生素。由于肝脓肿的致病菌以大肠埃希菌、金黄色葡萄球菌和厌氧性细菌最为常见，在未确定病原菌之前，可首选对此类细菌有效的抗生素，然后根据细菌培养和抗生素敏感试验结果选用有效的抗生素。

(3)经皮肝穿刺脓肿置管引流术：适用于单个较大的脓肿。在B型超声引导下进行穿刺。

(4)手术治疗：对于较大的单个脓肿，估计有穿破可能，或已经穿破胸腹腔；胆源性肝脓肿；位于肝左外叶脓肿，穿刺易污染腹腔；慢性肝脓肿，应施行经腹切开引流。病程长的慢性局限性厚壁脓肿，也可行肝叶切除或部分肝切除术。多发性小脓肿不宜行手术治疗，但对其中较大的脓肿，也可行切开引流。

(二)护理诊断及合作性问题

1.营养失调

低于机体需要量，与高代谢消耗或慢性消耗病程有关。

2.体温过高

体温过高与感染有关。

3.急性疼痛

急性疼痛与感染及脓肿内压力过高有关。

4.潜在并发症

急性腹膜炎、上消化道出血、感染性休克。

(三)护理目标

患者能维持适当营养，维持体温正常，疼痛减轻；无急性腹膜炎休克等并发症发生。

(四)护理措施

1.术前护理

(1)病情观察，配合抢救中毒性休克。

(2)高热护理:保持病室空气新鲜、通风、温湿度合适,物理降温。衣着适量,及时更换汗湿衣。

(3)维持适当营养:对于非手术治疗和术前的患者,给予高蛋白、高热量饮食,纠正水、电解质平衡失调和低蛋白血症。

(4)遵医嘱正确应用抗生素。

2.术后护理

(1)经皮肝穿刺脓肿置管引流术的术后护理:术前做术区皮肤准备,协助医师进行穿刺部位的准确定位。术后向医师询问术中情况及术后有无特殊观察和护理要求。患者返回病房后,观察引流管固定是否牢固,引流液性状,引流管道是否密闭。术后第二天或数天开始进行脓腔冲洗,冲洗液选用等渗盐水(或遵医嘱加用抗生素)。冲洗时速度缓慢,压力不宜过高,估算注入液与引出液的量。每次冲洗结束后,可遵医嘱向脓腔内注入抗生素。待到引流出或冲洗出的液体变清澈,B 型超声检查脓腔直径小于 2 cm 即可拔管。

(2)切开引流术的术后护理:切开引流术术后护理遵循腹部手术术后护理的一般要求。除此之外,每天用生理盐水冲洗脓腔,记录引流液量,少于 10 mL 或脓腔容积小于 15 mL,即考虑拔除引流管,改凡士林纱布引流,致脓腔闭合。

3.健康指导

为了预防肝脓肿疾病的发生,应教育人们积极预防和治疗胆道疾病,及时处理身体其他部位的化脓性感染。告知患者应用抗生素和放置引流管的目的和注意事项,取得患者的信任和配合。术后患者应加强营养和提高抵抗力,定期复查。

(五)护理评价

患者是否能维持适当营养,体温是否正常;疼痛是否减轻,有无急性腹膜炎、上消化道出血、感染性休克等并发症发生。

二、阿米巴性肝脓肿

阿米巴性肝脓肿是阿米巴肠病的并发症,阿米巴原虫从结肠溃疡处经门静脉血液或淋巴管侵入肝内并发脓肿。常见于肝右叶顶部,多数为单发性。原虫产生溶组织酶,导致肝细胞坏死、液化组织和血液、渗液组成脓肿。

(一)护理评估

1.健康史

注意询问有无阿米巴痢疾病史。

2.身体状况

阿米巴性肝脓肿有着跟细菌性肝脓肿相似的表现,两者的区别详见表 7-1。

表 7-1 细菌性肝脓肿与阿米巴性肝脓肿的鉴别

鉴别要点	细菌性肝脓肿	阿米巴性肝脓肿
病史	继发于胆道感染或其他化脓性疾病	继发于阿米巴痢疾后
症状	病情急骤严重,全身中毒症状明显,有寒战、高热	起病较缓慢,病程较长,可有高热,或不规则发热、盗汗
血液化验	白细胞计数及中性粒细胞可明显增加。血液细菌培养可阳性	白细胞计数可增加,如无继发细菌感染液细菌培养阴性。血清学阿米巴抗体检查阳性

续表

鉴别要点	细菌性肝脓肿	阿米巴性肝脓肿
粪便检查	无特殊表现	部分患者可找到阿米巴滋养体或结肠溃面(乙状结肠镜检)黏液或刮取涂片可找阿米巴滋养体或包囊
脓液	多为黄白色脓液,涂片和培养可发现细菌	大多为棕褐色脓液,无臭味,镜检有时可到阿米巴滋养体。若无混合感染,涂片和培养无细菌
诊断性治疗	抗阿米巴药物治疗无效	抗阿米巴药物治疗有好转
脓肿	较小,常为多发性	较大,多为单发,多见于肝右叶

3.心理-社会状况

由于病程长,忍受较重的痛苦,担忧预后或经济拮据等原因,患者常有焦虑、悲伤或恐惧反应。

4.辅助检查

基本同细菌性肝脓肿。

5.治疗要点

阿米巴性肝脓肿以非手术治疗为主。应用抗阿米巴药物,加强支持疗法纠正低蛋白、贫血等,无效者穿刺置管闭式引流或手术切开引流,多可获得良好的疗效。

(二)护理诊断及合作性问题

(1)营养失调:低于机体需要量,与高代谢消耗或慢性消耗病程有关。

(2)急性疼痛:与脓肿内压力过高有关。

(3)潜在并发症:合并细菌感染。

(三)护理措施

1.非手术疗法和术前护理

(1)加强支持疗法:给予高蛋白、高热量和高维生素饮食必要时少量多次输新鲜血、补充丙种球蛋白,增强抵抗力。

(2)正确使用抗阿米巴药物,注意观察药物的不良反应。

2.术后护理

除继续做好非手术疗法护理外,重点做好引流的护理。宜用无菌水封瓶闭式引流,每天更换消毒瓶,接口处保持无菌,防止继发细菌感染。如继发细菌感染需使用抗生素。

(李阳阳)

第五节　肝　　癌

肝癌是全球第五大常见癌症,位居癌症死亡原因的第二位,以 40～50 岁男性多见,可分为原发性和转移性两类。原发性肝癌的发病与病毒性肝炎、肝硬化、乙醇、黄曲霉素等致癌物质密切相关。肝癌有 3 种病理组织学类型,包括肝细胞、胆管细胞及混合型,以肝细胞型多见。转移性肝癌是肝外器官的原发癌或肉瘤转移到肝所致。早期肝癌表现隐匿,一旦出现症状和体征多为中晚期,表现为肝区疼痛、肝大、食欲缺乏、乏力、消瘦、贫血、黄疸等。若转移至远处器官则可产生相应症状。对有肝脏病史的中年人,若出现相应症状,结合影像学(B超是肝癌定位、筛查的首选方法)、血清甲胎蛋白、肝穿刺活组织病理学检查等有助于早期诊断。肝癌的治疗包括手术切除、射频消融、介入治疗、靶向治疗等,以手术为主的综合治疗是延长患者生存期的关键。

一、护理评估

(一)术前评估

1.健康史

(1)个人情况:患者的年龄、性别、居住地、烟酒史,饮食、饮水、生活习惯(如长期进食含黄曲霉菌、亚硝胺类的食物,接触其他致癌物质等)等。

(2)既往史:有无病毒性肝炎、肝硬化等肝病史,有无癌肿和手术史,过敏史等。

(3)其他:家族中有无肝癌或其他癌症患者。

2.身体状况

(1)肝区疼痛的性质和程度。

(2)是否有肝病面容、贫血、黄疸、脾大、水肿等体征。

(3)是否有消瘦、乏力、食欲减退及恶病质表现。

(4)是否有肝性脑病、上消化道出血及各种感染。

(5)患者肝功能有无受损,甲胎蛋白水平是否升高,B超、CT等影像学检查有无异常。

3.心理-社会状况

(1)患者和家属对肝癌及治疗方案、预后的认知程度。

(2)患者和家属是否担心手术疗效、术后并发症及肝癌预后。

(3)亲属对患者的关心、支持程度,家庭对患者疾病治疗的经济承受能力,社会和医疗保障系统支持程度。

(二)术后评估

(1)手术、麻醉方式,术中出血、补液、输血及引流管等情况。

(2)严密监测患者意识状态、生命体征、血氧饱和度、尿量、肝功能等;观察腹部体征与切口情况、腹腔引流管是否通畅,引流液的颜色、量及性状等。

(3)肝功能恢复情况。

(4)有无腹腔内出血、肝性脑病、膈下积液或脓肿、肺部感染等并发症发生。

二、常见护理诊断/问题

(一)疼痛

与肿瘤迅速生长导致肝包膜张力增加或手术创伤、介入、射频消融治疗不适有关。

(二)营养失调——低于机体需要量

与消化功能紊乱、放疗及化疗引起的胃肠道不良反应、肿瘤消耗等有关。

(三)焦虑、恐惧

与担忧手术效果、疾病预后及生存期限有关。

(四)潜在并发症

腹腔内出血、肝性脑病、膈下积液或脓肿、胆汁漏、肺部感染。

三、护理目标

(1)患者自述疼痛减轻或无痛。

(2)患者营养需求基本得到满足,体重未见明显减轻。

(3)患者能正确面对疾病、手术和预后,积极配合治疗。

(4)患者未发生并发症或并发症被及时发现和处理。

四、护理措施

(一)手术治疗的护理

1.术前护理

(1)心理护理:积极主动关心患者,鼓励患者说出内心感受,疏导、安慰患者,根据患者个体情况提供信息,说明手术的意义、重要性及手术方案,讲解手术成功案例,帮助患者树立战胜疾病的信心,减轻患者焦虑和恐惧。

(2)疼痛护理:①评估疼痛发生的时间、部位、性质、诱因、程度及伴随症状。②遵医嘱给予镇痛药物,并观察药物效果和不良反应。③指导患者采取放松和分散注意力的方法应对疼痛。

(3)改善营养状况:给予高蛋白、高热量、高维生素、易消化的食物;合并肝硬化有肝功能损害者,应适当限制蛋白质摄入。必要时可给予肠内外营养支持,输血浆或清蛋白,以改善贫血、纠正低蛋白血症,提高手术耐受力。

(4)用药护理:遵医嘱给予护肝药物,如甘草酸二胺、还原性谷胱甘肽、多烯磷脂酰胆碱、熊去氧胆酸等;避免使用巴比妥类、红霉素、盐酸氯丙嗪等有损肝脏的药物。

(5)维持体液平衡:肝功能不良伴腹水者,需严格控制水和钠盐的摄入,摄水量不应超过2 000 mL/d,摄钠量少于0.5 g/d(折合成氯化钠,应少于1.5 g);若伴有水肿及血钠降低者,则摄水量严格控制在1 000～1 500 mL/d;同时遵医嘱合理补液和利尿,注意纠正低钾血症等水、电解质失衡;准确记录24小时出入量;每天观察、记录体重及腹围变化。

(6)预防出血:①改善凝血功能,大多数肝癌合并肝硬化,术前3天开始给予维生素K_1,适当补充血浆和凝血因子,以改善凝血功能,预防术中、术后出血。②告知患者避免致癌肿破裂出血或食管下段胃底静脉曲张破裂出血的诱因,如剧烈咳嗽、用力排便等使腹内压骤升的动作和外伤等。③癌肿直径>10 cm时,嘱患者卧床休息,避免活动幅度过大导致癌肿破裂。④若患者突发腹痛伴腹膜刺激征,应高度怀疑肝癌破裂出血,立即通知医师,做好急症手术的各项准备。

(7)术前准备:协助做好术前检查,术前常规准备。

2.术后护理

(1)病情观察:密切观察生命体征、神志、面色、尿量、中心静脉压、切口渗血渗液及腹腔引流液的量和颜色等的变化,并做好记录。

(2)休息与活动:术后患者麻醉清醒、生命体征平稳后取半卧位。根据患者术式及机体恢复情况逐步由半坐卧位、坐位过渡到下床活动。随着加速康复外科技术的推广和应用,肝脏手术患者术后下床活动时间已逐渐提前。

(3)疼痛护理。①评估疼痛发生的时间、部位、性质、程度。②遵医嘱给予镇痛药物。③密切观察镇痛泵的泵入速度、剂量、输注管路是否通畅、镇痛泵的效果及不良反应。④指导患者减轻疼痛及转移注意力的方式,如听音乐、松弛疗法、加强护患沟通等。

(4)饮食指导:术后早期禁食,禁食期间予肠外营养支持,术后24～48小时可进食流质,逐步改为半流质和软食。随着加速康复外科技术的推广和应用,肝脏手术患者术后麻醉完全清醒即可少量饮水,自术后第一天开始,饮食可逐渐由流质过渡到半流质、软食。

(5)腹腔引流管的护理:引流腹腔积聚的液体,防止腹腔继发感染。要点:①妥善固定,防止滑脱。②保持引流通畅,防止引流管受压和扭曲;如引流管被凝血块、组织碎屑等堵塞,应反复挤压促其排出,必要时协助医师用生理盐水冲洗。③观察引流液的颜色、量及性质,并记录。④严格无菌操作,定时更换引流袋,防止感染。⑤拔管:置管3～5天,如引流液颜色较淡,24小时少于20 mL,腹部无阳性体征者可考虑拔管。

3.术后并发症的观察及护理

(1)腹腔出血:是肝切除术后常见的并发症之一,术后24小时易发生。

观察:术后48小时内应严密观察生命体征变化,严密观察引流液的量、性质及颜色。短时间内引流管引出大量鲜红色血液,1小时内引流出200 mL以上或每小时100 mL持续3小时以上的鲜红色血性液体,应考虑活动性腹腔出血,立即通知医师及时处理。

护理。①体位与活动,术后24小时内卧床休息,避免剧烈咳嗽和打喷嚏等,以防止术后肝断面出血;②输液、输血,若短期内或持续引流较大量的鲜红色血性液体,经输血、输液,患者血压、脉搏仍不稳定时,应做好再次手术的准备;③若明确为凝血机制障碍性出血,可遵医嘱给予凝血酶原复合物、纤维蛋白原,输新鲜血等。

(2)肝性脑病:见门静脉高压症患者的护理。

(3)膈下积液及脓肿的观察与护理内容如下。

观察:发生在术后1周。患者术后体温下降后再度升高,或术后发热持续不退,同时伴右上腹胀痛、呃逆、脉速、白细胞计数升高,中性粒细胞百分比达90%以上,应疑有膈下积液或膈下脓肿。B超检查可明确诊断。

护理:①协助医师行B超定位引导穿刺抽脓或置管引流,后者应加强冲洗和吸引护理。②患者取半坐位,以利于呼吸和引流。③严密观察体温变化,鼓励患者多饮水。④遵医嘱加强营养支持和抗菌药物的应用护理。

(4)胸腔积液的观察与护理内容如下。

观察:患者胸闷、气促、发热情况。

护理:①协助医师行穿刺抽胸腔积液,行胸腔闭式引流者,做好胸腔闭式引流护理。②遵医嘱加强保肝治疗,给予高蛋白饮食,必要时遵医嘱给予清蛋白、血浆及利尿剂应用。

(5)胆汁漏的观察与护理内容如下。

观察:腹痛、发热和腹膜刺激征,切口有无胆汁渗出和/或腹腔引流液有无含胆汁。

护理:①胆汁渗出者,注意保护局部皮肤。②协助医师调整引流管,保持引流通畅,并注意观察引流液的颜色、量与性状。③如发生局部积液,应尽早行B超定位穿刺置管引流。④如发生胆汁性腹膜炎,应尽早手术。

(二)介入治疗的护理

1.介入治疗前准备

(1)解释:向患者及家属解释介入治疗的目的、方法及治疗的重要性和优点。嘱患者术中配合体位。

(2)饮食:术前禁食水 4 小时。

(3)穿刺处皮肤准备,备好所需物品及化疗、止吐药品等。

2.介入治疗后的护理

(1)预防出血:术后取平卧位休息 24 小时,穿刺处沙袋加压 1 小时,肢体制动 6 小时,弹力绷带加压包扎防止局部出血。

(2)鼓励患者多饮水:每天饮水 2 000 mL 以上,减轻化疗药物对肾的毒性反应,同时观察排尿及肾功能情况。

(3)栓塞后综合征的护理:肝动脉栓塞化疗后多数患者可出现发热、肝区疼痛、恶心、呕吐、心悸、白细胞计数下降等临床表现,称为栓塞后综合征。要点:①肝区疼痛,由肝动脉栓塞后,肝脏水肿,肝被膜张力增大所致。轻度可不处理或给予少量对肝脏无害的镇静剂,一般 48 小时后腹痛可减轻或消失。重度持续疼痛,考虑是否合并其他并发症,如胆囊动脉栓塞致胆囊坏死等。必要时可适当给予止痛剂。②发热,机体对坏死组织重吸收的不良反应,轻度发热可不必处理。若体温高于 38.5 ℃,可予物理、药物降温。③恶心、呕吐,为化疗药物的反应,嘱患者深呼吸,以及时擦去呕吐物并漱口,遵医嘱对症治疗。④白细胞计数低于 4×10^{9}/L 时,应暂停化疗并应用升白细胞药。

3.并发症的观察及护理

(1)穿刺部位血肿。①观察:定时观察穿刺处有无肿胀或渗血。②护理:一旦发现渗血,立即指压穿刺处直至出血停止,并报告医师给予更换绷带,重新加压包扎。

(2)上消化道出血。①观察:呕吐液和大便的颜色、性状及量。②护理:遵医嘱应用制酸药和保护胃黏膜药物,发生呕血者头偏向一侧,防止误吸;暂禁食,以及时通知医师并协助处理。

(3)股动脉栓塞。①观察:术后密切观察穿刺侧肢体皮肤颜色、温度、感觉、足趾运动及足背动脉搏动情况,并与对侧对比。若出现足背动脉搏动减弱或消失,下肢皮肤苍白、变凉且伴有麻木感,应警惕为股动脉栓塞。②护理:一旦发现,立即抬高患肢,热敷,遵医嘱应用扩张血管及解痉药物。注意禁忌按摩,以防栓子脱落。

(三)射频、微波治疗的护理

有开腹射频、微波治疗和经皮射频、微波治疗。开腹射频、微波治疗护理同肝癌的围术期护理。

1.经皮射频、微波治疗前准备

(1)解释:向患者及家属解释射频、微波治疗的目的、方法及治疗的重要性和优点。嘱患者术前进行屏气锻炼、术中配合体位。

(2)饮食:术前禁食禁水 4～6 小时。

2.经皮射频、微波治疗后的护理

(1)穿刺点护理:术后按压穿刺点 30 分钟,观察穿刺点有无出血。

(2)病情观察:术后 6 小时密切观察患者病情,给予心电监护,注意心率和血压的变化,以及时发现出血征象,如血压突然下降、腹痛、大汗淋漓、腹部移动性浊音等。

(3)发热、恶心、呕吐:术后常见的反应。如果出现高热或发热持续不退,应考虑感染可能。对食管静脉曲张者,如有严重呕吐,应及时控制,避免诱发曲张静脉破裂出血。

(4)疼痛护理:评估疼痛程度、部位、性质、持续时间等,指导患者采取放松和分散注意力的方法应对疼痛,必要时遵医嘱给予镇痛药物。

3.并发症的观察及护理

出血、胆汁漏、胸腔积液等并发症。

五、健康教育

(一)疾病指导

注意防治肝炎，不吃霉变食物、饮用安全水。有肝炎、肝硬化病史者和肝癌高发地区人群，应定期做甲胎蛋白检测或 B 超检查，以期早期发现，早期诊断及治疗。

(二)休息与活动

术后 3 个月内保证充分休息，避免重体力活动或过度劳累，注意劳逸结合，进行适当锻炼，如散步、慢跑；保持情绪稳定和心情愉快，避免精神紧张和情绪激动。

(三)饮食指导

进食高热量、优质蛋白质、富含维生素和纤维素的食物。食物以清淡、易消化为宜。若有腹水、水肿，应控制水和食盐的摄入量，如有肝性脑病征象或血氨升高，应限制蛋白质摄入。

(四)用药指导

指导患者按医嘱服用抗病毒及保肝药物，服用抗病毒药必须按时坚持服用，不能随便中断。避免使用损害肝功能的药物。

(五)自我观察与复查

定期复诊，第 1 年每 1～2 个月复查甲胎蛋白、胸部 X 线片和 B 超检查 1 次，必要时行 CT 检查。若患者出现发热、水肿、体重减轻、出血倾向，黄疸和乏力等症状及时就诊，以便早期发现临床复发或转移。

六、护理评价

(1)患者是否疼痛减轻或无痛。

(2)患者营养状况是否改善，体重得以维持或增加。

(3)患者情绪是否稳定，积极配合治疗。

(4)患者有无发生并发症或并发症是否被及时发现与处理。

(李阳阳)

第六节　门静脉高压症

门静脉的正常压力是 1.27～2.35 kPa(1 324 cmH_2O)，当门静脉血流受阻、血液淤滞时，压力 2.35 kPa(24 cmH_2O)时，称为门静脉高压症，临床上常有脾肿大及脾功能亢进、食管胃底静脉曲张破裂出血、腹水等一系列表现。

门静脉主干由肠系膜上、下静脉和脾静脉汇合而成。门静脉系统位于两个毛细血管网之间，一端是胃、肠、脾、胰的毛细血管网，另一端连接肝小叶内的肝窦。门静脉流经肝脏的血液约占肝血流量的 75％，肝动脉供血约占 25％，由此可见肝脏的双重供血以门静脉供血为主。门静脉内的血含氧量较体循环的静脉血高，故门静脉对肝的供氧几乎和肝动脉相等。此外门静脉系统内无控制血流方向的静脉瓣，与腔静脉之间存在 4 个交通支：①胃底、食管下段交通支；②直肠下段、肛管交通支；③前腹壁交通支；④腹膜后交通支。这些交通支中，最主要的是胃底、食管下段交通支，上述交通支在正常情况下都很细小，血流量很少。

门静脉血液淤滞或血流阻力增加均可导致门脉高压，但以门静脉血流阻力增加更为常见。按阻力增加的部位，可将门静脉高压症分为肝前、肝内和肝后三型。在我国肝内型多见，其中肝炎后肝硬化是引起门静脉高压症的常见病因；但在西方国家，酒精性肝硬化是门脉高压最常见的原因。由于增生的纤维束和再生的肝细胞结节挤压肝小叶内的肝窦，使其变窄或闭塞，导致门静脉血流受阻，其次由于位于肝小叶间汇管区的肝动脉小分支和门静脉小分支之间的许多动静脉交通支大量开放，引起门静脉压力增高。肝前型门静脉高压症的常见病因是肝外门静脉血栓形成（脐炎、腹腔内感染、胰腺炎、创伤等）、先天畸形（闭锁、狭窄或海绵样变等）和外在压迫。肝前型门静脉高压症患者肝功能多正常或轻度损害，预后较好。肝后型门静脉高压症常见病因包括 Budd-Chiari 综合征、缩窄性心包炎、严重右心衰竭等。

一、护理评估

（一）健康史

应注意询问患者有无肝炎病史、酗酒、血吸虫病病史。既往有无出现肝昏迷、上消化道出血的病史，以及诱发的原因。对于原发病是否进行治疗。

（二）身体状况

1.脾大、脾功能亢进

脾大程度不一，早期质软、活动，左肋缘下可扪及；晚期，脾内纤维组织增生而变硬，活动度减少，左上腹甚至左下腹可扪及肿大的脾脏并能出现左上腹不适及隐痛、胀满，常伴有血白细胞、血小板数量减少，称脾功能亢进。

2.侧支循环建立与开放

门静脉与体静脉之间有广泛的交通支，在门静脉高压时，为了使淤滞在门静脉系统的血液回流，这些交通支大量开放，经扩张或曲张的静脉与体循环的静脉发生吻合而建立侧支循环。主要表现有：①食管下段与胃底静脉曲张：最常见，出现早，一旦曲张的静脉破裂可引起上消化道大出血，表现为呕血和黑便，是门静脉高压病最危险的并发症。由于肝功能损害引起凝血功能障碍，加之脾功能亢进引起的血小板减少，因此出血不易自止。②脐周围的上腹部皮下静脉曲张。③直肠下、肛管静脉曲张形成痔。

3.腹水

腹水是由于门静脉压力增高，使门静脉系统毛细血管床滤过压增高；同时肝硬化引起的低蛋白血症，造成血浆胶体渗透压下降；以及淋巴液生成增加，使液体从肝表面、肠浆膜面漏入腹腔形成腹水。此外，由于中心血流量减少，刺激醛固酮分泌过多，导致水、钠潴留而加剧腹水形成。

4.肝性脑病

门静脉高压症时由于门静脉血流绕过肝细胞或肝实质细胞功能严重受损，导致有毒物质（如氨、硫醇、γ-氨基丁酸）不能代谢与解毒而直接进入体循环，从而对脑产生毒性作用并出现精神综合征，称为肝性脑病，是门静脉高压的并发症之一。肝性脑病常因胃肠道出血、感染、大量摄入蛋白质、镇静药物、利尿剂而诱发。

5.其他

可伴有肝大、黄疸、蜘蛛病、肝掌、男性乳房发育、睾丸萎缩等。

(三)心理-社会状况

患者因反复发作、病情逐渐加重、面临手术、担心出现严重并发症和手术后的效果而有恐惧心理。另外由于治疗费用过高,长期反复住院治疗,以及生活工作严重受限产生长期的焦虑情绪。

(四)辅助检查

1.血常规检查

脾功能亢进时,血细胞计数减少,以白细胞计数降至 $3\times10^9/L$ 以下和血小板计数至 $70\times10^9/L$ 以下最为明显。出血、营养不良、溶血、骨髓抑制都可引起贫血。

2.肝功能检查

常有血浆清蛋白降低,球蛋白增高,白、球比例倒置;凝血酶原时间延长;还应作乙型肝炎病原学和甲胎蛋白检查。

3.食管吞钡 X 线检查

在食管为钡剂充盈时,曲张的静脉使食管及胃底呈虫蚀样改变,曲张的静脉表现为蚯蚓样或串珠状负影。

4.腹部超声检查

腹部超声检查可显示腹水、肝密度及质地异常、门静脉扩张。

5.腹腔动脉造影的静脉相或直接肝静脉造影

腹腔动脉造影的静脉相或直接肝静脉造影可以使门静脉系统和肝静脉显影,确定静脉受阻部位及侧支回流情况,还可以为手术提供参考。

(五)治疗要点

外科治疗门静脉高压症主要是预防和控制食管胃底曲张静脉破裂出血。

1.食管胃底曲张静脉破裂出血

主要包括非手术治疗和手术治疗。

(1)非手术治疗:①常规处理:绝对卧床休息,立即建立静脉通道,输液、输血扩充血容量;维持呼吸道通畅,防止呕吐物引起窒息或吸入性肺炎。②药物止血:应用内脏血管收缩药,常用药物有垂体后叶素、三甘氨酚酸加压素和生长抑素。③内镜治疗:经纤维内镜将硬化剂直接注入曲张静脉,使之闭塞及黏膜下组织硬化,达到止血和预防再出血目的。④三腔管压迫止血:利用充气的气囊分别压迫胃底和食管下段的曲张静脉,达到止血目的。⑤经颈静脉肝内门体分流术:采用介入放射方法,经颈静脉途径在肝内静脉与门静脉主要分支间建立通道,置入支架以实现门体分流。主要适用于药物和内镜治疗无效、肝功能差不宜急诊手术的患者,或等待肝移植的患者。

(2)手术治疗:上述治疗无效时,应采用手术治疗,多主张行门-奇静脉断流术,目前多采用脾切除加贲门周围血管离断术;若患者一般情况好,肝功能较好的可行急诊分流术。血吸虫性肝硬化并食管胃底静脉曲张且门脉压力较高的,主张行分流术常用术式有门静脉-下腔静脉分流术,脾-肾静脉分流术。

2.严重脾肿大,合并明显的脾功能亢进

多见于晚期血吸虫病,也见于脾静脉栓塞引起的左侧门静脉高压症。这类患者单纯脾切除术效果良好。

3.肝硬化引起的顽固性腹水

有效的治疗方法是肝移植。其他方法包括 TIPS 和腹腔-上腔静脉转流术。

4.肝移植

已成为外科治疗终末期肝病的有效方法,但供肝短缺,终身服用免疫抑制药的危险,手术风险,以及费用昂贵,限制了肝移植的推广。

二、护理诊断及合作性问题

(一)焦虑或恐惧

焦虑或恐惧与担心自身疾病的愈后不良,环境改变,对手术效果有疑虑,害怕检查、治疗有关。

(二)有窒息的危险

有窒息的危险与呕吐、咯血和置管有关。

(三)体液不足

体液不足与呕吐、咯血、胃肠减压、不能进食有关。

(四)营养失调

营养失调与营养摄入低于人体需要量有关。

(五)潜在并发症

上消化道大出血、肝性脑病。

三、护理目标

患者无焦虑和恐惧心情,无窒息发生,能得到及时的营养补充,肝功能及全身营养状况得到改善,体液平衡得到维持,无上消化道大出血、肝性脑病等并发症发生。

四、护理措施

(一)非手术治疗及术前护理

1.心理护理

通过谈话、观察等方法,及时了解患者心理状态,医护人员要针对性地做好解释及思想工作,多给予安慰和鼓励,使之增强信心、积极配合,以保证治疗和护理计划顺利实施。对急性上消化道大出血患者,要专人看护,关心体贴。工作中要冷静静沉着,抢救操作应娴熟,使患者消除精神紧张和顾虑。

2.注意休息

术前保证充分休息,必要时卧床休息。可减轻代谢方面的负担,能增进肝血流量,有利于保护肝功能。

3.加强营养,采取保肝措施

(1)给低脂、高糖、高维生素饮食,一般应限制蛋白质饮食量,但肝功尚好者可给予富含蛋白质饮食。

(2)营养不良、低蛋白血症者静脉输给支链氨基酸、人血清蛋白或血浆等。

(3)贫血及凝血机制障碍者可输给鲜血,肌内注射或静脉滴注维生素 K。

(4)适当使用肌苷、辅酶 A、葡萄糖醛酸内脂(肝泰乐)等保肝药物,补充维生素 B、维生素 C、维生素 E，避免使用巴比妥类、盐酸氯丙嗪、红霉素等有害肝功能的药物。

（5）手术前 3～5 天静脉滴注 GIK 溶液（即每天补给葡萄糖 200～250 g，并加入胰岛素及氯化钾），以促进肝细胞营养储备。

（6）在出血性休克及合并较重感染的情况下应及时吸氧。

4.防止食管胃底曲张静脉破裂出血

避免劳累及恶心、呕吐、便秘、咳嗽等使腹内压增高的因素；避免干硬食物或刺激性食物（辛辣食物或酒类）；饮食不宜过热；口服药片应研成粉末冲服。手术前一般不放置胃管，必要时选细软胃管充分涂以液状石蜡，以轻巧手法协助患者徐徐吞入。

5.预防感染

手术前 2 天使用广谱抗生素。护理操作要遵守无菌原则。

6.分流手术前准备

除以上护理措施外，手术前 2～3 天口服新霉素或链霉素等肠道杀菌剂及甲硝唑，减少肠道氨的产生，防止手术后肝性脑病；手术前 1 天晚清洁灌肠，避免手术后肠胀气压迫血管吻合口；脾-肾静脉分流术前要检查明确肾功能正常。

7.食管胃底静脉曲张大出血三腔管压迫止血的护理

（1）准备：置管前先检查三腔管有无老化、漏气，向患者解释放置三腔管止血的目的、意义、方法和注意事项，以取得患者的配合；将食管气囊和胃气囊分别注气约 150 mL 和 200 mL，观察后气囊是否膨胀均匀、弹性良好，有无漏气，然后抽空气囊，并分别做好标记备用。

（2）插管方法：管壁涂液体石蜡，经患者一侧鼻孔或口腔轻轻插入，边插边嘱患者做吞咽动作，直至插入 50～60 cm；用注射器从胃管内抽得胃液后，向胃气囊注入 150～200 mL 空气，用止血钳夹闭管口，将三腔管向外提拉，感到不再被拉出并有轻度弹力时，利用滑车置在管端悬以 0.5 kg重物作牵引压迫。然后抽取胃液观察止血效果，若仍有出血，再向食管气囊注入 100～150 mL空气以压迫食管下端。置管后，胃管接胃肠减压器或用生理盐水反复灌洗，观察胃内有无新鲜血液吸出。若无出血，同时脉搏、血压渐趋稳定，说明出血已得到控制；反之，表明三腔管压迫止血失败。

（3）置管后护理：①患者半卧位或头偏向一侧，及时清除口腔、鼻咽腔分泌物，防止吸入性肺炎；②保持鼻腔黏膜湿润，观察调整牵引绳松紧度，防止鼻黏膜或口腔黏膜长期受压发生糜烂、坏死；三腔管压迫期间应每 12 小时放气 10～20 分钟，使胃黏膜局部血液循环暂时恢复，避免黏膜因长期受压而糜烂、坏死；③观察、记录胃肠减压引流液的量、颜色，判断出血是否停止，以决定是否需要紧急手术；若气囊压迫 48 小时后，胃管内仍有新鲜血液抽出，表明压迫止血无效，应紧急手术止血；④床旁备剪刀，若气囊上移阻塞呼吸道，可引起呼吸困难甚至窒息，应立即剪断三腔管；⑤拔管：三腔管放置时间不宜超过 3 天，以免食管、胃底黏膜长时间受压而缺血、坏死。气囊压迫 24 小时如出血停止，可考虑拔管。放松牵引，先抽空食管气囊、再抽空胃气囊，继续观察 12～24 小时，若无出血，让患者口服液体石蜡 30～50 mL，缓慢拔出三腔管；若再次出血，可继续行三腔管压迫止血或手术。

（二）术后护理

（1）观察病情变化：密切注视有无手术后各种并发症的发生。

（2）防止分流术后血管吻合口破裂出血，48 小时内平卧位或 15°低半卧位；翻身动作宜轻柔；一般手术后卧床 1 周，做好相应生活护理；保持排尿排便通畅；分流术后短期内发生下肢肿胀，可予适当抬高。

(3)防止脾切除术后静脉血栓形成,手术后2周内定期或必要时隔天复查1次血小板计数,如超过600×10^9/L时,考虑给抗凝处理,并注意用药前后凝血时间的变化。脾切除术后不再使用维生素K及其他止血药物。

(4)饮食护理,分流术后应限制蛋白质饮食,以免诱发肝性脑病。

(5)加强护肝,警惕肝性脑病:遵医嘱使用高糖、高维生素、能量合剂,禁用有损肝功能的药物。对分流术后患者,特别注意神志的变化,如发现有嗜睡、烦躁、谵妄等表现,警惕是肝性脑病发生,及时报告医师。

(三)健康指导

指导患者保持心情乐观愉快,保证足够的休息,避免劳累和较重体力劳动;禁忌烟酒、过热、刺激性强的食物;按医嘱使用护肝药物,定期来医院复查。

五、护理评价

患者有无焦虑和恐惧心情,有无窒息发生,能否得到及时的营养补充,肝功能及全身营养状况是否得到改善,体液平衡是否得到维持,有无上消化道大出血、肝昏迷等并发症发生。

(李阳阳)

第七节 胆囊结石

一、概述

胆囊结石是指原发于胆囊的结石,是胆石症中最多的一种疾病。近年来随着卫生条件的改善及饮食结构的变化,胆囊结石的发病率呈升高趋势,已高于胆管结石。胆囊结石以女性多见,男女之比为1∶3～1∶4;其以胆固醇结石或以胆固醇为主要成分的混合性结石为主。少数结石可经胆囊管排入胆总管,大多数存留于胆囊内,且结石越聚越大,可呈多颗小米粒状,在胆囊内可存在数百粒小结石,也可呈单个巨大结石;有些终身无症状而在尸检中发现(静止性胆囊结石),大多数反复发作腹痛症状,一般小结石容易嵌入胆囊管发生阻塞引起胆绞痛症状,发生急性胆囊炎。

二、诊断

(一)症状

1.胆绞痛

胆绞痛是胆囊结石并发急性胆囊炎时的典型表现,多在进油腻食物后胆囊收缩,结合移位并嵌顿于胆囊颈部,胆囊压力升高后强力收缩而发生绞痛。小结石通过胆囊管或胆总管时可发生典型的胆绞痛,疼痛位于右上腹,呈阵发性,可向右肩背部放射,伴恶心、呕吐,呕吐物为胃内容物,吐后症状并不减轻。存留在胆囊内的大结石堵塞胆囊腔时并不引起典型的胆绞痛,故胆绞痛常反映结石在胆管内的移动。急性发作特别是坏疽性胆囊炎时还可出现高热、畏寒等显著的感染症状，严重病例由于炎性渗出或胆囊穿孔可引起局限性腹膜炎，从而出现腹膜刺激症状。胆囊结石一般无黄疸，但30％的患者因伴有胆管炎或肿大的胆囊压迫胆管，肝细胞损害时也可有一过性黄疸。

2.胃肠道症状

大多数慢性胆囊炎患者有不同程度的胃肠道功能紊乱，表现为右上腹隐痛不适、厌油、进食后上腹饱胀感，常被误认为“胃病”。有近半数的患者早期无症状，称为静止性胆囊结石，此类患者在长期随访中仍有部分出现腹痛等症状。

（二）体征

1.一般情况

无症状期间患者大多一般情况良好，少数急性胆囊炎患者在发作期可有黄疸，症状重时可有感染中毒症状。

2.腹部情况

如无急性发作，患者腹部常无明显异常体征，部分患者右上腹可有深压痛；急性胆囊炎患者可有右上腹饱满、呼吸运动受限、右上腹触痛及肌紧张等局限性腹膜炎体征，Murphy征阳性。有1/3～1/2的急性胆囊炎患者，在右上腹可扪及肿大的胆囊或由胆囊与大网膜粘连形成的炎性肿块。

（三）检查

1.化验检查

胆囊结石合并急性胆囊炎有血液白细胞升高，少数患者谷丙转氨酶也升高。

2.B超检查

B超检查简单易行，价格低廉，且不受胆囊大小、功能、胆管梗阻或结石含钙多少的影响，诊断正确率可达96％以上，是首选的检查手段。典型声像特征是胆囊腔内有强回声光团并伴声影，改变体位时光团可移动。

3.胆囊造影

能显示胆囊的大小及形态并了解胆囊收缩功能，但易受胃肠道功能、肝功能及胆囊管梗阻的影响，应用很少。

4.X线检查

腹部X线检查对胆囊结石的显示率为10％～15％。

5.十二指肠引流

通过十二指肠引流有无胆汁可确定是否有胆囊管梗阻，胆汁中出现胆固醇结晶提示结石存在，但此项检查目前已很少用。

6.CT、MRI、ERCP、PTC检查

在B超不能确诊或者怀疑有肝内胆管、肝外胆管结石或胆囊结石术后多年复发又疑有胆管结石者，可酌情选用其中某一项或几项诊断方法。

（四）诊断要点

1.症状

20％～40％的胆囊结石可终生无症状，称“静止性胆囊结石”。有症状的胆囊结石的主要临床表现：进食后，特别是进油腻食物后，出现上腹部或右上腹部隐痛不适、饱胀，伴嗳气、呃逆等。

2.胆绞痛

胆囊结石的典型表现，疼痛位于上腹部或右上腹部，呈阵发性，可向肩胛部和背部放射，多伴恶心、呕吐。

3.Mirizzi 综合征

持续嵌顿和压迫胆囊壶腹部和颈部的较大结石，可引起肝总管狭窄或胆囊管瘘，及反复发作的胆囊炎、胆管炎及梗阻性黄疸，称“Mirizzi 综合征”。

4.Murphy 征

右上腹部局限性压痛、肌紧张，阳性。

5.B 超检查

胆囊暗区有一个或多个强回声光团，并伴声影。

(五)鉴别诊断

1.肾绞痛

胆绞痛需与肾绞痛相鉴别，后者疼痛部位在腰部，疼痛向外生殖器放射，伴有血尿，可有尿路刺激症状。

2.胆囊非结石性疾病

胆囊良、恶性肿瘤，胆囊息肉样病变等，B 超、CT 等影像学检查可提供鉴别线索。

3.胆总管结石

患者可表现为高热、黄疸、腹痛，超声等影像学检查可以鉴别，但有时胆囊结石可与胆总管结石并存。

4.消化性溃疡性穿孔

患者多有溃疡病史，腹痛发作突然并很快波及全腹，腹壁呈板状强直，腹部 X 线平片可见膈下游离气体。较小的十二指肠穿孔，或穿孔后很快被网膜包裹，形成一个局限性炎性病灶时，易与急性胆囊炎混淆。

5.内科疾病

一些内科疾病如肾盂肾炎、右侧胸膜炎、肺炎等，亦可发生右上腹疼痛症状，若注意分析不难获得正确的诊断。

三、治疗

(一)一般治疗

饮食宜清淡，防止急性发作，对无症状的胆囊结石应定期 B 超随诊；伴急性炎症者宜进食，注意维持水、电解质平衡，并静脉应用抗生素。

(二)药物治疗

溶石疗法服用鹅去氧胆酸或熊去氧胆酸对胆固醇结石有一定溶解效果，主要用于胆固醇结石。但此种药物有肝毒性，服药时间长，反应大，价格贵，停药后结石易复发。其适应证：胆囊结石直径在 2 cm 以下；结石为含钙少的 X 线能够透过的结石；胆囊管通畅；患者的肝脏功能正常，无明显的慢性腹泻史。目前多主张采取熊去氧胆酸单用或与鹅去氧胆酸合用，不主张单用鹅去氧胆酸。鹅去氧胆酸总量为 15 mg/(kg·d)，分次口服。熊去氧胆酸为 8～10 mg/(kg·d)，分餐后或晚餐后 2 次口服。疗程 1～2 年。

(三)手术治疗

对于无症状的静止胆囊结石，一般认为无需施行手术切除胆囊。但有下列情况时，应进行手术治疗：①胆囊造影胆囊不显影；②结石直径超过 2～3 cm；③并发糖尿病且在糖尿病已控制时；④老年人或有心肺功能障碍者。

腹腔镜胆囊切除术适于无上腹创伤及手术史者，无急性胆管炎、胰腺炎和腹膜炎及腹腔脓肿的患者。对并发胆总管结石的患者应同时行胆总管探查术。

1.术前准备

择期胆囊切除术后引起死亡的最常见原因是心血管疾病。这强调了详细询问病史发现心绞痛和仔细进行心电图检查注意有无心肌缺血或以往心肌梗死证据的重要性。此外还应寻找脑血管疾病特别是一过性缺血发作的症状。若病史阳性或有问题时应做非侵入性颈动脉血流检查。此时对择期胆囊切除术应当延期，按照指征在冠状动脉架桥或颈动脉重新恢复血管流通后施行。除心血管病外，引起择期胆囊切除术后第 2 位的死亡原因是肝胆疾病，主要是肝硬化。除术中出血外，还可发生肝功能衰竭和败血症。自从在特别挑选的患者中应用预防性措施以来，择期胆囊切除术后感染中毒性并发症的发生率已有显著下降。慢性胆囊炎患者胆汁内的细菌滋生率占 10%～15%；而在急性胆囊炎消退期患者中则高达 50%。细菌菌种为肠道菌如大肠埃希菌、产气克雷伯菌和粪链球菌，其次也可见到产气荚膜杆菌、类杆菌和变形杆菌等。胆管内细菌的发生率随年龄而增长，故主张年龄在 60 岁以上、曾有过急性胆囊炎发作刚恢复的患者，术前应预防性使用抗生素。

2.手术治疗

对有症状胆石症已成定论的治疗是腹腔镜胆囊切除术。虽然此技术的常规应用时间尚短，但是其结果十分突出，以致仅在不能施行腹腔镜手术或手术不安全时，才选用开腹胆囊切除术，包括无法安全地进入腹腔完成气腹，或者由于腹内粘连，或者解剖异常不能安全地暴露胆囊等。外科医师在遇到胆囊和胆管解剖不清及遇到止血或胆汁渗漏而不能满意地控制时，应当及时中转开腹。目前，中转开腹率在 5%以下。

(四)其他治疗

体外震波碎石适用于胆囊内胆固醇结石，直径不超过 3 cm，且胆囊具收缩功能。治疗后部分患者可发生急性胆囊炎或结石碎片进入胆总管而引起胆绞痛和急性胆管炎，此外碎石后仍不能防止结石的复发。因并发症多，疗效差，现已基本不用。

四、护理

(一)术前护理

1.饮食

指导患者选用低脂肪、高蛋白质、高糖饮食。因为脂肪饮食可促进胆囊收缩排出胆汁，加剧疼痛。

2.术前用药

严重的胆石症发作性疼痛可使用镇痛剂和解痉剂，但应避免使用吗啡，因吗啡有收缩胆总管的作用，可加重病情。

3.病情观察

应注意观察胆石症急性发作患者的体温、脉搏、呼吸、血压、尿量及腹痛情况，及时发现有无感染性休克征兆。注意患者皮肤有无黄染及粪便颜色变化，以确定有无胆管梗阻。

(二)术后护理

1.症状观察及护理

定时监测患者生命体征的变化，注意有无血压下降、体温升高及尿量减少等全身中毒症状，及时补充液体，保持出入量平衡。

2."T"形管护理

(1)"T"形管应妥善固定，防止扭曲、脱落。

(2)保持"T"形管无菌，每天更换引流袋，下地活动时引流袋应低于胆囊水平，避免胆汁回流。

(3)观察并记录每天胆汁引流量、颜色及性质，防止胆汁淤积引起感染。

(4)拔管：如果"T"形管引流通畅，胆汁色淡黄、清澄、无沉渣且无腹痛无发热等症状，术后10～14天可夹闭管道。开始每天夹闭2～3小时，无不适可逐渐延长时间，直至全日夹管。在此过程中要观察患者有无体温增高、腹痛、恶心、呕吐及黄疸等。经"T"形管造影显示胆管通畅后，再引流2～3天，及时排出造影剂。经观察无特殊反应，可拔除"T"形管。

(三)健康指导

(1)给予少油腻、高维生素、低脂饮食。烹调方式以蒸煮为宜，少吃油炸类的食物。

(2)适当体育锻炼，提高机体抵抗力。

(张　遥)

第八节　急性阑尾炎

急性阑尾炎是普外科最常见的疾病之一，也是外科急腹症中最常见的疾病之一，其发病率约为1‰。各年龄段人及妊娠期妇女均可发病，但以青年最为多见。阑尾切除术也是外科最常施行的一种手术。急性阑尾炎临床表现变化较多，需要与许多腹腔内、外疾病相区别。早期明确诊断，及时治疗，可使患者在短期内恢复健康。若延误诊治，则可能出现严重后果。因此，对本病的处理须予以重视。

一、病因

阑尾管腔较细且系膜短，常使阑尾扭曲，内容物排出不畅。阑尾管腔内本来就有许多微生物，远侧又是盲端，很容易发生感染。一般认为急性阑尾炎是由下列几种因素综合导致的。

(一)梗阻

梗阻为急性阑尾炎最常见的致病因素，常见的梗阻原因如下：①便石和便块等；②寄生虫，如蛔虫堵塞；③阑尾系膜过短，造成阑尾扭曲，引起部分梗阻；④阑尾壁的改变，以往发生过急性阑尾炎后，肠壁可以纤维化，使阑尾腔变小，亦可减弱阑尾的蠕动功能。

(二)细菌感染

阑尾炎的发生也可能是细菌直接感染的结果。细菌可通过直接侵入、经由血运或邻接感染等方式侵入阑尾壁，从而导致阑尾的感染和炎症。

（三）其他

与急性阑尾炎发病有关的因素还有饮食习惯、遗传因素和胃肠道功能障碍等。阑尾先天性畸形，如阑尾过长、过度扭曲、管腔细小、血供不佳等都是易于发生急性炎症的条件。胃肠道功能障碍（如腹泻、便秘等）引起内脏神经反射，导致阑尾肌肉和血管痉挛，当超过正常强度时，可致阑尾管腔狭窄、血供障碍、黏膜受损，以致细菌入侵而发生急性炎症。

二、病理

根据急性阑尾炎的临床过程和病理解剖学变化，可将其分为四种病理类型，这些不同类型可以是急性阑尾炎在其病变发展过程中不同阶段的表现，也可以是不同的病因和发病原理的直接结果。

（一）急性单纯性阑尾炎

阑尾轻度肿胀，浆膜表面充血。阑尾壁各层组织间均有炎性细胞浸润，以黏膜和黏膜下层最为显著。黏膜上可能形成小的溃疡和出现小的出血点，阑尾腔内可能有少量渗出液，临床症状和全身反应也较轻，如能及时处理，其感染可以消退，炎症完全吸收，阑尾也可以恢复正常。

（二）急性化脓性阑尾炎

阑尾明显肿胀，壁内有大量炎性细胞浸润，可形成大量大小不一的微小脓肿。浆膜高度充血并有较多脓性渗出物，是机体炎症防御、局限化的一种表现。常有大网膜下移、包绕部分或全部阑尾。此类阑尾炎的阑尾已有不同程度的组织破坏，即使经保守治疗恢复，阑尾壁仍可留有瘢痕挛缩，致阑尾腔狭窄，因此日后炎症可反复发作。

（三）坏疽性及穿孔性阑尾炎

坏疽性及穿孔性阑尾炎是一种重型阑尾炎。根据阑尾血运阻断的部位，坏死范围可仅限于阑尾的一部分或累及整个阑尾。阑尾管壁坏死或部分坏死，呈暗紫色或黑色。阑尾腔内积脓，且压力升高，阑尾壁血液循环受阻。穿孔部位多位于阑尾根部和尖端。如穿孔未被包裹，感染继续扩散，则可引起急性弥漫性腹膜炎。

（四）阑尾周围脓肿

急性阑尾炎化脓坏疽或穿孔，如果此过程进展较慢，大网膜可移至右下腹部，将阑尾包裹并形成粘连，形成炎性肿块或阑尾周围脓肿。

阑尾穿孔并发弥漫性腹膜炎最为严重，常见于坏疽穿孔性阑尾炎。婴幼儿大网膜过短、妊娠期的子宫妨碍大网膜下移，故易于在阑尾穿孔后出现弥漫性腹膜炎。由于阑尾炎症严重，进展迅速，局部大网膜或肠袢粘连尚不足以局限之，故一旦穿孔，感染很快蔓及全腹腔。患者有全身性感染、中毒和脱水等现象，有全腹性的腹壁强直和触痛，并有肠麻痹的腹胀、呕吐等症状。如不经适当治疗，病死率很高；即使经过积极治疗后全身性感染获得控制，也常因出现盆腔脓肿、膈下脓肿或多发性腹腔脓肿等并发症而需多次手术引流，甚至遗下腹腔窦道、肠瘘、粘连性肠梗阻等并发症而使病情复杂、病期迁延。

三、临床表现

不论急性阑尾炎病因如何，亦不论其病理变化为单纯性、化脓性或坏疽性，在阑尾未穿孔、坏死或并有局部脓肿以前，临床表现大致相似。多数急性阑尾炎有较典型的症状和体征。

(一)症状

一般表现在三个方面。

1.腹痛不适

腹痛不适是急性阑尾炎最常见的症状,约有98%的急性阑尾炎患者以此为首发症状。典型的急性阑尾炎腹痛开始时多在上腹部或脐周围,有时为阵发性,并常有轻度恶心或呕吐,一般持续6～36小时(通常约12小时)。当阑尾炎症涉及壁腹膜时,腹痛变为持续性并转移至右下腹部,疼痛加剧,不少患者伴有呕吐、发热等全身症状。此种转移性右下腹痛是急性阑尾炎的典型症状,70%以上的患者具有此症状。该症状在临床诊断上有重要意义。但也应该指出:不少患者的腹痛可能开始时即在右下腹,不一定有转移性腹痛,这可能与阑尾炎病理过程不同有关。没有明显管腔梗阻而直接发生的阑尾感染,可能一开始就是右下腹炎症持续性疼痛。在临床上,虽异位阑尾炎同样也可有初期梗阻性、后期炎症性腹痛,但其最后腹痛所在部位因阑尾部位不同而异。

腹痛的轻重程度与阑尾炎的严重性之间并无直接关系。虽然腹痛的突然减轻一般表示阑尾腔的梗阻已解除或炎症在消退,但有时因阑尾腔内压过大或组织缺血坏死,神经末梢失去感受和传导能力,腹痛也可减轻。有时阑尾穿孔以后,由于腔内压随之减低,自觉的腹痛也可突然消失。故腹痛减轻,必须伴有体征消失,方可视为病情好转的证据。

2.胃肠道症状

恶心、呕吐、便秘、腹泻等胃肠道症状是急性阑尾炎患者所常有的。呕吐是急性阑尾炎常见的症状,当阑尾管腔梗阻及炎症程度较重时更为突出。呕吐与发病前有无进食有关。阑尾炎发生于空腹时,往往仅伴有恶心;饱食后发生者多有呕吐;偶然于病程晚期亦见有恶心、呕吐者,则多由腹膜炎所致。食欲缺乏、不思饮食,则更是患者常见的症状。

当阑尾感染扩散至全腹时,恶心、呕吐可加重。其他胃肠道症状,如食欲缺乏、便秘、腹泻等也偶可出现,腹泻多由于阑尾炎症扩散至盆腔内形成脓肿,刺激直肠而引起肠功能亢进。此时患者常有排便不畅、便次增多、里急后重及便中带黏液等症状。

3.全身反应

急性阑尾炎患者的全身症状一般并不显著。当阑尾化脓坏疽并有扩散性腹腔内感染时,会出现明显的全身症状,如寒战、高热、反应迟钝或烦躁不安;当弥漫性腹膜炎严重时,会同时出现血容量不足与脓毒症表现,甚至有心、肺、肝、肾等生命器官功能障碍。

(二)体征

急性阑尾炎的体征在诊断上较自觉症状更具重要性。它的表现取决于阑尾的部位、位置的深浅和炎症的程度,常见的体征有下列几类。

1.患者体位

不少患者来诊时常弯腰行走,且往往以双手按在右下腹部。在床上平卧时,其右髋关节常呈屈曲状。

2.压痛和反跳痛

最主要和典型的症状是右下腹压痛,其存在是诊断阑尾炎的重要依据,典型的压痛较局限,位于麦氏点(阑尾点)或其附近。无并发症的阑尾炎压痛点比较局限,有时可以用一个手指在腹壁找到最明显压痛点。待出现腹膜炎时,压痛范围可变大,甚至全腹压痛,但压痛最剧点仍在阑尾部位。压痛点具有重大诊断价值,即使患者自觉腹痛尚在上腹部或脐周围,体检时往往已能发现在右下腹有明显的压痛点,常可借此获得早期诊断。

年老体弱、反应差的患者有时即使炎症很重，但压痛可能比较轻微，或必须深压才痛。压痛表明阑尾炎症的存在和其所在的部位，较转移性腹痛更具诊断意义。

反跳痛具有重要的诊断意义，体检时将压在局部的手突然松开，患者感到更重于压痛的剧烈疼痛。这是腹膜受到刺激的反应，可以更肯定局部炎症的存在。阑尾部位压痛与反跳痛的同时存在对诊断阑尾炎来说，比单个存在更有价值。

3.右下腹肌紧张和强直

肌紧张是腹壁对炎症刺激的反应性痉挛，强直则是一种不由自主的持续性、保护性的腹肌收缩，都见于阑尾炎症已超出浆膜并侵及周围脏器或组织时。检查腹肌有无紧张和强直，要求动作轻柔，患者情绪平静，以避免引起腹肌过度反应或痉挛，导致得出不正确结论。

4.疼痛试验

有些急性阑尾炎患者以下几种疼痛试验可能呈阳性，其主要原理是处于深部但有炎症的阑尾黏附于腰大肌或闭孔肌，在行以下各种试验时，局部受到明显刺激而出现疼痛。①结肠充气试验（Rovsing 征）。深压患者左下腹部降结肠处，患者感到阑尾部位疼痛。②腰大肌试验。患者左侧卧，右腿伸直并过度后伸时阑尾部位出现疼痛。③闭孔内肌试验。患者屈右髋右膝并内旋时感到阑尾部位疼痛。④直肠内触痛，直肠指检时按压右前壁，患者有疼痛感。

（三）化验

急性阑尾炎患者的血常规、尿常规检查有一定重要性。90％的患者常有白细胞计数增多，是临床诊断的重要依据，一般为（10～15）$\times 10^9$/L。随着炎症加重，白细胞计数可以增多，甚至可为20$\times 10^9$/L以上。但年老体弱或免疫功能受抑制的患者，白细胞计数不一定增多，甚至反而下降。白细胞数增多常伴有核左移。急性阑尾炎患者的尿液检查一般无特殊改变，但对排除类似阑尾炎症状的泌尿系统疾病，如输尿管结石，常规检查尿液仍有必要。

四、诊断

多数急性阑尾炎的诊断以转移性右下腹痛或右下腹痛、阑尾部位压痛和白细胞计数升高三者为决定性依据。典型的急性阑尾炎（约占 80％）均有上述症状及体征，易于据此做出诊断。对于临床表现不典型的患者，尚需考虑借助其他一些诊断手段，以作进一步肯定。

五、鉴别诊断

典型的急性阑尾炎一般诊断并不困难，但在另一部分病例，由于临床表现并不典型，诊断相当困难，有时甚至诊断错误，以致采用错误的治疗方法或延误治疗，产生严重并发症，甚至死亡。需要与急性阑尾炎相鉴别的疾病很多，常见的为以下三类。

（一）内科疾病

临床上，不少内科疾病具有急腹症的临床表现，常被误诊为急性阑尾炎而施行不必要的手术探查，将无病变的阑尾切除，甚至危及患者生命，故诊断时必须慎重。常见的需要与急性阑尾炎鉴别的内科疾病有以下几种。

1.急性胃肠炎

一般急性胃肠炎患者发病前常有饮食不慎或食物不洁史。症状虽亦以腹痛、呕吐、腹泻三者为主，但通常以呕吐或腹泻较为突出，有时在腹痛之前已有吐泻。急性阑尾炎患者即使有吐泻，一般也不严重，且多发生在腹痛以后。

急性胃肠炎的腹痛有时虽很剧烈，但其范围较广，部位较不固定，更无转移至右下腹的特点。

2.急性肠系膜淋巴结炎

本病多见于儿童，往往发生于上呼吸道感染之后。患者大多有相同腹痛史，且常在上呼吸道感染后发作。起病初期于腹痛开始前后往往即有高热，此与一般急性阑尾炎不同，腹痛初起时即位于右下腹，而无急性阑尾炎之典型腹痛转移史。其腹部触痛的范围亦较急性阑尾炎为广，部位亦较阑尾的位置高，并较靠近内侧。腹壁强直不甚明显，反跳痛亦不显著。结肠充气试验(Rovsing 征)和肛门指检都是阴性。

3.Meckel 憩室炎

梅克尔(Meckel)憩室炎往往无转移性腹痛，局部压痛点也在阑尾点之内侧，多见于儿童，由于1/3 Meckel憩室中有胃黏膜存在，患者可有黑便史。Meckel 憩室炎发生穿孔时成为外科疾病。临床上如诊断为急性阑尾炎而手术中发现阑尾正常，应即检查末段回肠至少 100 cm，以视有无 Meckel 憩室炎，免因遗漏而造成严重后果。

4.局限性回肠炎

典型局限性回肠炎不难与急性阑尾炎相区别。但不典型急性发作时，右下腹痛、压痛及白细胞计数升高与急性阑尾炎相似，必须通过细致临床观察，发现局限性回肠炎所致的部分肠梗阻的症状与体征(如阵发绞痛和可触及条状肿胀肠袢)，方能鉴别。

5.心胸疾病

如右侧胸膜炎、右下肺炎和心包炎等均可有反射性右侧腹痛，甚至右侧腹肌反射性紧张等，但这些疾病以呼吸、循环系统功能改变为主，一般没有典型急性阑尾炎的转移性右下腹痛和压痛。

6.其他

如过敏性紫癜、铅中毒等，均可有腹痛，但腹软无压痛。详细的病史、体检和辅助检查可予以鉴别。

(二)外科疾病

1.胃、十二指肠溃疡急性穿孔

本病为常见急腹症，发病突然，临床表现可与急性阑尾炎相似。溃疡病穿孔患者多数有慢性溃疡史，穿孔大多发生在溃疡病的急性发作期。溃疡穿孔所引起的腹痛，虽起于上腹部并可累及右下腹，但一般均迅速累及全腹，不像急性阑尾炎有局限于右下腹的趋势。腹痛发作极为突然，程度也颇剧烈，常可引致患者休克。体检时右下腹虽也有明显压痛，但上腹部溃疡穿孔部位一般仍为压痛最显著的地方。腹肌的强直现象也特别显著，常呈“板样”强直。腹内因有游离气体存在，肝浊音界多有缩小或消失现象，X 线透视如能确定膈下有积气，将有助于作出诊断。

2.急性胆囊炎

总体上急性胆囊炎的症状与体征均以右上腹为主，常可扪及肿大和有压痛的胆囊，墨菲(Murphy)征阳性，辅以B 超不难鉴别。

3.右侧输尿管结石

本病有时与阑尾炎表现相似。但输尿管结石以腰部酸痛或绞痛为主，可有向会阴部放射痛，右肾区叩击痛(+)，肉眼或镜检尿液有大量红细胞，辅以 B 超检查和肾、输尿管、膀胱 X 线片(KUB)可确诊。

(三)妇科疾病

1.右侧异位妊娠破裂

这是育龄妇女最易与急性阑尾炎相混淆的疾病,尤其对于未婚怀孕女性,诊断时更要细致。异位妊娠患者常有月经过期或近期不规则史,在腹痛发生以前,可有不规则的阴道出血史。其腹痛之发作极为突然,开始即在下腹部,并常伴有会阴部垂痛感觉。全身无炎症反应,但有不同程度的出血性休克症状。妇科检查常能发现阴道内有血液,子宫颈柔软而有明显触痛,一侧附件有肿大且具压痛。如阴道后穹隆或腹腔穿刺抽出新鲜不凝固血液,同时妊娠试验阳性可以确诊。

2.右侧卵巢囊肿扭转

本病可突然出现右下腹痛,囊肿绞窄坏死可刺激腹膜而致局部压痛,与急性阑尾炎相似。但急性扭转时疼痛剧烈而突然,坏死囊肿引起的局部压痛位置偏低,有时可扪及肿大的囊肿,都与阑尾炎不同,妇科双合诊或B超检查等可明确诊断。

3.其他

如急性盆腔炎、右侧附件炎、右侧卵巢滤泡或黄体破裂等,可通过病史、月经史、妇科检查、B超检查、后穹隆或腹腔穿刺等做出正确诊断。

六、治疗

手术切除是治疗急性阑尾炎的主要方法,但阑尾炎症的病理变化比较复杂,非手术治疗仍有其价值。

(一)非手术治疗

1.适应证

(1)患者情况差或客观条件不允许,如合并严重心、肺功能障碍时,可先行非手术治疗,但应密切观察病情变化。

(2)急性单纯性阑尾炎早期,药物治疗多有效,其炎症可吸收消退,阑尾能恢复正常,也可能不再复发。

(3)当急性阑尾炎已被延误诊断超过48小时,病变局限,已形成炎性肿块,也应采用非手术治疗。待炎症消退,肿块吸收后,再考虑择期切除阑尾。当炎性肿块转成脓肿时,应先行脓肿切开引流,以后再择期进行阑尾切除术。

(4)急性阑尾炎诊断尚未明确,临床观察期间可采用非手术治疗。

2.方法

非手术治疗的方法有卧床,禁食,静脉补充水、电解质和热量;同时应用有效抗生素以及对症处理(如镇静、止痛、止吐等)。

(二)手术治疗

绝大多数急性阑尾炎诊断明确后均应采用手术治疗,以去除病灶、促进患者迅速恢复。但是急性阑尾炎的病理变化和患者条件常有不同,因此也要根据具体情况,对不同时期、不同阶段的患者采用不同的手术方式分别处理。

七、急救护理

(一)护理目标

(1)患者焦虑情绪明显好转,配合治疗及护理。

(2)患者主诉疼痛明显缓解或消失。

(3)术后未发生相关并发症或并发症发生后能得到及时治疗与处理。

(二)护理措施

1.非手术治疗

(1)体位:取半卧位休息,以减轻疼痛。

(2)饮食:轻者可进流质,重症患者应禁食以减少肠蠕动,有利于炎症局限。

(3)加强病情观察:定时测量生命体征,密切观察患者的腹部症状和体征,尤其注意腹痛的变化。观察期间禁用镇静止痛剂,如吗啡等,以免掩盖病情。

(4)避免增加肠内压力:禁服泻药及灌肠,以免肠蠕动加快,增高肠内压力,导致阑尾穿孔或炎症扩散。

(5)使用有效的抗生素控制感染。

(6)心理护理:耐心做好患者及家属的解释工作,减轻其焦虑和紧张情绪;向患者和家属介绍疾病相关知识,使之积极配合治疗和护理。

2.术后护理

(1)体位:患者全麻术后清醒或硬膜外麻醉平卧 6 小时后,血压平稳,采用半卧位,以减少腹壁张力,减轻切口疼痛,有利于呼吸和引流。

(2)饮食护理:患者术后禁食,禁食期间给予静脉补液。待肛门排气,肠蠕动恢复后,进流质饮食,逐渐向半流质和普食过渡。

(3)合理使用抗生素:术后遵医嘱及时正确使用抗生素,控制感染,防止并发症发生。

(4)早期活动:鼓励患者术后在床上活动,待麻醉反应消失后可起床活动,以促进肠蠕动恢复,防止肠粘连,增进血液循环,促进伤口愈合。

(5)切口的护理:①及时更换污染敷料,保持切口清洁、干燥。②密切观察切口愈合情况,及时发现出血及感染征象。

(6)引流管的护理:①妥善固定引流管和引流袋,防止引流管折叠、受压或牵拉而脱出,并减少牵拉引起的疼痛。②保持引流通畅,经常从近端至远端挤压引流管,防止血块或脓液堵塞。如发现引流液突然减少,应检查引流管有无脱落和堵塞。③观察并记录引流液的颜色、性状及量,准确记录 24 小时的引流量。当引流液量逐渐减少、颜色逐渐变淡至浆液性,患者体温及血常规正常时,可考虑拔管。④每周更换引流袋2～3 次。更换引流袋和敷料时,严格执行无菌操作,防止污染和避免引起逆行感染。

(7)术后并发症的观察及护理。①切口感染:是阑尾切除术后最常见的并发症,多见于化脓性或穿孔性阑尾炎。切口感染可通过术中有效保护切口、彻底止血、消灭无效腔等措施得到预防。一般临床表现为术后 2～3 天体温升高,切口处出现红、肿、痛。治疗原则:先试穿刺抽脓液,一经确诊立即充分敞开引流。排出脓液,放置引流,定期换药,短期内可愈合。②粘连性肠梗阻:与局部炎性渗出、手术损伤和术后长期卧床等因素有关。早期手术、术后早期下床活动可以有效预防该并发症,完全性肠梗阻者应手术治疗。③腹腔内出血:常发生在术后 24～48 小时内,多因阑尾系膜结扎线松脱或止血不彻底引起。临床表现为腹痛、腹胀和失血性休克等。一旦发生出血,应立即输血、补液及紧急手术止血。④腹腔感染或脓肿:多发生于化脓性或坏疽性阑尾炎术后,尤其多发于阑尾穿孔伴腹膜炎的患者。患者表现为体温升高、腹痛、腹胀、腹部压痛及全身中毒症状。按腹膜炎治疗和护理原则处理。⑤阑尾残株炎:阑尾残端保留过长超过 1 cm 时,术后残株易复发炎症，仍表现为阑尾炎的症状。X线钡剂检查可明确诊断。症状较重者，应手术切除阑尾残株。⑥便瘘：很少见。残端结扎线脱落、盲肠原有结核或癌肿等病变、手术时误伤盲肠等因素均是发生便瘘的原因。临床表现类似阑尾周围脓肿，经非手术治疗后，便瘘多可自行闭合。少数需手术治疗。

（三）健康教育

（1）术前向患者解释禁食的目的和意义，指导患者采取正确的卧位。

（2）指导患者术后早期下床活动，促进肠蠕动恢复，避免肠粘连。

（3）术后鼓励患者进食营养丰富的食物，以利于伤口愈合。

（4）出院指导。若出现腹痛、腹胀等症状，应及时就诊。

（张　遥）

第九节　肠　梗　阻

一、概述

肠梗阻指肠内容物在肠道中通过受阻，为常见急腹症，可由多种因素引起。起病初梗阻肠段先有解剖和功能性改变，进而发生体液和电解质的丢失、肠壁循环障碍坏死和继发感染，最后可致毒血症休克死亡。如能及时诊断、积极治疗大多能逆转病情的发展以至治愈。

二、病因

（一）机械性肠梗阻

1.肠外原因

（1）粘连与粘连带压迫：粘连可引起肠折叠扭转而造成梗阻。先天性粘连带较多见于小儿，腹部手术或腹内炎症产生的粘连是成人肠梗阻最常见的原因，但少数病例无腹部手术及炎症史。

（2）嵌顿性外疝或内疝。

（3）肠扭转常由粘连所致。

（4）肠外肿瘤或腹块压迫。

2.肠管本身的原因

（1）先天性狭窄和闭孔畸形。

（2）炎症肿瘤吻合手术及其他因素所致的狭窄。例如，炎症性肠病、肠结核、放射性损伤、肠肿瘤（尤其是结肠瘤）、肠吻合等。

（3）肠套叠在成人中较少见，多因息肉或其他肠管病变引起。

3.肠腔内原因

成团蛔虫异物或便块等引起的肠梗阻已不常见。巨大胆石通过胆囊或胆总管-十二指肠瘘管进入肠腔，产生胆石性肠梗阻的病例时有报道。

（二）动力性肠梗阻

（1）麻痹性。腹部大手术后腹膜炎、腹部外伤、腹膜后出血、某些药物肺炎、脓胸脓毒血症、低钾血症或其他全身性代谢紊乱均可并发麻痹性肠梗阻。

(2)痉挛性。肠道炎症及神经系统功能紊乱均可引起肠管暂时性痉挛。

(三)血管性肠梗阻

肠系膜动脉栓塞或血栓形成和肠系膜静脉血栓形成为主要病因。各种病因引起肠梗阻的频率随年代地区、民族医疗卫生条件等不同而有所不同。例如,年前嵌顿疝所致的机械性肠梗阻的发生率最高,随着医疗水平的提高、预防性疝修补术得到普及,现已明显减少,而粘连所致的肠梗阻的发生率明显上升。

三、病理改变

单纯性完全机械性肠梗阻发生后,梗阻部位以上的肠腔扩张,肠壁变薄,黏膜易有糜烂和溃疡发生,浆膜可被撕裂,整个肠壁可因血供障碍而坏死穿孔,梗阻以下部分肠管多呈空虚坍陷。

麻痹性肠梗阻时,肠管扩张、肠壁变薄。

在绞窄性肠梗阻的早期,由于静脉回流受阻,小静脉和毛细血管可发生淤血、通透性增加甚至破裂而渗出血浆或血液,此时肠管内因充血和水肿而呈紫色,继而出现动脉血流受阻、血栓形成,肠壁因缺血而坏死,肠内细菌和毒素可通过损伤的肠壁进入腹腔,坏死的肠管呈紫黑色,最后可自行破裂。

四、病理生理

肠梗阻的主要病理生理改变为肠膨胀、体液和电解质的丢失、感染和毒血症。这些改变的严重程度视梗阻部位的高低、梗阻时间的长短以及肠壁有无血液供应障碍而不同。

(一)肠膨胀

机械性肠梗阻时,梗阻以上的肠腔因积液、积气而膨胀,肠段对梗阻的最先反应是增强蠕动,而强烈的蠕动引起肠绞痛。此时食管上端括约肌发生反射性松弛,患者在吸气时不自觉地将大量空气吞入胃肠,因此肠腔积气的70%是咽下的空气,其中大部分是氮气,不易被胃肠吸收,其余30%的积气是肠内酸碱中和与细菌发酵作用产生的,后弥散至肠腔的CO_2、H_2、CH_4等气体。正常成人每天消化道分泌的唾液、胃液、胆液、胰液和肠液的总量约8 L,绝大部分被小肠黏膜吸收,以保持体液平衡。肠梗阻时大量液体和气体聚积在梗阻近端引起肠膨胀,而膨胀能抑制肠壁黏膜吸收水分,以后又刺激其增加分泌,如此肠腔内液体越积越多,使肠膨胀进行性加重。单纯性肠梗阻的肠管内压力一般较低,初始常低于8 cmH_2O(1 cmH_2O=98 Pa)。

但随着梗阻时间的延长,肠管内压力甚至可达到18 cmH_2O。结肠梗阻时肠腔内压力多平均在25 cmH_2O。结肠梗阻时肠腔内压力平均多在25 cmH_2O以上,甚至有高到52 cmH_2O。肠管内压力的增高可使肠壁静脉回流障碍,引起肠壁充血水肿,通透性增加。肠管内压力继续增高可使肠壁血流阻断,使单纯性肠梗阻变为绞窄性肠梗阻。严重的肠膨胀甚至可使横膈抬高,影响患者的呼吸和循环功能。

(二)体液和电解质的丢失

肠梗阻时肠膨胀可引起反射性呕吐。高位小肠梗阻时呕吐频繁,大量水分和电解质被排出体外。如梗阻位于幽门或十二指肠上段,呕出过多胃酸,则易产生脱水和低氯低钾性碱中毒。如梗阻位于十二指肠下段或空肠上段,则重碳酸盐的丢失严重。低位肠梗阻,因肠黏膜吸收功能降低而分泌液量增多,梗阻以上肠腔中积留大量液体,有时多达5～10 L,内含大量碳酸氢钠。这些液体虽未被排出体外，但封闭在肠腔内不能进入血液，等于体液的丢失。此外，过度的肠膨胀影响静脉回流，导致肠壁水肿和血浆外渗，在绞窄性肠梗阻时，血和血浆的丢失尤其严重。因此，患者多发生脱水伴少尿、氮质血症和酸中毒。如持续脱水，血液进一步浓缩，则导致低血压和低血容量休克。失钾和不进饮食所致的血钾过低可引起肠麻痹，进而加重肠梗阻的发展。

（三）感染和毒血症

正常人的肠蠕动使肠内容物经常向前流动和更新，因此小肠内是无菌的，或只有极少数细菌。单纯性机械性小肠梗阻时，肠内纵有细菌和毒素也不能通过正常的肠黏膜屏障，因而危害不大。若梗阻转变为绞窄性，开始时，静脉血流被阻断，受累的肠壁渗出大量血液和血浆，使血容量进一步减少，继而动脉血流被阻断而加速肠壁的缺血性坏死。绞窄段肠腔中的液体含大量细菌（如梭状芽孢杆菌、链球菌、大肠埃希菌等）、血液和坏死组织，细菌的毒素以及血液和坏死组织的分解产物均具有极强的毒性。这种液体通过破损或穿孔的肠壁进入腹腔后，可引起强烈的腹膜刺激和感染，被腹膜吸收后，则引起脓毒血症。严重的腹膜炎和毒血症是导致肠梗阻患者死亡的主要原因。

除上述三项主要的病理生理改变之外，绞窄性肠梗阻往往还伴有肠壁、腹腔和肠腔内的渗血，绞窄的肠袢越长，失血量越大，亦是导致肠梗阻患者死亡的原因之一。

五、临床表现

症状和体征典型的肠梗阻是不难诊断的，但缺乏典型表现者诊断较困难。X线腹部透视或摄片检查对证实临床诊断、确定肠梗阻的部位很有帮助。正常人腹部X线检查只能在胃和结肠内见到少量气体。如小肠内有气体和液平面，表明肠内容物通过障碍，提示肠梗阻的存在。通常要经过6小时，急性小肠梗阻患者的肠内才会积聚足够的液体和气体，形成明显的液平面。经过12小时，肠扩张的程度达到诊断水平。结肠梗阻发展到出现X线征象的时间就更长。充气的小肠特别是空肠可从横绕肠管的环状襞加以辨认，并可与具有结肠袋影的结肠相区别。此外，典型的小肠肠型多在腹中央部分，而结肠影在腹周围或在盆腔。根据患者体力情况可采用立式或卧式，从正位或侧位摄片，必要时进行系列摄片。

肠梗阻的诊断确定后，应进一步鉴别梗阻的类型。不同类型肠梗阻的治疗及预后方面差异很大，如机械性肠梗阻多需手术解除，动力性肠梗阻则可用保守疗法治愈，绞窄性肠梗阻应尽早进行手术，而单纯性机械性肠梗阻可先试行保守治疗。鉴别方法如下。

（一）鉴别机械性肠梗阻和动力性肠梗阻

首先要从病史上分析有无机械梗阻因素。动力性肠梗阻包括常见的麻痹性和少见的痉挛性肠梗阻。机械性肠梗阻的特征是阵发性肠绞痛、肠鸣音亢进和非对称性腹胀；麻痹性肠梗阻的特征为无绞痛、肠鸣音消失和全腹均匀膨胀；痉挛性肠梗阻可有剧烈腹痛突然发作和消失，间歇期不规则，肠鸣音减弱而不消失，但无腹胀。X线腹部平片有助于两者的鉴别：机械性梗阻的肠胀气局限于梗阻部位以上的肠段；麻痹性梗阻时，全部胃、小肠和结肠均有胀气，程度大致相同；痉挛性梗阻时，肠无明显胀气和扩张。每隔5分钟拍摄正、侧位腹部平片以观察小肠有无运动，常可鉴别机械性与麻痹性肠梗阻。

（二）鉴别单纯性肠梗阻和绞窄性肠梗阻

绞窄性肠梗阻可于单纯性机械性肠梗阻的基础上发生，单纯性肠梗阻因治疗不善而转变为绞窄性肠梗阻的占15%～43%，一般认为出现下列征象应疑有绞窄性肠梗阻。

(1)急骤发生的剧烈腹痛持续不减,或由阵发性绞痛转变为持续性腹痛,疼痛的部位较为固定。若腹痛涉及背部,提示肠系膜受到牵拉,更提示为绞窄性肠梗阻。

(2)腹部有压痛、反跳痛和腹肌强直,腹胀与肠鸣音亢进则不明显。

(3)呕吐物、胃肠减压引流物、腹腔穿刺液含血液,亦可有便血。

(4)全身情况急剧恶化,毒血症表现明显,可出现休克。

(5)X线平片检查可见梗阻部位以上肠段扩张并充满液体,状若肿瘤或呈“C”形面,被称为“咖啡豆征”,在扩张的肠管间常可见有腹水。

(三)鉴别小肠梗阻和结肠梗阻

高位小肠梗阻呕吐频繁而腹胀较轻,低位小肠梗阻与之相反。结肠梗阻的临床表现与低位小肠梗阻相似,但X线腹部平片检查则可区别。小肠梗阻是充气之肠袢遍及全腹,液平较多,而结肠则不显示。若为结肠梗阻,则在腹部周围可见扩张的结肠和袋形,小肠内积气则不明显。

(四)鉴别完全性肠梗阻和不完全性肠梗阻

完全性肠梗阻多为急性发作而且症状明显,不完全性肠梗阻则多为慢性梗阻,症状不明显,往往为间歇性发作。X线平片检查完全性肠梗阻者肠袢充气扩张明显,不完全性肠梗阻则反之。

(五)肠梗阻病因的鉴别诊断

判断病因可从年龄、病史、体检、X线检查等方面的分析着手。例如,以往有过腹部手术、创伤、感染的病史,应考虑肠粘连或粘连带所致的梗阻。如患者有肺结核,应想到肠结核或腹膜结核引起肠梗阻的可能。遇风湿性心瓣膜病伴心房颤动、动脉粥样硬化或闭塞性动脉内膜炎的患者,应考虑肠系膜动脉栓塞,而门静脉高压和门静脉炎可致门静脉栓塞,这些动静脉血流受阻是血管性肠梗阻的常见原因。在儿童中,蛔虫引起肠堵塞偶可见到;3岁以下婴幼儿中原发性肠套叠多见;青、中年患者的常见病因是肠粘连、嵌顿性外疝和肠扭转;老年人的常见病因是结肠癌、乙状结肠扭转和便块堵塞,而结肠梗阻病例的90%为癌性梗阻。成人中肠套叠少见,多继发于Meckel憩室、肠息肉和肿瘤。在腹部检查时,要特别注意腹部手术切口瘢痕和隐蔽的外疝。

腹痛、呕吐、腹胀、便秘和停止排气是肠梗阻的典型症状,但在各类肠梗阻中轻重并不一致。

1.腹痛

肠梗阻的患者大多有腹痛。在急性完全性机械性小肠梗阻患者中,腹痛表现为阵发性绞痛。腹痛是由梗阻部位以上的肠管强烈蠕动引起,多位于腹中部,常突然发作,逐步加剧至高峰,持续数分钟后缓解。间隙期可以完全无痛,但过段时间后可以再发,绞痛的程度和间隙期的长短则视梗阻部位的高低和病情的缓急而异。一般而言,十二指肠、上段空肠梗阻时,呕吐可起减压作用,患者绞痛较轻。而低位回肠梗阻则可因肠胀气抑制肠蠕动,故绞痛亦轻。唯急性空肠梗阻时绞痛较剧烈,一般每2～5分钟即发作一次。不完全性肠梗阻腹痛较轻,在一阵肠鸣或排气后可见缓解。慢性肠梗阻亦然,且间隙期亦长。急性机械性结肠梗阻时,腹痛多在下腹部,一般较小肠梗阻为轻。结肠梗阻时若回盲瓣功能正常,结肠内容物不能逆流到小肠,肠腔因而逐渐扩大,压力增高,因之,除阵发性绞痛外可有持续性钝痛。若此种情况出现,应注意有闭袢性肠梗阻的可能性。发作间隙期的持续性钝痛亦是绞窄性肠梗阻的早期表现。如若肠壁已发生缺血坏死则呈持续性剧烈腹痛。至于麻痹性肠梗阻,由于肠肌已无蠕动能力,故无肠绞痛发作,可由高度肠管膨胀引起腹部持续性胀痛。

2.呕吐

肠梗阻患者几乎都有呕吐,早期为反射性呕吐,吐出物多为胃内容物。后期则为反流性呕吐，因梗阻部位高低而不同，部位越高，呕吐越频越剧烈。低位小肠梗阻时呕吐较轻亦较疏。结肠梗阻时，由于回盲瓣可以阻止反流，故早期可无呕吐，但后期因肠腔过度充盈而回盲瓣关闭不全时，亦有较剧烈的呕吐，吐出物可含便汁。

3.腹胀

腹胀是较迟出现的症状，其程度与梗阻部位有关。高位小肠梗阻由于频繁呕吐多无明显腹胀；低位小肠梗阻或结肠梗阻的晚期常有显著的全腹膨胀；闭袢性梗阻的肠段膨胀很突出，常呈不对称的局部膨胀；麻痹性肠梗阻时，全部肠管均膨胀扩大，故腹胀显著。

4.便秘和停止排气

完全性肠梗阻时，患者排便和排气现象消失。但在高位小肠梗阻最初的2～3天，如梗阻以下肠腔内积存了粪便和气体，则仍有排便和排气现象，不能因此否定完全性梗阻的存在。同样，绞窄性肠梗阻如肠扭转、肠套叠以及结肠癌所致的肠梗阻等都仍可有血便或脓血便排出。

5.全身症状

单纯性肠梗阻患者一般无明显的全身症状，但呕吐频繁和腹胀严重者必有脱水，血钾过低者有疲软、嗜睡、乏力和心律失常等症状。绞窄性肠梗阻患者的全身症状最显著，早期即有虚脱，很快进入休克状态。伴有腹腔感染者，腹痛持续并扩散至全腹，同时有畏寒、发热、白细胞增多等感染和毒血症表现。

六、治疗措施

肠梗阻的治疗方法取决于梗阻的原因、性质、部位、病情和患者的全身情况。但不论采取何种治疗方法，纠正肠梗阻所引起的水、电解质和酸碱平衡的失调，做胃肠减压以改善梗阻部位以上肠段的血液循环以及控制感染等皆属必要。

(一)纠正脱水、电解质丢失和酸碱平衡失调

脱水与电解质的丢失与病情及病类有关。应根据临床经验与血化验结果予以估计。一般成人症状较轻的约需补液 1 500 mL，有明显呕吐的则需补 3 000 mL，而伴周围循环虚脱和低血压时则需补液4 000 mL以上。若病情一时不能缓解，则尚需补给从胃肠减压及尿中排泄的量以及正常的每天需要量。当尿量排泄正常时，尚需补给钾盐。低位肠梗阻患者多因碱性肠液丢失易发酸中毒，而高位肠梗阻患者则因胃液和钾的丢失易发生碱中毒，皆应予相应的纠正。在绞窄性肠梗阻和机械性肠梗阻的晚期，可有血浆和全血的丢失，造成血液浓缩或血容量的不足，故尚应补给全血或血浆、清蛋白等，方能有效地消除循环障碍。

在制订或修改此项计划时，必须根据患者的呕吐情况，脱水体征，每小时尿量和尿比重，血钠离子、钾离子、氯离子、二氧化碳结合力，血肌酐以及血细胞压积、中心静脉压的测定结果加以调整。由于酸中毒、血浓缩，钾离子从细胞内逸出，血钾测定有时不能真实地反映细胞缺钾情况。而应进行心电图检查作为补充。补充体液和电解质、纠正酸碱平衡失调的目的在于维持机体内环境的相对稳定，保持机体的抗病能力，使患者在肠梗阻解除之前渡过难关，能在有利的条件下经受外科手术治疗。

(二)胃肠减压

通过胃肠插管减压可引出吞入的气体和滞留的液体，解除肠膨胀，避免吸入性肺炎，减轻呕吐，改善由于腹胀引起的循环和呼吸窘迫症状，在一定程度上能改善梗阻以上肠管的淤血、水肿和血液循环。少数轻型单纯性肠梗阻经有效的减压后肠腔可恢复通畅，胃肠减压可减少手术操

作困难，提高手术的安全性。

减压管有两种：较短的一种是列文氏管（Levin 管），可放置在胃或十二指肠内，操作方便，对高位小肠梗阻减压有效；另一种减压管是米勒雅培管（Miller-Abbott 管），长数米，适用于较低位小肠梗阻和麻痹性肠梗阻的减压，但操作费时，放置时需要 X 线透视以确定管端的位置。结肠梗阻发生肠膨胀时，插管减压无效，常需手术减压。

（三）控制感染和毒血症

肠梗阻时间过长或发生绞窄时，肠壁和腹膜常有多种细菌感染（如大肠埃希菌、梭形芽孢杆菌、链球菌等），积极地采用以抗革兰阴性杆菌为重点的广谱抗生素静脉滴注治疗十分重要，动物实验和临床实践都证实，应用抗生素可以显著降低肠梗阻的病死率。

（四）解除梗阻恢复肠道功能

对单纯性机械性肠梗阻，尤其是早期不完全性肠梗阻，如由蛔虫、便块堵塞或炎症粘连等所致的肠梗阻可行非手术治疗。早期肠套叠、肠扭转引起的肠梗阻亦可在严密的观察下先行非手术治疗。动力性肠梗阻除非伴有外科情况，不需手术治疗。

非手术治疗除前述各项治疗外，尚可加用下列措施。

(1)油类。可用液状石蜡、生豆油或菜油 200～300 mL 分次口服或由胃肠减压管注入。适用于病情较重，体质较弱者。

(2)麻痹性肠梗阻如无外科情况可用新斯的明注射、腹部芒硝热敷等治疗。

(3)针刺足三里、中脘、天枢、内关、合谷、内庭等穴位可作为辅助治疗。

绝大多数机械性肠梗阻需做外科手术治疗，缺血性肠梗阻和绞窄性肠梗阻更宜及时手术处理。

外科手术的主要内容：①松解粘连或嵌顿性疝，整复扭转或套叠的肠管等，以消除梗阻的局部原因。②切除坏死的或有肿瘤的肠段，引流脓肿等，以清除局部病变。③肠造瘘术可解除肠膨胀，便于肠段切除，肠吻合术可绕过病变肠段，恢复肠道的通畅。

七、急救护理

肠梗阻护理要点是矫正因肠梗阻引起的全身性生理紊乱和解除梗阻而采取的相应措施，即胃肠减压，纠正水、电解质紊乱和酸碱失衡，防治感染和中毒。采用非手术疗法过程中，需严密观察病情变化。如病情不见好转或继续恶化，应及时为医师提供信息，修改治疗方案。有适应证者积极完善术前准备，尽早行手术解除梗阻，加强围术期护理。

（一）护理目标

(1)严密观察病情变化，使患者迅速进入诊断、治疗程序。

(2)维持有效的胃肠减压。

(3)减轻症状，如疼痛、腹胀、呼吸困难等。

(4)加强基础护理，增加患者的舒适感。

(5)做好水分、电解质管理。

(6)预防各种并发症，提高救治成功率。

(7)加强心理护理，增强患者战胜疾病的信心。

(8)帮助患者及家属掌握自护知识，为患者回归正常生活做准备。

(二)护理措施

1.密切观察病情变化

(1)意识及表情变化能够反映中枢神经系统血液灌注情况。意识由清醒变模糊或昏迷提示病情加重。

(2)监测患者血压、脉搏、呼吸及体温,每15～30分钟,记录尿量,观察腹痛、腹胀、呕吐、肛门排气排便情况。如果患者有口渴、尿量减少、脉率增快、脉压缩小、烦躁不安、面色苍白等表现,为早期休克征象,应加快输液速度,配合医师进行抢救。早期单纯性肠梗阻患者,全身情况无明显变化,后因呕吐,水、电解质紊乱,可出现脉搏细速、血压下降、面色苍白、眼球凹陷、皮肤弹性减退以及四肢发凉等中毒性休克征象,尤以绞窄性肠梗阻更为严重。

(3)注意有无突发的剧烈腹痛、腹胀明显加重等异常情况。若出现持续剧烈的腹痛,频繁的呕吐,非手术治疗疗效不明显,有明显的腹膜炎表现以及呕血、便血等症状,为绞窄性肠梗阻表现,应尽早配合医师行手术治疗。

(4)密切观察患者术后一般情况,应每30～60分钟测血压、脉搏1次,平稳后可根据医嘱延长测定时间。对重症患者进行心电监护,预防中毒性休克。如发现异常情况要及时通知医师,做好抢救工作。

(5)保持各引流管通畅,妥善固定,防止挤压扭曲,同时密切观察引流液的性状,如量、颜色及气味等。

2.胃肠减压的护理

(1)肠梗阻的急性期须禁食,并保持有效的胃肠减压。可吸出肠道内气体和液体,减轻腹胀,降低肠腔内压力,改善肠壁血液循环,有利于改善局部病变及全身情况。关心安慰患者,讲解胃肠减压的作用及重要性,使患者重视胃肠减压的作用。

(2)妥善固定胃管,每2小时抽吸1次,避免折曲或脱出,保持引流通畅,若引流不畅时可用等渗盐水冲洗胃管,观察引出物的色、质、量并记录。

(3)避免胃内存留大量的液体和气体,影响药物的保存和吸收。注药操作时,动作要轻柔,避免牵拉胃管引起患者不适,注射完毕,一定要夹紧胃管2～3小时,以利于药物吸收及进入肠道。

(4)动态观察胃肠吸出物的颜色及量。若吸出物减少及变清,肠鸣音恢复,表示梗阻正在缓解;若吸出物的量较多,有便臭味或呈血性,表示肠梗阻未解除,促使细菌繁殖或者引起肠管血液循环障碍,应及早通知医师,采取合理手术治疗。

(5)术后更应加强胃肠减压的护理。每天记录胃液量,便于医师参考补液治疗。注意胃液性质,发现有大量血性液体引出时,应及时报告医师处理。

3.体位和活动的护理

(1)非手术患者卧床休息:在血压稳定的情况下,可采取半卧位,以减轻腹痛、腹胀,并有利于呼吸。

(2)术后待生命体征平稳后采用半卧位,以利于腹腔内渗出液流向盆腔而利于吸收(盆腔内腹膜吸收能力较强),使感染局限化,减少膈下感染,减轻腹部张力,减轻切口疼痛,有利于切口愈合。有造瘘口者,应向造瘘口侧卧,以防肠内大便或肠液流出污染腹部切口或从造瘘口基底部刀口流入肠腔而致感染。护理人员应经常协助患者维持好半卧位。

(3)指导和协助患者活动:术后6小时血压平稳后,可在床上翻身,动作宜小且轻缓,术后第一天可协助患者坐起并拍背促进排痰。同时鼓励患者早期下床活动,有利于肠蠕动恢复,防止肠粘连,促进生理功能和体力的恢复,防止肺不张。

(4)被动、主动活动双下肢,防止下肢静脉血栓形成。瘦、弱、年老的患者要特别注意骶尾部的皮肤护理,防止因受压过久发生压疮。

4.腹痛的护理

(1)患者主诉疼痛时应立即采取相应的处理措施,如给予其舒适的体位、同情安慰患者、让患者做深呼吸等。但在明确诊断前禁用强镇痛药物。

(2)禁食,保持有效的胃肠减压。

(3)观察腹疼的部位、性质、程度、进展情况。单纯性机械性肠梗阻一般为阵发性剧烈绞痛;绞窄性肠梗阻往往为持续性腹痛伴有阵发性加重,疼痛也较剧烈;麻痹性肠梗阻腹痛往往不明显,阵发性绞痛尤为少见;结肠梗阻一般为胀痛。要观察生命体征变化,判断有无绞窄性肠梗阻及休克的发生,为治疗时机选择提供依据。

5.呕吐的观察及护理

(1)呕吐时,协助患者坐起或使其头侧向一边,及时清理呕吐物,防止窒息和引起吸入性肺炎。

(2)呕吐后用温开水漱口,保持口腔清洁,清洁颜面部,并观察记录呕吐时间、次数、性质、量等。维持口腔清洁卫生,每天口腔护理 2 次,防止口腔感染。

(3)留置胃肠减压后仍出现呕吐者,应考虑是否存在引流不畅,检查胃管是否移位或脱出,管道是否打折、扭曲,管腔是否堵塞,应及时给予相应的处理。

6.腹部体征的观察及护理

(1)评估、记录腹胀的程度,观察病情变化。观察腹部外形,每小时听诊肠鸣音 1 次,若腹胀伴有阵发性腹绞痛,肠鸣音亢进,甚至有气过水声或金属音,应严密观察。麻痹性肠梗阻时全腹膨胀显著,但不伴有肠型;闭袢性肠梗阻可以出现局部膨胀;因回盲瓣关闭,结肠梗阻可以显示腹部高度膨胀,而且往往不对称。

(2)动态观察是否有肛门排气、排便。

(3)减轻腹胀的措施有胃管引流,保持有效负压吸引,热敷或按摩腹部。如无绞窄性肠梗阻,可从胃管注入液状石蜡,每次 20～30 mL,促进排气、排便。

7.加强水、电解质管理

(1)准确记录 24 小时出入量、每小时尿量,作为调整输液量的参考指标。

(2)遵医嘱尽快补充水和电解质。护士应科学、合理地安排补液顺序。危及生命的电解质紊乱,如低钾,要优先补给。

(3)维持有效的静脉通道,必要时建立中心静脉通道。加强局部护理。

8.预防感染的护理

(1)为患者执行各项治疗、操作时严格遵守无菌技术原则。接触患者前后均用流水洗手,防止交叉感染。

(2)有引流管者,应每天更换引流袋,保持引流通畅。

(3)禁食和胃肠减压期间,应用生理盐水或漱口液进行口腔护理,每天 3 次,防止口腔炎的发生。

(4)对留置导尿管者,应用 0.1%苯扎溴铵消毒尿道口或抹洗外阴,每天 3 次。

(5)加强皮肤护理,及时擦干汗液、清理呕吐物及更换衣被。每 2 小时变换体位 1 次,按摩骨突部位，防止压疮的发生。

9.引流管的护理

(1)术后因病情需要放置腹腔引流管时，护士应明确引流管的放置位置及作用，注意引流管是否固定牢固，有无扭曲、阻塞等。

(2)术后每30分钟挤压1次引流管，保持引流管通畅，避免管腔被血块堵塞。

(3)注意观察引流液的量及性质，及时准确地向医师报告病情。

(4)在操作过程中注意无菌操作，防止逆行感染。

10.饮食护理

待胃肠功能恢复，肛门排气后，给患者少量流质饮食。肠切除者，应在肛门排气后1～2天才能开始进食流质饮食。进食后如无不适，逐渐过渡至半流、软质、普通饮食。给予无刺激、易消化、营养丰富及富含纤维素的食物。有造瘘口者应避免进食产气、产酸和刺激性的食物，如蛋、洋葱、芹菜、蒜或含糖高的食物，以免产生臭气。随着病情恢复，造瘘口功能逐渐健全，两周左右可进容易消化的少渣普食及含纤维素高的食物，不但可使粪便成形，便于护理，而且可以起到扩张造瘘口的作用。

11.心理护理

肠梗阻发病急，疼痛剧烈，患者一般有紧张、恐惧、焦虑等不良情绪，入院后急于得到治疗，缓解疼痛。护士应耐心安慰、解释，与家属做好沟通工作，共同鼓励、关心患者。

(1)介绍环境及负责医师、护士，协助患者适应新环境。为患者提供安静、整洁、舒适的环境，避免不良刺激。

(2)治疗操作前简单解释，操作轻柔，尽量减少引起患者恐惧的医源性因素。

(3)用浅显的语言向患者解释疾病的原因、治疗措施及手术需要的配合。

(4)对患者的感受表示理解，耐心倾听，鼓励其说出自己心中的感受，给予帮助。

(5)避免在与医师、家属充分沟通前，直接同患者谈论病情的严重性。

(三)健康教育

(1)养成良好的生活习惯，如生活起居要有规律，每天定时排便，排便时集中精力，即使无便意也要做排便动作，保持大便通畅。

(2)饱餐后不宜剧烈运动和劳动，防止发生肠扭转。

(3)定期复诊。有腹胀、腹痛等不适时，及时到医院检查。及早发现引起肠梗阻的因素，早诊断、早治疗。

(张 遥)

第十节 小肠破裂

一、概述

小肠是消化管中最长的一段肌性管道，也是消化与吸收营养物质的重要场所。人类小肠全长3～9 m，平均5～7 m，个体差异很大。其分为十二指肠、空肠和回肠三部分，十二指肠属上消化道，空肠及其以下肠段属下消化道。

各种外力的作用所致的小肠穿孔称为小肠破裂。小肠破裂在战时和平时均较常见，多见于交通事故、工矿事故、生活事故如坠落、挤压、刀伤和火器伤。小肠可因穿透性与闭合性损伤造成肠管破裂或肠系膜撕裂。小肠占满整个腹部，又无骨骼保护，因此易于受到损伤。由于小肠壁厚，血运丰富，故无论是穿孔修补或肠段切除吻合术，其成功率均较高，发生肠瘘的机会少。

二、护理评估

(一)健康史

了解患者腹部损伤的时间、地点及致伤源、伤情、就诊前的急救措施、受伤至就诊之间的病情变化，如果患者神志不清，应询问目击人员。

(二)临床表现

小肠破裂后在早期即产生明显的腹膜炎的体征，这是因为肠管破裂肠内容物溢出至腹腔所致。症状以腹痛为主，程度轻重不同，可伴有恶心及呕吐，腹部检查肠鸣音消失，腹膜刺激征明显。

小肠损伤初期一般均有轻重不等的休克症状，休克的深度除与损伤程度有关外，主要取决于内出血的多少，表现为面色苍白、烦躁不安、脉搏细速、血压下降、皮肤发冷等。若为多发性小肠损伤或肠系膜撕裂大出血，可迅速发生休克并进行性恶化。

(三)辅助检查

1.实验室检查

白细胞计数升高说明腹腔炎症；血红蛋白含量取决于内出血的程度，内出血少时变化不大。

2.X 线检查

X 线透视或摄片，检查有无气腹与肠麻痹的征象，因为一般情况下小肠内气体很少，且损伤后伤口很快被封闭，不但膈下游离气体少见，且使一部分患者早期症状隐匿。因此，阳性气腹有诊断价值，但阴性结果也不能排除小肠破裂。

3.腹部 B 超检查

对小肠及肠系膜血肿、腹水均有重要的诊断价值。

4.CT 或磁共振检查

对小肠损伤有一定诊断价值，而且可对其他脏器进行检查，有时可能发现一些未曾预料的损伤，有助于减少漏诊。

5.腹腔穿刺

腹腔穿刺有混浊的液体或胆汁色的液体说明肠破裂，穿刺液中白细胞、淀粉酶含量均升高。

(四)治疗原则

小肠破裂一旦确诊，应立即进行手术治疗。手术方式以简单修补为主。肠管损伤严重时，则应做部分小肠切除吻合术。

(五)心理、社会因素

小肠损伤大多在意外情况下突然发生，加之伤口、出血及内脏脱出的视觉刺激和对预后的担忧，患者多表现为紧张、焦虑、恐惧。应了解其患病后的心理反应，对本病的认知程度和心理承受能力，家属及亲友对其支持情况、经济承受能力等。

三、护理问题

(一)有体液不足的危险

体液不足与创伤致腹腔内出血、体液过量丢失、渗出及呕吐有关。

(二)焦虑、恐惧

焦虑、恐惧与意外创伤的刺激、疼痛、出血、内脏脱出的视觉刺激及担心疾病的预后等有关。

(三)体温过高

体温过高与腹腔内感染毒素吸收和伤口感染等因素有关。

(四)疼痛

疼痛与小肠破裂或手术有关。

(五)潜在并发症

腹腔感染、肠瘘、失血性休克。

(六)营养失调,低于机体需要量

营养失调与消化道的吸收面积减少有关。

四、护理目标

(1)患者体液平衡得到维持,生命体征稳定。

(2)患者情绪稳定,焦虑或恐惧减轻,主动配合医护工作。

(3)患者体温维持正常。

(4)患者主诉疼痛有所缓解。

(5)护士密切观察病情变化,如发现异常,及时报告医师,并配合处理。

(6)患者体重不下降。

五、护理措施

(一)一般护理

1.伤口处理

对开放性腹部损伤者,妥善处理伤口,及时止血和包扎固定。若有肠管脱出,可用消毒或清洁器皿覆盖保护后再包扎,以免肠管受压、缺血而坏死。

2.病情观察

密切观察生命体征的变化,每15分钟测定脉搏、呼吸、血压1次。重视患者的主诉,若主诉心慌、脉快、出冷汗等,及时报告医师。不注射止痛药(诊断明确者除外),以免掩盖伤情。不随意搬动伤者,以免加重病情。

3.腹部检查

每30分钟检查1次腹部体征,注意腹膜刺激征的程度和范围变化。

4.禁食和灌肠

禁食和灌肠可避免肠内容物进一步溢出,造成腹腔感染或加重病情。

5.补充液体和营养

注意纠正水、电解质及酸碱平衡失调,保证输液通畅,对伴有休克或重症腹膜炎的患者可进行中心静脉补液,这不仅可以保证及时大量的液体输入,而且有利于中心静脉压的监测,根据患者具体情况，适量补给全血、血浆或人血清蛋白，尽可能补给足够的热量和蛋白质、氨基酸及维生素等。

(二)心理护理

关心患者，加强交流，讲解相关病情、治疗方式及预后，使患者了解自己的病情，消除患者的焦虑和恐惧，保持良好的心理状态，并与其一起制订合适的应对机制，鼓励患者，增加治疗的信心。

(三)术后护理

1.妥善安置患者

麻醉清醒后取半卧位，有利于腹腔炎症的局限，改善呼吸状态。了解手术的过程，查看手术的部位，对引流管、输液管、胃管及氧气管等进行妥善固定，做好护理记录。

2.监测病情

观察患者血压、脉搏、呼吸、体温的变化。注意腹部体征的变化。适当应用止痛药，减轻患者的不适。若切口疼痛明显，应检查切口，排除感染。

3.引流管的护理

腹腔引流管保持通畅，准确记录引流液的性状及量。腹腔引流液应为少量血性液，若为绿色或褐色渣样物，应警惕腹腔内感染或肠瘘的发生。

4.饮食

继续禁食、胃肠减压，待肠功能逐渐恢复、肛门排气后，方可拔除胃肠减压管。拔除胃管当日可进清流质饮食，第 2 天进流质饮食，第 3 天进半流质饮食，逐渐过渡到普食。

5.营养支持

维持水、电解质和酸碱平衡，增加营养。维生素主要是在小肠被吸收，小肠部分切除后，要及时补充维生素 C 维生、维生素 D、维生素 K 和复合维生素 B 等维生素和微量元素钙、镁等，可经静脉、肌内注射或口服进行补充，预防贫血，促进伤口愈合。

(四)健康教育

(1)注意饮食卫生，避免暴饮暴食，进易消化食物，少食刺激性食物，避免腹部受凉和饭后剧烈活动，保持排便通畅。

(2)注意适当休息，加强锻炼，增加营养，特别是回肠切除的患者要长期定时补充维生素 B_{12} 等营养素。

(3)定期门诊随访。若有腹痛、腹胀、停止排便及伤口红、肿、热、痛等不适，应及时就诊。

(4)加强社会宣传，增进劳动保护、安全生产、安全行车、遵守交通规则等知识，避免损伤等意外的发生。

(5)普及各种急救知识，在发生意外损伤时，能进行简单的自救或急救。

(6)无论腹部损伤的轻重，都应经专业医务人员检查，以免贻误诊治。

(张　遥)

第八章 骨伤科护理

第一节　肩胛骨骨折

一、概述

肩胛骨贴附于胸廓后外侧，界于2～7肋骨之间，是三角形的扁骨，有三缘，三角及两面。肩胛骨为肌肉所包裹保护，骨折不常见，其中体部骨折最多见，占49%～89%，多为直接暴力引起，骨折严重移位者，可有肩部塌陷，肩峰隆起呈方肩畸形。伤后肩胛区压痛，局部肿胀，或伴有皮肤挫伤。患侧肩部外展活动受限，内收屈肘时疼痛加重，患者常用健侧手托住患肢以固定保护患侧。X线检查可明确诊断。

二、主要治疗

(一)非手术治疗

用弹力带、三角巾悬吊患肢，适用于无移位骨折、轻度移位骨折。患肢外展皮牵引，适用于肩胛颈骨折无明显移位或移位不大、粉碎性骨折。尺骨鹰嘴牵引，适用于骨折移位明显、嵌插骨折或不稳定骨折。

(二)手术治疗

切开复位钢板内固定术，适用于骨折移位较多，畸形明显或肩关节下沉较多者。

三、护理规范

(一)入院前

入院时详细询问病史，了解患者的生活习惯，认真观察患者疼痛性质及患肢末梢感觉、运动情况。

(二)入院后

入院后需牵引者指导其练习床上大小便，准备手术者还应进行俯卧训练，每天2次，每次1～2小时。

(三)牵引

牵引患者要注意牵引的角度、重量及患者的感觉，保证有效牵引。牵引重量3～6 kg，牵引时肩外展 90°、屈肘 90°，将患肢抬高 10 cm。皮牵引时注意观察患肢末梢血液循环，行骨牵引时要注意保护针眼处不被污染，钢针不移动，并保持有效牵引，一般牵引 3～4 周去牵引后下床。

(四)饮食护理

牵引或手术前，根据患者的饮食习惯，指导其进食高维生素、清淡可口、易消化食物，如新鲜蔬菜、香蕉、米粥、面条等，忌生冷、辛辣、油腻、煎炸食物。牵引或手术后根据患者具体情况嘱其进食高蛋白、高营养食物，如牛奶、鸡蛋、排骨汤、瘦肉、水果、新鲜蔬菜等，注意饮食节制，以利骨折愈合。

(五)体位护理

一般采取平卧位，合并肋骨骨折者半卧位，尽量使患者卧位舒适。

(六)病情观察

手术后严密观察刀口渗血情况，记录大小便次数，并与术前对比，如有异常情况及时报告医师处理。

(七)防止发生并发症

(1)便秘：多食含粗纤维食物及润肠通便食物，如芹菜、萝卜、香蕉、蜂蜜水等，同时指导或协助患者沿顺结肠走向做腹部按摩，每天 2 次。

(2)压疮：每 2 小时按摩受压部位 1 次，必要时用气垫床。

(八)功能锻炼

手法复位固定或手术患者自麻醉消失后即开始做腕关节及手指各关节轻度活动，24 小时后做握拳、伸指活动，腕关节做掌屈、背伸活动，肘关节做伸屈活动、前臂做内旋外旋活动，每天 2～3 次，每次 5～10 分钟。2～3 周后用健手扶持患肢前臂肩关节轻度活动。如耸肩、肩关节外展、内收，肘关节屈曲等。4 周后逐渐增加活动量及次数，以不感到疲劳为宜。牵引患者去除牵引后开始进行肘关节及肩关节活动。对老年患者，应鼓励其尽早进行功能锻炼。

(九)出院指导

(1)按医嘱服用接骨续筋药物，以促进骨折愈合。出院时将带药的名称、剂量、时间、用法、注意事项，向患者介绍清楚。

(2)嘱患者加强营养，多食胡桃、瘦肉、骨头汤、山芋肉、黑芝麻等补肝肾强筋骨之食品。

(3)功能锻炼：带悬吊带或三角巾出院的患者，应告诉患者保持有效的悬吊，遵医嘱撤除。解除外固定后可做手指爬墙运动、肩关节外展内收活动，反复多次，循序渐进，不可操之过急，以恢复肩关节的功能。

(4)慎起居，避风寒，注意休息，保持心情愉快，勿急躁。

(5)手法复位后 1 周复查 1 次，术后伤口愈合的患者 2～4 周复查 1 次，未拆线者 1 周来院复查 1 次，如有不适随时来诊。

(6)3 个月可恢复正常活动，并逐渐恢复工作。

(赵娅如)

第二节　锁骨骨折

一、概述

锁骨位于胸廓前上方，呈横S形，是唯一联系肩胛骨与躯干的支架。锁骨骨折是常见的骨折之一，各种年龄均可发生，但多见于青壮年及儿童。骨折后局部疼痛，肿胀明显，锁骨上、下窝变浅消失，骨折处异常隆起，功能障碍。患肩下垂并向前内侧倾斜。如幼儿不愿活动上肢，穿衣伸袖时哭闹，提示有锁骨骨折的可能。

二、主要治疗

（一）非手术治疗

手法复位，锁骨带、“8”字绷带或弹力带固定，适用于新生儿、儿童及成年人无移位骨折。

（二）手术治疗

切开复位钢板、锁骨钩内固定术，适用于粉碎性骨折、螺旋或横断骨折。复位不满意者、锁骨外1/3骨折、陈旧性骨折不愈合、锁骨骨折合并血管神经损伤者。

三、护理规范

（一）询问病史

详细询问病史，了解患者的生活习惯，认真观察患者疼痛性质及患肢末梢感觉，运动情况。

（二）饮食护理

整复或手术前，尊重患者的生活习惯，建议进食高蛋白、高维生素、高纤维易消化饮食，每天饮鲜牛奶250～500 mL，手术当天根据麻醉方式选择进食时间，术后第2天根据患者的饮食习惯，宜食高维生素、清淡味鲜、易消化食物，如新鲜蔬菜、香蕉、米粥、面条等，忌生冷辛辣、油腻、煎炸食物。以后根据患者食欲及习惯进食高蛋白食物，如牛奶、鸡蛋、排骨汤、瘦肉、水果、新鲜蔬菜等，注意饮食节制。

（三）体位护理

复位固定后，站立时保持挺胸提肩、两手叉腰，卧位时应去枕仰卧于硬板床上，两肩胛骨中间垫一窄枕以使两肩后伸、外展，维持良好的复位位置。

（四）病情观察

整复或手术后，严密观察刀口渗血及患肢末梢感觉、运动情况，如有异常情况及时报告医师处理。

（五）防止发生并发症

（1）气胸：患者出现憋气，呼吸频率加快，呼吸困难，应高度警惕气胸的发生。

（2）臂丛神经损伤：观察患侧肢体、手指的感觉及运动功能，有异常时报告医师。

（六）功能锻炼

复位固定1～3周，做手部及腕、肘关节的各种活动，如抓空增力，左右侧屈，肘部伸屈，每天

2～3次，每次5～10分钟，时间因人而异，以不感到疲劳为宜。复位固定3周～4周后，做肩部后伸、屈肘耸肩活动，每天2～3次，逐渐增加次数及活动量，以不感到疲劳为宜。小儿4周、成人6周后，去除外固定，逐渐做肩关节各个方向的活动，重点做肩外展和旋转活动，防止肩关节粘连。在骨折未愈合前，严禁抬臂动作，以防产生剪切力而影响骨折愈合。

（七）出院指导

（1）按医嘱服用接骨续筋药物，以促进骨折愈合。出院时将带药的名称、剂量、时间、用法、注意事项等，向患者介绍清楚。

（2）嘱患者加强营养，多食胡桃、瘦肉、骨头汤、山芋肉、黑芝麻等补肝肾强筋骨之食品。

（3）手法复位后儿童外固定2～3周，成人外固定4周，粉碎性骨折固定6周。手术后前臂悬吊带或前臂悬吊上臂贴胸固定带固定患肢5～6周，除必须卧位保持复位和固定的患者均可下地活动，宜多卧硬板床。

（4）复位固定后即出院的患者，应告诉其保持正确姿势，早期禁做肩前屈动作，防止骨折移位。解除外固定出院的患者，应告诉其全面练习肩关节的活动，并嘱其活动时勿过快过猛，逐渐增加活动次数，不要操之过急。

（5）注意休息，保持心情愉快，勿急躁。

（6）出院1周复查1次，如有不适随时来诊。

（7）3个月后可恢复正常活动，并逐渐恢复工作。

（赵娅如）

第三节　肱骨外科颈骨折

一、概述

肱骨外科颈骨折是指肱骨解剖颈下2～3 cm骨折，相当于大、小结节下缘与肱骨干交界处，又称为松质骨与密质骨交界处，是应力上薄弱点，常易发生骨折，骨折端严重移位时常合并神经血管损伤，多见老年人，也可发生于儿童和壮年。临床上分为无移位骨折、外展型骨折、内收型骨折、肱骨外科颈骨折合并肩关节脱位。伤后患者肩部剧烈疼痛，肿胀明显，上臂内侧可见瘀血斑，肩关节活动障碍，患肢不能抬举。

二、主要治疗

（一）非手术治疗

超肩夹板外固定适用于无移位骨折，手法复位超肩夹板外固定适用于相对稳定的外展型骨折、内收型骨折，牵引治疗适用于肱骨外科颈粉碎性骨折、手法复位后位置难以维持者，经皮穿针外固定适用于肱骨外科颈不稳定型骨折。

（二）手术治疗

切开复位钢板内固定或交叉克氏针内固定，老年人可行肱骨头置换，适用于外科颈骨折合并脱位、手法复位失败或陈旧性骨折。

三、护理规范

(一)询问病史

入院时详细询问病史，了解患者生活习惯，指导其练习健侧肢体适应日常生活，如洗脸、刷牙、吃饭、穿衣等。

(二)牵引

牵引患者要注意牵引角度、重量及患者的感觉，观察牵引是否有效。对皮牵引要观察牵引带松紧是否适中，防止皮肤压伤。骨牵引时保持牵引针眼清洁干燥，防止感染。牵引过程中加强巡视，若出现手指发凉，皮肤颜色发青、发紫，感觉麻木或肿胀较甚，疼痛难忍者，及时报告医师处理。

(三)饮食护理

整复或手术前，尊重患者的生活习惯，建议进食高蛋白、高维生素、高纤维易消化饮食。手术当天根据麻醉方式选择进食时间，臂丛或颈丛麻醉术后禁食 4 小时进流质饮食，术后第 2 天，宜进清淡易消化、温热食物，如鸡蛋、牛奶、新鲜蔬菜、瘦肉、水果等，禁食辛辣、刺激、油腻、生冷及辛发类食物，如辣椒、胡椒、鱼等。中后期以滋补肝肾，调和阴阳食物，如动物肝脏、牛奶、排骨汤、瘦肉、蘑菇、水果等，以促进骨折愈合。

(四)生命体征观察

手术或复位后严密观察病情变化，根据医嘱测量体温、脉搏、呼吸、血压，每天测量 4 次；正常 3 天后，每天测量 1 次。对老年患者术后应严密观察肢体疼痛情况，做好无痛护理。手术当天及时应用止痛药，以防血压升高、心脏病复发。

(五)体位护理

复位或手术后患者卧床时应将患肢抬高，高于心脏水平，以利于静脉、淋巴回流，减轻肿胀。站立时应将前臂置于功能位，屈肘 90°，用前臂悬吊带将患肢悬挂胸前。

(六)病情观察

整复或手术后严密观察患肢末梢血液循环、感觉运动情况及桡动脉搏动情况。如出现手指发凉、皮肤颜色青紫、肿胀、麻木或桡动脉搏动减弱等情况及时报告医师处理。夹板外固定布带松紧度以绷带上下移动 1 cm 为宜，经常检查夹板松紧情况。石膏固定者，要保持石膏清洁，防止压伤或出现前臂筋膜室综合征。

(七)刀口护理

手术后严密观察刀口渗血情况，如有异常，及时报告医师处理。

(八)功能锻炼

因该病多发生于老年人，功能锻炼十分重要。骨折手法复位内固定术后，麻醉消失可进行手指、腕关节屈伸活动，24 小时后协助并指导患者进行指间关节、掌指关节的活动，如握拳、抓空增力、五指起落、腕关节的背伸、屈曲、桡偏、尺偏运动，每天 2～3 次，每次 5～10 分钟，以后逐渐增加活动次数。外展型骨折应限制做肩关节外展活动，内收型骨折应限制做肩关节内收活动。4 周后解除外固定，协助并指导患者做肘肩关节的活动，如肘关节伸屈、耸肩、外展内旋、手指爬墙、弯腰画圆等，每天 2～3 次，每次 5～10 分钟，逐渐增加次数，以不感到疲劳为度。肱骨头置换者，3 天后开始功能锻炼。

(九)出院指导

(1)出院时应将药物的名称、剂量、时间、用法、注意事项等告诉患者,嘱其按医嘱服用接骨续筋药物,以促进骨折愈合。如三七接骨丸,每天 2 次,每次 6 g,饭后服用,多饮水,防上火。

(2)嘱患者加强营养,骨折后期多食滋补肝肾之品,以利于骨痂生长,如瘦肉、骨头汤、山芋肉、桂圆、山药等。

(3)加强功能锻炼,继续进行手指、腕关节屈伸活动,4 周后解除外固定,做肘、肩关节活动,活动度由小到大,手法要轻柔,力度适中,不可过急,以促进肢体功能恢复。

(4)如伤口未拆线出院者,应告诉患者注意伤口情况,遵照医嘱及时到医院换药,直至伤口愈合。穿针患者应告诉患者注意针眼处情况,如有渗液等应及时就诊。

(5)带石膏及外固定出院患者,应告知患者注意事项,如有外固定断裂、松动等及时就诊。

(6)注意休息,劳逸结合,保持心情舒畅。

(7)遵医嘱定时复查。

(赵娅如)

第四节　肱骨外髁骨折

一、概述

肱骨外髁骨折又名肱骨外髁骨骺骨折、肱骨外髁骨骺分离,是儿童肘部的常见损伤,多属于骨骺损伤,是累及骨骺的关节内骨折,发病年龄在 3～14 岁,发病高峰在 6～10 岁。多由间接暴力所引起,如上肢外展、肘关节伸直位,手掌着地,外力通过桡骨传导,桡骨头和肱骨外髁相互撞击及前臂伸直的猛烈收缩和牵拉,可造成肱骨外髁骨折。临床表现有伤肢肘关节外侧肿胀、疼痛、局部青紫、瘀斑,肘关节活动受限,呈半屈曲状。有移位者,出现轻度肘外翻,局部压痛明显。轻度肿胀者,可摸出骨折块的骨折面、外上髁及滑车端。肘关节伸直或外展活动时疼痛加剧。X 线检查可明确诊断。

二、主要治疗

(一)非手术治疗

手法复位夹板、石膏托外固定。

(二)手术治疗

钢针撬拔复位、切开复位内固定。

三、护理规范

(一)入院时

热情接待患者,介绍医院环境,做好入院宣教。了解患者的生活习惯,做好各项术前准备。

(二)心理护理

加强心理护理,了解患者的心理所需,儿童患者安抚患儿家长,消除其焦急不安情绪,协助患者做好各项检查。

(三)基础护理

卧床休息,抬高患肢,高于心脏水平。

(四)手法复位或手术前

做好患者心理支持,消除患者的恐惧情绪。

(五)手法复位或手术后

严密观察肢体远端血液循环、活动和感觉情况,观察夹板或石膏的松紧是否适宜,手术者观察渗血情况,术后30分钟观察1次,4~6次无异常后,4~8小时观察1次,严格床头交接班。有异常情况时,报告医师给予处理。

(六)疼痛护理

遵医嘱使用活血化瘀、消肿止痛药物或静脉输入脱水剂。做腕关节屈曲及手指抓握动作以利气血运行,达到消肿止痛效果。可让患者看书、听音乐或听故事分散注意力。必要时应用止痛剂,切忌对患儿的疼痛不管不问或盲目止痛。

(七)功能锻炼

(1)复位或手术后当天即开始做肩关节功能锻炼,如耸肩活动,每天2~3次,每次5~10分钟,1周内只可做不用力的伸屈手指活动,每天2~3次,每次5~10分钟,2周后可逐渐加强手指伸屈活动,并开始做腕关节伸屈活动,每天2~3次,每次5~10分钟,忌用力握拳及前臂旋转动作。

(2)4~5周后根据X光片骨折愈合情况,去除外固定,除继续进行有力的伸指握拳、腕关节伸屈及肩关节的活动以外,加做肘关节的伸屈和前臂旋转活动。每天2~3次,每次15~30分钟。

(3)肘关节的功能锻炼方法:让患儿站或坐于桌前,使腋下紧贴桌面,患肢上臂平放桌面掌心向上,患儿健侧手掌压于患侧手掌上用力下压,然后握住手掌向上屈,勿使肩关节抬起,反复练习,每天3~4次,每次30分钟,注意用力下压时勿用力过大,以免造成骨折,也可将前臂平放桌上,利用身体重力下压。

(4)应用CPM机锻炼,每天活动2~3次,每次30分钟。肘关节的屈伸每次要主动活动到最大限度,一般2~3周,肘关节活动基本正常。

(5)骨折后期肘部活动明显受限时,根据医嘱选用外洗药熏洗肘部,每天2次,也可用平乐展筋酊外用局部后再行肘关节锻炼。

(八)出院指导

(1)早期出院者特别嘱咐患者或家长严密观察患肢远端血液循环及感觉活动情况,如皮肤颜色是否发紫、发青,手指的感觉、活动有无异常和外固定的松紧,若有异常应立即复查,一般1~2周内复查1~2次。

(2)根据出院时骨折愈合情况继续服用小儿活血止痛冲剂或小儿接骨冲剂。

(3)加强营养,促进骨折愈合,多食骨头汤、鸡蛋、鱼汤等。

(4)外固定解除后加强肘关节的伸屈、旋转活动,以主动锻炼为主,锻炼要由轻到重、由小到大、由少到多,不可操之过急或强行被动活动。

(5)告诉患儿在玩耍时注意保护患肢,防止再次摔倒致伤患肢。

(6)嘱咐患者或家长出院后要定期复查至痊愈,发现问题及时处理。

(赵娅如)

第五节 肱骨髁间骨折

一、概述

肱骨髁间骨折是指内外髁上 2 cm 以内及内、外髁部骨折，是肘部严重的关节内骨折，骨折线波及关节面。肱动脉和正中神经从肱二头肌腱下通过，桡神经和尺神经分别接近肱骨外髁和内髁，骨折移位时可被损伤。肱骨髁间部为松质骨，局部血运丰富，骨折容易愈合，但是伤后出血肿胀较甚，软组织损伤严重，整复困难，固定不稳，易留后遗症。肱骨髁间骨折较为少见，多发生于成人，根据受伤的机制和骨折端移位方向，可分为伸直型和屈曲型。患者伤后肘部高度肿胀、瘀血、疼痛、功能障碍，有时有水疱，有移位者，有明显的骨软、骨擦音，畸形显著，肘关节前后径及横径增宽。

二、主要治疗

(一)非手术治疗

牵引治疗适用于肱骨髁间关节面较完整或两髁重叠难以牵开者、复位后骨折不稳定者、肿胀严重暂时不能手术或手法复位者，手法复位、石膏或半伸直夹板固定适用于肱骨髁间骨折内外髁较为完整及轻度分离而无明显旋转者、骨折较稳定者，手法复位、闭合穿针夹板外固定适用于手法复位可得到满意对位，但骨折不稳定，易发生再移位者。

(二)手术治疗

交叉克氏针张力带钢丝固定、双钢板加压固定或 Y 型固定，适用于髁间粉碎性骨折、两髁部旋转严重、关节面严重破坏、关节面不平者。

三、护理规范

(一)入院时

详细询问病史，了解患者的生活习惯，帮助并指导患者单手操作以适应日常生活，如梳头、刷牙、洗脸、吃饭、穿衣等，牵引患者还应练习床上大小便。

(二)牵引患者的护理

牵引患者要注意牵引的力线、重量及患者的感觉，观察牵引是否有效，患肢位置是否合理，牵引过程中加强巡视，告诉患者及家属，不能擅自改变体位及增减重量，否则易造成过度牵引或失败而影响治疗。

(三)饮食护理

整复或手术前后，尊重患者的生活习惯，建议进食高蛋白、高维生素、低脂易消化饮食，每天饮鲜牛奶 250～500 mL。采用臂丛神经阻滞麻醉后的患者，对胃肠道功能干扰不大，手术后就可以进餐，嘱其尽可能进营养丰富、含钙高的食物，多食水果、蔬菜，多饮水，防止泌尿系统感染，对不能自行进食的患者要做到定时、定量喂饭，增加机体抵抗力。同时忌生冷辛辣、油腻、腥发类食物。以后根据患者食欲及生活习惯进食高蛋白类食物，如牛奶、排骨汤、瘦肉、水果、新鲜蔬菜等，注意饮食节制。

(四)体位护理

患者因肘部肿胀严重,整复或手术后多采用平卧位,用垫枕将患肢抬高,以利静脉回流。下床活动时,以前臂吊带悬吊,屈肘 90°固定。

(五)病情观察

整复或手术后,严密观察患者肢端感觉、血液循环、运动情况及肿胀的程度,倾听患者的主诉,及时调整外固定松紧,防止外固定物过紧而造成异常情况发生。若发现拇指不能背伸、腕下垂、小指麻木等神经损伤症状,应及时报告医师处理。

(六)刀口及引流管护理

严密观察刀口渗血、引流量、颜色及敷料有无渗血。嘱患者翻身时避免将引流管扭曲,刀口有大量渗血时及时报告医师处理。

(七)无痛护理

有效镇痛,解除患者痛苦,保证患者的休息与睡眠,有利于术后恢复。一般手术或整复后 24 小时内疼痛最为剧烈,2~3 天后疼痛明显缓解,术后可使用镇痛泵,手术当天正确应用止痛药物。切不可认为疼痛是术后正常的生理现象或担心药物成瘾而忽视术后疼痛时用药,使患者痛苦。

(八)功能锻炼

以主动活动为主并辅以必要的被动活动,因人而异,循序渐进。整复或手术麻醉消失后,即可开始做伸屈手指、握拳及腕关节活动。每天 2~3 次,每次 5~10 分钟。中期在加大上述活动的基础上,加做肩关节活动及上肢肌肉的收缩活动。后期解除外固定后,即开始练习肘关节的主动伸屈、旋转活动,开始锻炼时,锻炼的强度及幅度以患者的适应为度,密切观察肘部皮肤温度,若皮温高于健侧,肘关节屈伸活动量应减少,切忌暴力被动活动肘关节。皮温正常逐渐加大活动范围,每天 2~3 次,每次 5~10 分钟。也可配合药物熏洗和轻手法按摩,或肘部 CPM 机进行锻炼。

(九)出院指导

(1)按医嘱服用接骨续筋药物,以促进骨折愈合。出院时将带药的名称、剂量、时间、用法、注意事项,向患者介绍清楚。

(2)嘱患者加强营养,增强机体抵抗力,如肾阳虚者多食温补食品,如羊肉、猪肉、桂圆等。肝肾阴虚者多食清补之品,如山药、鸭肉、牛肉、百合、枸杞等。一般患者可食核桃、瘦肉、骨头汤、黑芝麻等补肝肾强筋骨之食品。

(3)有计划加强功能锻炼,忌盲目粗暴活动。根据患者出院时间,指导不同的功能锻炼。如有外固定嘱其继续锻炼手指、腕关节、肩关节等部位,并教会其解除固定后肘关节功能锻炼的方法,如肘关节做伸屈、旋转活动等。

(4)定期复查,以了解骨折恢复情况。嘱其 1 周后来院复查,不适随诊。

(5)手法整复、夹板固定闭合穿针的患者,会因肿胀消退而固定过松,或者发生钢针脱出等问题,嘱其及时就诊,术后即出院患者,嘱其应继续药物治疗。

(6)慎起居,避风寒,注意休息,保持心情愉快,勿急躁。

(7)3 个月可恢复正常活动,并逐渐恢复工作。

(赵娅如)

第六节 肱骨内上髁骨折

一、概述

肱骨内上髁骨折主要是指肱骨内上髁骨骺撕脱的一类损伤，多发生于7～15岁，占小儿肘部骨折的10%，多为间接暴力所致。前臂屈肌腱均止于内上髁前面，肘关节侧副韧带也止于此，尺神经行走在内上髁后面尺神经沟内，极易损伤。该骨折是关节外翻应力骨折，由屈肌腱牵拉内上髁而发生撕脱，明显的移位嵌入肘关节内，可发生肘关节后外侧脱位，内上髁骨块常常在肘关节复位时嵌入关节内。其主要表现为肘内侧肿胀，局部皮下瘀血、压痛，常可触及滑动的骨折块及锐利的骨折端，关节伸屈活动度受限，骨折片进入关节或关节半脱位时，肘部肿胀常较严重，伴有肘内翻畸形及肘关节功能障碍，临床检查尚需注意尺神经功能。X线检查可明确诊断。

二、主要治疗

(一)非手术治疗

手法复位夹板、石膏托外固定。

(二)手术治疗

钢针撬拨复位、切开复位克氏针交叉固定。

三、护理规范

(一)入院时

热情接待患者，介绍医院环境，做好入院宣教。了解患者的生活习惯，做好各项术前准备。

(二)患肢的护理

适当固定并略抬高15°～30°，以利静脉回流，减轻肿胀。

(三)心理护理

加强心理护理，了解患者的心理所需，儿童患者安抚患儿家长，消除其焦急情绪，协助患者做好各项检查。手法复位或手术前做好患者心理支持，消除患者的恐惧情绪。

(四)手法复位或手术后的护理

手法复位或手术后应严密观察肢体远端血液循环活动和感觉情况，观察夹板或石膏的松紧是否适宜，术后观察渗血情况，术后30分钟观察1次，4～6次无异常后，4～8小时观察1次，严格床头交接班。有异常时及时报告医师给予处理。

(五)饮食护理

整复或手术前，尊重患者的生活习惯，建议进食高蛋白、高维生素、高纤维易消化饮食，手术当天根据麻醉方式选择进食时间，臂丛神经麻醉者，禁食4～6小时；全麻患者、术前8小时禁食水。术后第2天根据患者的饮食习惯，宜食高维生素，清淡可口易消化食物，如新鲜蔬菜、米粥、面条等，忌生冷辛辣、油腻、煎炸食物。后期可根据患者的食欲习惯进食高蛋白食物如牛奶、鸡蛋、排骨汤、瘦肉、水果、蔬菜等。

(六)功能锻炼

(1)向患儿及家长讲明功能锻炼的重要性,鼓励患儿配合功能锻炼。

(2)复位或手术后当天即开始做肩关节功能锻炼,如耸肩,每天 2～3 次,每次 5～10 分钟。1 周内只可做不用力的伸屈手指活动。2 周后可逐渐加强手指伸屈活动,并开始做腕关节伸屈活动,每天 2～3 次,每次 5～10 分钟,忌用力握拳及前臂旋转动作。

(3)3～4 周后根据 X 光骨折愈合情况,去除外固定,除继续进行肩、腕各关节的功能锻炼外,加做肘关节的伸屈和前臂旋转活动,每天 2～3 次,每次 15～30 分钟。

(4)肘关节的功能锻炼方法:让患儿站或坐于桌前,使腋下紧贴桌面,患肢上臂平放桌面掌心向上,患儿健侧手掌压于患侧手掌上用力下压,然后握住手掌向上屈,同时家长或助手按住患侧肩关节勿使抬起,反复练习,每天 3～4 次,每次 15～30 分钟,注意用力下压时勿用力过大,以免造成二次骨折。也可将前臂平放桌上,利用身体重力下压。可配合应用 CPM 机锻炼,每天活动 2～3 次,每次 15～30 分钟。肘关节的屈伸每次要主动活动到最大限度,一般 2～3 周肘关节活动可基本恢复正常。

(七)出院指导

(1)早期出院者特别嘱咐患者或家长,严密观察患肢远端血液循环及感觉活动情况,如皮肤颜色是否发紫、发青,手指的感觉、活动有无异常和外固定的松紧是否适宜,若有异常应立即复查。

(2)根据医嘱服用活血接骨类药物,告知相关注意事项。

(3)加强营养,多食骨头汤、鸡蛋、鱼汤等,促进骨折愈合。

(4)外固定解除后加强肘关节的伸屈、旋转活动,以主动锻炼为主,不可强行被动活动。

(5)告诉患儿在玩耍时注意保护患肢,防止再次摔倒致伤患肢。

(6)定期复查至痊愈,发现问题及时处理。

(赵娅如)

第七节 骨盆骨折

一、概述

骨盆骨折多由直接暴力挤压骨盆所致,多见于交通事故和塌方,伤后局部肿痛、活动受限,骨盆分离试验阳性,局部压痛等。盆壁的血管及静脉丛很多,骨盆骨折常合并大量出血,休克发生率很高,易合并尿道和盆腔脏器损伤。

二、主要治疗

(一)非手术治疗

非手术治疗主要用于稳定型骨盆骨折的治疗,如单纯前环耻骨支、坐骨支骨折、髂骨翼裂纹骨折等。

（二）手术治疗

手术治疗主要用于不稳定型骨折，如髂前上、下棘撕脱骨折、骨盆环合并有上下移位倾向的骨折等。

三、护理规范

（一）体位护理

平卧位，卧硬板床，尽量减少搬动，如搬动时，骨盆部与下肢同时平抬平放。入院后根据骨折类型，摆放患肢体位，如髂前上、下棘撕脱骨折，可在屈膝屈髋体位休息；坐骨结节骨折，可在膝下垫薄枕休息。牵引患者保持患肢外展中立位。

（二）生命体征的观察

严密观察病情变化及时心电监护、吸氧，测量血压脉搏以判断病情。有下列情况者立即报告医师。

(1)患者出现面色苍白，出冷汗，呼吸气促，脉洪大或微细，血压下降等休克症状。

(2)尿道口滴血，不能排尿，尿液外渗等尿道损伤症状。

(3)下腹部肿胀，压痛，排尿困难，导尿时未见尿液流出或仅有少量血液等膀胱破裂症状。

(4)腹部疼痛，有里急后重感，或有发热等直肠损伤症状。

(5)下肢某些部位感觉减退或消失，或局部感觉过敏等神经损伤现象。

（三）留置导尿患者的护理

密切观察患者尿道口周围有无血迹以及尿液的颜色、量，有无尿痛、排尿困难及会阴部血肿等。尿道不全断裂者，放置导尿管，避免反复多次插入尿管，加重导尿道损伤。未成功者，进行尿道会师术。尿道断裂患者要选择粗而软，双腔导尿管 18 号或 20 号，防止尿道断裂患者愈合后尿道狭窄，保留导尿管 2～4 周，其间不更换导尿管。如行尿道牵引者，注意不能随意增减重量，1 周后停止牵引。翻身活动时要防止扭曲、折叠。有阻塞时，用无菌生理盐水冲洗。预防感染是导尿管护理的重点，其措施是引流袋应低于耻骨联合，保持尿道口清洁，每天消毒 2 次，及时放出引流袋中的尿液，每天更换引流袋时，先消毒引流管接头处再更换，严格无菌操作，鼓励患者多饮温开水，每天 2 500～4 000 mL，以达到内冲洗的作用。

（四）膀胱造瘘的护理

保持引流管通畅，引流管不可扭转或折叠。造瘘口周围每天更换敷料，外涂氧化锌油膏。造瘘管留置 1～2 周，拔管前先夹管，观察留置导尿管是否通畅。排尿困难或切口处有漏尿则延期拔管。拔管排尿时，教会患者按压瘘口以减少渗出。

（五）腹部疼痛的护理

观察患者有无腹胀、腹痛等腹膜刺激症状。有无呕吐、尿血、便血的情况。定时测量腹围有无变化，叩诊有无移动性浊音，腹胀患者要注意观察肠鸣音的变化，询问患者有无排气排便，以便及早发现严重的腹膜后血肿。

（六）便秘护理

骨盆骨折的患者可由于骨折刺激后腹膜而造成自主神经功能紊乱，出现便秘。应注意保持患者大便通畅，鼓励患者多饮水，多吃水果、蔬菜，行顺时针按摩小腹部，以利通便。必要时，可服用双醋酚酊等缓泻药。

(七)皮肤护理

做好皮肤护理,用气垫床,定时按摩,预防压疮。

(八)健康教育

(1)牵引重量不可随意加减,要与牵引肢体保持一致。

(2)保持会阴部清洁,正确使用大小便器,女患者防止尿液倒流,防止泌尿系统感染。

(九)功能锻炼

在保证复位良好,固定稳妥的前提下,早期进行主动及被动的关节活动训练。及早进行股四头肌的舒缩活动,指推髌骨。加强足踝部屈伸活动,预防股四头肌萎缩和伸肌无力。

(1)单纯耻骨支或髂骨无移位骨折又无合并伤,仅需卧床休息者,取仰卧与侧卧交替(健侧在下),早期可在床上做股四头肌舒缩和提肛训练以及患侧踝关节背伸和跖屈活动。伤后1～2周可指导患者练习半坐位,做屈膝屈髋活动。3周后可根据患者情况下床站立、行走,逐渐加大活动量。4周后经拍片证明愈合者可练习正常行走及下蹲。

(2)耻骨上、下支骨折合并骶髂关节脱位,髂骨翼骨折或骶髂关节脱位合并耻骨联合分离者,仰卧硬板床。忌盘腿、侧卧,防骨盆变形。进行股四头肌等长收缩,踝关节的背伸和跖屈活动,并推拿髌骨,每天2次,每次5～10分钟,预防关节强直。术后3～5天可增加下肢康复仪器(CPM),活动30°～90°,做膝、髋关节的被动伸屈活动,动作要缓慢,幅度由小到大,逐渐过渡到主动活动。每天2次,每次30分钟。术后6周或去除外固定后,试行扶拐不负重活动,经X线摄片显示骨折愈合后,可逐渐练习弃拐行走。

(十)出院指导

(1)要告知患者卧床休息的重要性,禁止早期下床活动,防止发生骨折移位。

(2)对耻骨联合分离而要求回家疗养的患者,要教会其家属正确使用骨盆兜,保持皮肤及会阴清洁,防止压疮。

(3)坚持功能锻炼。

(4)加强营养,增加机体抵抗力。

(5)1个月、3个月复查。

(赵娅如)

第八节 股骨颈骨折

一、概述

股骨颈指股骨头下至转子间的一段较细部,其骨折多见于老年人。骨折后患者常表现髋部疼痛,肢体功能障碍,畸形,腹股沟中点部压痛,大粗隆部的叩击痛,沿肢体纵轴的推、顶、叩击、扭旋疼痛和大腿滚动试验阳性。股骨颈基底部骨折,多有明显肿胀,甚或可沿内收肌向下出现大片瘀血斑。但无移位的线形或嵌插型骨折,伤后尚可站立或勉强行走。特别是疲劳性骨折,尚能坚持较长时间的劳动。其骨折特点:病程长,愈合慢,并发症多,甚至不愈合或股骨头坏死。

二、主要治疗

(一)非手术治疗

手法复位经皮空心加压螺钉内固定术、皮肤牵引术。

(二)手术治疗

滑移式钉板内固定术、内固定并植骨术、截骨术、人工髋关节置换术、带肌蒂骨瓣或带血管蒂骨瓣移植术。

三、护理规范

(一)做好入院评估

股骨颈骨折多发于老年人,常合并高血压、心脏病、糖尿病等多种疾病,故患者入院后在充分掌握骨科情况之后,全面了解受伤前患者身体状况,以便做好健康教育及护理,防止意外发生。

(二)密切观察病情变化

整复或手术后,严密观察患者生命体征的变化,对有合并症的患者尤应提防。观察患肢的感觉、运动及末梢血液循环情况,观察伤口渗血及引流管是否通畅,引流液的色、量、性质等,如有异常,立即报告医师,给予处理。

(三)做好疼痛护理

多安慰、鼓励患者,做好心理护理。手术后使用镇痛泵,或根据病情正确使用止痛药物。

(四)保持有效牵引

牵引的重锤要悬空,不可着地或靠在床架上,不可随意增减牵引重量。牵引的方向不可随意变动,牵引绳应与被牵引肢体的长轴成一直线,棉被、衣物不可压在牵引绳上。

(五)做好体位护理

嘱患者保持患肢外展中立位(内收型骨折外展 20°～30°;外展型骨折外展 15°～20°),忌侧卧、盘腿、内收、外旋,以防内固定物移位,造成不良后果。

(六)预防并发症

(1)保持床铺平整、松软、清洁、干燥、无皱褶、无渣屑。每天定时按摩骶尾部、肩胛骨、足跟等受压部位,鼓励患者双肘、健足着床,同时用力,抬起臀部,以减轻局部长期受压,预防压疮的发生。

(2)督促患者多饮水,每天 2 500 mL,并保持会阴部清洁,预防尿路感染。

(3)保持病室空气新鲜,温湿度适宜,鼓励患者做扩胸运动、深呼吸、吹气球等,以增大肺活量,改善肺功能,预防坠积性肺炎的发生。

(4)指导患者多吃新鲜水果、蔬菜,每天定时给予顺时针按摩腹部,预防便秘的发生。

(七)预防骨瓣及血管脱落

患者术后四周内应保持平卧位,禁止坐起,更不能下床活动,患肢需维持在 20°～30°中立位,禁止外旋、内收。

(八)功能锻炼

(1)整复或手术后第 1 天即可指导患者进行足趾及踝关节活动,并进行股四头肌等长收缩训练;具体方法是:下肢膝部伸直,用力蹬空,足用力背伸。欲用力抬腿,但腿不离开床面,坚持10～15 秒后放松,如此反复,预防肌肉萎缩及静脉血栓形成,每 2 小时锻炼 1 次,每次 3～5 分钟。

(2)第3～7天协助患者慢慢弯曲患侧膝部，使脚跟滑向臀部，要始终保持脚平贴床面，再慢慢恢复原位；当脚跟上下滑动过程中，保持膝部垂直于床面，不要左右摆动。如此反复，每次3～5分钟。

(3)第7～10天指导患者床上起坐，并酌情协助患者扶双拐下床，患肢不负重床边站立，每天2次，每次5～10分钟。

(4)第10～14天指导患者扶双拐下床不负重行走。姿势要正确：患者先站立好姿势，使双足与双拐头呈等腰三角形，先迈出患肢，注意足尖不超越双拐；待站稳后，双手用力撑拐，同时健肢向前迈移20～30 cm；站稳后再抬患肢，同时提拐向前移动同等距离，足与拐头同时落地，但足尖仍然落于双拐以内，如此反复逐步前移。行走时患肢始终保持外展位，不得负重。锻炼时步幅不宜过大，速度不宜过快。活动量由小到大，循序渐进，不能急于求成。注意保护患者防止跌倒摔伤。

(九)出院指导

(1)遵医嘱指导患者继续服用接骨续筋之中成药，如三七接骨丸、筋骨痛消丸。以促进骨折早日愈合。

(2)嘱患者多食高蛋白，富营养之食品。如肉、蛋、动物内脏、豆制品等。

(3)下床功能锻炼时最好有家人在旁保护，以免摔倒造成二次骨折。

(4)6个月内禁止(患)侧卧、盘腿坐，以防患肢内收、外旋、造成不良后果。

(5)2～3个月内扶双拐不负重活动，待摄X线片检查后酌情决定能否负重活动。

(6)6～12个月再摄X片检查，待骨折完全骨性愈合后方能去除内固定，内固定去除宜晚不宜早。

(7)以后每6个月摄X线片1次，发现股骨头密度增高，是股骨头缺血性坏死的表现，在医师指导下，减少负重，及时治疗。

(8)若骨折愈合，已恢复正常生活和工作一段时间后又觉得髋内疼痛，说明股骨头有坏死的可能，应及时检查，以便早期治疗。

(9)本病一般需连续观察5年，5年后股骨头再发生缺血性坏死者极少。

(赵娅如)

第九节　股骨转子间骨折

一、概述

股骨转子间骨折也叫股骨粗隆间骨折，是指大小转子间部位的骨折。患者常表现患肢肿胀、疼痛、功能受限，有些可沿内收肌、阔筋膜张肌向下、后出现大片瘀血斑；患肢可有程度不等的短缩，多有明显外旋畸形。此部位周围有丰富的肌肉层，血运丰富，且骨折接触面大，所以容易愈合，极少发生不愈合或股骨头缺血性坏死。但复位不良或负重过早常会造成畸形愈合，较常见的为髋内翻，并由于承重线的改变，可能在后期引起患侧创伤性关节炎。

二、主要治疗

(一)非手术治疗

手法整复牵引固定、手法整复牵引并钢针撬压固定、手法整复力臂式外固定架固定。

(二)手术治疗

常用的方法有 DCS、DHS、PFN、Gamma 钉、角度钢板等切开复位内固定术。

三、护理规范

(一)整复与固定的护理

早期满意的整复和有效固定是防止发生髋内翻畸形的关键。因此,患者整复对位后向患者说明保持正确体位的重要性和必要性,以取得配合。

(二)患肢的护理

(1)保持患肢外展、中立位,忌内收,保持有效牵引,预防内收肌牵拉引起髋内翻畸形。

(2)为了防止患肢内收,指导患者骨盆放正,必要时行两下肢同时外展中立位牵引,预防髋内翻畸形。

(3)牵引或外固定解除后,仍应保持患肢外展位,避免过早离拐,X 线片检查骨折已坚固愈合,方可弃拐负重行走。

(三)入院评估

做好入院评估,严密观察病情变化,保持有效牵引,做好疼痛护理,体位护理,积极预防并发症,功能锻炼同股骨颈骨折护理规范。

(四)出院指导

(1)下床活动时,务必有家人保护,注意安全,以防跌倒再次损伤。

(2)骨折愈合不牢固时,应始终保持患肢外展位,忌内收;患足不论有无负重,均应全脚掌着地,顺序是足跟→跖外侧→第一跖骨头,不宜足尖着地,预防骨折成角畸形。

(3)2～3 个月复查,X 线摄片骨折愈合牢固后,方可弃拐负重行

(赵娅如)

第十节　半月板损伤

一、概述

半月板是位于股骨胫骨内髁及股骨胫骨外髁之间的一种纤维软骨组织,其横断面呈半月形,外侧呈“O”形,内侧呈“C”形。主要功能是传导载荷,维持关节稳定。半月板损伤是指半月板组织的连续性或完整性的破坏和中断。主要症状、体征是:膝关节疼痛、打软腿、关节绞索或弹响、股四头肌萎缩,急性期可有关节肿胀。

二、主要治疗

(一)非手术治疗

石膏固定、手法复位、针灸推拿治疗、药物治疗。

(二)手术治疗

半月板修补、半月板成形、半月板切除、关节镜微创治疗。

三、护理规范

(一)基础护理

卧床休息，下床时指导其正确扶拐，避免关节活动时出现绞索，造成摔倒。

(二)石膏固定的护理

石膏固定的护理适用于14岁以下急性稳定性半月板撕裂，保持膝关节伸直位固定，石膏固定常规护理，观察石膏松紧度和患肢血液循环活动。卧床制动4～6周。

(三)关节绞索的护理

关节绞索时，手法复位动作应轻，避免暴力，以免加重损伤。

(四)手术治疗的护理

手术治疗时，协助做好术前准备及各项检查，指导患者练习床上大小便，掌握股四头肌锻炼方法。

(五)术后病情观察

密切观察生命体征，并做好记录。抬高患肢，观察伤口渗血及关节肿胀情况；伤口包扎松紧适宜，防止过紧影响血液循环或过松出现滑脱。

(六)功能锻炼

根据筋骨并用原则，早期指导患者加强足踝部的屈伸活动和股四头肌的收缩锻炼，防止髌股关节粘连，每天2次，每次5～10分钟。

(七)出院指导

(1)告知患者坚持锻炼的重要性，并能按要求循序渐进功能锻炼。

(2)保护膝关节。6个月内，不做跑步、下蹲、剧烈活动。

(3)关节镜下半月板部分切除术后患者，2周后可骑自行车、游泳、散步等活动。缝合术后患者，4周可带限制型支具屈伸活动，6周后去掉支具进行膝关节康复锻炼。

(赵娅如)

第十一节　膝关节侧副韧带损伤

一、概述

膝关节侧副韧带分内侧副韧带、外侧副韧带，内侧起自股骨内上髁，外侧副韧带起自股骨外上髁，经过关节间隙时，有腘肌腱将其与外侧半月板隔开，止于腓骨头。膝关节侧副韧带损伤是指关节侧副韧带的连续性、完整性的破坏和中断。主要症状体征:急性期膝关节疼痛,活动受限。后期可有关节松弛、不稳。

二、主要治疗

(一)非手术治疗

手法治疗及石膏固定;药物治疗:内服活血消肿止痛汤药,外用活血止痛膏。疼痛明显时口服止痛药物缓解症状。

(二)手术疗法

复位固定,端一端缝合、重建术。

三、护理规范

(一)关节不稳者的护理

关节不稳者,协助到病房,取舒适卧位。不可随意下床,防止摔倒。

(二)急性期护理

急性期,韧带超限拉长时,行局部冷敷,加压包扎,减轻肿胀、出血。并随时观察局部皮肤情况,防止冻伤。

(三)单纯石膏固定

固定患肢屈膝于30°位置,若关节腔有积血严重时,应行穿刺抽吸后,适当加压包扎,长腿石膏固定。石膏未干若搬运患者时,应注意双手掌平托石膏,禁忌手指托,防止压迫腓骨小头部,造成腓总神经损伤。固定松紧适宜,观察伤肢末梢血液循环、感觉、运动情况,制动3~4周后,拆除石膏,行屈伸膝关节锻炼。

(四)手术治疗

者,术后密切观察生命体征变化,血液循环、末梢感觉、运动情况。发现异常,及时报告医师。

(五)体位护理

术后膝关节置屈膝0°~10°位置,若外侧副韧带损伤应保持早期膝关节外翻,内侧副韧带损伤,保持膝关节内翻位。

(六)功能锻炼

术后第2天行股四头肌、腘绳肌等长收缩练习。2周后行直腿抬高锻炼,每天2次,每次5~10分钟。4~6周后行膝关节屈伸锻炼,主动最大限度屈膝,每天2次,每次10~15分钟;被动锻炼屈伸膝关节时,力度适宜,禁用暴力,强度以患者能够耐受为宜。循序渐进,不可操之过急。

(七)出院指导

(1)根据医嘱告知患者复诊时间,适时解除外固定。

(2)告知患者坚持锻炼的重要性,使其能主动循序渐进行伤肢功能锻炼。

(3)指导患者正确扶拐方法。

(4)根据病情,定期复诊。

(赵娅如)

第十二节　膝关节交叉韧带损伤

一、概述

交叉韧带位于膝关节内，分为前交叉韧带和后交叉韧带。与内外侧副韧带和关节囊韧带共同构成关节囊网，成为维持关节稳定的基本结构。前交叉韧带自胫骨前窝斜向外后上方，止于股骨外髁内侧面的后部。后交叉韧带自胫骨髁间后窝斜向内前上方，止于股骨内髁的外侧面，交叉韧带损伤是指交叉韧带的连续性、完整性的破坏和中断。

二、主要治疗

(一)非手术治疗

非手术治疗适用于交叉韧带部分断裂、超限拉长的患者，主要采取石膏固定，肌力练习。

(二)手术治疗

手术治疗包括交叉韧带修补缝合、紧缩、重建和移植。

三、护理规范

(一)基础护理

(1)协助患者取舒适卧位。

(2)了解生活习惯，详细询问病史，做好记录。

(二)石膏固定者的护理

单纯石膏固定者，固定膝关节于伸直位置后，密切观察伤肢末梢血液循环、活动、感觉、运动。观察石膏的松紧度是否合适，遇有伤肢末梢发凉，颜色发紫以及足部肿胀明显时，报告医师，做好处理。

(三)手术治疗的护理

行手术治疗患者，指导其练习床上大小便。抬高患肢，密切观察患肢的血液循环、活动、感觉情况。观察伤口渗血以及引流管通畅情况。加压包扎者观察包扎伤口绷带的松紧度是否合适，避免过紧时引起下肢肿胀，影响血液循环，或造成腓总神经损伤。

(四)功能锻炼

石膏固定者，石膏干燥后即指导其行股四头肌的收缩锻炼和踝关节的屈伸锻炼。主动股四头肌、腘绳肌的收缩锻炼，每天 2 次，每次 5～10 分钟。伤口愈合后，被动做患肢髌骨的推移训练，每天 2 次，每次 5～10 分钟。膝关节活动度在 2 周内逐渐达 60°～90°。

(五)出院指导

(1)告知功能锻炼的重要性，取得患者配合，积极坚持行被动屈伸练习。

(2)指导患者正确的步态，正确的扶拐，扶单拐时，健侧扶拐。

(3)石膏、支具固定的患者应根据医嘱，复查调整。

(4)整个锻炼过程应循序渐进，不可过度。

(赵娅如)

第十三节　膝关节骨软骨损伤

一、概述

股骨髁、胫骨平台或髌骨的关节软骨发生骨折，多由于膝关节旋转暴力引起。属关节内骨折。常见于青壮年，后期易引起膝关节功能障碍及创伤性关节炎。

二、主要治疗

（一）非手术治疗

手法整复外固定，卧床制动 4～6 周。

（二）手术治疗

游离体摘除，切开复位内固定，关节面缺损区钻孔修整术。

三、护理规范

（一）功能锻炼

石膏外固定期间及非负重区骨折或单纯游离体摘除术后早期进行主动及被动的关节活动训练，加强足踝部的屈伸活动即股四头肌收缩，每天 2～3 次，每次 10～15 分钟，并及早实施被动活动髌股关节。术后 3 周即可在床上及保护下练习膝关节伸屈运动，每天 2～3 次，每次 10～15 分钟；6～8 周骨折达临床愈合后，加大膝关节伸屈活动度，行床边屈膝练习，继而下地保护下的蹲起运动等。术后即可在 CPM 机上进行膝关节被动伸屈锻炼，每天 2 次，每次 30～60 分钟，活动角度从 0°～60°开始，每 2～3 天增加 10°，开始速度要慢，注意配合膝关节主动伸直和屈膝锻炼。

（二）健康教育

（1）膝关节骨软骨骨折常规 X 线检查不显影，容易漏诊，MRI 检查可准确显示软骨骨折情况，告知患者和家属如果有明显外伤史或膝关节症状明显者，要进一步检查，不可疏忽大意，以免影响治疗。

（2）石膏固定期间注意观察石膏夹板固定的松紧度，在胫骨平台外侧缘及腓骨颈的部位垫石膏棉或软物，防止腓总神经压伤。

（3）告知患者石膏固定期间早期进行股四头肌收缩锻炼的重要性，取得患者及家属的理解和配合。

（三）出院指导

（1）继续加强膝关节伸屈活动和股四头肌收缩锻炼。

（2）出院后 1 个月、3 个月、6 个月、1 年及时到医院复查，了解关节功能和股四头肌肌力恢复情况；如果膝关节肿胀、疼痛或关节有交锁，关节内异物感时，及时到医院复查。

（3）减少爬山、上楼梯等运动，不要提重物下蹲。

（赵娅如）

第十四节 手部肌腱开放性损伤

一、概述

手部肌腱是连接前臂肌与指骨之间的致密胶原纤维,肌腱本身不具有收缩能力,其传导肌肉收缩产生的力牵拉指骨,使之产生运动。分为伸指肌腱和屈指肌腱2种。伸指肌腱位于手部的背侧,产生伸指动作。屈指肌腱位于手部的掌侧,产生屈指动作。手部肌腱开放性损伤以切割伤较多,常合并指神经伤或骨折。

二、主要治疗

(一)非手术治疗

药物治疗应用抗菌消炎及活血化瘀药物。中药熏洗,每天1~2次,每次30分钟。

(二)手术治疗

肌腱修复术、肌腱松解术。

三、护理规范

(一)基础护理

(1)屈指肌腱修复术,术后应用石膏托,将腕、指制动在屈曲位,并抬高放置。伸指肌腱修复术,术后应用石膏托将腕、指制动在背伸位,并抬高放置。

(2)密切观察术指末梢颜色、温度、感觉等情况,如出现温度低、颜色苍白、紫暗、感觉异常等情况时及时报告。

(二)功能锻炼

(1)屈指肌腱术后功能锻炼:练习伸直与屈曲活动,先被动活动1次,使关节活动度尽量加大,然后进行主动活动。练习时,先固定掌指关节于0°位,再尽力屈曲指间关节到最大范围,稍停一下,再主动伸直到最大范围。如果不能主动伸直时可辅助被动伸直一下,稍停片刻,再反复1次。术后4~5天练习时,不需要固定掌指关节,先屈指关节,再继续屈掌指关节,以加大肌腱活动范围。每天2次,每次5~10分钟。

(2)伸指肌腱术后功能锻炼:练习主动伸直指至最大限度,稍停一下,再尽量屈曲。如屈曲不够充分,可辅助被动屈曲活动,再主动伸直,每天2次,每次5~10分钟,4~5天后逐渐增加活动次数。

(3)肌腱松解术的功能锻炼:肌腱松解术后一般24小时即可去除敷料,指导患者患指做主动屈伸活动,每天2~3次,每次5~10分钟,同时做健指的主动活动。当患指的主动活动无痛、活动范围正常时,可开始抗阻力运动(同手外伤)。

(4)肌腱修复术的功能锻炼:肌腱修复术后需用石膏托或铝板外固定3~4周。首先活动未固定关节。术后前3周内不能活动患指,因过早的肌腱活动可以破坏腱鞘与肌腱之间刚刚建立起来的血液供应,致移植肌腱变性坏死,即使活动也要在保护下进行,可采用牵拉橡皮条的方法进行锻炼。3 周后外固定解除可进行患指的主、被动活动，直至患指伸屈活动正常。

(三)健康教育

(1)修复后，4 周内不做与缝合肌腱方向相反的被动活动。

(2)早期活动患者往往感到疼痛，告知患者为正常现象，鼓励患者忍受一定的疼痛，坚持锻炼才能收到良好的治疗效果，如果等手术后反应渐消，疼痛减轻时才锻炼，则肌腱早发生粘连，而丧失恢复功能。

(3)锻炼时力量要由小逐渐加大，手法轻柔勿用猛力，循序渐进。

(四)出院指导

(1)加强营养及体育锻炼，提高机体抵抗能力，避风寒，防感冒。

(2)继续进行功能锻炼。此时可增加被动活动的幅度，可借助火柴棒、棋类、小球等器械进行锻炼。

(3)日常生活中有意识地加强训练患肢，如写字、绘画、织毛衣、吃饭等以增强信心。

(4)1 个月后来医院复查。

(赵娅如)

第十五节　手部其他开放性损伤

一、概述

手部开放性损伤是复合伤，包括手部软组织皮肤撕裂伤、指端损伤、切割伤、挤压伤、肌腱损伤、血管及神经损伤、骨骼损伤。其主要表现为皮破出血、局部疼痛肿胀、功能障碍。骨折后手指有明显短缩、畸形、反常活动。入院后要对手的外观、神经、血管、骨关节损伤及关节运动度做详细检查。动脉压迫试验，X 线检查，有助确诊。手部开放损伤加强现场急救与保护，及时正确转运，尽早就医。手部肌腱损伤在本章其他章节已做详细讲述，本节仅对手部其他开放性损伤的护理进行讲解。

二、主要治疗

(一)非手术治疗

闭合骨折手法复位术。

(二)手术治疗

清创缝合术、肌腱修复术、骨折切开复位内固定术、游离植皮及皮瓣移植术等。

三、护理规范

(一)心理护理

做好急诊患者的心理护理，稳定其紧张、恐惧情绪。

(二)入院后护理

患者入院后，首先帮助患者脱去受伤的衣袖，充分暴露受伤肢体。观察手部受伤情况，了解手部以外其他部位有无损伤。对活动性出血采取有效止血。对应用止血带止血的患者，了解使用时间和使用后肢体的情况。观察生命体征的变化，不能只重视局部创伤而忽视全身情况。

（三）术前准备

尽快完善术前的各项准备，迅速做好青霉素、破伤风、麻醉药等药物过敏试验，并在术前肌内注射破伤风。对出血较多的，及时输液，并测定血型，以备输血。

（四）病情观察

（1）观察手指末端皮肤的颜色、温度、弹性等情况，如发现皮肤苍白或发绀，皮温降低，显著肿胀或指腹萎陷等，说明血液循环障碍，立即报告医师及时处理。

（2）术后取平卧位，用枕头或支架将手垫起抬高，略高于心脏水平，促进静脉血液和淋巴液的回流，减轻肢体肿胀。患手一般应保持在功能位，即保持腕关节背伸30°，掌指关节屈曲45°，指关节稍屈或拇指对掌位。体位避免患者患肢长时间的在下侧卧位，以免影响患肢血液循环，加重水肿。患者坐位或立位时将患肢悬吊于胸前而不要下垂或随步行而甩动。也可施行超短波治疗，促进水肿消退。在病情允许时，尽早开始患肢活动。

（3）术后观察体温及切口周围敷料有无渗出或异味，患者有无主诉伤口剧痛等情况。

（4）神经损伤术后，观察原失去神经支配的区域感觉是否有所恢复，麻木区的范围有无缩小。观察手指活动功能、肌力增长等神经恢复情况。

（五）功能锻炼

（1）皮肤损伤直接缝合术者，在术后疼痛、肿胀减轻后即可练习握拳、屈伸手指。开始练习时动作应缓慢，以不引起明显疼痛为度，同时做腕部的屈伸和旋转锻炼，防止关节僵硬。伤口拆线后，练习用力握拳和手指的伸屈、内收、外展等活动，保持手的正常肌力，使手部各关节的功能尽快恢复正常。

（2）皮肤缺损带蒂皮瓣移植术者，在皮瓣移植术断蒂前以活动健指为主。术后第2天起即可用健手帮助患手健指做被动活动，1周后做健指最大限度地主动屈伸活动。锻炼时注意不能引起皮瓣牵拉。手术部位炎性水肿消退，开始做患指的屈伸活动，动作幅度缓慢增加，以不引起局部疼痛为限。皮瓣断蒂后，健指做最大幅度的屈伸锻炼，患指做被动和主动活动。拆除皮瓣缝线后，加大活动幅度，如握拳、伸指，用手握橡皮圈等活动。揉转石球或核桃，锻炼手指的各种功能及协调动作，尽快恢复手的灵活性。

（3）手部骨折和关节脱位者，复位后一般用石膏、铝板功能位固定3～4周。固定期间指导患手健指屈伸活动，患手患指开始以被动活动为主，用健手辅助进行各关节的屈伸，活动量以不引起再损伤为限。待疼痛消失后变被动活动为主动活动，同时做不影响固定的腕部活动。去除外固定后，指导患者做缓慢的主动屈伸活动，每次争取达到最大范围，如有关节屈伸障碍可用健手协助患指做被动活动，屈伸的幅度要大于主动活动的幅度。

（4）手部肌腱损伤的功能锻炼：肌腱松解术后和肌腱修复术后的护理参见其他章节。

（六）健康教育

（1）患者急诊入院，护士要热情接待，详细向患者及家属介绍病情，手术的目的及可能得到的结果，让患者及家属思想上有所准备。

（2）告知患者术后注意保持患手功能位的重要性，不可随意改变体位。

（3）注意观察神经损伤的患者术后神经恢复情况，对患者讲解一些神经损伤的知识，如感觉丧失后手对外界热冷、创伤等刺激,缺乏保护性反应,应注意保护患手避免擦伤、冻伤或烫伤。

(七)出院指导

(1)告知患者术后1个月来院复查。

(2)告知患者正确服药方法及药物可能出现的不良反应和注意事项。

(3)告知患者继续功能锻炼。

(赵娅如)

第十六节　髋关节骨性关节病

一、概述

髋关节是骨性关节炎所累及的负重关节之一,为退行性关节炎,好发于重体力劳动者,如矿工、举重运动员等。原发性髋关节骨性关节病的特点:关节软骨变性,周围骨质增生。主要临床表现是髋关节疼痛,可放射至大腿内侧,膝关节附近。髋关节前屈、内收、内旋、外展时疼痛加重,活动受限。

二、主要治疗

(一)非手术治疗

非手术治疗适用于原发性髋关节骨关节病,方法有大腿皮牵引、中药熏洗、药物治疗。

(二)手术治疗

手术治疗适用于继发性髋关节骨性关节病。方法有髋关节成形术,髋关节融合术,人工髋关节置换术。

三、护理规范

(一)入院后护理

患者入院后,护士应注意了解患者的生活习惯,观察疼痛的部位、性质,是否有跛行,与潮湿、寒冷等因素是否有关,有无放射痛以及放射部位,清晨起床或休息一段时间后,是否有"晨僵"症状,以及疼痛与体位、姿势的关系和自我缓解的方法。

(二)合并症的观察及护理

该病多发生于老年肥胖者,常合并高血压、心脏病等疾病,在护理该病的同时,注意合并症的观察及护理。

(三)牵引护理

行下肢皮牵引可使关节腔内形成负压,有利于关节软骨的修复,牵引时始终保持牵引的重量、角度,牵引重量不能随意加减,牵引绳上不能放重物等。牵引过程中加强巡视,观察牵引带是否过松或过紧,避免牵引锤落地,保持有效牵引力。牵引后嘱患者卧床休息10～20分钟。

(四)熏洗护理

电动熏洗床中药熏洗时,调节设定温度思为55～70 ℃,根据患者的耐受程度,最高一般不超过 75 ℃。患者熏洗前，检查熏洗床的功能，避免漏电现象，嘱患者身体不要接触电动熏洗床的金属部位。熏洗过程中密切观察患者的病情变化，特别是高血压、心脏病，老年患者及肥胖者。熏洗后协助患者擦干熏洗部位，局部保暖。

(五)健康教育

(1)该病因病程长，恢复慢，患者多有心理障碍，认真做好健康宣教，告知患者本病的发病原因及康复知识，解除心理障碍，保持心理健康，提高遵医行为。

(2)饮食上应多食蔬菜水果，鱼类以及谷物类，同时节制饮食控制体重。

(3)鼓励和指导患者使用手杖、拐、助行器行走，如用单拐，用患髋的对侧手扶拐。

(六)功能锻炼

行髋关节的外旋、外展、内旋、内收锻炼，每天 2～3 次。锻炼的强度、频率根据患者的耐力制定，循序渐进。为了减轻锻炼时关节疼痛、肌肉痉挛，锻炼前配合物理疗法。

(七)出院指导

(1)指导患者长期使用手杖协助步行。

(2)日常生活中坐高椅子，不坐低凳子和沙发。

(3)坚持每天俯卧 2～3 次，每次 30 分钟。

(4)遵医嘱按时服药。

(5)加强髋关节周围肌力的活动锻炼，以增强肌肉力量，提高髋关节的稳定性，控制病情发展。

(6)慎起居，避风寒。忌长时间下蹲等。

(7)做好饮食调护，坚持控制体重，减轻髋关节的负担。

(赵娅如)

第十七节 髌骨软骨病

一、概述

髌骨软骨病俗称髌骨软化症，是髌骨软骨病变受损，大多伴有股骨髁滑车的损伤，常见于青壮年，女性多于男性，病变好发于膝关节半屈曲时髌骨与股骨相接触的部位.主要临床表现为髌骨周围疼痛，活动时加重，上下楼梯时更明显。

二、主要治疗

(一)非手术治疗

肌力训练、理疗、按摩、小针刀治疗。

(二)手术治疗

外侧支持带松解、股四头肌移位、髌骨钻孔减压、髌骨部分切除或全切术。

三、护理规范

(一)基础护理

(1)根据病情的不同,选择舒适的卧位,尽量避免膝关节屈曲下蹲动作。

(2)病程长者,患肢常有股四头肌萎缩,行走时会有打软腿的现象,应嘱其防止摔倒。

(3)合并关节积液时,置膝关节于屈曲 5°～15°的位置,减轻关节的压力,缓解疼痛。

(4)理疗按摩治疗时,嘱患者放松股四头肌。

(二)术后护理

术后做好伤肢情况的观察,抬高患肢,观察伤口渗血及术肢末梢血液循环情况。保持伤口敷料清洁干燥,绷带包扎松紧合适,防止过紧影响术肢血液循环,过松出现绷带滑脱。

(三)功能锻炼

加强股四头肌静力训练,直腿抬高训练,坚持每天 2～3 次,每次 10～30 分钟。

(四)出院指导

(1)髌骨软骨病治疗效果欠佳,应注重预防,早期发现,早期治疗,避免病情进一步发展。

(2)早期避免膝关节屈曲下蹲位,中期避免负重起蹲动作,后期禁止做半蹲发力动作,尽量减少患肢负重。

(3)鼓励患者坚持股四头肌功能锻炼。

(4)减少上下楼梯、爬山、跑跳等活动,鼓励其坚持骑自行车、游泳等锻炼。

(赵娅如)

第十八节　膝关节骨性关节炎

一、概述

骨性关节炎是关节软骨发生变性,软骨细胞不能合成正常的透明质酸及聚氨基葡萄糖,导致软骨基质软化,失去弹性和强度,形成骨赘,多发于中年以后,是慢性退行性关节病之一,膝关节是骨性关节炎的好发部位。主要临床表现为膝关节疼痛、变形和活动受限。严重的骨性关节炎可导致关节功能丧失。

二、主要治疗

(一)非手术治疗

通过下肢牵引、中药熏蒸、针刺、艾灸、手法按摩、穴位按压、药物治疗等。其主要适用于早、中期骨性关节炎患者。

(二)手术疗法

关节清理术、胫骨高位截骨术、组织移植术、人工膝关节表面置换术。

三、护理规范

(一)入院后护理

患者入院后，护士应详细询问病史，注意观察疼痛的部位、性质以及疼痛与体位、姿势的关系。

(二)合并症的观察及护理

患者多为老年人，常合并心脑系统等疾病，注意合并症的观察及护理。

(三)中药熏蒸的护理

中药熏蒸时，药液温度设定为55～70 ℃，患者熏蒸前，常规检查熏床功能是否正常，治疗过程中，嘱患者身体不要接触熏床的金属部位，注意倾听患者感受，根据患者的耐受程度，及时调整中药温度，最高一般不得超过75 ℃，避免发生烫伤。密切观察患者的病情变化，特别是高血压、心脏病患者、老年患者和肥胖者，患者出现汗多、心慌、胸闷等症状，做好对症处理。熏洗后协助患者擦干熏洗部位，注意全身和局部保暖，防止感冒和局部受凉。

(四)行支持带松解患者的护理

行支持带松解患者，卧床休息24小时，防止针眼感染；重手法按摩患者，卧床牵引制动24小时。

(五)功能锻炼

1.维持关节活动度锻炼

指导患者行下肢关节的主动非负荷性屈伸、旋转功能锻炼，每天2～3次，每次10～15分钟。

2.增强膝关节周围肌力的锻炼

(1)股四头肌锻炼：床上直腿抬高锻炼，高度约30°，维持5秒，每天2～3次，每次5～10分钟，锻炼时慢抬慢放。

(2)腘绳肌锻炼：患者平坐于床上伸直膝关节，并用力下压膝关节，每次维持5秒，每天2～3次，每次5～10分钟肌肉收缩时，动作宜慢。

(六)健康教育

对于需要手术治疗的患者应对其进行以下指导。

(1)入院后即指导其练习床上大小便。

(2)骨性关节炎患者病程长，恢复慢，应认真做好健康宣教，向患者告知本病的特点及康复知识，解除心理障碍，使其保持心理健康，提高患者的遵医行为。由于患者活动不便，协助做好各项检查。

(3)进食高蛋白，易消化饮食，禁食辛辣油腻之品。

(4)术前1天晚上，注意休息，保证睡眠；术后患肢抬高，保持病房空气清新，多做深呼吸、咳嗽等，防止发生坠积性肺炎。

(5)保留导尿管者，保持导尿管及尿道口清洁，每天饮水保持在2 500 mL左右，防止泌尿系统感染。

(七)出院指导

(1)告知患者按时服药，讲解药物的功效及可能发生的不良反应。

(2)加强下肢功能锻炼，以增强肌肉力量，提高膝关节的稳定性，控制病情发展。有条件时每天坚持行30分钟游泳、骑自行车锻炼。学会利用拐杖协助步行，减轻关节受累。

(3)女同志避免穿高跟鞋,行走时保持正确的姿势和步态。

(4)慎起居,避风寒,忌长时间下蹲等。

(5)适当控制体重,减轻膝关节的负担。服用维生素 A、维生素 C、维生素 E 及维生素 D 等对骨性关节炎有一定的预防作用。

(6)生活中尽量减少加重膝关节负担的活动,如登山、上下楼梯等。

(赵娅如)

第十九节 足 损 伤

一、概述

足部软组织薄,易发生开放性损伤。一旦形成开放性损伤,多污染较重,且足部血管管径小,损伤后易发生血管痉挛、栓塞,形成足和足趾缺血、甚至坏疽。

二、主要治疗

足部开放性骨折,尽早彻底清创,行骨折脱位的复位钢针贯穿固定;修补缝合肌腱等软组织,无菌纱布包扎,前后石膏托固定。

三、护理规范

(1)观察患者生命体征的变化,若出现休克,及时抢救。

(2)抬高患肢,观察伤口出血情况,保持伤口干燥。

(3)观察足趾末梢血液循环,以防发生血管痉挛、栓塞或缺血性坏死等。逐渐发生的供血不足多为血管痉挛引起,注意局部保暖,给予烤灯照射,应用抗凝解痉药物。

(4)足末梢血液循环良好,可进行足及足趾的功能锻炼,术后 2 周可下地不负重锻炼。

(赵娅如)

第二十节 跟腱断裂

一、概述

跟腱是由腓肠肌肌腱和比目鱼肌肌腱混合而成,又称小腿三头肌肌腱,是人体中最坚强、肥大的肌腱。起于小腿中下 1/3 交界处,止于跟骨后结节中点,止点位于皮下,跟腱的功能是使足踝跖屈,后提足跟。跟腱断裂常发生于踝关节背伸位,突然用力跳跃的一瞬间。跟腱断裂是临床中常见的一种损伤,多发生于体育及文艺工作者。分为开放性和闭合性两种,开放性跟腱断裂多为锐器直接切割所造成。跟腱断裂后不能活动,继而肿胀、压痛,皮下瘀血斑。

二、主要治疗

（一）非手术治疗

石膏外固定，适用于不完全性跟腱断裂；夹板固定法，治疗闭合性跟腱断裂。

（二）手术治疗

跟腱缝合术，适应于新鲜的开放性或闭合性跟腱断裂。筋膜修补术，适应于陈旧性跟腱断裂。膜瓣修补术，适应于陈旧性跟腱断裂。

三、护理规范

（一）石膏固定后的护理

石膏固定后的患者需床头交接班，倾听患者主诉，严密观察肢体血液循环及感觉运动情况，若患者主诉局部有固定性压迫疼痛感或其他异常时，及时报告医师。

（二）患肢的护理

尽量不要搬动患者，若需变换体位，需用手掌托扶患肢，不可用手指抓捏，以免在石膏上形成凹陷，引起肢体压疮。

（三）石膏干固后的护理

石膏干固后脆性增加，容易断裂，翻身或改变体位时要平托石膏，力量要轻柔均匀，避免折断。术后石膏外固定者，应注意石膏内有无伤口渗血情况，如石膏内有血迹渗出并逐渐扩大，为持续出血征象，报告医师，及时处理。

（四）体位护理

前后石膏托或短腿石膏靴将患肢固定于膝关节屈曲，踝关节重力跖屈位（即自然垂足位），患肢制动6周左右，限制踝关节的背伸活动，股四头肌等长收缩，足趾背伸和跖屈活动，每天2～3次，每次5～10分钟。

（五）功能锻炼

患肢固定6周后去除石膏，进行踝关节背伸、跖屈和膝关节的伸屈功能锻炼，并加强股四头肌等长收缩锻炼，每天3次，每次15～30分钟；8周后可下地行走。

（六）出院指导

（1）根据医嘱告知患者复诊时间，适时解除外固定。

（2）告知患者坚持锻炼的重要性，使其能主动循序渐进行伤肢功能锻炼。患肢固定4周后去除膝关节石膏进行膝关节屈的锻炼，继续加强股四头肌的等长舒缩，足趾背伸和跖屈活动，每天3次，每次15～30分钟。患肢固定6周后去除踝关节石膏，进行踝关节的背伸、跖屈锻炼，每天3次，每次15～30分钟。被动锻炼踝关节关节时，力度适宜禁用暴力，强度以患者能够承受为准。循序渐进，不可以操之过急。8周后可下地行走，9个月内禁止弹跳等剧烈活动。后期可配合中药熏洗，按摩舒筋，穿高跟鞋等促其功能恢复。

（3）根据病情，做好随访，遇有不适及时复诊。

（赵娅如）

第九章

针灸科护理

第一节　毫针疗法及护理

一、毫针的构造、规格、检查

(一)毫针的构造

毫针分为针尖、针身、针根、针柄、针尾五个部分(图 9-1)。

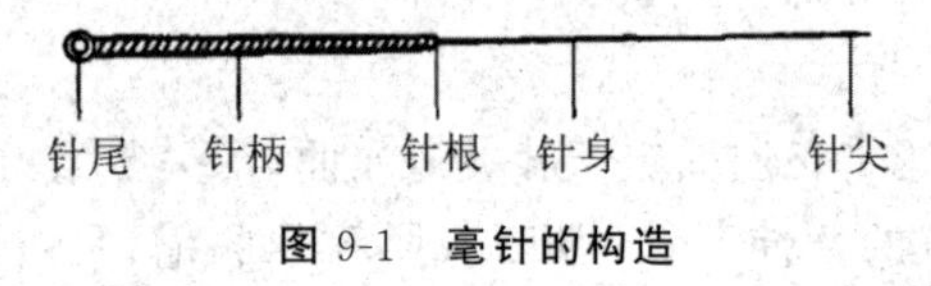

图 9-1　毫针的构造

针尖亦称针芒,是针身的尖端锋锐部分;针身亦称针体,是针尖至针柄间的主体部分;针根是针身与针柄连接的部分;针柄是针根至针尾的部分;针尾亦称针顶,是针柄的末端部分。

(二)毫针的规格

毫针的规格,是以针身的直径和长度区分的。毫针的长度规格见表 9-1。毫针的粗细规格见表 9-2。

表 9-1　毫针的长度规格表

规格(寸)		0.3	1	1.5	2	2.5	3	4	4.5	5	6
针身长度(mm)		15	25	40	50	65	75	100	115	125	150
针柄长	长柄(mm)	25	35	40	40	40	40	55	55	55	56
	中柄(mm)	—	30	35	35	—	—	—	—	—	—
	短柄(mm)	20	25	25	30	30	30	40	40	40	40

表 9-2　毫针的粗细规格表

号数	26	27	28	29	30	31	32	33	34	35
直径(mm)	0.45	0.42	0.38	0.34	0.32	0.30	0.28	0.26	0.24	0.22

一般临床以粗细为28～32号(0.38～0.28 mm),长短为1～3寸(25～75 mm)的毫针最为常用。

(三)毫针的检查

1.检查针尖

检查针尖主要检查针尖有无卷毛或钩曲现象。

2.检查针身

检查针身主要检查针身有无弯曲或斑剥现象。

二、针刺法的练习

针刺法的练习,主要包括指力练习、手法练习和实体练习。

(一)指力练习

用松软的纸张,折叠成长约8 cm、宽约5 cm、厚2～3 cm的纸块,用线如"井"字形扎紧,做成纸垫。练针时,左手平执纸垫,右手拇、示、中三指持针柄,如持笔状地持1～1.5寸毫针,使针尖垂直地抵在纸块上,然后右手拇指与示、中指交替捻动针柄,并渐加一定的压力,待针穿透纸垫后另换一处,反复练习。纸垫练习主要是锻炼指力和捻转的基本手法(图9-2)。

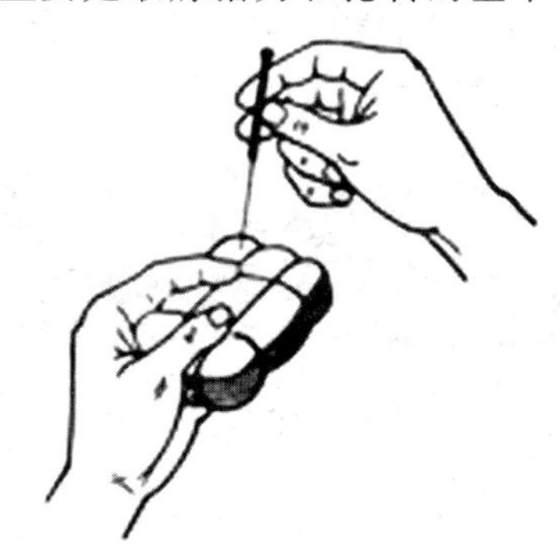

图9-2 纸垫练习法

(二)手法练习

手法的练习主要在棉团上进行。

取棉团,用棉线缠绕,外紧内松,做成直径为6～7 cm的圆球,外包白布一层缝制即可练针。可练习提插、捻转、进针、出针等各种毫针操作手法。做提插练针时,以执笔式持针,将针刺入棉球,在原处做上提下插的动作,要求深浅适宜,幅度均匀,针身垂直。在此基础上,可将提插与捻转动作配合练习,要求提插幅度上下一致,捻转角度来回一致,操作频率快慢一致,达到动作协调、得心应手、运用自如、手法熟练的程度(图9-3)。

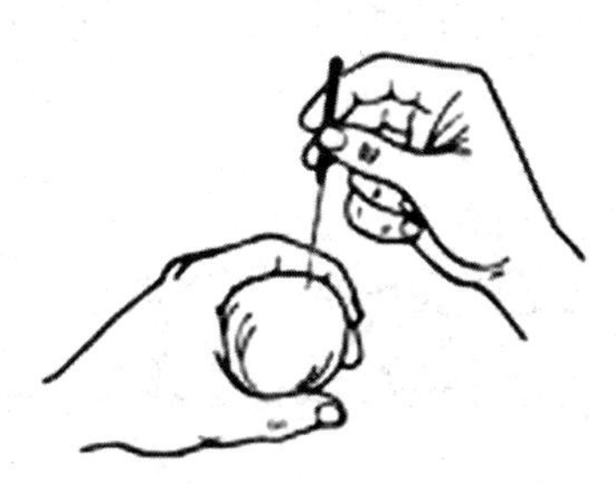

图9-3 棉团练习法

(三)实体练习

通过纸垫、棉团练针掌握了一定的指力和手法后,可以在自己身上进行试针练习,亲身体会指力的强弱、针刺的感觉、行针的手法等。自身练针时,要求能逐渐做到进针无痛或微痛,针身挺直不弯,刺入顺利,提插、捻转自如,指力均匀,手法熟练。同时仔细体会指力与进针、手法与得气的关系以及持针手指的感觉和受刺部位的感觉。

三、针刺前的准备

(一)针具选择

选择针具时,应根据患者的性别、年龄、形体的肥瘦、体质的强弱、病情的虚实、病变部位的表里深浅和腧穴所在的部位,选择长短、粗细适宜的针具。《灵枢·官针》曰:"九针之宜,各有所为,长短大小,各有所施也"。

(二)体位选择

针刺时,患者体位的选择原则是要有利于腧穴的正确定位,便于针灸的施术操作和较长时间的留针而不致疲劳。临床常用体位主要有以下几种。

1.仰卧位

仰卧位指患者身体平卧于床,头面、胸腹朝上的体位。适宜于取头、面、胸、腹部腧穴和上、下肢部腧穴(图 9-4)。

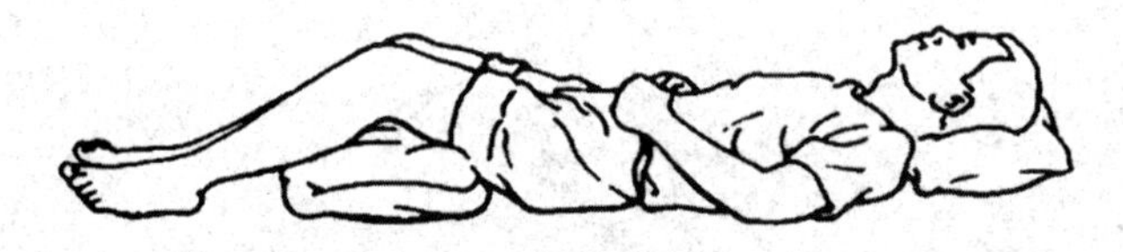

图 9-4　仰卧位

2.侧卧位

侧卧位指患者身体一侧着床,头面、胸腹朝向一侧的体位。适宜于取身体侧面少阳经腧穴和上、下肢部分腧穴(图 9-5)。

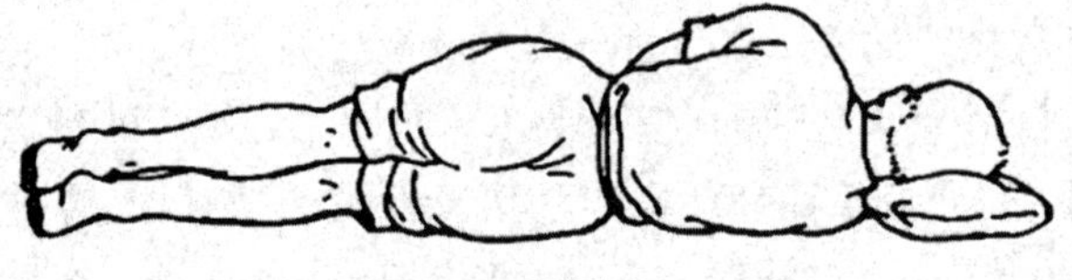

图 9-5　侧卧位

3.俯卧位

俯卧位指患者身体俯伏于床,头面、胸腹朝下的体位。适宜于取头、项、脊背、腰骶部腧穴和下肢背侧及上肢部分腧穴(图 9-6)。

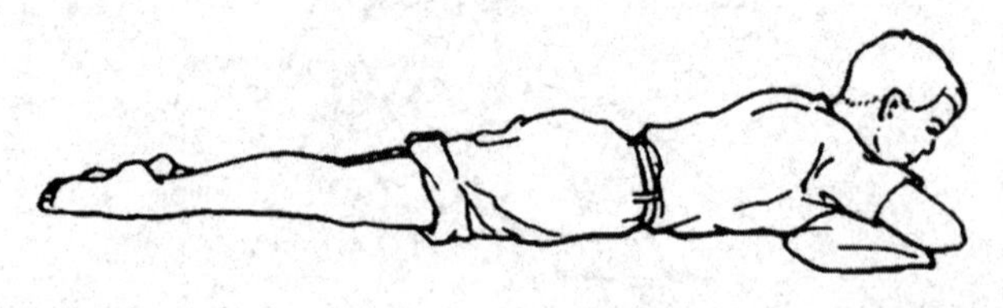

图 9-6　俯卧位

4.仰靠坐位

仰靠坐位指患者身体正坐，背靠于椅，头后仰，面朝上的体位。适宜于取前头、颜面和颈前等部位的腧穴（图 9-7）。

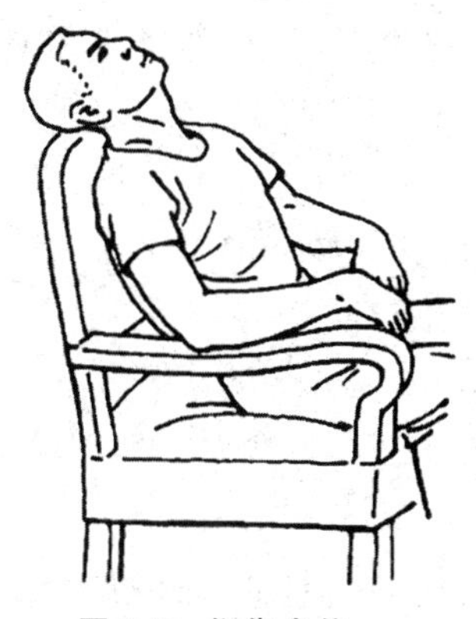

图 9-7　仰靠坐位

5.俯伏坐位

俯伏坐位指患者身体正坐，两臂屈伏于案上，头前倾或伏于臂上，面部朝下的体位。适宜于取后头和项、背部的腧穴（图 9-8）。

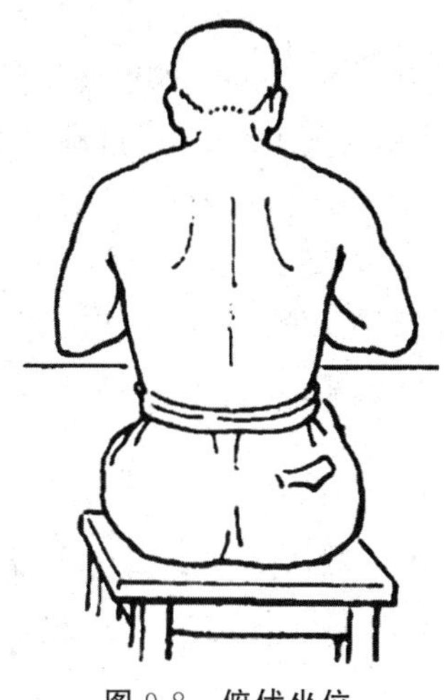

图 9-8　俯伏坐位

6.侧伏坐位

侧伏坐位指患者身体正坐，两臂侧屈伏于案上，头侧伏于臂，面部朝向一侧的体位。适宜于取头部的一侧、面颊及耳前后部位的腧穴（图 9-9）。

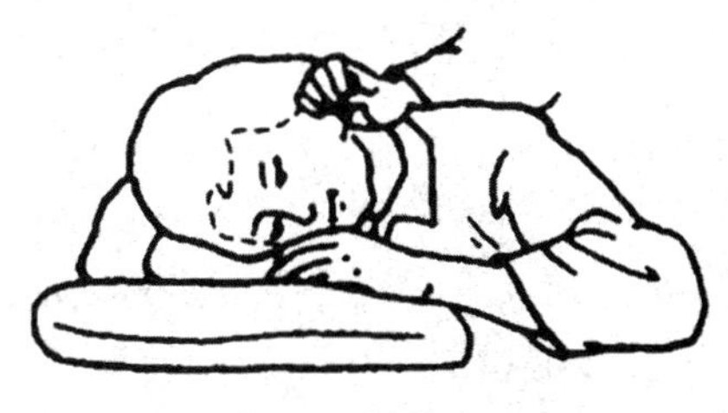

图 9-9　侧伏坐位

在临床上除上述常用体位外，对某些腧穴则应根据腧穴的具体不同要求采取不同的体位。同时也应注意根据处方所取腧穴的位置，尽可能用同一种体位针刺取穴。如因治疗要求和某些腧穴定位的特点而必须采用两种不同体位时，应根据患者的体质、病情等具体情况灵活掌握。对初诊、精神紧张或年老、体弱、病重的患者，有条件时应尽量采取卧位，以防患者感到疲劳或晕针等。

（三）消毒

针刺治病要有严格的无菌观念，切实做好消毒工作。针刺前的消毒范围包括：针具器械、医者的双手、患者的施术部位、治疗室用具等。

1.针具器械消毒

目前国内外在有条件的地区提倡使用一次性针具，对于普通针具、器械的消毒以高压蒸汽灭菌法较常用。

（1）高压蒸汽灭菌法：将毫针等针具用布包好，放在密闭的高压蒸汽锅内灭菌。一般在1.0～1.4 kg/cm^{2}的压力，115～123 ℃的高温下，保持30分钟以上，可达到消毒灭菌的要求。

（2）药液浸泡消毒法：将针具放入75%乙醇内浸泡30～60分钟，取出用消毒巾或消毒棉球擦干后使用。也可置于器械消毒液内浸泡，如“84”消毒液，可按规定浓度和时间进行浸泡消毒。直接和毫针接触的针盘、针管、针盒、镊子等，可用2%戊二醛溶液浸泡15～20分钟后，达到消毒目的时才能使用。经过消毒的毫针，必须放在消毒过的针盘内，并用消毒巾或消毒纱布遮盖好。

（3）环氧乙烷气体消毒法：根据国际ISO标准，提倡使用环氧乙烷气体消毒。一般多采用小型环氧乙烷灭菌器。灭菌条件为：温度55～60 ℃，相对湿度60%～80%，浓度800 mg/L，时间6小时。已消毒的毫针，应用时只能一针一穴，不能重复使用。

2.医者手指消毒

针刺前，医者应先用肥皂水将手洗刷干净，待干，再用75%乙醇棉球擦拭后，方可持针操作。持针施术时，医者应尽量避免手指直接接触针身，如某些刺法需要触及针身时，必须用消毒干棉球作隔物，以确保针身无菌。

3.针刺部位消毒

在患者需要针刺的穴位皮肤上用75%乙醇棉球擦拭消毒，或先用2%碘酊涂擦，稍干后，再用75%乙醇棉球擦拭脱碘。擦拭时应从腧穴部位的中心点向外绕圈消毒。当穴位皮肤消毒后，切忌接触污物，保持洁净，防止重新污染。

4.治疗室内的消毒

针灸治疗室内的消毒，包括治疗台上的床垫、枕巾、毛毯、垫席等物品，要按时换洗晾晒，如采用一人一用的消毒垫布、垫纸、枕巾则更好。治疗室也应定期消毒净化，保持空气流通，环境卫生洁净。

四、进针法

针刺操作时，一般应双手协同操作，紧密配合。《难经·七十八难》说：“知为针者信其左，不知为针信其右。”《标幽赋》更进一步阐述其义：“左手重而多按，欲令气散；右手轻而徐入，不痛之因。”临床上一般用右手持针操作，主要是拇、示、中指夹持针柄，其状如持笔（图9-10），故右手称为“刺手”。左手爪切按压所刺部位或辅助针身，故称左手为“押手”。

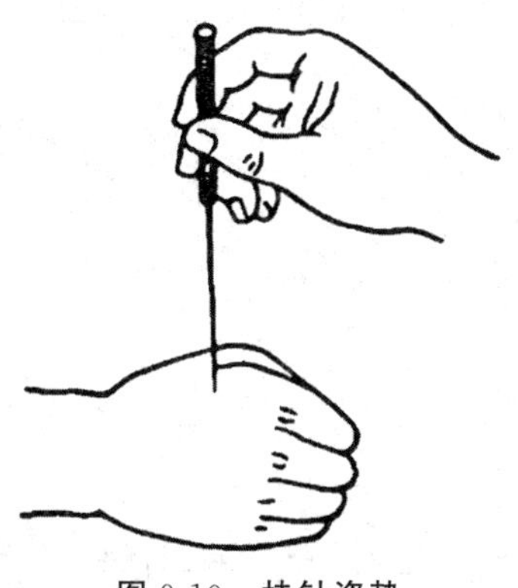

图 9-10　持针姿势

刺手的作用主要是掌握针具，施行手法操作；进针时，运指力于针尖，而使针刺入皮肤，行针时便于左右捻转、上下提插和弹震刮搓以及出针时的手法操作等。

押手的作用主要是固定腧穴的位置，夹持针身协助刺手进针，使针身有所依附，保持针垂直，力达针尖，以利于进针、减少疼痛和协助调节、控制针感。

临床常用进针方法有以下几种。

(一)单手进针法

单手进针法多用于较短的毫针。右手拇、示指持针，中指端紧靠穴位，指腹抵住针体中部，当拇、示指向下用力时，中指也随之屈曲，将针刺入，直至所需的深度(图 9-11)。此法三指并用，尤适宜于双穴同时进针。此外，还有用拇、示指夹持针体，中指尖抵触穴位，拇、示指所夹持的针沿中指尖端迅速刺入，不施捻转。针入穴位后，中指即离开应针之穴，此时拇、示、中指可随意配合，施行补泻。

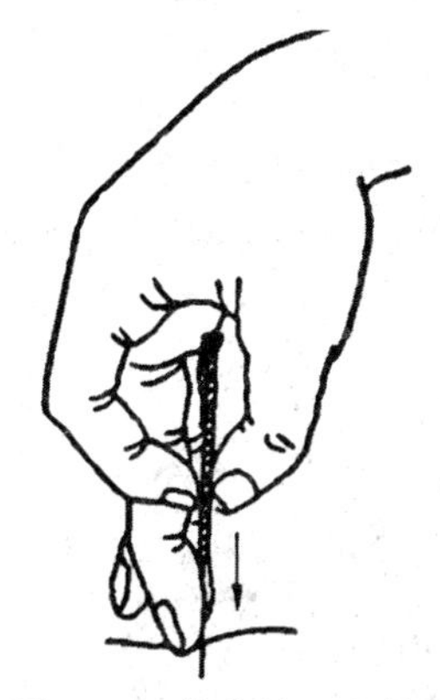

图 9-11　基本单手进针法

(二)双手进针法

1.指切进针法

指切进针法又称爪切进针法，用左手拇指或示指端切按在腧穴位置的旁边，右手持针，紧靠左手指甲面将针刺入腧穴(图 9-12)。此法适用于短针的进针。

2.夹持进针法

夹持进针法或称骈指进针法，即用左手拇、示二指持捏消毒干棉球，夹住针身下端，将针尖固定在所刺腧穴的皮肤表面，右手捻动针柄，将针刺入腧穴(图 9-13)。此法适用于长针的进针。

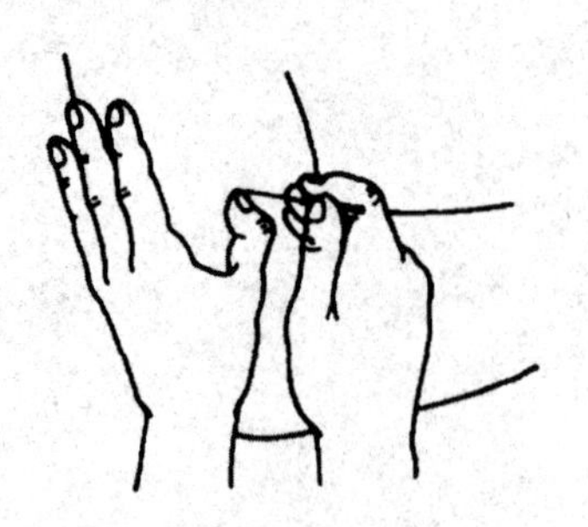

图 9-12 指切进针法

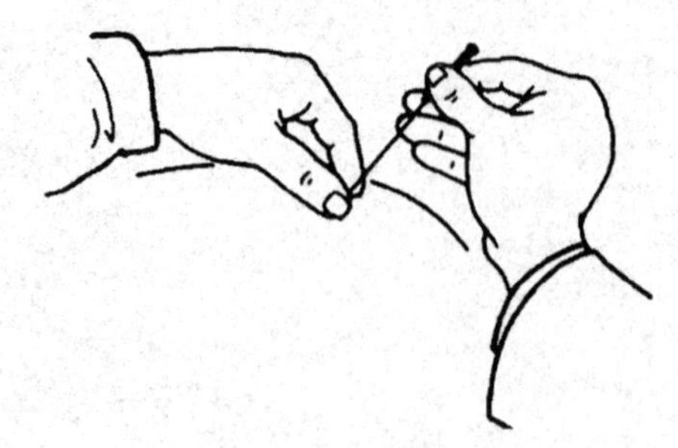

图 9-13 夹持进针法

临床上也有采用插刺进针的，即单用右手拇、示二指夹持消毒干棉球，夹住针身下端，使针尖露出 2～3 分，对准腧穴的位置，将针迅速刺入腧穴，然后将针捻转刺入一定深度，并根据需要适当配合押手行针。

3.舒张进针法

用左手拇、示二指将针刺入腧穴部位的皮肤向两侧撑开，使皮肤绷紧，右手持针，使针从左手拇、示二指的中间刺入。此法主要用于皮肤松弛部位的腧穴(图 9-14)。

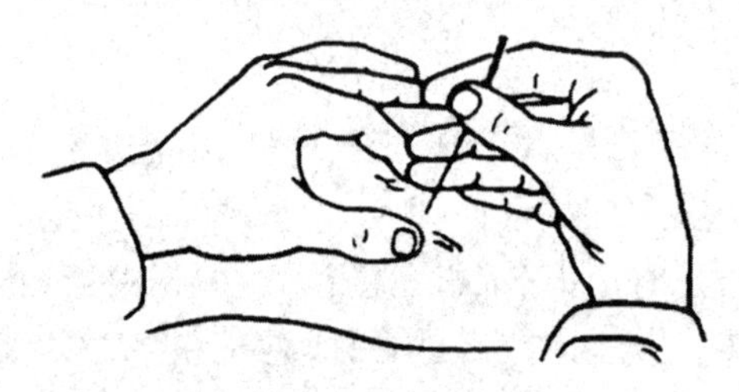

图 9-14 舒张进针法

4.提捏进针法

用左手拇、示二指将针刺入腧穴部位的皮肤提起，右手持针，从捏起的上端将针刺入。此法主要用于皮肉浅薄部位的腧穴，如印堂穴等(图 9-15)。

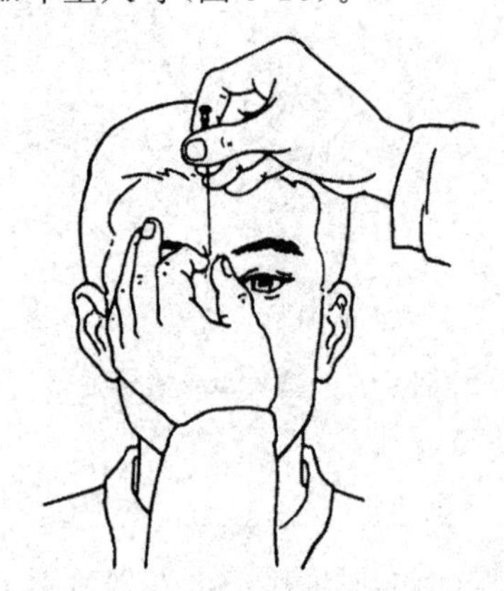

图 9-15 提捏进针法

(三)针管进针法

针管进针法即备好塑料、玻璃或金属制成的针管，针管长度比毫针短 2～3 cm，以便露出针柄。针管的直径，以能顺利通过针尾为宜。进针时左手持针管，将针装入管内，针尖与针管下端平齐，置于应刺的腧穴上，针管上端露出针柄 2～3 cm，用右手示指叩打针尾或用中指弹击针尾，即可使针刺入，然后退出针管，再运用行针手法(图 9-16)。

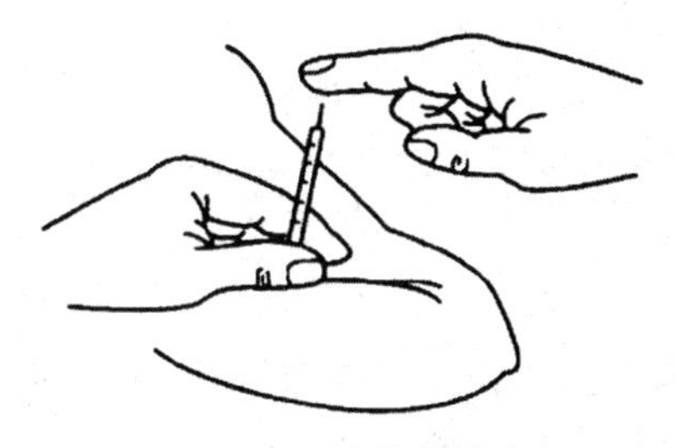

图 9-16　针管进针法

五、针刺的方向、角度和深度

(一)针刺的方向

针刺的方向是指进针时针尖对准的某一方向或部位，一般依经脉循行的方向、腧穴的部位特点和治疗的需要而定。

1.依循行定方向

依循行定方向即根据针刺补泻的需要，为达到“迎随补泻”的目的，在针刺时结合经脉循行的方向，或顺经而刺，或逆经而刺。一般认为，当行补法时，针尖与经脉循行的方向一致；行泻法时，针尖与经脉循行的方向相反。

2.依腧穴定方向

为保证针刺安全，根据腧穴所在部位的特点，某些部位必须朝向某一特定方向或部位。如针刺哑门穴时，针尖应朝向下颌方向缓慢刺入；针刺廉泉穴时，针尖应朝向舌根方向缓慢刺入；针刺背部的某些腧穴，针尖要朝向脊柱等。

3.依病情方向

依病情方向即根据病情的治疗需要，为使针刺的感应到达病变所在的部位，针刺时针尖应朝向病所，以使“气至病所”。

(二)针刺的角度

针刺的角度是指进针时针身与皮肤表面所形成的夹角(图 9-17)，一般分为以下 3 种。

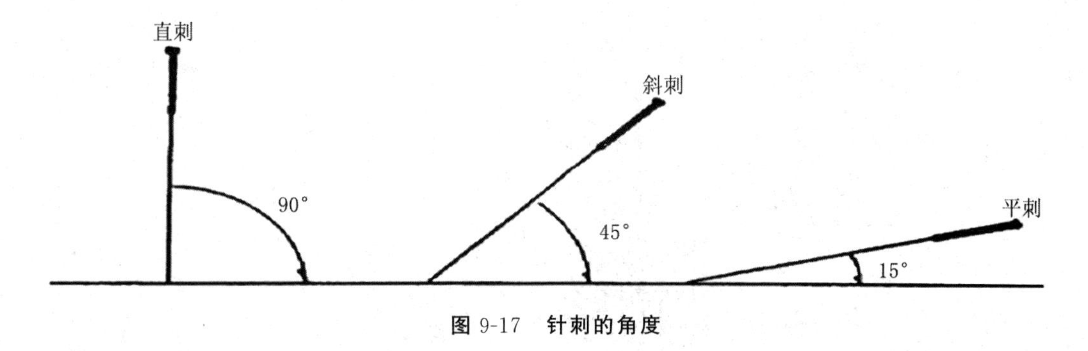

图 9-17　针刺的角度

1.直刺

针身与皮肤表面成 90°左右垂直刺入。此法适用于人体大部分腧穴。

2.斜刺

针身与皮肤表面成45°左右倾斜刺。此法适用于肌肉浅薄处或内有重要脏器,或不宜直刺、深刺的腧穴。

3.平刺

针身与皮肤表面成15°左右沿皮刺入,又称横刺、沿皮刺。此法适用于皮薄肉少部位的腧穴,如头部腧穴等。

(三)针刺的深度

临床常根据患者的体质、年龄、病情、部位等方面确定进针的深度。

(1)年龄:年老体弱,气血衰退;小儿娇嫩,稚阴稚阳,均不宜深刺。中青年身强体壮者,可适当深刺。

(2)体质:形瘦体弱者宜浅刺;形盛体强者宜深刺。

(3)病情:阳证、新病宜浅刺;阴证、久病宜深刺。

(4)部位:头面、胸腹及皮薄肉少处的腧穴宜浅刺;四肢、臀、腹及肌肉丰满处的腧穴宜深刺。

六、行针与得气

毫针进针后,为使患者产生针刺感应,或进一步调整针感的强弱以及使针感向某一方向扩散、传导而采取的操作方法,称为"行针",亦称"运针"。行针手法包括基本手法和辅助手法两类。

(一)基本手法

行针的基本手法是毫针刺法的基本动作,古今临床常用的主要有提插法和捻转法两种。两种基本手法临床施术时既可单独应用,又可配合应用。

1.提插法

将针刺入腧穴一定深度后,施以上提下插的操作手法。针由浅层向下刺入深层的操作谓之插,从深层向上引退至浅层的操作谓之提,如此反复地上下纵向运动的行针手法,称为提插法(图9-18)。提插幅度的大小、层次的变化、频率的快慢和操作时间的长短,应根据患者的体质、病情、腧穴部位和针刺目的等不同灵活掌握。使用提插法时,指力一定要均匀一致,幅度不宜过大,一般以3~5分为宜;频率不宜过快,每分钟60次左右,保持针身垂直,不改变针刺角度、方向和深度。一般认为行针时提插的幅度大,频率快,刺激量就大;反之,提插的幅度小,频率慢,刺激量就小。

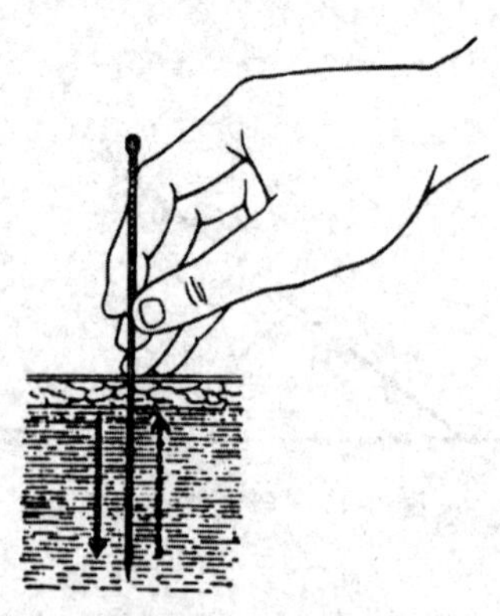

图9-18 提插法

2.捻转法

将针刺入腧穴一定深度后，施以向前向后捻转动作的操作手法。这种使针在腧穴内反复前后来回旋转的行针手法，称为捻转法（图 9-19）。捻转角度的大小、频率的快慢、时间的长短等，需根据患者的体质、病情、腧穴的部位、针刺目的等具体情况而定。使用捻转法时，指力要均匀，角度要适当，一般应掌握在 180°左右，不能单向捻针，否则针身易被肌纤维等缠绕，引起局部疼痛和导致滞针而出针困难。一般认为捻转角度大，频率快，刺激量大；捻转角度小，频率慢，刺激量小。

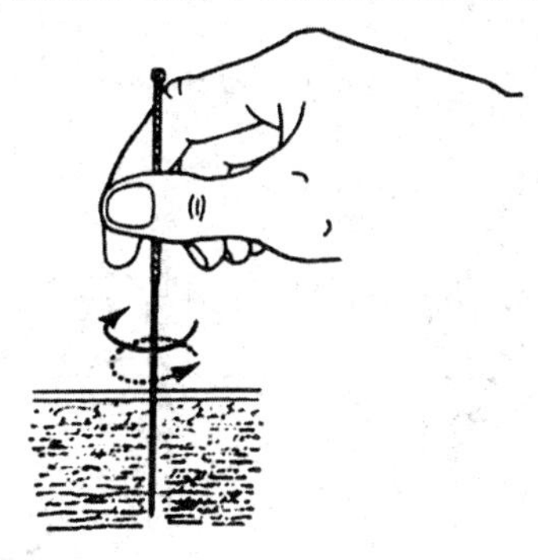

图 9-19　捻转法

(二)辅助手法

行针的辅助手法，是行针基本手法的补充，是为了促使得气和加强针刺感应的操作手法。临床常用的行针辅助手法有以下几种。

1.循法

针刺不得气时，可以用循法催气。其法是医者用顺着经脉的循行径路，在腧穴的上下部轻柔地按揉或叩打（图 9-20）。《针灸大成·三衢杨氏补泻》指出："凡下针，若气不至，用指于所属部分经络之路，上下左右循之，使气血往来，上下均匀，针下自然气至沉紧。"说明此法能推动气血，激发经气，促使针后易于得气。

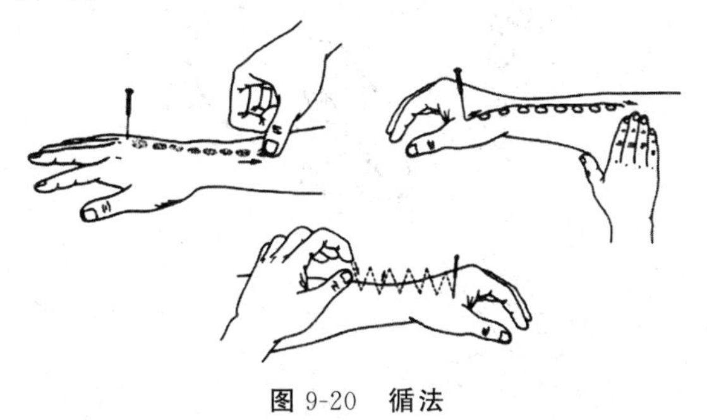

图 9-20　循法

2.弹法

弹法是指在留针过程中，以手指轻弹针尾或针柄，使针体微微振动，以加强针感，助气运行的方法（图 9-21）。《针灸问对》曰："如气不行，将针轻弹之，使气速行。"本法有催气、行气的作用。

3.刮法

刮法是指毫针刺入一定深度后，经气未至，以拇指或示指的指腹抵住针尾，用拇指或示指或中指指甲，由下而上或由上而下频频刮动针柄，促使得气的方法。本法在针刺不得气时用之可激发经气，如已得气者可以加强针刺感应的传导和扩散（图 9-22）。

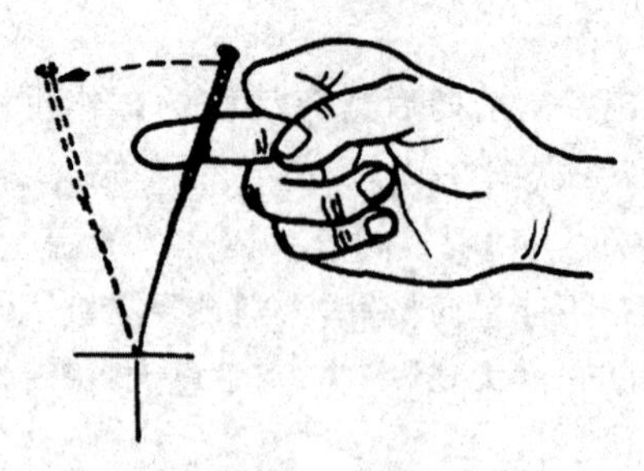

图 9-21 弹法

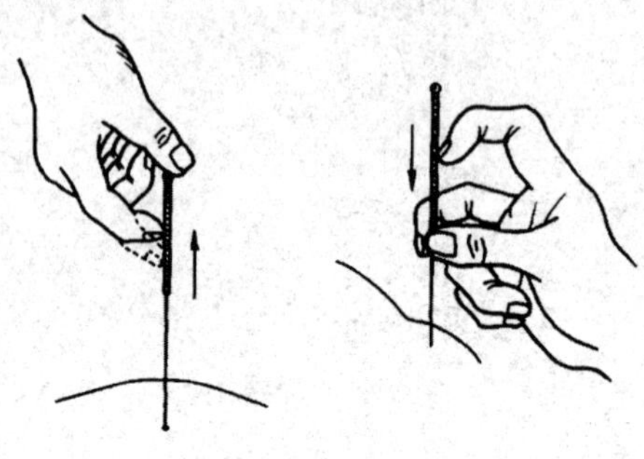

图 9-22 刮法

4.摇法

摇法是指毫针刺入一定深度后，手持针柄，将针轻轻摇动，以行经气的方法。《针灸问对》有“摇以行气”的记载。其法有二：一是直立针身而摇，以加强得气的感应；二是卧倒针身而摇，使经气向一定方向传导(图 9-23)。

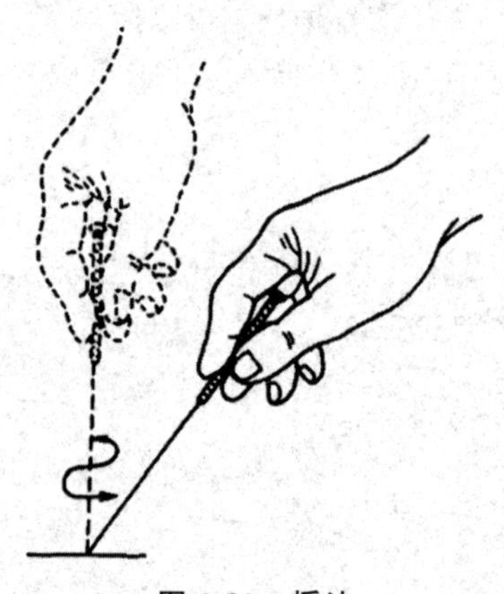

图 9-23 摇法

5.飞法

针后不得气者，用右手拇、示指执持针柄，细细捻搓数次，然后张开两指，一搓一放，反复数次，状如飞鸟展翅，故称飞法(图 9-24)。《医学入门·杂病穴法》载：“以大指次指捻针，连搓三下，如手颤之状，谓之飞。”本法的作用在于催气、行气，并使针刺感应增强。

6.震颤法

震颤法是指针刺入一定深度后，右手持针柄，用小幅度、快频率的提插手法，使针身轻微震颤的方法。本法可促使针下得气，增强针刺感应(图 9-25)。

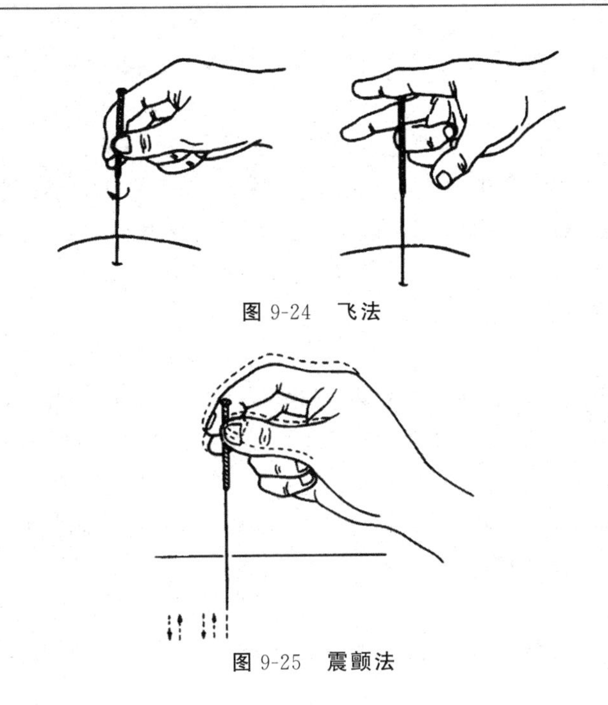

图 9-24 飞法

图 9-25 震颤法

(三)得气

古称"气至",近称"针感",是指毫针刺入腧穴一定深度后,施以提插或捻转等行针手法,使针刺部位获得"经气"感应,谓之得气。

针下是否得气,可以从两个方面分析判断。一是患者对针刺的感觉和反应,另一是医者对刺手指下的感觉。针刺腧穴得气时,患者的针刺部位有酸胀、麻重等自觉反应,有时出现热、凉、痒、痛、抽搐、蚁行等感觉,或呈现沿着一定的方向和部位传导、扩散现象。少数患者还会出现循经性肌肤震颤等反应,有的还可见到针刺腧穴部位的循经性皮疹带或红、白线等现象。当患者有自觉反应的同时,医者的刺手亦能体会到针下沉紧、涩滞或针体颤动等反应。若针刺后未得气,患者无任何特殊感觉或反应,医者刺手亦感觉针下空松、虚滑。正如窦汉卿《标幽赋》所说:"轻滑慢而未来,沉涩紧而已至……气之至也,如鱼吞钩饵之浮沉;气未至也,如闲处幽堂之深邃。"这是对得气与否所作的最形象的描述。

得气与否以及气至的迟速,不仅直接关系针刺的治疗效果,而且可以借此推测疾病的预后。《灵枢·九针十二原》说:"刺之要,气至而有效。"临床上一般是得气迅速时疗效较好,得气较慢时效果就差,若不得气时就可能无治疗效果。《金针赋》也说:"气速效速,气迟效迟。"在临床上若刺之而不得气时,要分析经气不至的原因。或因取穴定位不准确,手法运用不当,或为针刺角度有误,深浅失度,对此就应重新调整腧穴的针刺部位、角度、深度,运用必要的针刺手法,以促使得气。如患者病久体虚,正气虚惫,以致经气不足;或因其他病理因素,感觉迟钝、丧失而不易得气时,可采用行针催气,或留针候气,或用温针,或加艾灸,以助经气的来复,而促使得气。若用上法而仍不得气者,多属正气衰竭,当考虑配合或改用其他治疗方法。临床上常可见到,初诊时针刺得气较迟或不得气者,经过针灸等方法治疗后,逐渐出现得气较速或有气至现象,说明机体正气渐复,疾病向愈。

七、针刺补泻

《灵枢·九针十二原》说:"虚实之要,九针最妙,补泻之时,以针为之。"《备急千金要方·用针略例》指出："凡用针之法，以补泻为先。"可见针刺补泻是针刺治病的一个重要环节，也是毫针刺法的核心内容。

补法，泛指能鼓舞正气，使低下的功能恢复正常的针刺方法；泻法，泛指能疏泄邪气，使亢进的功能恢复正常的针刺方法。针刺补泻是通过针刺腧穴，采用适当的手法激发经气以补益正气、疏泄邪气，调节人体的脏腑经络功能，促使阴阳平衡而恢复健康的方法。古代医家在长期的医疗实践中，创造和总结出不少针刺补泻手法，现择要简述如下。

(一)单式补泻手法

1.捻转补泻

针下得气后，捻转角度小，用力轻，频率慢，操作时间短者为补法；捻转角度大，用力重，频率快，操作时间长者为泻法。也有以左转时角度大，用力重者为补；右转时角度大，用力重者为泻。

2.提插补泻

针下得气后，先浅后深，重插轻提，提插幅度小，频率慢，操作时间短者为补法；先深后浅，轻插重提，提插幅度大，频率快，操作时间长者为泻祛。

3.疾徐补泻

进针时徐徐刺入，少捻转，疾速出针者为补法；进针时疾速刺入，多捻转，徐徐出针者为泻法。

4.迎随补泻

进针时针尖随着经脉循行去的方向刺入为补法；针尖迎着经脉循行来的方向刺入为泻法。

5.呼吸补泻

患者呼气时进针，吸气时出针为补法；吸气时进针，呼气时出针为泻法。

6.开阖补泻

出针后迅速揉按针孔为补法；出针时摇大针孔而不揉按为泻法。

7.平补平泻

进针得气后，施以均匀的提插、捻转手法，适用于虚实不明显或虚实夹杂的病证。

(二)复式补泻手法

1.烧山火法

将针刺入腧穴应刺深度的上 1/3(天部)，得气后行捻转补法或紧按慢提九数；再将针刺入中 1/3(人部)，如上施术；然后将针刺入下 1/3(地部)，如上施术；继之退至浅层，称为一度。如此反复操作数度，使针下产生热感。在操作过程中，可配合呼吸补法(图 9-26)。多用于治疗冷痹顽麻、虚寒性疾病等。

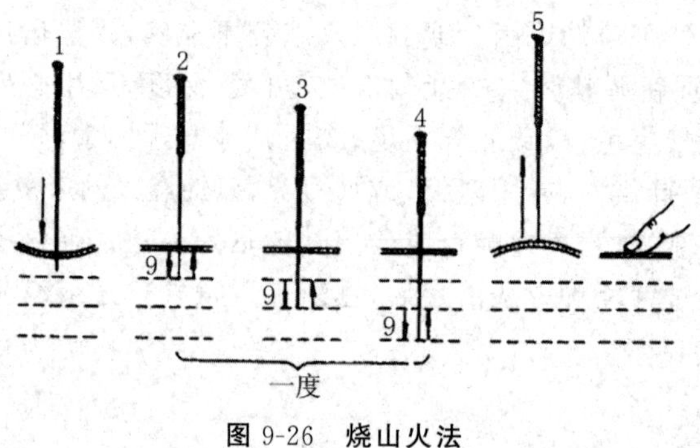

图 9-26　烧山火法

2.透天凉法

先将针刺入腧穴应刺深度的下 1/3(地部),得气后行捻转泻法或紧提慢按六数;再将针紧提至中 1/3(人部),如上施术;然后将针紧提至上 1/3(天部),如上施术,称为一度。如此反复操作数度,使针下产生凉感。在操作过程中,可配合呼吸泻法(图 9-27)。多用于治疗热痹、急性痈肿等实热性疾病。

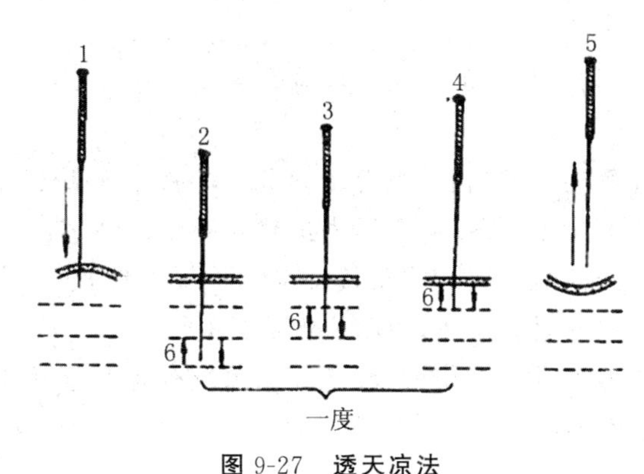

图 9-27　透天凉法

(三)影响针刺补泻效应的因素

1.机体所处的功能状态

在不同的病理状态下,针刺可以产生不同的调整作用(即补泻效果)。当机体处于虚惫状态而呈虚证时,针刺可以起到扶正补虚的作用。若机体处于虚脱状态时,针刺还可以起到回阳固脱的作用;当机体处于邪盛状态而呈实热、邪闭的实证时,针刺可以起到清热启闭、祛邪泻实的作用。例如,胃肠功能亢进而痉挛疼痛时,针刺可解痉止痛;胃肠功能抑制而蠕动缓慢、腹胀纳呆时,针刺可加强胃肠蠕动,提高消化功能,消除腹胀、增进食欲。大量的临床实践和实验研究表明,针刺当时的机体功能状态,是产生针刺补泻效果的主要因素。

2.腧穴作用的相对特异性

腧穴的主治功用不仅具有普遍性,而且具有相对特异性。人体不少腧穴,如关元、气海、命门、膏肓、背俞穴等,都能鼓舞人体正气,促使功能旺盛,具有强壮作用,适宜于补虚益损。此外,很多腧穴,如水沟、委中、十二井、十宣等穴,都能疏泄病邪,抑制人体功能亢进,具有祛邪作用,适宜于祛邪泻实。当施行针刺补泻时,必须结合腧穴作用的相对特异性,才能产生针刺补泻的效果。

3.针具及手法轻重因素

影响针刺补泻因素与使用的针具粗细、长短,刺入的角度、深度,行针时的幅度、频率等有直接关系。一般来说,粗毫针的指力要重,刺激量大;细毫针用的指力较轻,刺激量就小。毫针刺入腧穴的角度、深度不同,其刺激的轻重程度也不同,一般直刺、深刺的刺激量要大些,平刺、浅刺的刺激量要小些。行针时的幅度、频率不同,与针刺手法轻重密切相关。提插幅度大、捻转角度大、频率快者,其刺激量就大。反之,其刺激量就小。

八、留针与出针

(一)留针法

留针指将针刺入腧穴施术后,使针留置穴内。留针的目的是为了加强针刺的作用和便于继续行针施术。留针的方法有静留针和动留针两种。静留针法指在留针过程中不再行针;动留针法指在留针过程中作间歇性行针。一般病证只要针下得气而施以适当的补泻手法后,即可出针或留针10～20 分钟。但对一些特殊病证,如急性腹痛,破伤风、角弓反张,寒性、顽固性疼痛或痉挛性病证,需适当延长留针时间,有时留针可达数小时,以便在留针过程中作间歇性行针,以增强、巩固疗效。在临床上留针与否或留针时间的长短,不可一概而论,应根据患者具体病情而定。

(二)出针法

出针又称起针、退针,指将针拔出的方法。在施行针刺手法或留针达到预定针刺目的和治疗要求后,即可出针。

出针的方法,一般以左手拇、示二指持消毒干棉球轻轻按压于针刺部位,右手持针做轻微地小幅度捻转,并将针缓慢提至皮下(不可单手用力过猛),静留片刻,然后出针。出针时,依补泻的不同要求,分别采取“疾出”或“徐出”,以及“疾按针孔”或“摇大针孔”的方法出针。出针后,除特殊需要外,都要用消毒棉球轻压针孔片刻,以防出血或针孔疼痛。

当针退出后,要仔细查看针孔是否出血,询问针刺部位有无不适感,检查核对针数有否遗漏,还应注意有无晕针延迟反应现象。

九、针刺意外的护理与预防

(一)晕针

在针刺过程中患者出现头晕目眩,面色苍白,胸闷心慌,恶心,甚至四肢厥冷,出冷汗,脉搏微弱或神志昏迷,血压下降,大便失禁等晕厥现象,称为晕针。

1.原因

多见于初次接受治疗的患者,可因精神紧张,体质虚弱,过度劳累、饥饿,或大汗、大泻、大失血后,或体位不适,或操作者手法过重,刺激量过大而引起。

2.护理

立即停止针刺,将针迅速取出。患者平卧,头部放低,松开衣带,注意保暖。清醒者给饮温开水或糖水,即可恢复。如已发生晕厥,用指掐或针刺急救穴,如水沟、素、内关、足三里,灸百会、关元、气海等穴。若症状仍不缓解,可配合其他急救措施。

3.预防

对初次接受针治者,要做好解释工作,解除恐惧、紧张心理;正确选取舒适持久的体位,尽量采用卧位,选穴宜少,手法要轻;对劳累、饥饿、大渴的患者,应嘱其休息、进食、饮水后再予针治;针刺过程中,应随时注意观察患者的神色,询问其感觉,有头晕心慌时应停止操作或起针,让患者卧床休息。此外,应注意室内空气流通,消除过冷、过热等因素。

(二)滞针

在针刺入腧穴后,操作者感觉针下涩滞,捻转、提插、出针均感困难,而患者则感觉疼痛的现象。

1.原因

患者精神紧张,针刺后局部肌肉强烈挛缩,或因行针时捻转角度过大过快和持续单向捻转等,而致肌纤维缠绕针身所致。

2.护理

嘱患者消除紧张,使局部肌肉放松,操作者揉按穴位四周,或弹动针柄。如仍不能放松时,可在附近再刺一针，以宣散气血、缓解痉挛，将针起出。若因单向捻针而致者，需反向将针捻回。

3.预防

对精神紧张及初诊者，应先做好解释工作，消除顾虑。进针时应避开肌腱，行针手法宜轻巧，捻转角度不宜过大过快，避免连续单向捻转。

（三）弯针

弯针是指进针时或将针刺入腧穴后，针身在体内发生弯曲的现象。

1.原因

进针手法不熟练，用力过猛过快；或针下碰到坚硬组织；或因患者在留针过程中改变了体位；或因针柄受外力碰撞；或因滞针处理不当。

2.护理

发生弯针后，切忌用力捻转、提插。应顺着针弯曲的方向将针慢慢退出，若患者体位改变，则应嘱患者恢复原来的体位，使局部肌肉放松，再行退针。

3.预防

操作者手法要熟练，指力要轻巧，避免进针过猛、过速。患者的体位要舒适，留针期间不得随意变动体位。针刺部位和针柄不得受外物碰压。

（四）断针

又称折针，是指针体折断在人体内。

1.原因

多由于针具质量差，或针身、针根有剥蚀损伤，术前疏于检查；或针刺时将针身全部刺入，行针时强力提插、捻转；或留针时患者体位改变；或遇弯针、滞针未及时正确处理，并强力抽拔；或因外物碰压。

2.护理

嘱患者不要惊慌，保持原有体位，以免残端向深层陷入。若断针尚有部分露于皮肤之外，可用镊子或血管钳拔出。若断端与皮肤相平，可轻轻下压周围组织，使针体显露，再拔。若折断部分全部深入皮下，须在 X 线下定位，手术取出。

3.预防

针前仔细检查针具，不符合要求者剔除不用；针身不可全部刺入；避免过猛过强的捻转、提插；针刺和留针时患者不能随意更换体位；发生弯针、滞针时应及时处理，不可强行硬拔。

（五）血肿

血肿是指针刺部位出现的皮下出血而引起肿痛的现象。表现为出针后皮肤青紫或肿起，局部疼痛。

1.原因

针尖弯曲带钩，使皮肉受损，或刺伤血管所致。

2.护理

若微量的皮下出血而出现小块青紫时，一般不必处理，可自行消退。若局部肿胀疼痛较剧，青紫面积大而且影响活动功能时，可先做冷敷止血后，再做热敷，促使瘀血消散吸收。

3.预防

仔细检查针具，熟悉人体解剖部位，针刺时避开血管；针刺手法不宜过重，切忌强力捣针，并嘱患者不可随便移动体位。出针时立即用消毒干棉球揉按压迫针孔。容易出血的穴位有太阳、百会、合谷等。

(六)气胸

1.原因

凡胸背部或锁骨上窝针刺过深或角度不当,均可能造成创伤性气胸。症状表现为胸闷、胸痛、咳嗽,重则呼吸困难、面色苍白、发绀、晕厥等,处理不当可造成死亡。

2.护理

发现气胸后应立即报告医师,让患者卧床或半坐卧位休息,配合医师进行对症处理,如吸氧、输液、观察生命体征,必要时行胸腔穿刺抽气。

3.预防

凡是胸背部或锁骨上窝腧穴均应浅刺或斜刺,切忌刺入过深。

(七)大出血

1.原因

由于腧穴定位不正确,刺入较大动脉,如颈、腹腔、股动脉均可造成大出血。

2.护理

立即用消毒纱布压迫出血部位,同时报告医师进行抢救,观察患者生命体征,必要时输液、输血。

3.预防

进针时避开大血管处。

十、注意事项

(1)患者在饥饿、疲劳、精神高度紧张时不宜立即进行针刺,体弱者(身体瘦弱、气血亏虚)不宜用强刺激。孕妇、妇女行经期尽量不采用针刺法。

(2)针刺时尽量取卧位,进针后立即盖好衣被,以防感冒。

(3)针刺时严格按无菌技术进行操作,一个穴位使用一枚针,防止交叉感染。

(4)针刺时应避开皮肤瘢痕、感染、溃疡、肿瘤部位,有自发出血倾向者不宜针刺。

(5)对胸、胁、腰、背脏腑所居之处的腧穴,以及眼区、项部、脊椎部的腧穴应严格掌握进针的深度、角度,以防止事故的发生。

(6)针刺过程中应随时观察患者全身状态,有无不良反应。

(赵娅如)

第二节　耳针疗法及护理

耳针是指在相应的耳穴上采用针刺或其他方法进行刺激以防治疾病的方法。耳穴是指分布在耳郭上与脏腑经络、组织器官、四肢躯干相互沟通的特定区域。当人体发生疾病时,常会在耳穴出现“阳性反应”,如压痛、变形、变色、结节、丘疹、凹陷、脱屑、电阻降低等,这些反应点是耳针防治疾病的刺激点。耳针治疗范围广泛,操作方便,且对疾病诊断有一定的参考意义。

一、耳与经络脏腑的联系

耳与经络之间有着密切的联系。《阴阳十一脉灸经》记载了“耳脉”,《黄帝内经》对耳与经脉、经别、经筋的关系做了较详细的阐述。手太阳、手足少阳、手阳明等经脉、络脉、经别均入耳中,足阳明、足太阳的经脉则分别上耳前、至耳上角。六阴经虽不直接入耳,但也通过经别与阳经相合,而与耳相联系。因此,十二经脉均直接或间接上达于耳。奇经八脉中阴跷、阳跷脉并入耳后,阳维脉循头入耳。故《灵枢・口问》曰:“耳者,宗脉之所聚也。”

耳与脏腑之间也有着密切的联系。《灵枢・脉度》曰:“肾气通于耳,肾和则耳能闻五音矣。”《难经・四十难》曰:“肺主声,故令耳闻声。”《证治准绳・杂病》曰:“肾为耳窍之主,心为耳窍之客”。《厘正按摩要术》曰:“耳珠属肾,耳轮属脾,耳上轮属心,耳皮肉属肺,耳背玉楼属肝”,“耳上属心……耳下属肾……耳后耳里属肺……耳后耳外属肝……耳后中间属脾”,进一步将耳郭分为心、肝、脾、肺、肾五部,说明耳与脏腑在生理、病理上是息息相关的。

二、耳郭表面解剖

(1)耳郭:分为凹面的耳前和凸面的耳背,其表面解剖如下(图 9-28、图 9-29)。

(2)耳轮:耳郭卷曲的游离部分。

(3)耳轮结节:耳轮后上部的膨大部分。

(4)耳轮尾:耳轮向下移行于耳垂的部分。

(5)轮垂切迹:耳轮和耳垂后缘之间的凹陷处。

(6)耳轮脚:耳轮深入耳甲的部分。

(7)耳轮脚棘:耳轮脚和耳轮之间的软骨隆起。

(8)耳轮脚切迹:耳轮脚棘前方的凹陷处。

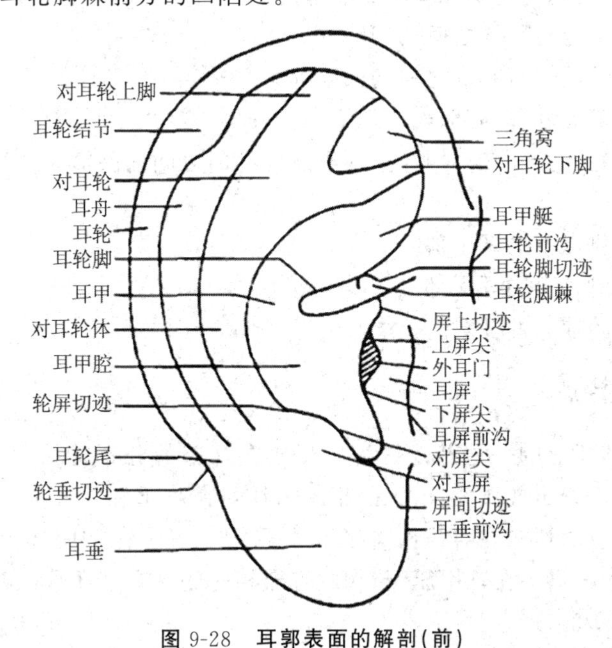

图 9-28　耳郭表面的解剖(前)

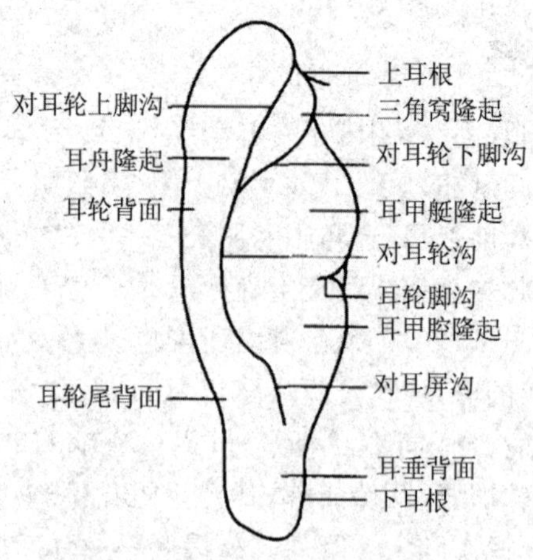

图 9-29　耳郭表面的解剖(背)

(9)对耳轮:与耳轮相对呈“Y”字型的隆起部,由对耳轮体、对耳轮上脚和对耳轮下脚三部分组成。

(10)对耳轮体:对耳轮下部呈上下走向的主体部分。

(11)对耳轮上脚:对耳轮向前上分支的部分。

(12)对耳轮下脚:对耳轮向前下分支的部分。

(13)三角窝:对耳轮上、下脚与相应耳轮之间的三角形凹窝。

(14)耳舟:耳轮与对耳轮之间的凹沟。

(15)耳屏:耳郭前方呈瓣状的隆起。

(16)屏上切迹:耳屏与耳轮之间的凹陷处。

(17)对耳屏:耳垂上方、与耳屏相对的瓣状隆起。

(18)屏间切迹:耳屏与对耳屏之间的凹陷处。

(19)轮屏切迹:对耳轮与对耳屏之间的凹陷处。

(20)耳垂:耳郭下部无软骨的部分。

(21)耳甲:部分耳轮和对耳轮、对耳屏、耳屏及外耳门之间的凹窝。由耳甲艇、耳甲腔两部分组成。

(22)耳甲腔:耳轮脚以下的耳甲部。

(23)耳甲艇:耳轮脚以上的耳甲部。

(24)外耳门:耳甲腔前方的孔窍。

三、耳穴的分布特点

耳穴是指分布在耳郭上的一些特定区域。耳穴在耳郭的分布犹如一个倒置在子宫内的胎儿,头部朝下臀部朝上。分布规律为:与头面相应的耳穴在耳垂和对耳屏;与上肢相应的耳穴在耳舟;与躯干和下肢相应的耳穴在对耳轮体部和对耳轮上、下脚;与内脏相应的耳穴集中在耳甲,其中与腹腔脏器相应的耳穴多在耳甲艇,与胸腔脏器相应的耳穴多在耳甲腔,与消化道相应的耳穴多在耳轮脚周围(图 9-30)。

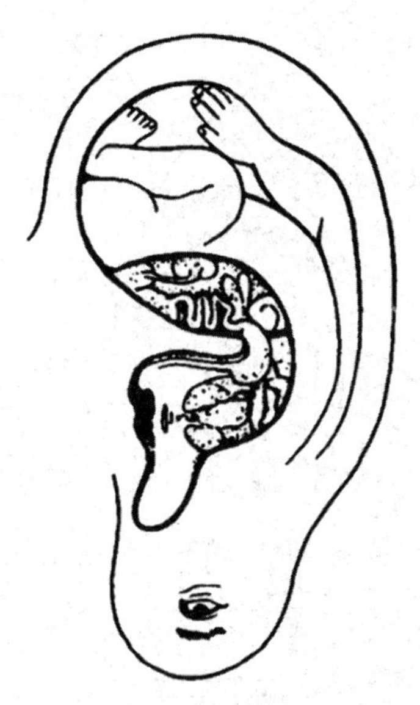

图 9-30 耳穴形象分布规律图

四、耳穴的定位和主治

为了方便准确取穴，《耳穴名称与部位的国家标准方案》按耳的解剖将每个部位划分成若干个区，并依区定穴，共计 91 个穴位（图 9-31、图 9-32）。

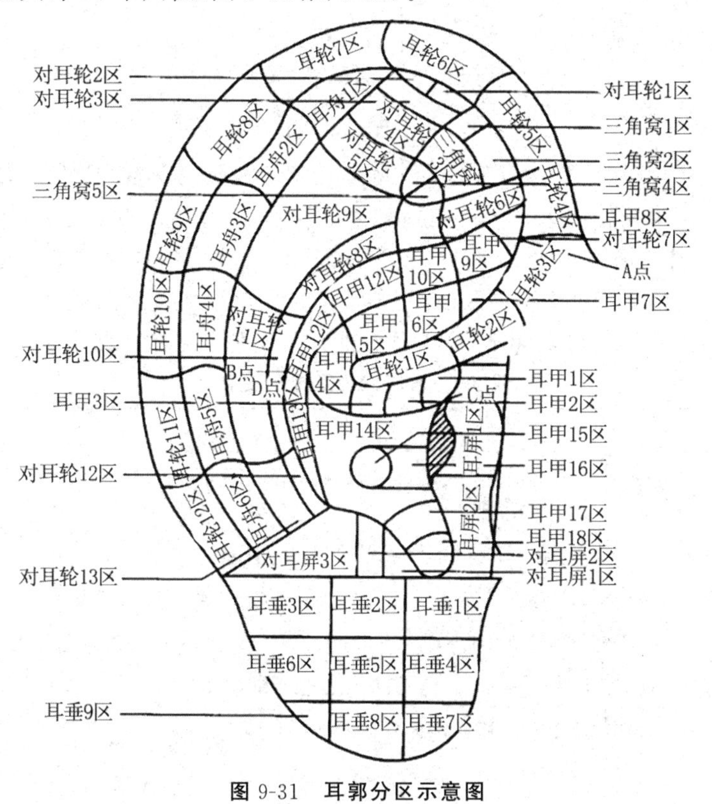

图 9-31 耳郭分区示意图

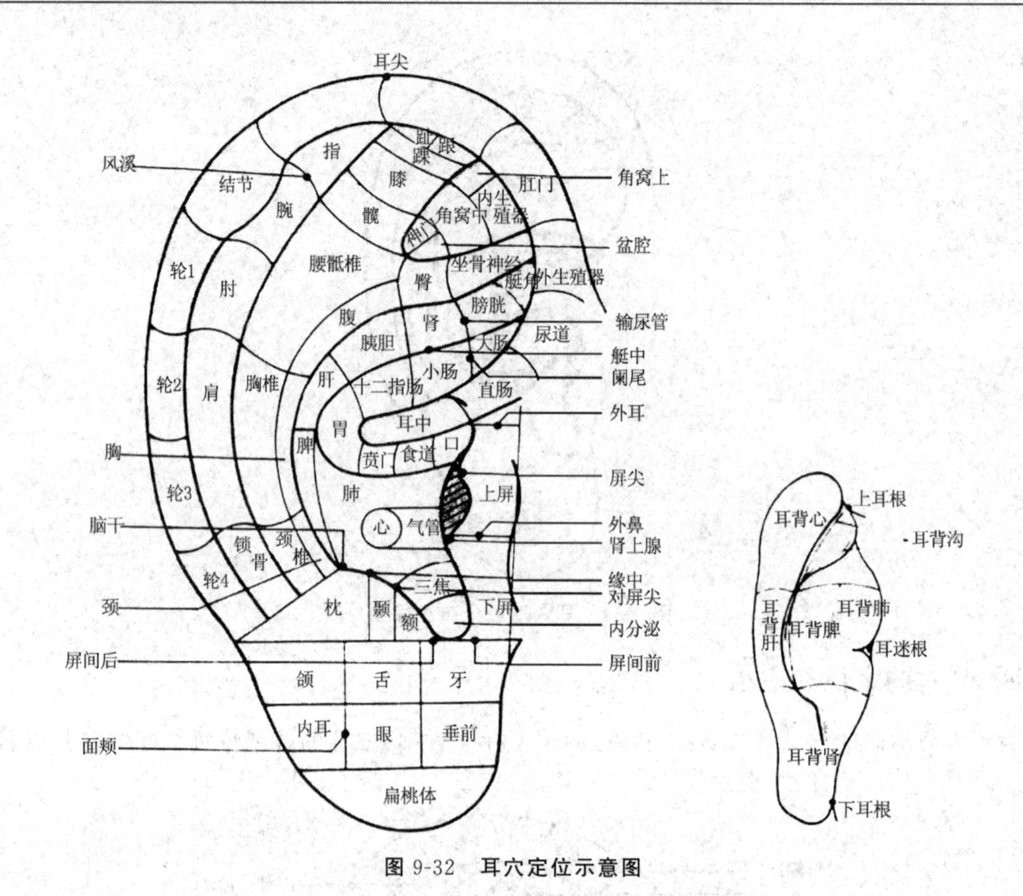

图 9-32　耳穴定位示意图

(一)耳轮穴位

耳轮分为 12 个区。耳轮脚为耳轮 1 区;将耳轮脚切迹到对耳轮下脚上缘之间的耳轮分为 3 等份,自下向上依次为耳轮 2 区、3 区、4 区;对耳轮下脚上缘到对耳轮上脚前缘之间的耳轮为耳轮 5 区;对耳轮上脚前缘到耳尖之间的耳轮为耳轮 6 区;耳尖到耳轮结节上缘为耳轮 7 区;耳轮结节上缘到耳轮结节下缘为耳轮 8 区;耳轮结节下缘到轮垂切迹之间的耳轮分为 4 等份,自上而下依次为耳轮 9 区、10 区、11 区和12 区。耳轮的穴位定位及主治见表 9-3。

表 9-3　耳轮穴位定位及主治

穴名	部位	主治
耳中	在耳轮脚处,即耳轮 1 区	呃逆、荨麻疹、皮肤瘙痒症、小儿遗尿、咯血、出血性疾病
直肠	在耳轮脚棘前上方的耳轮处,即耳轮 2 区	便秘、腹泻、脱肛、痔疮
尿道	在直肠上方的耳轮处,即耳轮 3 区	尿频、尿急、尿痛、尿潴留
外生殖器	在对耳轮下脚前方的耳轮处,即耳轮 4 区	睾丸炎、附睾炎、阴道炎、外阴瘙痒症
肛门	在三角窝前方的耳轮处,即耳轮 5 区	痔疮、肛裂
耳尖	在耳郭向前对折的上部尖端处,即耳轮 6 区、7 区交界处	发热、高血压病、急性结膜炎、睑腺炎、牙痛、失眠
结节	在耳轮结节处,即耳轮 8 区	头晕、头痛、高血压病

续表

穴名	部位	主治
轮1	在耳轮结节下方的耳轮处，即耳轮9区	发热、扁桃体炎、上呼吸道感染
轮2	在轮1下方的耳轮处，即耳轮10区	发热、扁桃体炎、上呼吸道感染
轮3	在轮2下方的耳转处，即耳轮11区	发热、扁桃体炎、上呼吸道感染
轮4	在轮3下方的耳轮处，即耳轮12区	发热、扁桃体炎、上呼吸道感染

（二）耳舟穴位

将耳舟分为6等份，自上而下依次为耳舟1区、2区、3区、4区、5区、6区，耳舟的穴位定位及主治见表9-4。

表9-4 耳舟穴位定位及主治

穴名	部位	主治
指	在耳舟上方处，即耳舟1区	甲沟炎、手指麻木和疼痛
腕	在指区的下方处，即耳舟2区	腕部疼痛
风溪	在耳轮结节前方，指区与腕区之间，即耳舟1区、2区交界处	荨麻疹、皮肤瘙痒症、过敏性鼻炎
肘	在腕区的下方处，即耳舟3区	肱骨外上髁炎、肘部疼痛
肩	在肘区的下方处，即耳舟4区、5区	肩关节周围炎、肩部疼痛
锁骨	在肩区的下方处，即耳舟6区	肩关节周围炎

（三）对耳轮穴位

对耳轮分为13个区。将对耳轮上脚分为上、中、下3等份，下1/3为对耳轮5区，中1/3为对耳轮4区；再将上1/3分为上、下2等份，下1/2为对耳轮3区；再将上1/2分为前后2等份，后1/2为对耳轮2区，前1/2为对耳轮1区。将对耳轮下脚分为前、中、后3等份，中、前2/3为对耳轮6区，后1/3为对耳轮7区。将对耳轮体从对耳轮上、下脚分叉处至轮屏切迹分为5等份，再沿对耳轮耳甲缘将对耳轮体分为前1/4和后3/4两部分，前上2/5为对耳轮8区，后上2/5为对耳轮9区，前中2/5为对耳轮10区，后中2/5为对耳轮11区，前下1/5为对耳轮12区，后下1/5为对耳轮13区。对耳轮的穴位定位及主治见表9-5。

表9-5 对耳轮穴位部位及主治

穴名	部位	主治
跟	在对耳轮上脚前上部，即对耳轮1区	足跟痛
趾	在耳尖下方的对耳轮上脚后上部，即对耳轮2区	甲沟炎、趾部疼痛
踝	在趾、跟区下方处，即对耳轮3区	踝关节扭伤
膝	在对耳轮上脚的中1/3处，即对耳轮4区	膝关节疼痛、坐骨神经痛
髋	在对耳轮上脚的下1/3处，即对耳轮5区	髋关节疼痛、坐骨神经痛、腰骶部疼痛
坐骨神经	在对耳轮下脚的前2/3处，即对耳轮6区	坐骨神经痛、下肢瘫痪
交感	在对耳轮下脚末端与耳轮内缘相交处，即对耳轮6区前端	胃肠痉挛、心绞痛、胆绞痛、输尿管结石、自主神经功能紊乱
臀	在对耳轮下脚的后1/3处，即对耳轮7区	坐骨神经痛、臀筋膜炎

续表

穴名	部位	主治
腹	在对耳轮体前部上 2/5 处，即对耳轮 8 区	腹痛、腹胀、腹泻、急性腰扭伤、痛经、产后宫缩痛
腰骶椎	在腹区后方，即对耳轮 9 区	腰骶部疼痛
胸	在对耳轮体前部中 2/5 处，即对耳轮 10 区	胸胁疼痛、肋间神经痛、胸闷、乳腺炎
胸椎	在胸区后方，即对耳轮 11 区	胸痛、经前乳房胀痛、乳腺炎、产后泌乳不足
颈	在对耳轮体前部下 1/5 处，即对耳轮 12 区	落枕、颈项疼痛
颈椎	在颈区后方，即对耳轮 13 区	落枕、颈椎综合征

（四）三角窝穴位

将三角窝由耳轮内缘至对耳轮上、下脚分叉处分为前、中、后 3 等份，中 1/3 为三角窝 3 区；再将前1/3分为上、中、下 3 等份，上 1/3 为三角窝 1 区，中、下 2/3 为三角窝 2 区；再将后 1/3 分为上、下 2 等份，上1/2为三角窝 4 区，下 1/2 为三角窝 5 区。三角窝穴位定位及主治见表 9-6。

表 9-6　三角窝穴位定位及主治

穴名	部位	主治
角窝前	在三角窝前 1/3 的上部，即三角窝 1 区	高血压病
内生殖器	在三角窝前 1/3 的下部，即三角窝 2 区	痛经、月经不调、白带过多、功能性子宫出血、阳痿、遗精、早泄
角窝中	在三角窝中 1/3 处，即三角窝 3 区	哮喘
神门	在三角窝后 1/3 的上部，即三角窝 4 区	失眠、多梦、戒断综合征、癫痫、高血压病、神经衰弱、痛证
盆腔	在三角窝后 1/3 的下部，即三角窝 5 区	盆腔炎、附件炎

（五）耳屏穴位

耳屏分成 4 区。将耳屏外侧面分为上、下 2 等份，上部为耳屏 1 区，下部为耳屏 2 区；将耳屏内侧面分为上、下 2 等份，上部为耳屏 3 区，下部为耳屏 4 区。耳屏的穴位定位及主治见表 9-7。

表 9-7　耳屏穴位定位及主治

穴名	部位	主治
上屏	在耳屏外侧面上 1/2 处，即耳屏 1 区	咽炎、鼻炎
下屏	在耳屏外侧面下 1/2 处，即耳屏 2 区	鼻炎、鼻塞
外耳	在屏上切迹前方近耳轮部，即耳屏 1 区上缘处	外耳道炎、中耳炎、耳鸣
屏尖	在耳屏游离缘上部尖端，即耳屏 1 区后缘处	发热、牙痛、斜视
外鼻	在耳屏外侧面中部，即耳屏 1、2 区之间	鼻前庭炎、鼻炎
肾上腺	在耳屏游离缘下部尖端，即耳屏 2 区后缘处	低血压、风湿性关节炎、腮腺炎、链霉素中毒、眩晕、哮喘、休克
咽喉	在耳屏内侧面上 1/2 处，即耳屏 3 区	声音嘶哑、咽炎、扁桃体炎、失语、哮喘
内鼻	在耳屏内侧面下 1/2 处，即耳屏 4 区	鼻炎、上颌窦炎、鼻衄
屏间前	在屏间切迹前方耳屏最下部，即耳屏 2 区下缘处	咽炎、口腔炎

(六)对耳屏穴位

对耳屏分为4区。由对屏尖及对屏尖至轮屏切迹连线的中点,分别向耳垂上线作两条垂线,将对耳屏外侧面及其后部分成前、中、后3区,前为对耳屏1区、中为对耳屏2区、后为对耳屏3区;对耳屏内侧面为对耳屏4区。对耳屏的穴位定位及主治见表9-8。

表9-8 对耳屏穴位定位及主治

穴名	部位	主治
额	在对耳屏外侧面的前部,即对耳屏1区	偏头痛、头晕
屏间后	屏间切迹后方对耳屏前下部,即对耳屏1区下缘处	额窦炎
颞	在对耳屏外侧面的中部,即对耳屏2区	偏头痛、头晕
枕	在对耳屏外侧面的后部,即对耳屏3区	头晕、头痛、癫痫、哮喘、神经衰弱
皮质下	在对耳屏内侧面,即对耳屏4区	痛证、间日疟、神经衰弱、假性近视、失眠
对屏尖	在对耳屏游离缘的尖端,即对耳屏1、2、4区交点处	哮喘、腮腺炎、睾丸炎、附睾炎、神经性皮炎
缘中	在对耳屏游离缘上,对屏尖与轮屏切迹的中点处,即对耳屏2、3、4区交点处	遗尿、内耳性眩晕、尿崩症、功能性子宫出血
脑干	在轮屏切迹处,即对耳屏3、4区之间	眩晕、后头痛、假性近视

(七)耳甲穴位

将耳甲用标志点、线分为18个区。在耳轮的内缘上,设耳轮脚切迹至对耳轮下脚间中、上1/3交界处为A点;在耳甲内,由耳轮脚消失处向后作一水平线与对耳轮耳甲缘相交,设交点为D点;设耳轮脚消失处至D点连线的中、后1/3交界处为B点;设外耳道口后缘上1/4与下3/4交界处为C点。从A点向B点作一条与对耳轮耳甲艇缘弧度大体相仿的曲线;从B点向C点作一条与耳轮脚下缘弧度大体相仿的曲线。

将BC线前段与耳轮脚下缘间分成三等分,前1/3为耳甲1区,中1/3为耳甲2区,后1/3为耳甲3区。ABC线前方,耳轮脚消失处为耳甲4区。将AB线前段与耳轮脚上缘及部分耳轮内缘间分成3等份,后1/3为5区,中1/3为6区,前1/3为7区。将对耳轮下脚下缘前、中1/3交界处与A点连线,该线前方的耳甲艇部为耳甲8区。将AB线前段与对耳轮下脚下缘间耳甲8区以后的部分,分为前、后2等份,前1/2为耳甲9区,后1/2为耳甲10区。在AB线后段上方的耳甲艇部,将耳甲10区后缘与BD线之间分成上、下二等分,上1/2为耳甲11区,下1/2为耳甲12区。由轮屏切迹至B点作连线,该线后方、BD线下方的耳甲腔部为耳甲13区。以耳甲腔中央为圆心,圆心与BC线间距离的1/2为半径作圆,该圆形区域为耳甲15区。过15区最高点及最低点分别向外耳门后壁作两条切线,切线间为耳甲16区。15、16区周围为耳甲14区。将外耳门的最低点与对耳屏耳甲缘中点相连,再将该线以下的耳甲腔部分为上、下二等分,上1/2为耳甲17区,下1/2为耳甲18区。耳甲的穴位定位及主治见表9-9。

表9-9 耳甲穴位定位及主治

穴名	部位	主治
口	在耳轮脚下方前1/3处,即耳甲1区	面瘫、口腔炎、胆囊炎、胆石症、戒断综合征、牙周炎、舌炎
食道	在耳轮脚下方中1/3处,即耳甲2区	食管炎、食管痉挛

续表

穴名	部位	主治
贲门	在耳轮脚下方后 1/3 处,即耳甲 3 区	贲门痉挛、神经性呕吐
胃	在耳轮脚消失处,即耳甲 4 区	胃痉挛、胃炎、胃溃疡、消化不良、恶心呕吐、前额痛、牙痛、失眠
十二指肠	在耳轮脚及耳轮与 AB 线之间的后 1/3 处,即耳甲 5 区	十二指肠溃疡、胆囊炎、胆石症、幽门痉挛
小肠	在耳轮脚及部分耳轮与 AB 线之间的中 1/3 处,即耳甲 6 区	消化不良、腹痛、腹胀、心动过速、心律不齐
大肠	在耳轮脚及部分耳轮与 AB 线之间的前 1/3 处,即耳甲 7 区	腹泻、便秘、咳嗽、牙痛、痤疮
阑尾	在小肠区与大肠区之间,即耳甲 6、7 区交界处	单纯性阑尾炎、腹泻
艇角	在对耳轮下脚下方前部,即耳甲 8 区	前列腺炎、尿道炎
膀胱	在对耳轮下脚下方中部,即耳甲 9 区	膀胱炎、遗尿、尿潴留、腰痛、坐骨神经痛
肾	在对耳轮下脚下方后部,即耳甲 10 区	腰痛、耳鸣、神经衰弱、肾盂肾炎、遗尿、遗精、阳痿、早泄、哮喘、月经不调
输尿管	在肾区与膀胱区之间,即耳甲 9、10 区交界处	输尿管结石绞痛
胰胆	在耳甲艇的后上部,即耳甲 11 区	胆囊炎、胆石症、胆管蛔虫症、偏头痛、带状疱疹、中耳炎、耳鸣、急性胰腺炎
肝	在耳甲艇的后下部,即耳甲 12 区	胁痛、眩晕、经前期紧张症、月经不调、更年期综合征、高血压病、假性近视、单纯性青光眼
艇中	在小肠区与肾区之间,即耳甲 6、10 区交界处	腹痛、腹胀、胆管蛔虫症
脾	在 BD 线下方,耳甲腔的后上部,即耳甲 13 区	腹胀、腹泻、便秘、食欲缺乏、功能性子宫出血、白带过多、内耳眩晕症
心	在耳甲腔正中凹陷处,即耳甲 15 区	心动过速、心律不齐、心绞痛、无脉症、神经衰弱、癔症、口舌生疮
气管	在心区与外耳门之间,即耳甲 16 区	哮喘、支气管炎
肺	在心、气管区周围处,即耳甲 14 区	咳嗽、胸闷、声音嘶哑、皮肤瘙痒症、荨麻疹、便秘、戒断综合征
三焦	在外耳门后下,肺与内分泌区之间,即耳甲 17 区	便秘、腹胀、上肢外侧疼痛、水肿、耳鸣
内分泌	在屏间切迹内,耳甲腔的前下部,即耳甲 18 区	痛经、月经不调、更年期综合征、痤疮、间日疟、甲状腺功能减退或亢进症

(八)耳垂穴位

将耳垂分为 9 区。在耳垂上线至耳垂下缘最低点之间作两条等距离平行线,于上平行线上引两条垂直等分线,将耳垂分为 9 个区,上部由前到后依次为耳垂 1 区、2 区、3 区;中部由前到后依次为耳垂 4 区、5 区、6 区;下部由前到后依次为耳垂 7 区、8 区、9 区。耳垂的穴位定位及主治见表 9-10。

表 9-10 耳垂穴位定位及主治

穴名	部位	主治
牙	在耳垂正面前上部，即耳垂 1 区	牙痛、牙周炎、低血压
舌	在耳垂正面中上部，即耳垂 2 区	舌炎、口腔炎
颌	在耳垂正面后上部，即耳垂 3 区	牙痛、颞下颌关节炎
垂前	在耳垂正面前中部，即耳垂 4 区	神经衰弱、牙痛
眼	在耳垂正面中央部，即耳垂 5 区	急性结膜炎、电光性眼炎、睑腺炎、假性近视
内耳	在耳垂后面正中部，即耳垂 6 区	内耳性眩晕症、耳鸣、听力减退、中耳炎
面颊	在耳垂正面，眼区与内耳区之间，即耳垂 5、6 区交界处	周围性面瘫、三叉神经痛、痤疮、扁平疣、面肌痉挛、腮腺炎
扁桃体	在耳垂正面中部，即耳垂 7、8、9 区	扁桃体炎、咽炎

(九)耳背穴位

将耳背分为 5 区。分别过对耳轮上、下脚分叉处耳背对应点和轮屏切迹耳背对应点作两条水平线，将耳背分为上、中、下三部，上部为耳背 1 区，下部为耳背 5 区；再将中部分为内、中、外三等分，内 1/3 为耳背 2 区，中 1/3 为耳背 3 区，外 1/3 为耳背 4 区。耳背的穴位定位及主治见表 9-11。

表 9-11 耳背穴位定位及主治

穴名	部位	主治
耳背心	在耳背上部，即耳背 1 区	心悸、失眠、多梦
耳背肺	在耳背中内部，即耳背 2 区	哮喘、皮肤瘙痒症
耳背脾	在耳背中央部，即耳背 3 区	胃痛、消化不良、食欲缺乏
耳背肝	在耳背中外部，即耳背 4 区	胆囊炎、胆石症、胁痛
耳背肾	在耳背下部，即耳背 5 区	头痛、头晕、神经衰弱
耳背沟	在对耳轮沟和对耳轮上、下脚沟处	高血压病、皮肤瘙痒症

(十)耳根穴位

将耳根分为上、中、下 3 区。耳根穴位定位及主治见表 9-12。

表 9-12 耳根穴位定位及主治

穴名	部位	主治
上耳根	在耳根最上处	鼻衄
耳迷根	在耳轮脚后沟的耳根处	胆囊炎、胆石症、胆管蛔虫症、腹痛、腹泻、鼻塞、心动过速
耳根下	在耳根最下处	低血压、下肢瘫痪、小儿麻痹后遗症

五、临床应用

(一)适应范围

耳针在临床上应用十分广泛，不仅用于许多功能性疾病，而且对一部分器质性疾病也有一定的疗效。

1.疼痛性疾病

如各种扭挫伤、头痛和神经性疼痛等。

2.炎性疾病及传染病

如急慢性牙周炎、咽喉炎、扁桃体炎、胆囊炎、肠炎、流感、百日咳、菌痢、腮腺炎等。

3.功能紊乱及内分泌代谢紊乱性疾病

如胃肠神经症、心脏神经症、心律不齐、高血压病、眩晕症、多汗症、月经不调、遗尿、神经衰弱、癔症、甲状腺功能亢进或低下症、糖尿病、肥胖症、围绝经期综合征等。

4.过敏及变态反应性疾病

如荨麻疹、哮喘、过敏性鼻炎、过敏性结肠炎、过敏性紫癜等。

5.其他

耳穴还有催乳、催产,防治输血、输液反应,美容、戒烟、戒毒、延缓衰老、防病保等作用。

(二)选穴原则

耳针处方选穴具有一定的原则,通常有按相应部位选穴、中医辨证选穴、西医学理论选穴和临床经验选穴等四种原则,可以单独使用,亦可配合使用。

1.按相应部位选穴

当机体患病时,在耳郭的相应部位上有一定的敏感点,它便是本病的首选穴位,如胃痛取“胃”穴,眼病取“眼”穴,腰痛取“腰”穴等。

2.按中医辨证选穴

根据脏腑学说的理论,按各脏腑的生理功能和病理反应进行辨证取穴,如耳鸣选肾穴,因“肾开窍于耳”;皮肤病选肺穴,因“肺主皮毛”等。根据十二经脉循行和其病候选取穴位,如坐骨神经痛取“膀胱”或“胰胆”穴,牙痛取“大肠”穴等。

3.按西医学理论选穴

耳穴中一些穴名是根据西医学理论命名的,如“交感”“肾上腺”“内分泌”等。这些穴位的功能基本上与西医学理论一致,故在选穴时应考虑其功能,如炎性疾病取“肾上腺”穴,月经不调取“内分泌”穴,内脏痉挛取“交感”等。

4.按临床经验选穴

如“神门”穴有较明显的止痛镇静作用,“耳尖”穴对外感发热血压偏高者有较好的退热降压效果。另外临床实践还发现有些耳穴具有治疗本部位以外疾病的作用,如“外生殖器”穴可以治疗腰腿痛等。

(三)耳穴探查方法

当人体发生疾病时,常会在耳穴出现“阳性反应”点,如压痛、变形、变色、结节、丘疹、凹陷、脱屑、电阻降低等,这些“阳性反应”点是诊断和治疗疾病的重要部位。耳郭上的这些反应点通常需要仔细探查后确定,临床常用的耳穴探查方法有以下 3 种。

1.直接观察法

在未刺激耳郭之前,用肉眼或借助于放大镜在自然光线下,由上而下、从内至外观察耳郭上有无变形、变色等征象,如脱屑、水泡、丘疹、充血、硬结、疣赘、软骨增生、色素沉着以及血管的形状、颜色的变异等。

2.压痛点探查法

这是目前临床最为常用的探查方法。临床上可用较圆钝的弹簧探棒、毫针柄或火柴棒等以均匀的压力，在与疾病相应的耳郭部从周围逐渐向中心探压；或自上而下、自外而内对整个耳郭进行普查，耐心寻找压痛点。当探棒压迫痛点时，患者会发现皱眉、眨眼、呼痛或躲闪等反应。探查时手法必须轻、慢、均匀。少数患者耳郭上一时测不到压痛点，可用手指按摩一下该区域，而后再测。

3.电测定法

医者根据耳郭反应点的电阻低、导电性高的原理，制成各种小型晶体管良导电测定器，测定耳穴皮肤电阻、电位、电容等变化。探测时，患者手握电极，医者手执探测头，在患者的耳郭上进行探查，当电棒触及电阻低的敏感点（良导点）时，可以通过指示信号、音响或仪表数据等反映出来。电测定法具有操作简便、准确性较高等优点。

（四）耳穴的刺激方法

耳穴的刺激方法较多，目前临床常用压丸法、毫针法、埋针法。此外，还可用艾灸、放血、穴位注射、皮肤针叩刺等方法。

1.压丸法

在耳穴表面贴敷王不留行籽、油菜籽、小米、绿豆、白芥子以及特制的磁珠等，并间歇揉按的一种简易疗法。由于本法既能持续刺激穴位，又安全方便，是目前临床上最常用的耳穴刺激方法。现应用最多的是王不留行籽压丸法，可先将王不留行籽贴附在 0.6 cm×0.6 cm 大小的胶布中央，用镊子夹住，贴敷在选用的耳穴上（图 9-33）。每天自行按压 3～5 次，每次每穴按压 30～60 秒，以局部微痛发热为度，3～7 天更换 1 次，双耳交替。

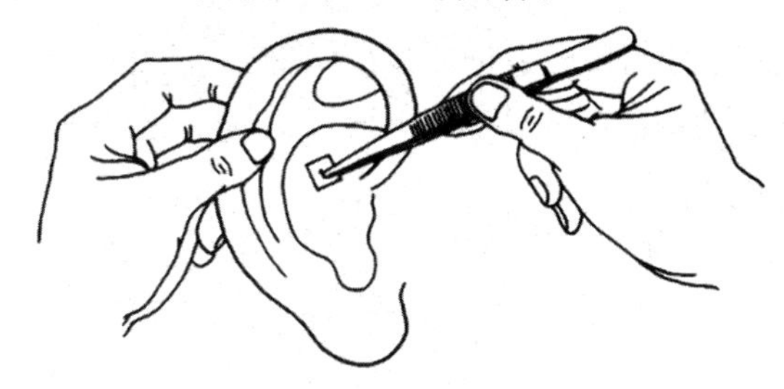

图 9-33 耳穴压丸法

2.毫针法

毫针法是利用毫针针刺耳穴，治疗疾病的一种较常用的方法。其操作程序如下：首先定准耳穴，然后先用2.5％碘伏，再用 75％的乙醇脱碘进行严格消毒，待乙醇干后施术。针具选用 26～30 号粗细的0.3～0.5 寸长的不锈钢针。进针时，医者左手拇、示二指固定耳郭，中指托着针刺部的耳背，然后用右手拇、示二指持针，用快速插入的速刺法或慢慢捻入的慢刺法进针均可。刺入深度应视患者耳郭局部的厚薄灵活掌握，一般以刺入皮肤 2～3 cm，以达软骨后毫针直立不摇晃为准。刺入耳穴后，如局部感应强烈，患者症状往往有即刻减轻感；如局部无针感，应调整针刺的方向、深度和角度。刺激强度和手法依病情、体质、证型、耐受度等综合考虑。耳毫针的留针时间一般 15～30 分钟，慢性病、疼痛性疾病留针时间适当延长。出针时，医者左手托住耳郭，右手迅速将毫针垂直拔出，再用消毒干棉球压迫针眼，以免出血。也可在针刺获得针感后，接上电针仪，采用电针法。通电时间一般以 10～20 分钟为宜。

3.埋针法

埋针法是将皮内针埋入耳穴以治疗疾病的方法，适用于慢性和疼痛性疾病，起到持续刺激、巩固疗效和防止复发的作用。使用时左手固定常规消毒后的耳部，右手用镊子夹住皮内针针柄，轻轻刺入所选耳穴，再用胶布封盖固定(图 9-34)。一般埋患侧耳穴，必要时埋双耳，每天自行按压 3 次，每次留针 3～5 天，5 次为 1 个疗程。

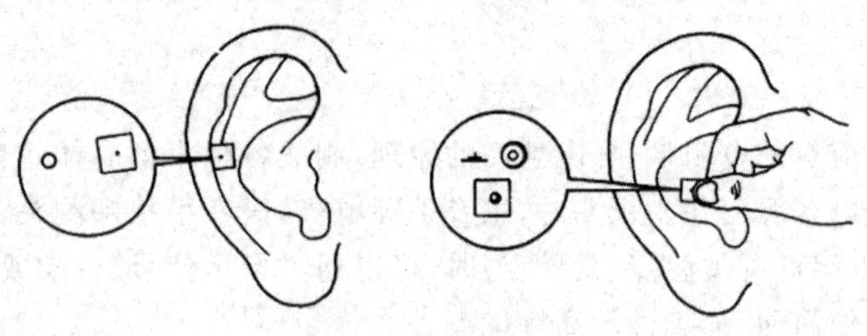

图 9-34　耳穴埋针法

(五)耳针法护理

(1)对初次接受针治者，要做好解释工作，解除恐惧、紧张心理；正确选取舒适持久的体位，尽量采用卧位，选穴宜少，手法要轻；对劳累、饥饿、大渴的患者，应嘱其休息、进食、饮水后再予针治；针刺过程中，应随时注意观察患者的神色，询问其感觉，有头晕心慌时应停止操作或起针，让患者卧床休息。此外，应注意室内空气流通，消除过冷、过热等因素。

(2)严格消毒，防止感染。因耳郭表面凹凸不平，血管丰富，结构特殊，针刺前必须严格消毒，有创面或炎症部位禁针。针刺后如针孔发红、肿胀，应及时涂 2.5％碘伏，防止化脓性软骨膜炎的发生。

(3)耳针刺激比较疼痛，治疗时应注意防止发生晕针，一旦发生应及时处理。

(4)对扭伤和运动障碍的患者，进针后应嘱其适当活动患部，有助于提高疗效。

(5)有习惯性流产的孕妇应禁针。

(6)患有严重器质性病变和伴有严重贫血者不宜针刺，对严重心脏病、高血压病患者不宜行强刺激法。

(赵娅如)

第三节　艾灸疗法及护理

灸法是以艾绒为原材料，加工制成艾炷或艾条，点燃后在体表腧穴或患处进行熏灼，借助灸火热力和艾绒药效，通过经络腧穴的传导作用以刺激机体，达到防治疾病目的的一种方法。常用的灸法包括艾条灸、艾炷灸和温针灸。

一、艾条灸

艾条灸是把艾绒制成艾条，将其一端点燃后对准腧穴或患处进行施灸的一种方法。常用的方法有温和灸、雀啄灸和回旋灸。

(一)目的

借助灸火的热力和艾绒的功效，刺激经络腧穴，达到温经通络、祛风散寒、消肿止痛、扶阳固脱、防病保健等作用。

(二)适应证

慢性虚弱性疾病及风寒湿邪为患的病证，如肢体麻木、风湿痹痛、腹痛、胃痛、呕吐、泄泻、脱肛等。

(三)禁忌证

实热证、阴虚发热者；孕妇的腹部、腰骶部禁灸。

(四)评估

(1)患者年龄、病情、既往史。

(2)女性患者应了解是否处于妊娠期。

(3)患者施灸部位的皮肤情况、对温度的敏感程度。

(4)患者文化程度、目前心理状态及合作程度。

(五)操作准备

1.环境准备

环境整洁，空气清新，光线明亮，温度适宜，注意遮挡。

2.物品准备

治疗盘内放艾条、打火机、小口瓶、弯盘、纱布、治疗单等。

3.护士准备

衣帽整齐，洗手，戴口罩。

4.患者准备

核对患者基本信息，做好解释，以取得患者和/或家属对执行该操作的知情同意。协助患者取安全舒适体位。

(六)操作程序

(1)松解患者衣着，暴露施灸部位，注意保暖，必要时床帘遮挡。根据医嘱选择施灸部位，实施相应的施灸方法。

(2)将艾条的一端点燃，与施灸部位皮肤保持一定距离，进行施灸。①温和灸时将艾条燃端对准确定的腧穴或患处，距离施灸部位皮肤2～3 cm，以患者局部皮肤有温热感而无灼痛感为宜。一般每个部位灸10～15分钟，以局部皮肤出现红晕为度。②雀啄灸时将艾条燃端距离施灸部位皮肤2～5 cm，如鸟雀啄食般一上一下不停移动，进行反复熏灸。一般每个部位灸5分钟左右。③回旋灸时将艾条燃端距离施灸部位皮肤3 cm左右，左右来回或旋转移动，反复熏灸。一般每个部位可灸20～30分钟。

(3)施灸过程中，注意询问患者有无不适，及时将艾灰弹入弯盘中，防止灼伤皮肤和烧坏衣物。

(4)灸至局部皮肤出现红晕而不起疱为宜。施灸时间应根据不同施灸方法及患者的体质而定。对于小儿或皮肤感觉迟钝的患者，操作者可将手指置于施灸处皮肤两侧，测知患者局部受热程度，以便随时调整施灸距离，防止局部烫伤。

(5)施灸完毕，将燃烧的艾条插入小口瓶中灭火。

(6)后续处理：①用纱布清洁施灸处皮肤。协助患者穿衣，取舒适体位，整理床单位，告知注意事项,酌情开窗通风,再次核对医嘱。②按规定分类处理用物,③洗手,记录。

二、艾炷灸

艾炷灸是将艾绒制成大小不等的圆锥形艾炷,直接或间接置于腧穴或患处进行施灸的一种方法。艾炷大小可视患者病情及施灸部位而定,小者如麦粒,中者如半截枣核,大者如半截橄榄。每燃尽一个艾炷,称为一壮。

艾炷灸可分为直接灸和间接灸。直接灸可分为瘢痕灸和无瘢痕灸;间接灸可分为隔姜灸、隔蒜灸、隔盐灸和隔附子饼灸。本部分重点介绍隔姜灸。

(一)目的

借助灸火的热力和艾绒的功效,使局部产生温热的刺激,并借助姜片的功效,达到散寒止痛、温胃止呕、温经通络、防病保健等作用。

(二)适应证

慢性虚弱性疾病及风寒湿邪为患的病证,如呕吐、腹痛、腹泻、痛经、风寒痹痛、肢体麻木等。临床常灸足三里、中脘、气海、关元、神阙、三阴交等穴位。

(三)禁忌证

实热证、阴虚发热者;孕妇的腹部、腰骶部禁灸。颜面、五官、大血管、关节活动处不宜采用瘢痕灸。

(四)评估

(1)患者年龄、病情、既往史。

(2)女性患者应了解是否处于妊娠期。

(3)患者施灸部位的皮肤情况、对温度的敏感程度。

(4)患者文化程度、目前心理状态及合作程度。

(五)操作准备

1.环境准备

环境整洁,空气流通,光线明亮,温度适宜,注意遮挡。

2.物品准备

治疗盘内放艾炷(根据患者病情及施灸部位准备大小合适的艾炷)、血管钳、打火机、线香、生姜片(切成直径 2～3 cm,厚 0.2～0.3 cm 的薄片,中间用针刺数孔)、弯盘、纱布、治疗单等。

3.护士准备

衣帽整齐,洗手,戴口罩。

4.患者准备

核对患者基本信息,做好解释,以取得患者和/或家属对执行该操作的知情同意。协助患者取安全舒适体位。

(六)操作程序

(1)松解患者衣着,暴露施灸部位,注意保暖,必要时床帘遮挡。根据医嘱选择施灸部位和施灸方法。

(2)将生姜片置于施灸部位,再将艾炷置于姜片上,将艾炷顶端点燃施灸,艾炷燃尽除灰,换炷再灸。

(3)施灸过程中,注意观察施灸部位皮肤的变化,及时询问患者有无灼痛感。

(4)灸至局部皮肤出现红晕而不起疱为宜。施灸壮数视施灸部位及患者病情而定。

(5)施灸完毕,将艾灰置于盛水的弯盘中灭火。

(6)后续处理:①用纱布清洁施灸处皮肤。协助患者穿衣,取舒适体位,整理床单位,告知注意事项,酌情开窗通风,再次核对医嘱。②按规定分类处理用物。③洗手,记录。

三、温针灸

温针灸是将毫针刺法与灸法相结合的一种方法,使艾绒燃烧产生的热力通过毫针针身传入施治部位,达到加强针刺效果的一种治疗方法。

(一)目的

借助针刺和艾绒的功效,使局部产生针感和温热的刺激,达到温通经脉、行气活血、祛寒除痹的作用。

(二)适应证

适用于寒盛湿重,经络壅滞之证,如关节痹痛、肢体麻木、腹痛等。

(三)禁忌证

实热证、阴虚发热者;孕妇的腹部、腰骶部;耳、眼、鼻部禁用。对针刺恐惧者,应慎灸。

(四)评估

(1)患者年龄、病情、既往史。

(2)女性患者应了解是否处于妊娠期。

(3)患者施灸部位的皮肤情况、对疼痛的耐受程度。

(4)患者文化程度、目前心理状态及合作程度。

(五)操作准备

1.环境准备

环境整洁,空气清新,光线明亮,温度适宜,注意遮挡。

2.物品准备

治疗盘内放 1～2 cm 长的艾条段、镊子、打火机、线香、毫针(根据针刺部位及患者病情选择合适的针具)、无菌棉签、75%乙醇、硬纸片、弯盘、纱布、治疗单、利器盒、污物盒及医疗垃圾收集盒等。

(六)操作程序

(1)松解患者衣着,暴露施灸部位,注意保暖,必要时床帘遮挡。根据医嘱选择施灸部位。

(2)消毒施治部位皮肤。

(3)遵医嘱选择相应的进针方法,将毫针刺入施治部位,通过提插、捻转等手法调节针感,得气后留针。

(4)根据施灸部位选择大小适宜的剪口方块硬纸片套在针身周围,紧贴皮肤放置,防止艾灰脱落烫伤皮肤。

(5)将 2 cm 长的艾条段穿插在针柄上,点燃艾条段近皮肤端进行施灸,使热力沿针身传至穴位。针柄上的艾条段必须放置牢固,防止艾条脱落灼伤皮肤或烧坏衣物,同时艾条段不可过大,以免发生弯针或断针。

(6)施灸过程中,注意观察施灸部位皮肤的颜色,及时询问患者有无灼痛感,观察有无针刺意外的发生。艾条段燃尽后换炷再灸,可连续灸 2～5 壮。

(7)施灸完毕,去除艾灰,并将艾灰置于盛水弯盘中灭火,取走硬纸片,起出毫针,用无菌棉签轻按针孔片刻。清点晕针数目,以防遗漏。

(8)后续处理:①用纱布清洁施灸处皮肤。协助患者穿衣,取舒适体位,整理床单位,告知注意事项,酌情开窗通风,再次核对医嘱。②按规定分类处理用物。③洗手,记录。

四、灸法护理

(1)严格掌握禁忌证,凡实证、热证、阴虚发热证,以及面部、大血管和黏膜附近,孕妇胸腹部和腰骶部均不宜灸。

(2)施灸时,严密观察艾条的燃烧情况,防止艾火灼伤皮肤、烧坏衣被,如有发生,应立即采取相应措施。

(3)艾灸后皮肤局部出现水疱时,小型水疱,无需处理,大水疱用无菌注射器抽出疱内液体,并用消毒纱布覆盖,防止感染。

(4)施灸后,患者切忌吹风,宜保暖,协助患者穿好衣服,记录施灸腧穴、壮数、留针时间,以及有无反应等情况并签名。

(赵娅如)

第十章

影像科护理

第一节　影像科护理岗位职责

一、医技科室护士长职责

(1)在护理部主任、医技科室主任的领导下，负责科室的护理行政管理、护理业务工作，提高科室护理质量，确保科室护理安全。

(2)制定科室各项规章制度，督促检查各级护理人员认真执行规章制度和技术操作流程，严格遵守无菌操作规范。

(3)制定科室工作计划，检查各项护理工作的执行情况。

(4)根据影像科任务和护理人员的情况，进行科学分工，密切配合医师完成检查项目。

(5)负责组织科室护士、卫生员的业务学习，指导进修、实习护士工作。

(6)指导护士认真执行查对制度和交接制度，严防差错事故发生。

(7)负责督促检查抢救用物，保证齐全完好，督促维修人员定期对仪器设备进行维护。

(8)负责科室医疗耗材与日常办公用品的领用及登记。

(9)负责科室护士的考核，制度管人，奖优罚劣。

二、登记室护士岗位职责

(1)在科主任、护士长的领导下负责门诊、住院患者各项常规检查及各种特殊检查的登记、预约、划价、编号和记账工作。

(2)认真执行各项规章制度和护理操作规程，防止差错事故的发生。

(3)熟练掌握基础护理知识和操作技术，熟悉各项检查的专业知识和技术，认真学习不断更新知识，参加教学、指导护生的工作。

(4)合理安排患者检查时间，急危重患者优先就诊。

(5)发现患者突然病情加重，及时通知医师，并配合救治。

(6)负责向患者说明检查前的准备要求和注意事项，耐心解答患者的提问，做好窗口服务。

(7)负责向门诊患者发放检查报告并登记。

(8)负责打印住院患者的检查报告并登记、报送及归档。

(9)负责影像片的归档保管工作，严格执行影像片借阅制度规定。

(10)严格按照服务礼仪规范接待患者，热情为患者服务，杜绝差错发生。

三、医技科室护士职责

(1)在科主任、护士长的领导下进行工作。

(2)认真执行各项护理制度和技术操作流程，严格按照各项检查项目准确及时地完成各项护理工作，严格执行“三查八对”制度，对防止差错、事故发生。

(3)熟练掌握基础护理知识和操作技术，熟悉各项检查的专业知识和技术，认真学习不断更新知识，参加教学、指导护生的工作。

(4)做好检查患者的基本护理和健康宣教工作，配合医师完成检查，减轻患者的痛苦。

(5)做好碘过敏试验及观察反应情况，护士应熟练掌握抢救流程，日常应准备好各项急救用品，在抢救过程中协助医师进行抢救。

(6)熟练掌握各项检查前后的注意事项。

(7)护送病员进机房，密切观察患者病情变化，并与扫描技师联系有关扫描情况。

(8)清点科室财产并做好记录。

(9)严格按照服务礼仪规范接待患者，热情为患者服务，杜绝差错发生。

(10)接诊介入治疗患者，认真校对患者基本信息，重危患者监测心率、呼吸、血压、心电监护，操作过程中密切观察病情变化，做好健康宣教。

(11)介入治疗前做好房间消毒，准备好手术用物，术后及时清理房间，标本及时送检。

(孙玉芳)

第二节　影像科护理质量控制

一、护理质量管理标准

(1)成立由分管院长、护理部主任(副主任)、科主任、护士长组成的护理质量管理委员会，负责全面督导、检查。

(2)负责制定各项质量检查标准，定期组织检查，发现问题及时反馈。

(3)定期召开会议，总结质量检查中存在的问题，分析原因，提出改进措施并反馈给全体护士。

(4)实行护理部、科主任、护士长三级网络质量管理，全面质控，并有记录。

(5)将质量检查结果及时反馈给当事人，并以护理质量改进回复书的形式反馈给相应科室。

(6)科室根据存在问题和反馈意见进行整改，以达到持续改进的目的。

(7)护理工作质量检查结果作为科室进一步质量改进的参考及护士长管理考核重点。

二、护士长工作质量标准

(1)护士长具有专科护理学术带头人的水平。

(2)准确及时传达医院或护理部有关制度规定和要求,并在实际工作中认真贯彻执行。

(3)科室规章制度齐全,岗位职责明确,分工合理,有年度工作计划与总结。

(4)各种登记、报表按要求及时、准确完成,原始资料记录准确、完整。

(5)进行全面质量检查,发现问题及时进行纠偏处理,并有记录。

(6)教学、科研、训练有计划、有落实措施,护理人员年度考核率及合格率达标,护士规范化培训、继续护理学教育率100%。

(7)完成医院或护理部要求的其他有关工作。

三、护理人员服务质量标准

(1)护士着装整洁,仪表端庄,举止稳重,符合职业要求。

(2)认真执行护士岗位职责,规章制度,护理常规及技术操作规程等,保障患者安全。

(3)护理人员在服务过程中应遵循"热情主动、细致周到、体现人文关怀"的原则,具体要做到以下几点:①注意恰当称谓,营造温馨气氛。②将护患沟通和健康教育有机地融入各项操作过程中。③及时满足患者需要。

(4)服务对象对护理人员服务态度满意率>95%。

四、健康教育管理标准

(1)有健康教育指导手册。

(2)护理人员应人人参与健康教育,并将健康教育贯穿患者检查全过程。

(3)按护理程序实施健康教育,运用沟通技巧。

(4)有完善的健康教育检查标准,定期检查健康教育落实效果,进行分析、评价及反馈。

(5)健康教育质量达标率≥90%。

五、消毒隔离质量标准

有预防院内感染的健全组织机构和消毒隔离制度与管理措施。

(1)护士进行无菌操作时要严格遵守无菌操作原则。

(2)无菌物品、器材必须放置于无菌物品专用柜储存,无菌物品无过期失效。

(3)存放无菌物品(含无菌液)的容器清洁,定期灭菌,无菌物品微生物检测符合要求。

(4)熟悉各种消毒方法、消毒液的浓度、配制方法与使用方法,器械消毒达到标准,无菌溶液注明开启日期,超过2小时后不得使用;启封的各种溶媒超过24小时不得使用。

(5)实行一人一针一管一消毒。

六、护理安全管理标准

(1)明确责任。实行"护理部—护士长"二级目标管理责任制,护理部设立安全领导小组,科室成立安全监控小组。

(2)建立安全管理制度,有防范处理护理缺陷和过失的预案。

(3)坚持预防为主的原则,重视前馈控制,做到“三预、四抓、两超”,即预查、预想、预防;抓易出事故的人、时间、环节、部门;超前教育、超前监督。

(4)把好物品采购关。在采购护理用品时,做到三证齐全,物品质量、性能符合要求。

(5)在医疗活动过程中发生或发现护理过失,可能引起医疗事故的医疗过失行为或发生医疗事故争议的,做到立即逐级汇报。

(6)科室有护理过失和缺陷登记本,对发生的过失或缺陷进行登记。

七、临床护理教育管理标准

(1)明确责任,建立健全临床护理教育管理制度,有长期、短期教育规划。

(2)临床护理教育管理包括新护士的岗前培训、护士规范化培训、继续护理学教育、护生临床教学、进修生的临床培训。

(3)根据不同培训要求有相应的培训计划、内容、方法并实施。

(4)实行学分制累积管理,教育对象每年参加认可的护理教育活动不得少于 25 分。

(5)有完善的考核和评价标准,达到计算机管理。

(6)不同层次的护理人员,能达到《卫生技术职务试行条例》规定的相应的护理水平。

(孙玉芳)

第三节 影像科护理应急预案

一、急危重症患者抢救处理应急预案

为给急危重患者提供快捷、安全、有效的诊治服务,提高危急重患者的抢救成功率。为此,对发生在影像科的危重患者的抢救处理,制定规范的应急措施。

(1)急危重患者实行“绿色通道”制度,一律先进行检查,后补记费用的诊疗制度。

(2)各病区、急诊室(含 ICU)、门诊等急危重症患者,检查时需临床医师陪同,要求在病情得到稳定后再进行检查,必要时在床旁进行检查。

(3)接受离子型碘对比剂造影,应有临床医师在场陪同。接受碘对比剂的患者,检查前做碘过敏试验及相关的预防用药。被检查者或家属需签署“接受碘对比剂知情同意书”。

(4)在检查过程中,一旦发生各种危及生命的病情变化和变态反应,应立即停止检查。

(5)在场的医师和护士立即抢救患者,给予吸氧、监测血压、脉搏,保持呼吸道通畅,必要时使用气管插管。遵医嘱使用必要的急救用药,并做好抢救记录。

(6)放射科人员一方面配合医师护士急救,另一方面电话通知医院总值班,同时向科主任汇报,科主任保证 24 小时联系畅通,紧急情况下能迅速到位。科主任接到通知后,要立即到达现场组织协调抢救,并向医务处、业务院长汇报。

(7)注意与患者及家属沟通,使医患建立协调配合的良好关系,以利于患者抢救治疗。

(8)当现场急救后确认病情趋向稳定时,应立即转入相关科室进行进一步的观察治疗。

(9)确保各种医疗急救设备及药品状态良好,随时投入使用。

急危重症患者抢救处理应急预案流程见图 10-1。

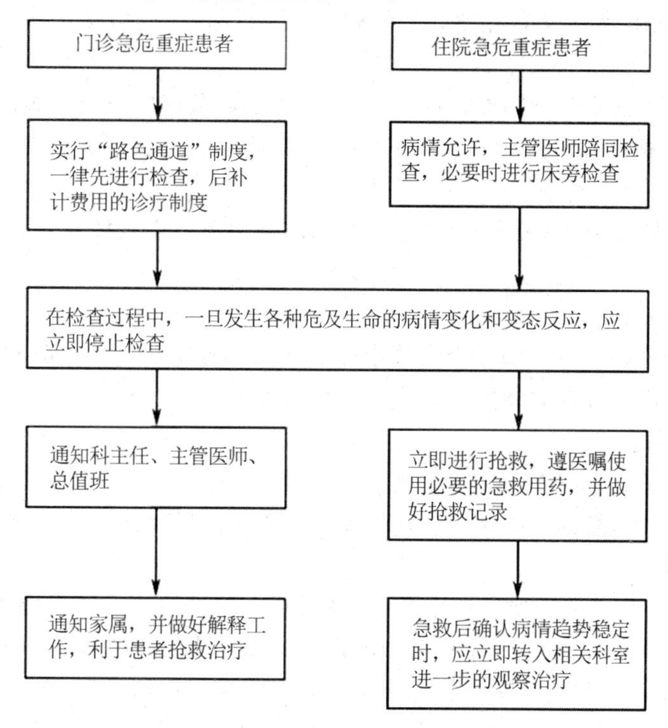

图 10-1 急危重症患者抢救处理应急预案流程

二、药物过敏应急预案

(一)变态反应应急预案

(1)护理人员给患者应用药物前应询问患者是否有该药物过敏史，按要求做过敏试验，凡有过敏史者禁忌做该药物的过敏试验。

(2)正确实施药物过敏试验，过敏试验药液的配制、皮内注入剂量及试验结果判断都应按要求正确操作，过敏试验阳性者禁用。

(3)该药试验结果阳性患者或对该药有过敏史者，禁用此药，并告知患者及其家属。

(4)经药物过敏试验后凡接受该药治疗的患者，停用后应重做过敏试验，方可再次用药。

(5)严格执行查对制度，做药物过敏试验前要警惕变态反应的发生，治疗盘内备肾上腺素 1 支。

(6)药物过敏试验阴性，第一次注射后观察 20～30 分钟，注意观察患者有无变态反应，以防发生迟发变态反应。

(二)过敏性休克应急预案

(1)患者一旦发生过敏性休克，立即停止使用引起过敏的药物，就地抢救，并迅速报告医师。

(2)立即平卧，遵医嘱肾上腺素皮下注射 1 mg，小儿酌减。如症状不缓解，每隔 30 分钟再皮下注射或静脉注射 0.5 mg，直至脱离危险期，注意保暖。

(3)改善缺氧症状，给予氧气吸入，呼吸抑制时应遵医嘱给予人工呼吸，喉头水肿影响呼吸时，应立即准备气管插管，必要时配合临床医师施行气管切开。

(4)迅速建立静脉通路,补充血容量,必要时建立两条静脉通路。遵医嘱应用晶体液、升压药维持血压,应用氨茶碱解除支气管痉挛,给予呼吸兴奋剂,此外还可给予抗组胺及皮质激素类药物。

(5)发生心脏骤停,立即进行胸外按压、人工呼吸等心肺复苏的抢救措施。

(6)观察与记录,密切观察患者的意识、体温、脉搏、呼吸、血压、尿量及其他临床变化,患者未脱离危险前不宜搬动。

(7)按《医疗事故处理条例》规定 6 小时内及时、准确地记录抢救过程。

(三)程序

1.变态反应防护程序

询问过敏史→做过敏试验→阳性患者禁用此药→该药标记、告知家属→阴性患者接受该药治疗→现用现配→严格执行查对制度→首次注射后观察 20～30 分钟。

2.过敏性休克急救程序

立即停用此药→平卧→皮下注射肾上腺素→改善缺氧症状→补充血容量→解除支气管痉挛→发生心脏骤停行心肺复苏→密切观察病情变化→告知家属→记录抢救过程。

(四)心肺复苏术

心肺复苏术简称 CPR,是当呼吸终止及心跳停顿时,合并使用人工呼吸及心外按压来进行急救的一种技术。美国心脏协会(AHA)公布的最新心肺复苏(CPR)指南重新安排了 CPR 传统的三个步骤,从原来的 A－B－C(保持气道通畅－人工呼吸－胸部挤压)改为 C－A－B(胸部挤压－保持气道通畅－人工呼吸)。这一改变适用于成人、儿童和婴儿,但不包括新生儿。

首先判断患者意识,触摸颈动脉,听呼吸音,当患者意识丧失、颈动脉无搏动、呼吸消失时,立即进行抢救。步骤如下。

1.C 步骤——恢复血液循环

人工循环的基本技术是胸外心脏按压。在心脏停止跳动后,用胸外心脏按压的方法使得心脏被动射血,以带动血液循环。只要判断心脏停止跳动,应立即进行人工呼吸和胸外心脏按压。

实施心脏按压首先要找准按压的位置,正确位置在胸骨中下 1/3 交界处,抢救者将一手的中指沿患者一侧的肋弓向上滑移至双侧肋弓的汇合点,中指定位于此处,食指紧贴中指并拢,以另一手的掌根部紧贴食指平放,使掌根的横轴与胸骨的长轴重合。此掌根部即为按压区,固定不要移动。此时可将定位之手重叠放在另一只手的手背上,双手掌根重叠,十指相扣,手指抬起,双肩正对胸骨上方,两肩、臂、肘垂直向下平稳地、有规律地进行按压,每次抬起时,掌根不要离开胸壁,保持已选择好的按压位置不变。胸外按压频率≥100 次/分,按压深度至少 5 cm。

婴幼儿胸外心脏按压位置在双乳连线与胸骨垂直交叉点下方 1 横指。幼儿:一手手掌下压。婴儿:环抱法,双拇指重叠下压;或一手食指、中指并拢下压。婴儿和儿童至少为胸部前后径的 1/3(婴儿约 4 cm,儿童约 5 cm)。按压频率:每分钟至少 100 次。

2.A 步骤——打开气道

使患者去枕后仰于地面或硬板床上,解开衣领及裤带。畅通呼吸通道,清理口腔、鼻腔异物或分泌物,如有假牙一并清除。(只有气道畅通后,人工呼吸提供的氧气才能到达肺部,人的脑组织以及其他重要器官才能得到氧气供应)。开放气道手法:仰面抬颌法、仰面抬颈法、托下颌法。

3.B 步骤——恢复呼吸

人工呼吸就是用人工的方法帮助患者呼吸,是心肺复苏基本技术之一。开放气道后要马上检查有无呼吸,如果没有,应立即进行人工呼吸。最常见、最方便的人工呼吸方法是采取口对口人工呼吸和口对鼻人工呼吸。口对口人工呼吸时要用一手将患者的鼻孔捏紧(防止吹气气体从鼻孔排出而不能由口腔进入到肺内),深吸一口气,屏气,用口唇严密地包住昏迷者的口唇(不留空隙),注意不要漏气,在保持气道畅通的操作下,将气体吹入人的口腔到肺部。吹气后,口唇离开,并松开捏鼻的手指,使气体呼出。观察患者的胸部有无起伏,如果吹气时胸部抬起,说明气道畅通,口对口吹气的操作是正确的。

口对鼻人工呼吸与口对口人工呼吸类似,一般用于婴幼儿和口腔外伤者。

B、C 步骤应同时进行,胸外按压和人工呼吸比例为 30∶2。

经过 30 分钟的抢救,若患者瞳孔由大变小,能自主呼吸,心跳恢复,发绀消退等,可认为复苏成功。

终止心肺复苏术的条件:已恢复自主的呼吸和脉搏;心肺复苏进行 30 分钟以上,检查患者仍无反应、无呼吸、无脉搏、瞳孔无回缩。

变态反应抢救流程见图 10-2。

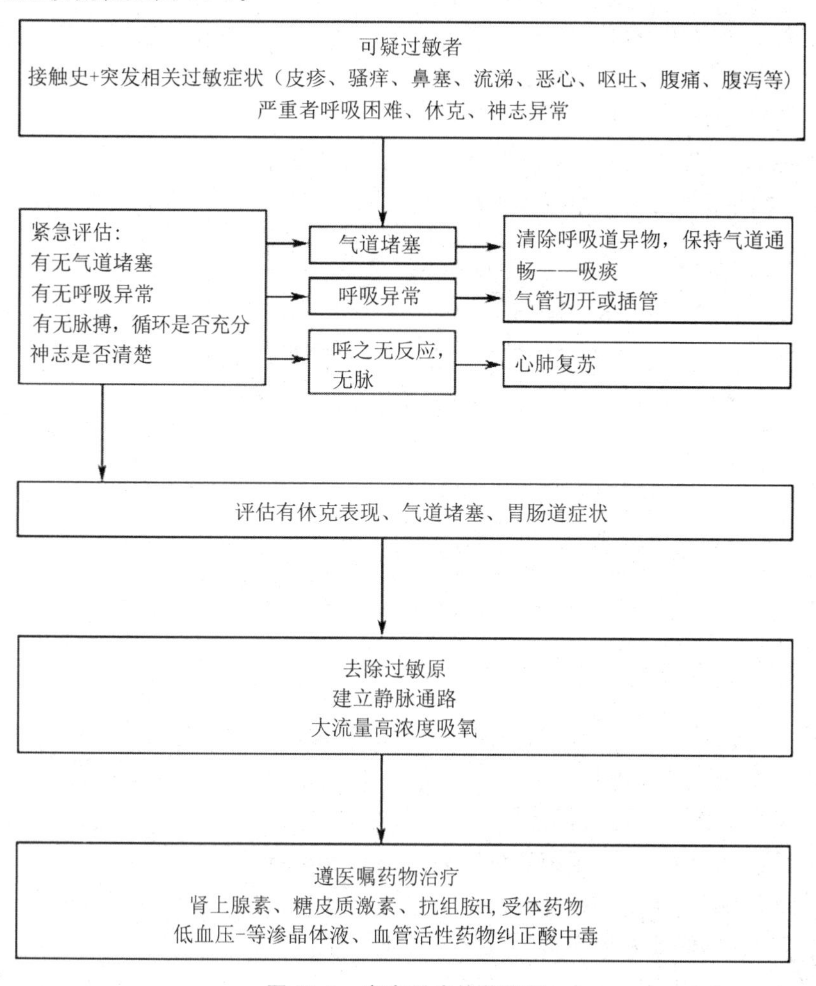

图 10-2　变态反应抢救流程

三、重大抢救时人力资源调配预案

(1)遇到各种突发性的事件、大抢救、特殊病例,需要临时调配护士时,上报护理部统一安排。

(2)科室护士应保持联络通畅。

(3)节假日及非正常上班时间,护士长不在班时,当班护士立即通知护士长及护理部,安排好科室的工作,以保证抢救患者的各项检查正常进行。

(4)护理人力资源调配第一梯队为在岗护士、护士长。第二梯队为非在岗的护理人员。

(5)当出现岗位人员不适应工作需要时,首先通知护士长安排调配人员,如果科室调配人力有困难,报告护理部调配人员。

(6)每次紧急调配人力后,及时总结,分析效果,表彰有功人员,调整梯队人员。

四、患者突然发生病情变化时的预案

(1)应立即通知科主任及患者的主管医师。

(2)立即准备好抢救物品及药品。

(3)积极配合医师进行抢救,做好记录。

(4)通知总值班及患者家属。

(5)病情平稳后,立即护送患者返回病房,与病房护士做好交接班。

患者突然发生病情变化的预案流程见图 10-3。

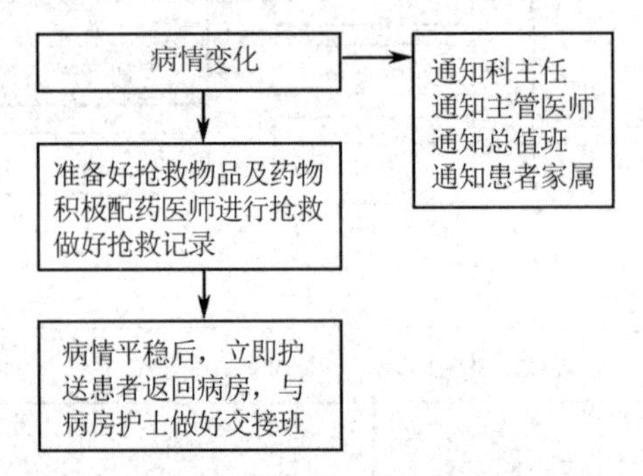

图 10-3 患者突然发生病情变化的预案流程

五、患者突然发生猝死的应急预案

(1)发现后立即抢救,同时通知主管医师、科主任及护士长,必要时通知上级领导。

(2)通知总值班及患者家属。

(3)向院总值班或医务科汇报抢救情况及抢救结果。

(4)如患者抢救无效死亡,应等家属到院后,再将尸体接走。

(5)做好病情记录及抢救记录。

(6)维护病室秩序,保证其他患者的治疗及护理工作。

患者突然发生猝死的应急预案流程见图 10-4。

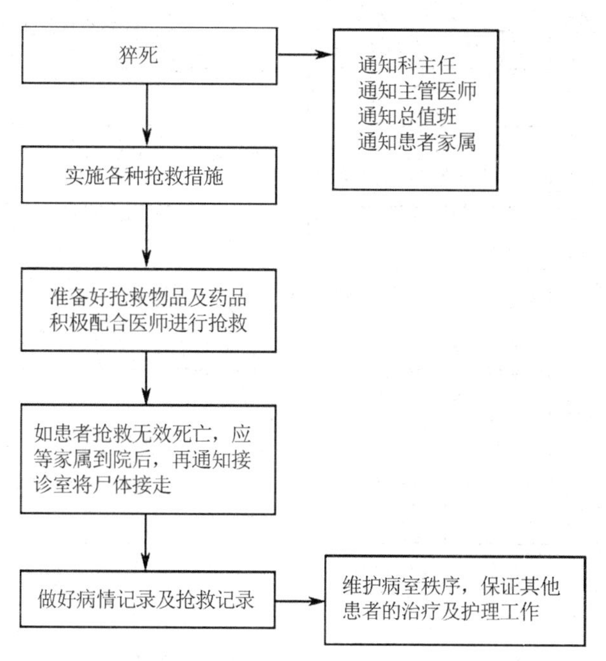

图 10-4 患者突然发生猝死的应急预案流程

六、患者坠床/摔倒时的应急预案

(1)患者不慎坠床/摔倒，立即奔赴现场，同时马上通知医师。

(2)对患者的情况做初步判断，如测量血压、心率、呼吸判断患者意识等。

(3)医师到场后，协助医师进行检查，为医师提供信息，遵医嘱进行正确处理。

(4)如病情允许，将患者移至抢救室或患者床上。

(5)遵医嘱开始必要的检查及治疗。

(6)向上级领导汇报(夜间通知院总值班)。

(7)协助医师通知患者家属。

(8)认真记录患者坠床/摔倒的经过及抢救过程。

患者坠床/摔倒时的应急预案流程见图 10-5。

七、停水、突然停水、泛水的应急预案

(1)接到停水通知后，做好停水准备，包括：①告诉检查患者停水；②给检查患者提前备好使用水和饮用水。

(2)突然停水，立即与后勤处联系，询问原因及来水时间，安排好检查患者。

(3)检查所有的自来水开关是否关闭，避免在没有人的情况下来水，造成泛水。

(4)一旦发生泛水，立即与后勤处联系组织人员排水。

(5)同时组织科室人员紧急排水，保护好仪器设备，并电话通知科主任。

(6)暂时疏散患者，待机器能正常运行时，及时安排检查。

停水、突然停水、泛水的应急预案流程见图 10-6。

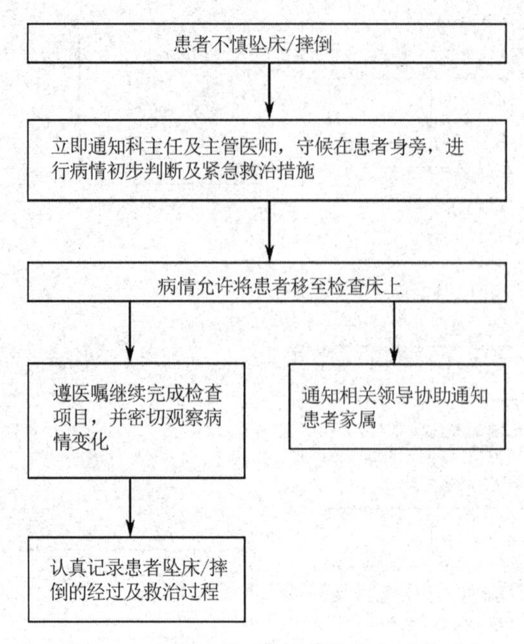

图 10-5 患者坠床/摔倒时的应急预案流程

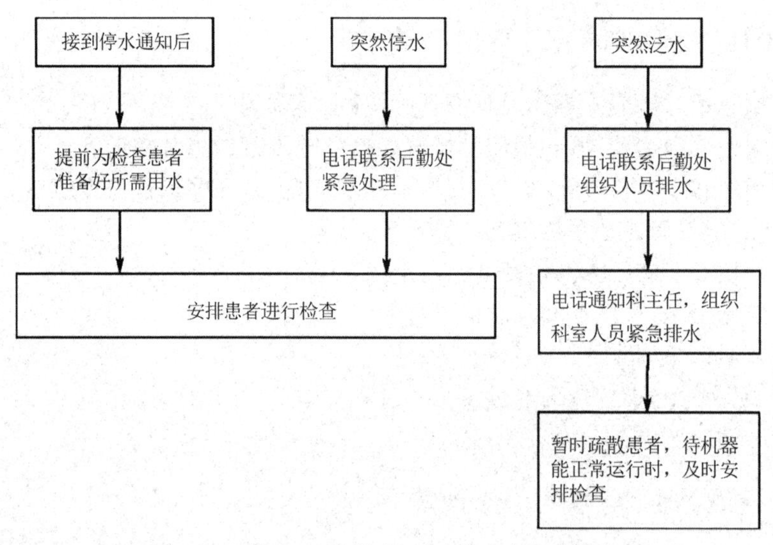

图 10-6 停水、突然停水、泛水的应急预案流程

八、突然停电的应急预案

(1)突然停电后，立即使用应急灯、手电照明，避免患者拥挤。

(2)电话联系后勤处电工组紧急处理。

(3)检测仪器设备应备 UPS，短时间内不断电，避免数据的丢失。

(4)停电的同时，电话通知信息科，检查来电后的网络系统。

(5)根据停电时间安排患者在候诊区等待，并解释等待原因及时间，得到患者的谅解。

突然停电的应急预案流程见图 10-7。

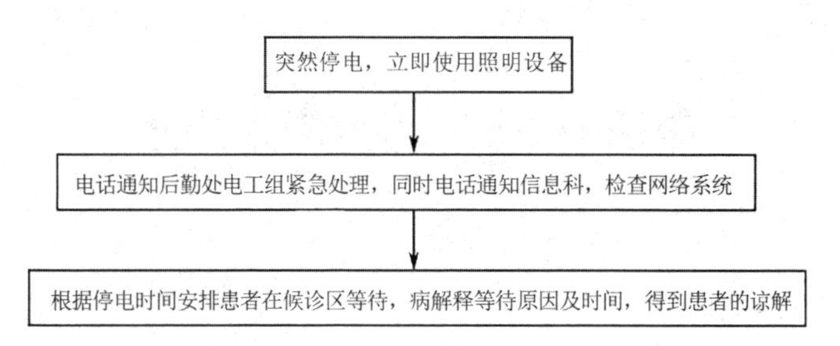

图 10-7　突然停电的应急预案流程

九、火灾的应急预案

(1)发现火情后立即呼叫周围人员分别组织灭火，同时报告保卫科、总值班及科主任。

(2)根据火势，使用现有的灭火器材和组织人员积极扑救。

(3)发现火情无法扑救，马上拨打“119”报警，并告知，准确方位。

(4)关好邻近房间的门窗，以减慢火势扩散速度。

(5)将患者撤离疏散到安全地带，稳定患者情绪，保证患者生命安全。

(6)尽可能切断电源、撤出易燃易爆物品并抢救贵重仪器设备及重要科技资料。

(7)组织患者撤离时，不要乘坐电梯，可走安全通道。叮嘱患者用湿毛巾捂住口鼻，尽可能以最低的姿势或匍匐快速前进。

火灾的应急预案流程见图 10-8。

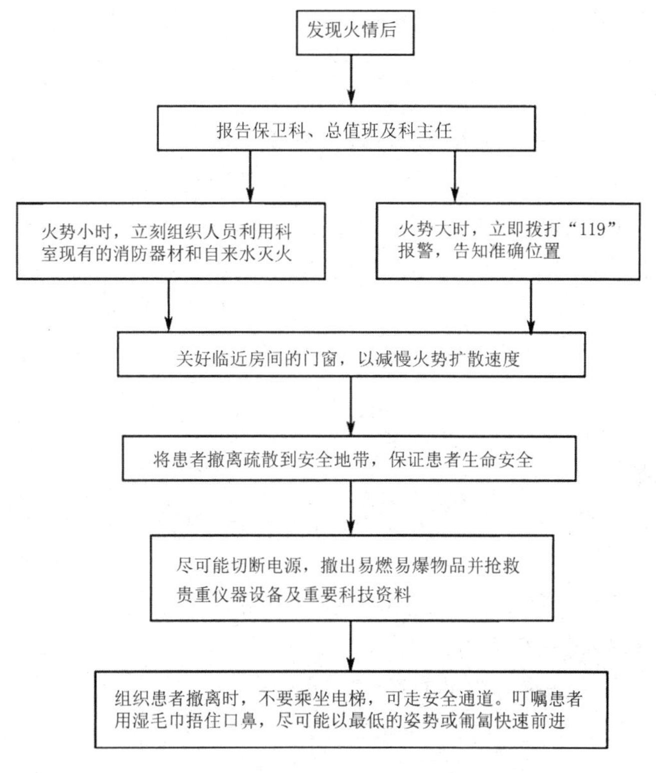

图 10-8　火灾的应急预案流程

（孙玉芳）

第四节　CT 检查常规护理

一、CT 普通检查护理

(一)检查前护理

1.信息确认

患者凭检查信息通过 PACS 系统进行预约、登记确认。留取联系电话,遇特殊情况便于通知患者。

2.检查分检

护士或登记员根据检查信息进行分检,指导患者到相应地点等待检查。

3.评估核对

护士仔细阅读检查申请单,核对患者信息(姓名、性别、年龄、检查部位、检查设备等)。详细询问病史,评估患者病情,核实患者信息、检查部位、检查方式,对检查目的要求不清的申请单,应与临床申请医师核准确认。

4.健康教育

护士进行分时段健康教育,特殊患者采取个性化健康教育。讲解检查整个过程、检查所需时间、交代检查注意事项,以及需要患者配合的相关事宜。健康教育形式:口头宣教、健康教育手册、视频宣教等。

5.去除金属异物

指导或协助患者去除被检部位的金属物件及高密度伪影的衣物,防止产生伪影。

6.呼吸训练

护士耐心指导胸、腹部检查患者进行呼吸训练。胸部检查应指导患者先吸一口气,再闭住气,保持胸、腹部不动,防止产生运动伪影;腹部检查可以直接屏气。

7.镇静

对小儿、昏迷、躁动、精神异常的患者,采取安全措施防止坠床,必要时遵医嘱使用镇静药。

8.PACS 系统呼叫

及时应用 PACS 系统呼叫患者到检。

(二)检查中护理

(1)再次核对患者信息,协助患者进检查室、上检查床,避免坠床或跌倒。有引流管者妥善放置,防止脱落。

(2)按检查部位要求设计体位,指导患者勿移动身体变换体位。

(3)检查时注意保暖,避免患者着凉。

(4)做好患者非照射部位的 X 线防护。

(5)检查结束后询问患者情况,协助下检查床。

(三)检查后护理

告知患者及家属取片与报告的时间、地点。

二、CT 增强检查护理

(一)检查前的护理

1.信息确认

患者凭检查信息通过 PACS 系统进行预约、登记确认;在申请单上准确记录患者身高、体重、联系电话。

2.评估核对

护士仔细阅读检查申请单,核对患者信息(姓名、性别、年龄、检查部位、检查设备等),详细询问病史(既往史、检查史、用药史、现病史、过敏史等),评估患者病情,筛选高危人群。核实患者信息、检查部位、检查方式。

3.心理护理和健康宣教

在常规宣教的基础上重点告知增强检查的目的及注意事项、合理水化的重要性,注射对比剂后可能出现的正常现象(口干、口苦、口腔金属味、全身发热、有尿意等)和不良反应(如恶心、呕吐、皮疹等),进行针对性护理,消除患者紧张、焦虑的不良情绪。

指导患者或家属签署碘对比剂使用知情同意书。认真评估血管,安置 18~20 G 静脉留置针;注意保护,防止留置针脱出。对比剂常规加温准备。

(二)检查中的护理

(1)高压通道的建立与确认:连接高压注射器管道。试注水,做到“一看二摸三感觉四询问”,确保高压注射器、血管通畅。

(2)患者沟通:再次告知检查注意事项,以及推药时的身体感受,缓解患者紧张情绪。

(3)心理安慰:对高度紧张患者在检查过程中护士通过话筒给予安慰,鼓励患者配合完成检查。

(4)严密观察:注射对比剂时密切观察有无局部和全身症状。防止不良反应的发生,做到及时发现、及时处理。

(5)防止渗漏:动态观察增强图像对比剂进入情况,及时发现渗漏。

(6)检查结束后询问患者情况,评估有无不适,协助下检查床。

(7)指导患者在观察区休息 15~30 分钟,如有不适及时告知护士。

(三)检查后的护理

(1)定时巡视:准备护士定时巡视观察区,询问患者有无不适,及时发现不良反应。

(2)合理水化:指导患者进行水化(每小时不少于 100 mL)以利于对比剂的排出,预防对比剂肾病。

(3)拔留置针:观察 15~30 分钟,患者无不适后方可拔取留置针,指导正确按压穿刺点,无出血方可离开观察区。

(4)告知患者及家属取片与报告的时间、地点,以及回家后继续观察和水化,如有不适及时电话联系。

(孙玉芳)

第五节　常见部位 CT 检查护理

一、头颈部与五官 CT 检查护理

头颈部与五官 CT 包括颅脑、鞍区、眼眶、鼻和鼻窦、颞骨及内听道、鼻咽口咽、喉部、口腔颌面部等部位肿瘤、炎症、外伤等病变的检查和头部及颈部血管成像等。

(一)检查前的准备要点

(1)评估核对:核对患者信息,阅读检查单,确定检查方式(平扫、增强)。

(2)心理护理与健康教育:护士主动与患者沟通,组织患者观看健康教育视频和健康教育手册。

(3)患者适当进食、饮水。

(4)去除头颈部所有金属异物(包括活动性义齿)。

(5)女性患者检查前将发结打开,指导扫描时头部保持不动。

(6)鼻咽部及颈部检查时训练患者屏气,不能做吞咽动作。

(7)增强者指导患者或家属签署碘对比剂使用知情同意书,筛查高危因素、建立静脉留置针等。

(二)检查中的护理要点

(1)体位设计:患者仰卧于检查床,头先进。头部置于头架上,保持正中位,人体长轴与床面长轴一致,双手置于身体两旁或胸前。

(2)眼部扫描时要求闭眼,并保持眼球固定不动,因故不能闭眼者,可指导患者盯住一目标保持不动。小儿做眼部 CT 需要自然睡眠或遵医嘱口服水合氯醛,安睡后方可检查。

(3)鼻咽部及颈部检查时按技师口令进行屏气,不做吞咽动作。

(4)增强检查患者需观察注射对比剂后有无局部和全身的异常反应。

二、胸部及食管纵隔 CT 检查护理

(一)检查前的准备要点

(1)评估核对:核对患者信息,阅读检查单,确定检查方式(平扫、增强)。

(2)心理护理与健康教育:主动与患者沟通,组织患者观看健康教育视频和健康教育手册。

(3)患者适当进食、饮水。

(4)去除胸部所有的金属异物(包括文胸、带有拉链的衣服)。

(5)指导训练患者屏气。

(6)婴幼儿或不配合者检查前采取药物镇静。

(7)增强者指导患者或家属签署碘对比剂使用知情同意书,筛查高危因素、建立静脉留置针等。

(8)食管纵隔 CT 检查前准备碘水,碘水配制:100 mL 温开水+2 mL 碘对比剂,浓度 0.02%。

(9)其他参照普通或增强检查前的护理。

(二)检查中的护理要点

(1)体位设计:患者仰卧于检查床上,可以取头部先进或足先进,保持正中位,人体长轴与床面长轴一致,双手置于头上方。

(2)食管纵隔检查体位设计前需指导患者喝两口碘水,再含一口碘水在口腔内。检查时技师通过话筒指示患者将口腔里的碘水慢慢咽下即刻扫描。通过碘对比剂缓慢下咽的过程扫描查看检查部位的充盈缺损像,提高周围组织的分辨率和对比度。

(3)扫描时配合技师的口令进行屏气,叮嘱患者尽量避免咳嗽,并保持肢体不动。

(4)增强检查患者需观察注射对比剂后有无局部和全身的异常反应。

(5)其他参照普通或增强检查中的护理。

(三)检查后的护理要点

参照 CT 普通检查和增强检查后的护理。

三、冠状动脉 CTA 检查护理

多层螺旋 CT 冠状动脉造影(MSCTCA)作为一种无创、安全性高的新技术已广泛应用于临床。冠状动脉造影检查是评价冠状动脉变异和病变,以及各种介入治疗后复查随访的重要诊断方法,具有微创、简便、安全等优点。但是冠状动脉 CTA 检查受多种因素的影响,如心率、呼吸配合、心理、环境等因素的影响,检查前护理准备质量是决定检查是否成功的关键。

(一)检查前的准备要点

1.环境及物品的准备

为患者提供安静、清洁、舒适的环境,安排患者到专用心脏检查准备室或候诊区域;挂心脏检查识别牌。物品准备:脉搏血氧饱和度仪(Prince-100B)、心电监护仪、氧气、计时器或手表等。药品准备:美托洛尔药片。

2.评估核对

阅读申请单,核对患者信息。明确检查目的和要求,评估患者病情、配合能力、沟通能力(听力)、心理状态,详细询问病史(既往史、检查史、用药史、现病史、过敏史等)、筛查高危人群,必要时查阅心电图和超声心动图检查结果,重点掌握患者基础血压、心率和心电图情况,并记录在申请单上。

3.健康教育和心理护理

护士集中对患者进行健康宣教,讲解检查目的、心率准备和呼吸配合的重要性,以及检查中快速注射对比剂时全身发热的现象,让患者对检查过程和可能出现的问题有较全面的了解,尽量减少由于紧张、恐惧心理而导致的心率加快。告诉患者检查当天可适当进食、不禁水,避免空腹或饱餐状态下检查;空腹时间过久易导致低血糖,引起心率加快或心率不稳(特别是糖尿病患者);过饱出现不良反应时易发生呕吐。

4.心率准备

(1)患者到达检查室先静息 10～15 分钟后测心率。

(2)测心率,按心率情况分组,60～80 次/分为 1 组;80～90 次/分为 2 组;90 次/分以上或心律波动>3 次、心律失常、老年人、配合能力差、屏气后心率上升明显的为 3 组。64 排 CT 心率控制在 75 次/分以内,双源 CT 或其他高端 CT 可适当放宽。

(3)对静息心率>90 次/分、心律波动>3 次或心律失常,对 β 受体阻滞药无禁忌证者,在医师指导下服用β受体阻滞药，以降低心率和/或稳定心律；必要时服药后再面罩吸氧5～10分钟，采用指脉仪或心电监护仪持续心电监护，观察服药及吸氧前后心率或心律变化情况，训练吸气、屏气，心率稳定后可检查。对于心律失常的患者，了解心电图检查结果，通过心电监护观察心率或心律变化规律，与技师沟通、确认此患者是否进行检查；对于心率>100次/分或无规律的心律者可以放弃检查。

5.呼吸训练

重点强调如何吸气、屏气，什么时候出气的要领，训练方式分四种。

(1)用鼻子慢慢吸气后屏气。

(2)深吸气后屏气。

(3)直接屏气。

(4)直接捏鼻子辅助。根据患者不同情况采取不同训练方式，重点强调呼气幅度保持一致，防止呼吸过深或过浅，屏气时胸、腹部保持静止状态，避免产生呼吸运动伪影，屏气期间全身保持松弛状态，观察屏气期间心率和心律变化；1组患者心律相对平稳(波动在1～3次/分)，训练吸气、屏气后，心率呈下降趋势且稳定可直接检查；2组反复进行呼吸训练，必要时吸氧(浓度为40%～50%)后继续训练，心率稳定可安排检查，检查时针对性选择吸氧。

选择18 G静脉留置针进行肘前静脉穿刺。对旁路移植(搭桥)术后患者在对侧上肢建立静脉留置针。

(二)检查中的护理要点

(1)设计体位：仰卧位、足先进、身体置于检查床面中间，两臂上举，体位舒适。

(2)心电监测：安放电极片，将电极片、导线及双臂置于心脏扫描野外。连接心电门控，观察心电网情况，确认R波信号清晰，心率控制理想，心律正常，心电图波形不受呼吸运动和床板移动影响。

(3)呼吸训练：再次训练患者呼吸和屏气，观察患者可稳定大约5秒屏气的时间及屏气后心率和心律变化规律。

(4)必要时指导患者舌下含服硝酸甘油片。

(5)连接高压注射器管道，试注水，做到"一看二摸三感觉四询问"；确保高压注射器、血管通畅。

(6)再次告知检查注意事项，以及推药时的身体感受，缓解患者紧张情绪，对高度紧张的患者在检查过程中护士通过话筒给予安慰，鼓励患者配合完成检查。

(7)动态观察增强图像对比剂进入情况，及时发现渗漏。

(8)其他参照普通或增强检查中的护理。

(三)检查后的护理要点

参照CT增强检查后的护理。

四、主动脉夹层患者CT检查护理

主动脉夹层是指动脉腔内的血液从主动脉内膜撕裂口进入主动脉壁内，使主动脉壁中层形成夹层血肿，并沿主动脉纵轴扩张的一种较少见的心血管系统的急性致命性疾病，早期正确诊断是取得良好治疗效果的关键。

(一)检查前的准备要点

(1)开设绿色通道:对怀疑有主动脉夹层的患者应提前电话预约,按“绿色通道”安排检查。告知家属检查相关事宜和注意事项,要求临床医师陪同检查,通知 CT 室医师和技师做好检查准备。

(2)护士准备好急救器材、药品、物品,随时启动急救程序。

(3)病情评估:包括意识、面色、血压、心率、呼吸、肢体活动、肾功能及发病时间与发病过程,快速查看检查申请单、核对信息、详细询问病史,筛查高危因素。

(4)呼吸训练:检查前指导患者正确呼吸及屏气,屏气一定要自我掌握强度,以能耐受为准,切忌过度屏气,以防引起强烈疼痛不适及夹层破裂。

(5)指导家属签署碘对比剂使用知情同意书,快速建立静脉通道。

(二)检查中的护理要点

(1)正确转运:搬运患者时动作要轻稳,避免大动作引发夹层破裂。

(2)体位设计:仰卧位、足先进、身体置于检查床面中间,两臂上举(无法上举的患者也可以放于身体的两侧)。

(3)注意保暖:避免受凉引起咳嗽而导致夹层破裂。

(4)技师扫描时注意控制注射对比剂的量和速度。

(5)患者监测:严密观察病情和监测生命体征,出现脉搏细速、呼吸困难、面色苍白、皮肤发冷、意识模糊等症状,提示可能因动脉瘤破裂出现失血性休克,应立即停止扫描,通知医师抢救,必要时行急症手术,做好记录。

(6)疼痛性质的观察:如突发前胸、后背、腹部剧烈疼痛,多为撕裂样或刀割样,呈持续性,患者烦躁不安、大汗淋漓,有濒死感,疼痛放射范围广泛,可向腰部或下腹部传导,甚至可达大腿部,提示动脉瘤破裂,应启动急救应急预案。

(7)其他参照普通或增强检查中的护理。

(三)检查后的护理要点

(1)扫描中发现有主动脉夹层应按放射科危急值处理,禁止患者自行离开检查室,并立即电话告之临床医师检查结果,由专人或在医师陪同下用平车将患者立即护送回病房或急诊科,勿在 CT 室停留过久。

(2)告知家属 30 分钟内取片及报告。

五、肺栓塞 CT 检查护理

肺栓塞是指以各种栓子阻塞肺动脉系统为其发病原因的一组临床病理生理综合征,其发病率高、误诊率高和死亡率高。多层螺旋 CT 肺动脉造影是对急性肺动脉栓塞的一种无创、安全、有效的诊断方法。

(一)检查前的准备要点

(1)开设绿色通道:对怀疑有肺栓塞的患者应提前电话预约,对病情急、重、危者应立即按“绿色通道”安排检查。告知家属相关检查事宜和注意事项,要求临床医师陪同检查,通知 CT 室内医师和技师做好检查准备。

(2)护士准备好急救器材、药品、物品,随时启动急救程序。

(3)病情评估:查看检查申请单,核对信息,严密观察其有无口唇发绀、呼吸急促、胸闷、气短、胸痛、咯血等表现;心电监护,测量生命体征及血氧饱和度的变化;评估心、肺、肾功能情况。重点了解胸痛程度,必要时提前使用镇痛药。

(4)吸氧:给予高浓度氧气吸入,以改善缺氧症状,缓解患者恐惧心理。

(5)呼吸训练:检查前指导患者正确呼吸及屏气,屏气一定要自我掌握强度,以能耐受为准,切忌过度屏气,以防引起强烈疼痛、不适及栓子脱落。

(6)去掉胸部所有金属物品及高密度衣物,防止产生伪影,影响图像质量。

(7)其他参照普通或增强检查前的护理。

(二)检查中的护理要点

(1)正确转运:重点指导正确转运患者,摆好体位,避免大动作导致静脉血栓脱落,发生意外。

(2)体位设计:仰卧位、足先进、身体置于检查床面中间,两臂上举(无法上举的患者也可以放于身体的两侧)。

(3)注意保暖,避免受凉,防止咳嗽引起栓子的脱落。

(4)技师扫描时注意控制注射对比剂的量和速度。

(5)患者监测:严密观察病情和监测生命体征,重点观察呼吸频率和血氧饱和度的变化,并做好记录。

(三)检查后的护理要点

(1)扫描中发现有肺栓塞应按放射科危急值处理,禁止患者自行离开检查室,告诉患者及家属制动,并立即电话告之临床医师检查结果,由专人或在医师陪同下用平车将患者立即护送回病房或急诊科,勿在 CT 室停留过久。

(2)告知家属 30 分钟内取片及报告。

六、腹部 CT 检查护理

CT 腹部检查分上腹、中腹、盆腔、全腹,包括肝、胆、脾、胰、胃、肾、肾上腺、肠、膀胱、子宫和附件等。腹部脏器复杂、相互重叠,空腔脏器(胃、肠、膀胱)因含气体和/或液体及食物残渣,位置、形态、大小变化较大,可影响图像质量和检查效果,因此做好腹部 CT 检查前各环节的准备至关重要。

(一)检查前的准备要点

(1)患者评估:仔细询问病史、检查史、过敏史,注重患者其他检查的阳性体征和结果,如 B 超、肝功能、胃镜、肠镜、消化道钡剂及甲胎蛋白等,确定患者能否饮水、饮水量和时间,确认是否进行增强检查。

(2)胃肠道准备:①检查前 1 天晚餐进清淡饮食,晚饭后禁食 4～8 小时,不禁饮(急症除外)。②检查前1 周禁止胃肠钡剂造影,必要时对胃肠钡剂造影者可先行腹部透视,以了解钡剂的排泄情况。③年老体弱者胃肠道蠕动减慢,必要时给予清洁灌肠或口服缓泻药帮助排空。

(3)心理护理:护理人员可针对不同文化层次患者的心理状态,分别进行解释和疏导,用通俗易懂的语言讲解与患者病情有关的医学知识,使患者对疾病的发展和转归有较明确的认识,缓解患者紧张情绪,使其积极配合检查。

(4)患者准备:防止金属伪影,患者需取下身上所有带金属的衣裤、物品、饰品,解除腹带及外敷药物,提供检查服。

(5)呼吸训练:呼吸运动是影响 CT 检查质量的重要因素,扫描时呼吸运动不仅会引起病灶遗漏和误诊,而且对于判断胃肠道走行和分析病变的结构都有很大影响。因此检查前需对患者进行屏气训练,保持呼吸平稳,均匀一致,直至患者能够准确接收口令。

(6)常用对比剂种类。①高密度对比剂:常用的有1%～2%有机碘溶液,800～1 000 mL温开水加10～20 mL碘对比剂,这种对比剂在CT上显影良好,能满意地标记被检器官,便于观察胃肠道的走行。但浓度过高、剂量较大时常能遮蔽部分胃壁组织。对胃黏膜改变不能较好显示,限制了对癌肿的检出和浸润深度的判断。②等密度对比剂:纯水作为对比剂方便、价廉、无不良反应;不会产生高密度的伪影。CT平扫时即可与胃壁构成良好的对比,有利于病变的诊断和分期,是胃部CT检查最理想的对比剂。③低密度对比剂:气体是CT仿真结肠内镜检查中理想的肠道内对比剂,气体能较好地充盈扩张肠管,气体的弥漫性好。比液体对比剂更容易到达盲升结肠;气体扩张肠管均匀,使用气体作为对比剂,可以通过定位片来判断肠道内气量是否充足,可随时补充气量。

(7)对比剂的应用:①水可用于上、中腹的胃肠充盈。②1.2%的口服对比剂适宜于胃部平扫患者的充盈准备。③1.5%的口服对比剂较适宜于胃部直接增强的对比剂充盈准备。④0.8%的口服对比剂适宜于中消化道的肠道充盈准备。⑤0.6%的口服对比剂适宜于下消化道的肠道充盈准备。

(8)饮用对比剂的量和时间。①上腹检查前0.5小时服水200～300 mL,检查前10分钟服水200～300 mL。②上中腹部:患者于检查前1小时、30分钟各服用300 mL,检查时加服200～300 mL。③下腹部检查前4小时、3小时、2小时分别服用300 mL,检查前1小时排空膀胱1次,加服300 mL,患者自觉膀胱充盈即行CT检查。膀胱造瘘者应夹闭引流管,待膀胱充盈后再做检查。④全腹部检查前4小时、3小时、2小时分别服用300 mL,检查前1小时排空膀胱1次,再服300 mL,患者自觉膀胱充盈后加服300 mL口服对比剂即行CT检查。⑤胰腺CT扫描时,往往出现胰头、胰体、胰尾与胃、十二指肠及空肠部位分辨不清的情况,从而导致诊断困难,为了使胰腺与胃肠道影像区分开来,衬托出胰腺的轮廓与形态,提高诊断正确性,因此选择最优良对比剂浓度及吞服时间帮助医师判断及区分病变与生理解剖部位,提高诊断率。扫描前30分钟口服2%的对比剂300 mL,空肠部分得到充盈满意,达到衬托目的,扫描前加服2%的对比剂200 mL,以达到胃体部及十二指肠空肠完全显示。

(9)饮用对比剂的目的:①使胃及十二指肠充盈与邻近组织形成对比度,便于观察胃壁、黏膜及胃腔情况。胃充盈使肠道下移,充分暴露肝、胆、脾、胰。②充盈膀胱与邻近组织形成对比度,便于观察膀胱壁、黏膜及腔内情况,尤其是膀胱腔内充盈缺损性病变的显示。③子宫、附件与邻近组织形成对比度。④胃肠道充分扩张,获得了腹盆腔各段肠道的良好充盈相,有助于胃肠道病变的早期发现、病变的定位和定性,同时因伪影的减少或消除,图像质量明显提高,更有利于实质脏器的显示与观察。

(10)饮用对比剂的注意事项:筛查患者无碘过敏、结石、胰腺炎、出血、严重腹水、排尿困难、重大急症外伤及禁食、禁水等情况后再指导患者喝碘水。重症胰腺炎、急性消化道出血、穿孔、肠梗阻等患者禁食禁水,对体质较弱、心肺功能不全的患者禁止大量饮水。

(11)检查前用药:必要时扫描前10分钟肌内注射山莨菪碱注射液20 mg,山莨菪碱针为胆碱能神经阻滞药,能对抗乙酰胆碱所致的平滑肌痉挛,使消化道的平滑肌松弛,使胃和肠管充分扩张,以减少胃肠蠕动。青光眼、前列腺肥大、尿潴留等患者禁用。

(二)检查中的护理要点

(1)体位设计:患者仰卧,足先进,双臂上举伸直,身体尽量置于床面正中间,侧面定位线对准人体正中冠状面。特殊情况可根据观察部位的需要采用侧卧位或俯卧位。

(2)女性盆腔检查时必要时用2%~3%的碘水300~600 mL保留灌肠,使盆腔内的小肠、乙状结肠、直肠显影。

(3)对已婚女性患者,推荐检查时置入阴道气囊或填塞含碘水的纱条,以显示阴道和宫颈的位置。

(4)特殊患者的护理:①严重腹水的患者因横膈受压迫平卧困难,可垫高胸部高度以不影响扫描床进出为准。②神志不清者,需家属陪同(陪护人员进行合理的X线安全防护)。③幼儿检查时护士将室内灯管调暗,家属陪同,防止患儿坠床,同时注意保暖。④CT尿路成像患者进行延迟扫描时,技师可根据肾盂积水情况决定延迟扫描时间,一般15~30分钟进行第一次延迟扫描,中、重度积水者3小时左右再进行第二次扫描,护士要告知患者延迟扫描时间。⑤为诊断或鉴别肝血管瘤可于注射对比剂后5~7分钟再做病灶层面扫描,护士注意提示患者扫描时间。

(三)检查后的护理

(1)腹部检查前禁食,检查完毕需协助患者下检查床,防止发生低血糖、直立性低血压。

(2)膀胱过度充盈者小便时排泄不易过快、过多,防止发生虚脱和低血压。

(3)检查后可进食。

七、CT仿真肠镜检查护理

CT仿真肠镜指将螺旋CT扫描所获得的原始数据进行后处理,对空腔器官内表面进行三维重建,再利用计算机的模拟导航技术进行腔内观察。并赋予人工伪色彩和不同的光照强度,最后连续回放,即可获得类似纤维肠镜行进和转向直视观察效果的动态重建图像。目前CT仿真肠镜检查技术临床应用的可靠性和实用性日趋成熟,在结肠癌定位、定量和定性诊断中发挥着重要的作用,但是检查前肠道的准备和检查中配合的好坏是决定检查成功与否的关键因素。

(一)检查前的护理要点

1.患者评估

排除检查禁忌证(月经期、妊娠期、肠道出血等)。检查前1周是否做钡剂检查,评估患者肠道准备及排便情况,判断是否可以进行检查。

2.饮食准备

患者检查前1天吃清淡、无渣饮食(稀饭、面条等),晚餐后禁食,20∶00至24∶00可饮糖盐水,以减轻患者饥饿感,24∶00后禁水。

3.肠道准备

(1)蓖麻油:取蓖麻油30 mL,在检查前晚餐后服用,然后饮温开水800 mL,蓖麻油服后3~4小时排便,2~3次排便后肠道清洁。

(2)番泻叶:番泻叶作用慢,因此要求患者在检查前1天午餐后以番泻叶30 g用沸开水500 mL浸泡0.5小时后饮服,番泻叶服后7~8小时排便,3~5次排便后肠道清洁。晚餐后再用20 g番泻叶泡水100 mL服用,效果更佳。由于导泻作用非肠内所致,故患者常有腹痛、腹胀,甚至血便。因腹泻持续时间较长,因此年龄大、体弱者应慎用。

(3)和爽:规格为1包68.56 g,检查前晚餐后禁食,晚餐后1小时给药,1~2包溶水2~4 L,

以 1 L/h 的速度口服。排出物为透明液体时结束给药，或遵医嘱。

（4）清洁灌肠：对于便秘患者，服用蓖麻油、番泻叶效果不好者，可提前 1 天清洁灌肠再服泻药。

4.心理准备健康宣教

检查前要耐心、细致地向患者讲解 CT 仿真肠镜检查的必要性和过程，告诉患者此检查无痛苦、无创伤，消除患者紧张心理，取得患者信任与配合，完成检查。

5.呼吸训练

指导患者扫描时正确屏气，避免产生呼吸伪影，影响图像质量。

6.检查前用药

扫描前 30 分钟肌内注射山莨菪碱注射液 10～20 mg，以抑制肠道痉挛，降低管壁张力，充分扩张肠管，减少因肠蠕动而造成的伪影，注射前询问患者有无禁忌证。

（二）检查中的护理要点

（1）物品准备：双腔止血导尿管（18～20 号）1 根、20 mL 空针 1 副、血压计球囊 1 个、止血钳子 1 把、液状石蜡（石蜡油）、棉签 1 包、纱布 2 张、手纸、治疗巾 1 张。

（2）左侧卧位：双下肢弯曲，臀部垫治疗巾；选择双腔止血导尿管（18～20 号），充分润滑导管前端及肛门口，呈螺旋式插入肛门 6～10 cm，气囊内注入 10 mL 气体。

（3）充气体位：取左侧、右侧、俯卧位经肛门注入空气（1 000～1 200 mL）充盈肠道，总注气量因人而异，以结肠充分扩张，患者感觉轻微腹胀为宜，嘱患者尽量控制排气。保留肛管，在定位片上观察结肠管充气情况，以基本显示各段结肠（八段法：直肠、乙状结肠、降结肠、脾曲、横结肠、肝曲、升结肠、盲肠）作为充盈良好的参照；如果结肠充气不理想，可继续追加一次，当患者诉腹胀明显时停止打气，夹闭导管，嘱患者平卧，立即行 CT 扫描，扫描时嘱患者平静吸气后屏气。

（4）观察病情：肠道充气时根据患者具体情况，注意打气的速度、压力和插管深度，打气时主动与患者交流，询问患者的感觉，有无头晕、恶心、腹痛，观察患者面色等。

（5）扫描时发现肠腔内有液平面时立即俯卧位扫描。

（6）扫描完毕图像质量符合要求后通过尿管抽出肠腔内气体，抽出气囊内气体。观察有无腹胀、腹痛、呃逆等症状。拔出尿管，清洁肛门。

（7）其他参照普通或增强检查中的护理。

（三）检查后的护理要点

（1）扫描结束后留观 30 分钟。密切观察腹部体征。

（2）肌内注射山莨菪碱注射液的患者检查结束待肠蠕动恢复、肛门排气后方可进食。

（3）腹部胀气时可按顺时针方向按摩，加速气体排出，减轻腹胀。对检查结束后出现腹痛、腹胀明显者，应严密观察病情变化。

八、CT 仿真胃镜检查护理

胃溃疡和胃癌是消化科常见的疾病，以往主要依赖于胃镜或 X 线钡剂检查。胃镜检查仅能观察病灶的腔内改变，在有食管狭窄的患者，胃镜无法顺利通过，无法明确病灶下端的情况；胃镜和 X 线钡剂对于病灶的浸润程度和病灶与周围脏器的关系以及远处转移的情况都无法明确。CT 仿真胃镜检查可以弥补上述缺陷。

(一)检查前的准备要点

(1)饮食准备:检查前1天晚上吃少渣易消化的食物,20∶00后禁食,24∶00后禁饮。

(2)消化道准备:如遇幽门梗阻患者,在检查前1天晚上洗胃。彻底洗净胃内容物,直到冲洗液清晰为止。幽门梗阻患者不能在当天洗胃。因洗胃后可导致胃黏膜颜色改变,影响诊断。

(3)患者评估:排除检查禁忌证(胃出血、穿孔等)。评估患者消化道准备情况,判断是否可以进行检查。

(4)心理护理、健康宣教:向患者讲解整个检查过程及身体感受,缓解患者紧张情绪,使其主动配合检查。

(5)呼吸训练:指导患者扫描时正确屏气,避免产生呼吸伪影而影响图像质量。

(6)检查前用药:扫描前30分钟肌内注射山莨菪碱注射液10～20 mg。注射前询问患者有无前列腺疾病、青光眼等禁忌证。

(二)检查中的护理要点

1.体位设计

常规为患者仰卧,足先进,双臂上举伸直,身体尽量置于床面正中间,侧位定位线对准人体正中冠状面。特殊情况可根据观察部位的需要采用侧卧位或俯卧位。

2.口服产气剂

检查时先设计好体位,嘱患者口服产气剂1～2包后快速仰卧位扫描。发现液平面时再俯卧位扫描。

3.呼吸配合

扫描时在技师的口令下配合吸气与屏气,扫描时勿打嗝。

(三)检查后的护理要点

(1)检查后指导患者休息15～30分钟无不适后方可离开。

(2)肌内注射山莨菪碱注射液的患者检查后待肠蠕动恢复、肛门排气后方可进食。

(3)为了避免引起低血糖反应,必要时可静脉补充液体。

(孙玉芳)

第六节　特殊患者CT检查护理

一、气管切开患者CT检查护理

气管切开患者由于意识障碍,气道内分泌物多,检查时平卧位导致分泌物不易排出,而引起呛咳、呼吸不畅、缺氧等症状,使患者无法顺利完成检查,因此做好气管切开患者CT检查前的气道管理非常重要。

(一)检查前的准备要点

1.患者预约

开设绿色通道,临床医师确定患者是否能完成CT检查,提前将检查信息传至CT室,提前电话通知并送入检查单。迅速阅读检查单,提前录入患者信息。

2.医师沟通

电话通知检查时间，由家属、护士或医师陪同，检查气管导管是否为金属材质，必要时请医师进行更换后再检查，以免影响扫描产生金属伪影。

3.患者评估

到达CT室后护士阅读检查申请单、核对信息、评估病情，重点评估患者呼吸道是否通畅，患者有无痰鸣音，是否需要吸痰。

4.患者沟通

可采用笔、纸、写字板等工具，让患者将自己的感受、想法写出来进行交流。对于文化层次比较低的患者，仔细观察患者的表情、手势，并鼓励其重复表达，与家属配合能起到很好的交流与配合作用。

5.清理呼吸道

护士准备好吸痰装置和吸痰盘，进入CT检查室前充分吸氧、吸痰，保持呼吸道通畅。防止检查时患者呛咳导致检查失败。

6.吸氧

备好氧气袋给氧，维持有效的血氧饱和度。

(二)检查中的护理要点

(1)体位设计：调整检查床高度与平车平行，由医师、技师与护士共同将患者转移到检查床，动作要轻，将头放于舒适的位置，避免咳嗽。妥善固定患者身体所有通路管道，防止脱落、移位。

(2)患者监测：检查中监测生命体征的变化，发现异常立即处理。必要时氧气枕低流量吸氧，保持呼吸道通畅。

(3)注意保暖：由于扫描房间温度较低，注意保暖，防止受凉诱发咳嗽。

(4)对于躁动不配合患者遵医嘱提前使用镇静药，检查时由家属陪同，注意安全，防止坠床。

(5)其他参照普通或增强检查中的护理。

(三)检查后的护理要点

(1)检查结束后将患者安全转移至平车上。再次评估患者情况，必要时清理呼吸道，在医师或护士的陪同下将患者安全送回病房。

(2)其他参照普通或增强检查后的护理。

二、多发伤患者CT检查护理

多发伤是指多系统、多脏器损伤，其具有病情急、重、伤情复杂、变化快、失血量大、易发生休克、生理功能紊乱、处理难、易漏诊、病死率高等特点。MSCT在多发伤检查中的应用是一种革命性进步，能在极短时间内，以单一检查方法、单一检查体位完成多部位多系统检查，已逐渐广泛用于创伤患者的伤情评估，被公认为是目前评估多发伤的首选检查方法。

(一)检查前的准备要点

(1)开设绿色通道：急诊科医师评估患者是否能配合完成CT检查，提前将检查信息传至CT室，电话通知并送入检查单，告知检查相关事宜和注意事项。迅速阅读检查单，录入患者信息。并向医师确认检查方式(平扫或增强)，预先建立静脉留置针，告知检查相关事宜和注意事项。

(2)医师沟通：电话通知检查时间，要求临床医师陪同检查，放射科医师和技师做好检查准备。

(3)急救准备:护士准备好急救器材、药品、物品,随时启动急救程序。

(4)环境准备:调节好室内温度(22～24 ℃),检查床上铺上一次性床单、尿垫保护设备,防止血液、呕吐物、分泌物渗漏,影响设备的性能。

(5)患者评估:到达CT室后护士阅读检查申请单、核对信息、评估病情、询问病史。严密观察瞳孔、意识、SpO_2、皮肤颜色、生命体征的变化,保持呼吸道通畅,及时清除口腔、鼻腔、气管内的血凝块、呕吐物、分泌物,充分吸氧。检查静脉通道及各类引流管是否通畅。

(6)心理护理:针对多发伤清醒的患者处于极度恐惧状态,护士应给予安慰和鼓励。

(7)自身防护:医务人员戴好口罩、帽子、手套、防止被患者的血液、体液污染,接触患者后及时洗手。

(8)患者镇静:对于躁动不配合的患者必要时在医师指导下使用镇静药,防止运动伪影产生。

(9)多发伤患者一般无家属陪同,需要增强检查的患者由经管医师代为签署碘对比剂使用知情同意书。

(二)检查中的护理要点

(1)体位设计:多发伤患者一般为多部位扫描。常规取仰卧位,头先进,双臂放于身体的两侧,身体尽量置于床面正中间,侧位定位线对准人体正中冠状面。

(2)患者转运:指挥和协助搬运患者,调整检查床高度与平车平行,利用平车上的床单轻、稳、平移动患者于检查床上。对怀疑有骨折的部位应重点保护,避免拖拉而造成骨折断端移位,刺伤周围的神经、血管、组织造成患者不必要的痛苦。妥善保护好各种管道,防止牵拉、脱落、引流液倒流。妥善放置监护设备,便于检查中观察患者生命体征的变化。

(3)防止坠床:对于躁动、神志不清的患者检查时注意安全,妥善固定,留人陪伴,防止坠床。

(4)注意保暖:多发伤患者由于失血性休克,救治中输入大量冷的液体或血液,而导致低体温综合征,检查时要注意保暖。

(5)保持静脉补液的通畅,维持有效的血容量。

(6)持续吸氧:便携式氧气瓶或氧气袋持续吸氧。

(7)严密观察:检查中严密观察患者生命体征的变化。对于病情严重、意识障碍、休克等患者,病情容易掩盖对比剂不良反应的症状,重点观察对比剂注射前后生命体征的细微变化及皮肤症状。

(三)检查后的护理要点

(1)检查结束严密观察患者情况,在医师或护士的陪同下将患者快速转移到病房或急诊科,多发伤患者多处于脱水状态,检查后告知陪同医师合理水化、进行肾功能监测、记录尿量,预防对比剂肾病的发生。

(2)检查后及时将危及生命的阳性体征通知临床医师,便于医师制订治疗方案。

(3)告知医师或家属30分钟取片及报告。

三、机械通气患者CT检查护理

机械通气患者一般病情危重,外出检查存在风险。近年来临床医师为了尽快查明疾病的原因,为了给患者提供最佳的治疗方案,而选择CT检查来满足临床及患者的需求。如何保证机械通气患者CT检查的安全性,是CT室护士需解决的难题。

(一)检查前的准备要点

(1)风险评估:由医师与家属详谈 CT 检查的必要性与危险性,家属签字同意后方可安排检查。主管医师认真评估及权衡检查的必要性与转送风险,制订检查计划。

(2)开设绿色通道:临床医师评估患者是否能配合完成 CT 检查,提前将检查信息传至 CT 室,提前电话通知并送入检查单。迅速阅读检查单,确认患者到达时间。并向医师确认检查方式(平扫或增强),预先建立静脉留置针,告知检查相关事宜和注意事项。

(3)急救准备:护士准备好急救器材、药品、物品,如小型呼吸机、简易人工呼吸器、足够的氧源、微量泵、便携式监护仪等,随时启动急救程序。

(4)检查前遵医嘱查血气分析,待血氧饱和度及生命体征较稳定情况下由护士和医师陪同检查,更换专用便携式小型呼吸机或简易呼吸器。

(5)患者评估:按照预约时间到达 CT 室,护士快速查看检查申请单、核对信息、询问病史、评估患者意识、生命体征、呼吸道及静脉输液是否通畅、配合程度,确保患者检查安全。并填写危重患者检查记录单。

(6)清洁呼吸道:检查前评估气道有无痰液,吸痰前给予高流量吸氧,再清理呼吸道,提高患者血氧饱和度。

(二)检查中的护理要点

(1)体位设计:由医师、技师与护士共同将患者安全转移到检查床,动作要轻,将头部放于舒适位置;妥善放置呼吸机、监护设备,固定所有管道通路,防止脱落、移位、引流瓶倒流等情况发生。

(2)专人陪同:必要时由家属陪同患者完成检查。

(3)患者监测:检查时持续心电监护、血氧饱和度监测,严密观察呼吸机运行情况,并做好记录。

(4)注意保暖:由于扫描房间温度较低,注意保暖,防止受凉诱发咳嗽。

(5)对于清醒的患者告知检查时一定要保持不动。防止移动体位和咳嗽等动作。

(6)保持静脉补液的通畅,维持有效的血容量。

(三)检查后的护理要点

(1)检查结束将患者安全移下检查床,观察呼吸机运行情况,再次评估患者气道是否通畅,生命体征是否平稳,在护士和医师陪同下立即返回病房。

(2)检查后整理呼吸机,消毒呼吸机管理,及时充氧备用,做好使用记录。

四、躁动患者 CT 检查护理

躁动是颅脑功能区损伤或病变后出现的精神与运动兴奋的一种暂时状态。CT 检查是颅脑损伤术前诊断和术后评估的首选检查方法。如何保证躁动患者顺利完成检查是 CT 室护士一项非常重要的工作。

(一)检查前的准备要点

(1)开设绿色通道:临床医师评估患者是否能配合完成 CT 检查,提前将检查信息传至 CT 室,电话通知并送入检查单。确认患者到达时间。向医师确认检查方式(平扫或增强),预先建立好静脉留置针,告知检查相关事宜和注意事项。

(2)医师沟通:对于躁动的患者,CT 室护士应与临床医师沟通,提前使用镇静药、镇痛药,提供护理干预,待患者安静后立即安排检查,最好由医师陪同检查。

(3)患者评估:阅读检查申请单、核对信息、询问病史,评估病情及配合程度。了解患者躁动的原因:如颅脑外伤(额叶或颞叶脑挫伤、蛛网膜下腔出血)、术后疼痛等。

(4)环境准备:声、光、冷的刺激可诱发患者躁动的发生,检查前将检查室光线凋暗、调节室温、尽量减少刺激。

(5)镇静的监护:重点观察使用镇静药后患者呼吸是否平稳。血氧饱和度的变化。必要时给予持续吸氧。

(二)检查中的护理要点

(1)体位设计:技师与护士转运患者时动作要轻、快、稳,肢体制动。妥善固定所有管道通路,防止脱落、移位、引流液倒流等情况发生。

(2)专人陪同:必要时由家属陪同,适当同定患者肢体,指导家属正确按压的方法。

(3)患者监测:技师与护士通过防护窗严密观察患者的情况,防止坠床。监测血氧饱和度变化,注射对比剂时观察患者有无局部和全身不良反应发生,并做好记录。

(4)快速扫描:由经验丰富的技师实施扫描,动态观察 CT 图像,及时发现异常征象,并上报值班医师。

(三)检查后的护理要点

(1)检查结束后将患者安全转移至平车,评估患者病情,住院患者由医师陪同立即返回病房。

(2)门诊患者在观察室留观,待生命体征平稳后方可离开。

五、CT 引导下 ^{125}I 粒子置入术护理

CT 引导下 ^{125}I 粒子置入近距离放射治疗(放疗)肿瘤是根据三维内放射治疗系统计划,通过 CT 引导下将微型放射源 ^{125}I 按肿瘤形状精确置入肿瘤组织中,通过其发出的低能量射线持续照射、杀伤或抑制肿瘤细胞的增生,从而控制肿瘤的发展及消除肿瘤。

(一)术前的准备要点

1.环境准备

调节检查室温度(22～24 ℃),防止患者受凉。CT 检查间采用紫外线消毒 30 分钟,光线充足。

2.资料准备

查看相关检查是否完善,如术前三大常规、肝功能、肾功能、凝血酶原时间,以及 B 超、CT、X 线、心电图等检查。

3.心理护理及健康教育

针对患者存在疑虑、焦虑、恐惧不安的心理变化,应主动与患者进行沟通,耐心、细致地向患者及家属解释,说明置入完全封闭的放射源 ^{125}I 能有效持续杀伤肿瘤细胞,^{125}I 辐射直径只有 1.7 cm,经系统规划治疗,可使正常组织不受到辐射,是目前治疗肿瘤较好的方法,并讲解检查中配合的方法及重要性。

4.严格查对制度

评估患者基本情况。签署 CT 引导下 ^{125}I 粒子置入术知情同意书。

(二)术中的护理要点

(1)体位摆放:通常采用仰卧位、俯卧位、侧卧位,将患者固定于最舒适的体位,以便能更好地

配合手术。需要俯卧位的患者，胸腹部垫一小枕，足背垫一软枕，头侧向一边，侧卧位的患者身体两侧用软枕固定，患者制动以免置入针移位。

(2)固定穿刺针：根据穿刺部位深浅的不同选择不同长度的穿刺针，固定好穿刺针尾端不受污染。

(3)指导患者在操作过程中若出现疼痛、皮肤发麻、寒冷、体位不舒服时应及时告知，做好术中沟通工作。

(4)对于表浅部位如咽部肿瘤患者，在置入过程中严密注意是否有粒子随着唾液的下咽而进入胃肠道，如有发生，嘱患者术后第1次大便注意观察。

(5)粒子置入前、中、后均应清点粒子的颗数，并做好登记工作。怀疑有粒子丢失立即用粒子监测仪监测。直至找到为止。术毕立即监测扫描床、地面及丢弃的废物，甚至操作者鞋底，防止粒子遗漏。

(6)术中严密观察患者的病情变化，认真听取患者主诉，必要时行心电监护，及时发现并发症。

(7)检查中做好患者与医护人员安全防护。

(三)术后护理要点

(1)交代注意事项：放射性粒子置入治疗后可能出现粒子移位、肺栓塞、腹腔内出血，局部组织液化、感染、胆管狭窄、胆漏、放射性肠胃炎、腹部切口延迟愈合等并发症。出院后应定期回医院复查血常规、X线检查放射源在体内的数量及位置。

(2)注意防护：儿童、孕妇不宜接触患者，6个月后通常无须特别防护。

六、CT引导下经皮肺穿刺活检术护理

在CT引导下经皮肺穿刺活检获得病变组织进行病理学检查，检查的准确率可达86%～95%，极大地提高了病变的诊断和鉴别诊断的准确性，对疾病治疗方案的制订，病情预后评估具有重要的参考价值。

(一)术前准备要点

(1)环境准备：调节检查室温度(22～24 ℃)，防止患者受凉。CT检查间采用紫外线消毒30分钟，光线充足。

(2)物品、药品及器械准备：准备无菌穿刺包、小容器、穿刺活检针和枪；10%的甲醛、95%乙醇、2%利多卡因。

(3)资料准备：检查相关检查是否完善，如术前三大常规、肝功能、肾功能、凝血酶原时间、B超、CT、X线、心电图等检查资料。

(4)心理护理与健康教育：护士应耐心讲解该项检查的过程和穿刺的必要性，以及对治疗的指导意义。增强患者信心和勇气，取得患者和家属的理解及配合，使患者保持良好的心理状态，从而保证穿刺的顺利进行。

(5)严格查对制度，评估患者基本情况，履行告知义务并签署穿刺同意书。

(二)术中的护理要点

(1)体位摆放：根据穿刺的位置设计体位，以患者感觉舒适为准。

(2)呼吸训练：训练患者穿刺或扫描中吸气、屏气和配合方法。

(3)操作者准备：洗手、戴口罩、严格无菌技术操作，防止交叉感染。

(4)配合医师进行消毒和铺无菌单,协助取活检,10%的甲醛进行标本固定。

(5)观察病情:术中认真听取患者的主诉,严密观察患者面色及生命体征的变化,必要时心电监护。

(6)做好患者与医护人员的安全防护。

(7)穿刺结束后评估病情,有无出血、气胸及其他并发症发生。穿刺点局部加压包扎,防止出血。

(三)术后护理要点

(1)交代注意事项:嘱患者卧床休息 6~12 小时,避免剧烈运动。可能会出现疼痛、出血、气胸等并发症,如有不适请及时告诉医师或护士。

(2)将病理标本及时交给穿刺医师,标贴患者信息。

(3)观察 30 分钟无异常情况由护士或医师陪同返回病房。

七、颈外静脉高压注射碘对比剂护理

(一)检查前的准备

1.检查前的评估

(1)掌握适应证:为穿刺特别困难者提供一条安全的增强检查途径。主要用于上肢血管条件特别差,长期放射治疗(放疗)、化学治疗(化疗),肥胖,糖尿病,穿刺失败 2 次以上的患者。

(2)掌握禁忌证:颈部粗短、呼吸困难、颈部有淋巴结肿大、颈部有肿块、颈部损伤、气管切开或其他颈部手术、穿刺侧静脉回流障碍、心功能差、不配合者。

(3)心肺功能评价:严重心肺功能不全的患者禁止行颈外静脉高压注射对比剂。

2.物品准备

常规消毒物品一套、静脉留置针一副、一次性无菌透明敷贴一张、无菌注射用水一支。

3.穿刺方法

(1)选择美国 BD 公司生产的 20 G 浅静脉留置针,针尾接 0.9%氯化钠注射液空针,排尽空气。

(2)患者取平卧位,头后仰偏向一侧,暴露颈部,选择颈外静脉直且充盈一侧。

(3)操作者站在患者头侧,助手在穿刺侧。

(4)穿刺部位常规消毒,消毒范围为 8~10 cm,待干。

(5)助手按压锁骨上方颈外及胸锁乳突肌上下缘,使穿刺区域相对平坦易于穿刺,同时便于颈外静脉充盈。必要时嘱患者屏气,颈外静脉充盈会更加明显。

(6)操作者左手按压颈外静脉上段并绷紧皮肤,右手持静脉留置针,选择颈外静脉上 1/3~2/3 进针,进针角度以 15°~30°为宜。见回血或落空感,回抽空针,见回血后抽出针芯少许,降低穿刺角度送软管,使针与血管平行再潜行 2~3 mm,拔出针芯,推注生理盐水 5~10 mL,用 3 M 敷贴固定。

4.健康教育

嘱患者头部制动,避免剧烈咳嗽。

立即安排检查,避免等待过久。

(二)高压注射操作方法

(1)体位设计:双人扶患者上检查床,妥善放置患者头部,保持静脉留置针通畅。

(2)更换高压注射连接管、排气。

(3)用带生理盐水的空针回抽颈外静脉留置针,见回血后推注生理盐水,询问患者有无疼痛、胀感。

(4)连接高压注射管路,试注射水,观察穿刺部位有无疼痛、肿胀、皮肤发红。

(5)推注对比剂时严密观察患者反应和生命体征变化,发现异常立刻停止注射。

(6)检查完毕,分离高压注射管道。

(三)检查后的观察

检查后嘱患者休息 15～30 分钟无任何不适方可拔除留置针,按压 5～10 分钟。

(孙玉芳)

第七节　小儿 CT 检查护理

一、小儿 CT 普通检查护理

(1)评估患儿面色、体温、呼吸、脉搏、皮肤等情况。询问患儿用药史、过敏史,目前小便情况,有无恶心、呕吐,了解相关检查情况。

(2)取出检查部位金属异物:需镇静的患儿在入睡前,指导或协助家长取出患儿检查部位的高密度金属物品。

(3)膀胱和尿裤的准备:对配合的患儿,腹部扫描若无禁忌,检查前根据年龄大小适量饮水,泌尿系统扫描前尽量饮水使膀胱充盈,充盈后及时安排检查;其他部位检查尽量先排小便;对不配合的患儿事先穿好尿裤。

(4)选择性地进行屏气训练对配合的患儿进行屏气训练,方法与成人相同,不配合的患儿处于睡眠状态或平静呼吸即可。

(5)腹部 CT 检查前 1 周不服用重金属药物,如 1 周内做过胃肠道钡剂造影者,则于检查前先行腹部透视。确认腹腔内无钡剂残留。

(6)耐心解答家属和患儿的问题,告知检查配合、注意事项、检查时间及检查流程,护士用亲切的语言呵护患儿,给予榜样激励,让其放松,务必告诉患儿检查中保持安静不动,必要时适当满足或承诺患儿的喜好,以便顺利完成检查。

(7)对确实不能配合的患儿可以在其自然睡眠后检查;对于易惊醒的患儿,必要时遵医嘱给予镇静药。熟睡后检查。

二、小儿 CT 增强检查护理

(一)检查前的护理要点

1.患儿的评估

阅读申请单,查对患儿信息、检查目的、部位,测患儿体重、生命体征,评估病情,筛查高危人群。

2.健康宣教及心理护理

给家属及患儿说明检查要求及风险，告之注射对比剂瞬间可能有一过性发热、口腔金属异味等正常反应和恶心、呕吐等异常反应。重点告知家长镇静的目的、方法、重要性及配合技巧。

3.合理水化

增强检查前 4 小时内根据病情及患儿年龄大小给予合理水化。但需镇静或麻醉的小儿检查前要禁食、禁水 6～8 小时。

4.知情同意

由患儿家长或者监护人签署碘对比剂使用知情同意书。

5.选择血管

选择直径较粗的头皮静脉和外周静脉，必要时选择颈外静脉，置入适宜的留置针，妥善固定，肘部穿刺时防止弯曲。

6.患儿镇静

对新生儿、婴幼儿、多动症及弱智儿童，在进行检查前均应进行镇静及制动，遵医嘱口服 10%水合氯醛或肌内注射镇静药。对入睡特困难的患儿，必要时在监测麻醉下进行检查。

7.环境准备

调节室温(22～24 ℃)，光线调暗，防止患儿因受凉和强光刺激而惊醒。

(二)检查中的护理要点

(1)体位摆放：动作轻柔，对监测麻醉的患儿，去枕平卧，肩下垫一小薄枕，头偏向一侧，保持呼吸道通畅；一般小儿采取平卧位，根据检查要求放置手的位置，注意体位摆放和管道长度，避免移床过程中高压管道打折或牵拉导致留置针脱出。适当固定肢体，避免检查期间突然不自主运动造成检查失败。

(2)防止坠床：必要时由家属或工作人员陪护在旁防止坠床。

(3)做好患儿及家属的辐射防护。

(4)密切观察病情：对监测麻醉的患儿进行心电监护，密切观察脸色、唇色、生命体征及血氧饱和度变化，常规低流量吸氧。

(5)对配合的患儿用通俗易懂的语言告之检查时一定保持安静不动。

(6)防止对比剂渗漏：注射对比剂前手动注入生理盐水 2～5 mL，观察穿刺部位有无疼痛、红、肿现象，患儿有无因疼痛引起肢体回缩，确保留置针安全无渗漏方可高压注入对比剂。注药时严格控制流速、压力和流量。对睡眠患儿检查期间同时固定好非检查部位，以免推药时患儿突然惊醒躁动导致检查失败。检查时患儿若出现异常情况，立即停止推药，及时处理。

(三)检查后的护理要点

(1)患儿监测：检查完毕将患儿抱入观察室观察 30 分钟，对使用镇静药或监测麻醉的患儿，密切观察其睡眠深度、面色、呼吸、脉搏等情况，必要时延长观察时间。拔针前应仔细观察并询问患儿有何不适，如发现皮疹、打喷嚏、流泪、眼结膜充血等症状应推迟拔针时间，对症处理。

(2)对患儿的良好表现给予口头表扬或奖励。

(3)避免门诊患儿“带针”离院引起并发症，住院患儿要带针回病房者，强调注意事项，并贴上穿刺时间和穿刺护士。

(4)拔针后，嘱咐家属用棉球轻压穿刺处 3～5 分钟，防止穿刺处渗血。按压应以穿刺点为直径 1～3 cm的范围，按压时应固定。不可来回揉搓。

(5)指导家长给患儿合理水化,促进对比剂排泄。

(6)对个别检查未成功者,告知家长后与临床医师联系沟通,确定是否需要重新预约检查。

三、儿童先天性复杂型心脏病及血管畸形检查护理

(一)检查前的准备要点

(1)病情评估:阅读申请单,查对患儿信息、测患儿体重、生命体征;评估患儿的心理状态、活动耐力、生长发育、生命体征、有无发绀及发绀程度、有无心力衰竭表现(杵状指、蹲踞现象、缺氧发作等)、有无呼吸道感染、吃奶中断,以及用药史、过敏史、配合能力等。

(2)健康宣教及心理护理:由于先天性复杂型心脏病本身疾病的特点,给家属及患儿说明检查的风险及要求,告之注射对比剂瞬间可能有一过性发热、口腔金属异味等正常反应和恶心、呕吐等异常反应。重点告知家长镇静的目的、方法、重要性及配合技巧。

(3)合理水化:增强检查前 4 小时内根据病情及患儿年龄大小给予合理水化。需镇静或麻醉的小儿检查前要禁食、禁水 6～8 小时。

(4)由患儿家长或监护人签署碘对比剂使用知情同意书。

(5)选择穿刺血管:静脉穿刺前坐位选择确定血管,穿刺时再平卧,助手固定进行静脉穿刺,尽量避免用力按压患儿以免导致哭闹引起缺氧加重症状,尤其是颈外静脉穿刺时要特别注意,固定敷贴同时观察患儿病情变化,若出现呼吸困难立即抬高肩背部半卧、氧气吸入,缓解缺氧症状,同时通知医师进一步处理。

(二)检查中的护理要点

(1)体位摆放:动作轻柔,对监测麻醉的患儿,去枕平卧,肩下垫一小薄枕,头偏向一侧,保持呼吸道通畅;一般小儿采取平卧位,根据检查要求放置手的位置,注意体位的摆放和管道的长度,避免移床过程中高压管道打折或牵拉导致留置针脱出。适当固定肢体,避免检查期间突然不自主运动造成检查失败。

(2)必要时由家属或工作人员陪护在旁防止坠床。做好患儿及家属的 X 线防护。

(3)密切观察病情:持续心电监护,密切观察其脸色、唇色、生命体征及血氧饱和度等变化,有无呕吐、躁动等情况,若出现紧急情况,立即停止扫描进行抢救,常规低流量吸氧。

(4)其他参照小儿、成人增强检查中的护理。

四、儿童支气管异物 CT 检查护理

(1)患儿评估:阅读申请单,查对患儿信息,评估患儿呼吸及配合情况,有无窒息危险。喉部异物患儿可出现喉痛、声音嘶哑、强烈咳嗽、呼吸困难、喉痉挛等症状,较大的异物可立即发生窒息。气管、支气管异物患儿最初症状为痉挛性咳嗽伴有呼吸困难。

(2)开启绿色通道,快速安排检查。

(3)确定氧气装置、简易呼吸器、吸痰器等急救器材和药品处于备用状态。

(4)观察患儿呼吸情况,保持患儿安静,避免哭闹引起异物移位增加耗氧量。必要时遵医嘱使用镇静药,忌用吗啡、哌替啶等抑制呼吸的药物。

(5)必要时给予氧气吸入,如呼吸困难加重,应立即加大氧流量至每分钟 5～6 mL。将患儿侧卧轻拍背部,同时派人通知医师采取对症措施。

(6)去除患儿颈胸部金属异物。

(7)由家属或医师陪同检查。

(8)待患儿安静或入睡时及时安排检查。

(9)必要时检查过程中实施急救措施。①拍背法:让小儿趴在救护者膝盖上,头朝下,托其胸,拍其背部,使小儿咳出异物,也可将患儿倒提离地拍背。②催吐法:对略靠近喉部的气管异物,可用匙臂、压舌板或手指刺激咽喉部,引起呕吐反射,将异物呕出。③拍挤胃部法:即海默来克手法(Heimlich 手法)。对较大患儿,救护者站在患儿身后两手臂挟住儿童,一手握拳,另一手搭在握拳的手上,放在脐与胸骨剑突之间,有节奏地使劲往内上方推压,使横膈抬起,压后放松,重复而有节奏进行,必要时冲击可重复 7~8 次,促使肺内产生强大气流逼迫异物从气管内冲出。④如果抢救过程中,患儿出现呼吸停止,应立即实施心肺复苏术。

(10)检查后尽快将结果告知临床医师,必要时协助 CT 医师按危急值报告流程处理。

五、儿童检查的镇静护理

(一)镇静的要求及准备

(1)按国家规定及药品使用说明书用药。

(2)建议按 JCI 标准要求进行镇静的管理规程。

(3)严格执行医院的镇静管理规范。

(4)告知家属镇静的要求、方法、必要性、注意事项、配合要点等,签署知情同意书。

(5)镇静前病情允许情况下尽量限制睡眠。根据病情及平时睡眠习惯进行调整,建议限制睡眠时间为预约时间前数小时。一般 1 岁以内 2~4 小时、1~3 岁 4~6 小时、4 岁以上 6~8 小时、年长儿晚睡早起白天限制睡眠再适当活动让其疲倦,检查前按照工作人员安排的时间使用镇静药,熟睡后再接受检查。

(6)遵医嘱使用 10%水合氯醛口服或灌肠,按体重计算,常规用量每次为 0.5 mL/kg,一般婴幼儿不超过 12 mL,口服时可加等量糖浆稀释以改善口感;苯巴比妥钠肌内注射,按体重计算,常用用量每次为5 mg/kg,一般不超过 100 mg;必要时静脉用药镇静。新生儿忌用地西泮,以免抑制呼吸。对上述方法镇静效果不佳的患儿可请麻醉科进行监测麻醉,由医师陪同检查。

(7)仔细询问镇静前的用药情况,严格执行查对制度,遵医嘱用药。

(8)小剂量液体药物,应精确量取,确保剂量准确,避免超量致中毒或剂量不足影响疗效。

(9)可用吸管、去针头的注射器、小药匙喂药,尽量选择喂药器。

(二)镇静的操作方法

(1)若用小药匙喂药,则从婴儿口角处顺口颊方向慢慢喂入,待药液咽下后,才将药匙拿开,以防止婴儿将药液吐出。可用拇指和示指轻捏患儿双颊,使之下咽。注意不要让患儿完全平卧或在其睡眠、哽咽时喂药,喂药时可抱起或抬高患儿头部,以防呛咳。婴儿喂药前 1 小时左右勿喂奶,避免因服药呕吐引起误吸。不要将药液混于奶中哺喂,可在喂药 5~10 分钟后适量饮水进食,再熟睡。

(2)用 10%水合氯醛灌肠时,患儿取左侧卧位。垫高臀部,润滑肛管(或使用一次性吸痰管)前端,将肛管从肛门轻轻插入 7 cm 左右,缓慢推药,轻轻拔出肛管。指导家属轻轻夹紧患儿两臀,尽量保留药液 30 分钟左右。

(3)肌内注射镇静时,对不合作、哭闹挣扎的婴幼儿,可采取"三快"的注射方法,即进针快、注药快、拔针快,缩短时间,防止发生意外。

(4)静脉推注镇静药时速度要慢。

(5)密切观察用药后的效果及病情变化,做好记录。

六、儿童CT增强检查留置针操作

(一)常规准备及穿刺

(1)全面评估血管。

(2)根据检查要求确定穿刺部位。

(3)根据对比剂的浓度及静脉推注的速度,尽量选择粗直且弹性好的血管,避免选择前额靠近面部的血管,防止对比剂渗漏,避免造成皮下组织肿胀、疼痛甚至水疱、溃烂、坏死等情况。

(4)根据检查部位、注射对比剂总量、静脉推注速度及血管情况选择合适的密闭式静脉留置针,20 G、22 G、24 G。

(5)尽量一次穿刺成功,避免同一部位反复穿刺。

(6)胶布和敷贴妥善固定。

(7)试推生理盐水检查,确定穿刺成功。

(8)向家长和患儿交代注意事项。

(二)对于肥胖、躁动、放疗、化疗、久病等特殊患儿的准备及穿刺

(1)高度重视,耐心反复评估。

(2)避免盲目穿刺。

(3)助手固定体位,配合穿刺。

(4)必要时先选择血管、再镇静,待患儿较安静、入睡前再穿刺;一般情况先建立静脉留置针再镇静,防止个别患儿镇静后留置针安置困难而镇静药半衰期已过,影响检查。

(5)常规部位无法穿刺时再选择颈外静脉,头颈部检查除外。

(三)特殊静脉通道的使用注意事项

(1)禁止使用PICC通道。

(2)慎用临床带来的留置针通道,评估穿刺时间、留置针型号是否合适,检查局部有无肿胀、皮肤颜色有无异常。留置针安置时间超过24小时尽量不用。

(3)颈外静脉穿刺时哭闹、呼吸困难的患儿勿用力按压头部,严密观察病情,防止颈椎骨折和呼吸困难。并在检查单上粘贴醒目标识,提示技师调整注射剂量、速度和扫描时间。

(4)可以使用深静脉通道,如颈静脉、股静脉,但必须严格无菌操作,试推生理盐水观察确认深静脉通畅,检查后按要求冲管、封管。并粘贴醒目标识,提示技师调整注射剂量、速度和扫描时间。

(四)哭闹躁动患儿留置针的穿刺方法

(1)穿刺用物备齐,先选好血管,扎止血带时间控制在30秒以内。

(2)穿刺时可用玩具或物品逗乐患儿,需多个助手协助固定患儿身体及穿刺部位。

(3)不同部位的固定方法:①穿刺头皮时,穿刺者左手大拇指和示指固定穿刺点前后皮肤。②穿刺颈部时,穿刺者左手固定好穿刺侧颞部及下颌。③穿刺四肢,如穿刺手背时,穿刺者左手握住患儿5个手指,并绷紧穿刺点靠近远心端皮肤。④另一手持针在静脉走向最明显处后退2～5 mm进针,见回血后降低穿刺角度10°～15°,将留置针继续沿血管方向推进1～2 mm,此时停止进针,将针芯后退3～4 mm,右手持留置针顺势将导管和针芯同时推入血管,见回血正常,将针

芯全部退出，助手固定好患儿，防止躁动时留置针脱出，敷贴妥善固定。

(4)对循环较差的可用生理盐水注射器抽回血及导管内空气，回血良好推生理盐水，检查并保留留置针。

(五)留置针的加强固定和保护

1.皮肤准备

穿刺前对出汗多的患儿擦干局部皮肤，消毒待干，避免敷贴不牢。

2.胶布加强固定

敷贴固定后，外加胶布与血管走行方向垂直固定。对于四肢，可用胶布螺旋方式加强固定敷贴和留置针，不易过紧，注意观察指端血循环。注意固定好导管座部位。避免前端导管轻，而导管座和延长管较重而导致导管滑出，最后用胶布固定好延长管部分。

3.检查前留置针的观察和保护

嘱咐家长患儿静脉留置针留置期间的注意事项，避免摩擦或意外拔管，穿刺侧肢体制动，穿刺局部保持干燥，若敷贴松脱、潮湿或留置针脱出及时告诉护士。使用口服、灌肠、肌内注射镇静药时患儿常哭闹躁动，注意保护，镇静后再注意检查留置针是否完好，有异常及早重新穿刺。

4.检查中的固定

摆好体位，按检查要求将手放在舒适的位置，保持穿刺处血管平直，不要弯曲打折，将高压连接管妥善固定，保持足够的长度，避免牵拉导致留置针脱出。

(六)穿刺困难患儿的应急处理方法

对穿刺特别困难的患儿，多与家长沟通，请有经验的护士穿刺，两次穿刺失败，患儿休息后再请下一位护士操作，避免一人反复多次穿刺。若仍未成功。邀请儿科护士穿刺。必要时根据病情改约时间，待休息调整、进食、改善循环后再行穿刺检查。

(孙玉芳)

参考文献

[1] 王燕，韩春梅，张静，等.实用常见病护理进展[M].青岛：中国海洋大学出版社，2023.
[2] 郑泽华.现代临床常见病护理方案[M].南昌：江西科学技术出版社，2022.
[3] 杨正旭，贤婷，陈凌，等.基础护理技术与循证护理实践[M].上海：上海科学技术文献出版社，2023.
[4] 程艳华.临床常见病护理进展[M].上海：上海交通大学出版社，2023.
[5] 张海豫，吴裕满，林月明，等.临床疾病护理措施与分析[M].南昌：江西科学技术出版社，2022.
[6] 高淑平.专科护理技术操作规范[M].北京：中国纺织出版社，2021.
[7] 程艳华.实用临床常见病护理[M].上海：上海交通大学出版社，2023.
[8] 刘丹，徐艳，计红苹.护理理论与护理实践[M].北京：中国纺织出版社，2023.
[9] 毕艳贞.实用临床护理技术与应用[M].南昌：江西科学技术出版社，2022.
[10] 郝娜，李旭静，李超，等.护理综合临床实践[M].开封：河南大学出版社，2023.
[11] 马姝，王迎，曹洪云，等.临床各科室护理与护理管理[M].上海：上海交通大学出版社，2023.
[12] 刁咏梅.现代基础护理与疾病护理[M].青岛：中国海洋大学出版社，2023.
[13] 强万敏.整合护理[M].天津：天津科学技术出版社，2023.
[14] 李艳.临床常见病护理精要[M].西安：陕西科学技术出版社，2022.
[15] 史永霞，王云霞，杨艳云.常见病临床护理实践[M].武汉：湖北科学技术出版社，2022.
[16] 曹娟.常见疾病规范化护理[M].青岛：中国海洋大学出版社，2023.
[17] 徐凤杰，郝园园，陈萃，等.护理实践与护理技能[M].上海：上海交通大学出版社，2023.
[18] 廖巧玲.临床护理思维及案例分析[M].南昌：江西科学技术出版社，2022.
[19] 韩美丽.临床常见病护理与危重症护理[M].上海：上海交通大学出版社，2023.
[20] 王卫涛，赵洪艳，许春梅，等.常见疾病护理进展[M].上海：上海交通大学出版社，2023.
[21] 梁艳，甄慧，刘晓静，等.临床护理常规与护理实践[M].上海：上海交通大学出版社，2023.
[22] 袁菲，杨翠翠，张金荣，等.临床护理思维与实践[M].上海：上海科学普及出版社，2023.
[23] 呼海燕，赵娜，高雪，等.临床专科护理技术规范与护理管理[M].青岛：中国海洋大学出版社，2023.
[24] 吴雯婷.实用临床护理技术与护理管理[M].北京：中国纺织出版社，2021.
[25] 刘明月，王梅，夏丽芳.现代护理要点与护理管理[M].北京：中国纺织出版社，2023.

[26] 盛蕾.临床护理操作与规范[M].上海:上海交通大学出版社,2023.
[27] 李阿平.临床护理实践与护理管理[M].上海:上海交通大学出版社,2023.
[28] 秦倩.常见疾病基础护理[M].武汉:湖北科学技术出版社,2022.
[29] 张敏.现代护理理论与各科护理要点[M].武汉:湖北科学技术出版社,2023.
[30] 兰洪萍.常用护理技术[M].重庆:重庆大学出版社,2022.
[31] 傅辉.现代护理临床进展[M].上海:上海交通大学出版社,2023.
[32] 宋桂珍,吴小霞,刘莎,等.现代护理理论与专科护理[M].上海:上海交通大学出版社,2023.
[33] 包玉娥.实用临床护理操作与护理管理[M].上海:上海交通大学出版社,2023.
[34] 梁晓庆.护理临床理论与实践[M].上海:上海科学技术文献出版社,2023.
[35] 安百芬,孔环,刘梅,等.护理基础技能操作与临床护理[M].上海:上海交通大学出版社,2023.
[36] 时园.个性化综合护理在重症肺炎护理中的应用效果[J].当代临床医刊,2022,35(1):107-108.
[37] 李姗姗.舒适护理干预在老年慢性心力衰竭护理中的临床价值[J].中国医药指南,2023,21(6):165-167.
[38] 王慧敏.标准化护理干预运用于重症呼吸衰竭护理中的应用效果探究[J].中国标准化,2022(18):251-254.
[39] 陈丽花,张雪好.循证护理在急性心肌梗死后心律失常护理中的应用效果分析[J].中外医疗,2022,41(5):167-171.
[40] 刘雯.个性化护理模式在肝病患者临床干预中的应用效果[J].中国医药指南,2023,21(10):143-145.